Fisioterapia & Atenção Primária à Saúde

Thieme Revinter

Fisioterapia & Atenção Primária à Saúde
Desafios para a Formação e Atuação Profissional

Ana Carolina Basso Schmitt
Fisioterapeuta pela USC
Doutora em Saúde Pública pela FSP/USP
Docente na USP

Flávia Rúpolo Berach
Fisioterapeuta pela USP
Mestre em Ciências da Reabilitação pela USP
Preceptora de Estágio na USP

Paulo Henrique dos Santos Mota
Fisioterapeuta pela USP
Mestre em Medicina Preventiva pela USP
Doutorando em Saúde Pública na FSP/USP

Ricardo Goes de Aguiar
Fisioterapeuta pela UCSal
Mestre em Saúde na Comunidade pela FMRP/USP
Doutorando em Epidemiologia na FSP/USP
Docente na UFS – *Campus* Lagarto

Thieme
Rio de Janeiro • Stuttgart • New York • Delhi

Dados Internacionais de
Catalogação na Publicação (CIP)

SCH355f

Schmitt, Ana Carolina Basso
Fisioterapia & Atenção Primária à Saúde: Desafios para a Formação e Atuação Profissional/Ana Carolina Basso Schmitt, Flávia Rúpolo Berach, Paulo Henrique dos Santos Mota & Ricardo Goes de Aguiar – 1. Ed. – Rio de Janeiro – RJ: Thieme Revinter Publicações, 2020

354 p.: il; 16 x 23 cm.
Inclui Índice Remissivo e Bibliografia.
ISBN 978-85-5465-245-6
eISBN 978-85-5465-246-3

1. Fisioterapia. 2. Formação e Atuação. I. Berach, Flávia Rúpolo. II. Mota, Paulo Henrique dos Santos. III. Aguiar, Ricardo Goes de. IV. Título.

CDD: 615.82
CDU: 615.8

Contato com a autora:
Ana Carolina Basso Schmitt
carolinaschmitt@usp.br

© 2020 Thieme
Todos os direitos reservados.
Rua do Matoso, 170, Tijuca
20270-135, Rio de Janeiro – RJ, Brasil
http://www.ThiemeRevinter.com.br

Thieme Medical Publishers
http://www.thieme.com

Capa: Thieme Revinter Publicações Ltda.
Ilustração da capa: ©AdobeStock/Vector_s

Impresso no Brasil por BMF Gráfica e Editora Ltda.
5 4 3 2 1
ISBN 978-85-5465-245-6

Também disponível como eBook:
eISBN 978-85-5465-246-3

Nota: O conhecimento em saúde está em constante evolução. À medida que a pesquisa e a experiência clínica ampliam o nosso saber, pode ser necessário alterar os métodos de atenção à saúde. Os autores deste material consultaram fontes tidas como confiáveis, a fim de fornecer informações de acordo com os padrões aceitos no momento da publicação. No entanto, em vista da possibilidade de erro humano por parte dos autores, dos editores ou da casa editorial que traz à luz este trabalho, ou ainda de alterações no conhecimento, nem os autores, nem os editores, nem a casa editorial, nem qualquer outra parte que se tenha envolvido na elaboração deste material garantem que as informações aqui contidas sejam totalmente precisas ou completas; tampouco se responsabilizam por quaisquer erros ou omissões ou pelos resultados obtidos em consequência do uso de tais informações. É aconselhável que os leitores confirmem em outras fontes as informações aqui contidas. A ocorrência de nome de produto, patentes e *design* sem a designação de sua propriedade intelectual não deve ser interpretada como uma indicação, por parte da editora, de que se encontra em domínio público.

Todos os direitos reservados. Nenhuma parte desta publicação poderá ser reproduzida ou transmitida por nenhum meio, impresso, eletrônico ou mecânico, incluindo fotocópia, gravação ou qualquer outro tipo de sistema de armazenamento e transmissão de informação, sem prévia autorização por escrito.

PREFÁCIO

Os últimos anos foram marcados por avanços incomensuráveis no campo do diagnóstico e do tratamento de enfermidades. O desenvolvimento tecnológico, estudos da física e da química, da biomedicina e da nanomedicina entre outros saberes têm permitido o aprimoramento de protocolos e processos terapêuticos, que vão do diagnóstico às intervenções cirúrgicas minimamente invasivas. Da mesma forma, o desenvolvimento da indústria farmacêutica tem possibilitado o tratamento medicamentoso para as mais variadas doenças e enfermidades, garantindo em boa medida a sobrevida de pacientes e o aumento na expectativa de vida em todo o mundo. Particularmente, no Brasil, esses avanços também têm permitido o tratamento de doenças antes consideradas de difícil enfrentamento.

Na Fisioterapia, esses avanços se apresentam com a utilização cada vez mais frequente de recursos tecnológicos e eletrônicos, de métodos terapêuticos inovadores e com a utilização de aparatos de suporte e automação que modificaram a prática profissional e a posição da profissão no escopo da saúde. Não resta dúvida que o desenvolvimento da profissão também é decorrente do desenvolvimento de nossa sociedade, porém, em termos de acesso, é necessário considerar os altos custos desses implementos.

É certo que mudanças no perfil epidemiológico dão conta que melhoramos no trato de muitas doenças não transmissíveis decorrentes do processo natural do viver, em que a saúde e a doença estão inscritas, porém ainda somos tímidos no enfrentamento e na erradicação de doenças infectocontagiosas e parasitárias, e daquelas decorrentes das desigualdades sociais a que somos submetidos.

Destaca-se que esses avanços dão ênfase às práticas curativas, com pouca ou rara atenção para os aspectos de educação, de prevenção e de promoção de saúde. Outro destaque é a compreensão que toda e qualquer estratégia de saúde precisa levar em consideração as condições sociossanitárias e de desenvolvimento econômico de um país, ou seja, a produção social da doença. Esses aspectos que foram e continuam sendo motor do Movimento de Reforma Sanitária no Brasil impulsionaram profissionais do mundo inteiro, das mais diversas áreas, a estabelecer princípios que sejam capazes de garantir a saúde como direito fundamental de todos os indivíduos. Esses princípios foram reunidos no relatório final da Conferência de Alma-Ata, em 1978, com a proposta da Atenção Primária à Saúde (APS).

No Brasil, mesmo antes de esses resultados da APS serem considerados para orientar as políticas públicas de saúde, o Movimento da Reforma Sanitária já colocava em debate o tema do subdesenvolvimento e a necessidade de o Brasil superar as desigualdades sociais como forma de melhorar as condições de saúde e de seus serviços.

PREFÁCIO

Muitas profissões não compreendiam, e talvez algumas ainda não compreendam, a importância dos aspectos sanitários como determinantes da saúde de uma população e assim não se consideravam pertencentes ao escopo da prevenção. A Fisioterapia, que tem sua origem no pós-guerra, restringia-se aos processos de adoecimento e atuava quase que com exclusividade sobre as doenças já instaladas.

Com a redemocratização do Brasil e uma nova Constituição, em 1988, tivemos para o capítulo saúde a criação do Sistema Único de Saúde, com bases nos princípios de equidade, universalidade e integralidade. Para muitos, essas orientações são oriundas de um processo de democratização na saúde após o período obscuro de cerceamento de direitos sociais a que toda América Latina foi submetida, com governos ditatoriais e com os direitos civis tolhidos por forças militares. Para muitos outros foi a consolidação dos princípios da APS e do estabelecimento da saúde como dever do Estado e direito de todos os cidadãos. O Ministério da Saúde torna-se, a partir de 1988, responsável pela ordenação da formação de recursos humanos para a área, e a intersetorialidade impõe-se para o estabelecimento de políticas que visem à redução de riscos de doenças e agravos, garantindo acesso universal e equitativo na promoção, proteção e recuperação da saúde.

As mudanças no sistema e a necessidade de atualizar os profissionais para as novas demandas de uma legislação com grande impacto social atingiram todas as profissões da saúde e afins, e trouxeram, em seu bojo, um dos maiores desafios que ainda se faz presente: Como garantir que os profissionais do setor e os estudantes da área (futuros profissionais) assumissem a responsabilidade pela implementação e aprimoramento do Sistema Único de Saúde e das observâncias dos princípios da APS em seus fazeres?

Pois o desafio decorrente dessas mudanças alcançou também o setor educacional e, a partir de políticas conjuntas da educação e da saúde e das Diretrizes Curriculares para a área da Saúde, em que há diretrizes específicas para a formação do Fisioterapeuta, vemos um chamamento para a construção de políticas e a necessidade de formar cidadãos responsáveis pelas mudanças nas estruturas de serviços e de formação profissional.

A obra *Fisioterapia & Atenção Primária à Saúde: desafios para a formação e atuação profissional* é um importante produto da longa história de nossa profissão que se identifica com uma formação cidadã. Como muito bem citaram seus organizadores, em sua apresentação, trata-se de uma obra complexa que desloca os profissionais e os estudantes para um terreno que tem muito a ser explorado. Para alguns a novidade, para outros a concretização de um sonho muito esperado, fruto não apenas das pesquisas e estudos da área, mas principalmente da vivência e de uma prática cotidiana dos autores e de muitos colegas que ajudam a construir a Fisioterapia.

Este livro mostra-nos que Fisioterapia não está restrita ao diagnóstico e tratamento de doenças, mas se caracteriza por ser um campo multidimensional, com complexidade intra, inter e multidisciplinar e que, indo além, lança-nos para um diálogo interprofissional. A obra traz, além de momentos de reflexões e questionamentos próprios, talvez uma das tarefas mais difíceis, que é o entrelaçar das teorias com as práticas: os relatos e vivências impregnadas das teorias que se tenta validar e que nos conduzem para atender as reais necessidades de saúde de nossa sociedade.

A obra destaca-se pela clareza e pertinência com que os organizadores desafiaram os autores e apresentam cada capítulo e seus conteúdos. Esse diferencial não se restringe apenas ao conteúdo, mas também pela forma, pela coragem e pela ousadia dos autores que permanentemente nos questionam sobre a realidade em que estamos inseridos, seja no ambiente da formação, seja no ambiente de cuidado à saúde. Certamente referência obrigatória para estudiosos, profissionais e estudantes.

Nesses 50 anos de profissão regulamentada, todos nós estamos de parabéns. Recebemos um belo presente. *Fisioterapia & Atenção Primária à Saúde: desafios para a formação e atuação profissional* é um marco histórico desses 50 anos da profissão. Temos que agradecer.

Obrigada!

Vera Rocha

APRESENTAÇÃO

A formação de profissionais de saúde é um dos principais elementos para qualificar e fortalecer as ações e a assistência à saúde no Sistema Único de Saúde (SUS). É neste contexto que as Diretrizes Curriculares Nacionais do curso de graduação em Fisioterapia (DCN) preconizam que os (futuros) fisioterapeutas apresentem um perfil generalista, humanista, crítico e reflexivo e sejam capacitados a atuar na reorientação de estratégias, modo de cuidar, tratar e acompanhar a saúde individual e coletiva em todos os níveis de atenção à saúde. No entanto, essas iniciativas têm de enfrentar o desafio de uma estrutura hegemônica de supervalorização das especialidades e da incorporação de tecnologias duras, que são valores predominantes na sociedade e orientam a formação de muitos profissionais. Dessa forma, tornam-se essenciais iniciativas para propiciar o desenvolvimento de uma massa crítica que estimule um movimento de mudança na formação, aproximando a construção das práticas dos serviços de saúde do Sistema Único de Saúde.

A Atenção Primária à Saúde deve ter a capacidade de resolver a maior parte dos problemas de saúde da população quando está capacitada para reconhecer, prevenir e tratar as condições de saúde mais comuns com baixa densidade tecnológica e alta complexidade técnica. Entretanto, por conta do predomínio de pensamento dos atores de saúde, o cuidado em saúde está centrado em serviços com alta densidade tecnológica, contrariamente ao proposto pelo modelo tecnoassistencial do Sistema Único de Saúde.

É preciso a ação de todos os atores de saúde, entre eles o fisioterapeuta, para que a assistência do Sistema Único de Saúde garanta um "conjunto articulado e contínuo de ações e serviços, preventivos e curativos, individuais e coletivos, exigidos para cada caso, em todos os níveis de complexidade do sistema", definido pela Lei 8.080 como integralidade (Brasil, 1990) a partir da ordenação do cuidado da Atenção Primária à Saúde. Nessa conjuntura, a articulação do ensino em fisioterapia, nos equipamentos de Atenção Primária à Saúde, é um componente central na formação dos futuros fisioterapeutas, uma vez que o desenvolvimento de recursos humanos na área de saúde é um campo de atuação do Sistema Único de Saúde.

Experiências inovadoras integradas entre gestores, formadores, usuários e estudantes, com o objetivo de qualificar a formação dos trabalhadores para as reais necessidades de saúde, são estímulos fundamentais para a aprendizagem significativa. Para tanto, um livro didático com o tema Fisioterapia na Atenção Primária à Saúde pode contribuir no desenvolvimento do núcleo de saberes e práticas e na formação de profissionais competentes. No estímulo de formar fisioterapeutas implicados com a Atenção Primária à Saúde e com o SUS, o livro "Fisioterapia & Atenção Primária à Saúde: desafios para a formação e atuação profissional" é produto de um movimento em rede que mobilizou

54 autores, estudantes, profissionais e docentes fisioterapeutas de todas as regiões do Brasil. Pretende engajar os diversos atores envolvidos com a área da saúde, especialmente da Fisioterapia, na participação, vivência e reflexão da realidade, particularmente na APS, além de estimular o aprendizado em ato para aproximar de situações reais, com suas características, dificuldades e méritos.

A primeira parte, "Bases Conceituais e Reflexões sobre a Formação e Atuação do Fisioterapeuta na Atenção Primária à Saúde", é o alicerce sobre o qual se constroem as experiências de formação e as histórias contadas. Os autores trazem uma reflexão histórica e conceitual sobre as relações entre a Atenção Primária à Saúde e a Fisioterapia e também os avanços, de forma a retratar práticas, competências, responsabilidades e as intersecções entre a fisioterapia nos diferentes serviços e nas práticas extracurriculares.

O capítulo 1, "Marcos Históricos das Políticas Públicas do Sistema Único de Saúde e da Atenção Primária à Saúde: Ponto de Vista do Fisioterapeuta", apresenta breve retrospectiva sobre o surgimento e implementação do SUS, a construção histórica do direito à saúde e o modelo de APS adotado nesse contexto. Sobretudo, apresenta enfoque diferenciado sobre o papel do fisioterapeuta na APS, contextualizando a evolução das políticas públicas que normatizam a inserção da Fisioterapia nesse nível de atenção à saúde, bem como apresenta experiências de atuação no Brasil.

O segundo capítulo, "Formação Integral do Estudante em Fisioterapia para a Atenção Primária à Saúde e o Sistema Único de Saúde", versa sobre a formação do estudante dentro do contexto do SUS e em destaque na APS. Com esse objetivo em mente, utiliza o referencial adotado pelas DCN e da pedagogia por competências, para discutir formas de inserção do discente em práticas da APS desde o início da graduação, por meio de componentes essenciais, como a noção do território, trabalho em equipe, tomada de decisão, acolhimento, vínculo e corresponsabilização até estratégias de educação permanente.

Faz-se dessa forma o vínculo com o próximo tema abordado, as "Competências e Responsabilidades do Fisioterapeuta na Atenção Primária à Saúde". Os autores propõem um rol de competências esperadas para o fisioterapeuta na APS, de modo a subsidiar currículos com base em competências para a graduação, que sirvam para fomentar a discussão sobre o tema e disparar um processo de validação dessas competências.

A prática na APS é dinâmica, pelo fato de desenvolver diversas atividades que vão além da recuperação das funções corporais, passando a ter visão que engloba não somente o cuidado da doença em si, mas a promoção de saúde e prevenção de doenças. A atuação pode ser distinta entre profissionais a depender das demandas territoriais encontradas.

O capítulo 4, "A prática Fisioterapêutica na Atenção Primária à Saúde", apresenta o cotidiano do Fisioterapeuta na APS, com a diversidade de inserções, estratégias de atuação, banco de dados disponíveis, análise diagnóstica, planejamento das ações e desafios enfrentados.

Apesar dos avanços na discussão sobre as ações cotidianas do fisioterapeuta na APS, pouco se discute sobre a articulação da atuação nesse nível com os outros de atenção à saúde. Esse é o ponto central da discussão do capítulo 5, "Responsabilidades e Limites da Fisioterapia em Redes de Atenção à Saúde", onde são apresentadas propostas de limites de atuação para a fisioterapia no contexto da APS e suas inter-relações com os serviços de maiores complexidades tecnológicas dentro do contexto das redes de atenção à saúde.

Finalizando a primeira parte, o capítulo 6, "A Formação do Fisioterapeuta na Atenção Primária à Saúde além da Matriz Curricular", que se concentra em discutir a educação para além do currículo e dos muros da universidade, com foco em práticas de extensão universitária", apresenta diferentes reflexões sobre a temática de seu impacto na formação do estudante, e inclui também orientações para a formulação de um projeto de extensão e o estado da arte de pesquisas no tema.

Na segunda parte, "Experiências de Formação em Fisioterapia na Atenção Primária à Saúde", buscou-se apresentar um panorama de experiências de integração da formação em Fisioterapia em serviços de APS e comunidade no país, com destaque para os cenários de práticas, organização curricular, competências esperadas, atividades desenvolvidas, avanços e dificuldades nas práticas nesse nível de atenção à saúde. Assim, o núcleo de saberes e práticas do fisioterapeuta na Atenção Primária à Saúde é abordado por meio de ferramentas de trabalho pertinentes ao saber nesse contexto, bem como potências e limites do fisioterapeuta na composição de equipes em saúde.

O primeiro relato é "Caminhos para a Formação de Fisioterapeutas em APS: uma Experiência na Região Norte", em que os autores trazem um histórico da formação de fisioterapeutas para atuar na APS no estado do Pará e a forma de organização dos cursos de Fisioterapia na UFMA e UEMA. No capítulo seguinte, com o título "Universidade Federal de Sergipe – *Campus* Lagarto e a Construção de Novas Práticas na Comunidade", apresenta-se o processo de implantação e implementação das práticas na comunidade, utilizando métodos ativos de ensino-aprendizagem no curso. Em seguida, o relato do curso de Fisioterapia na Faculdade de Medicina da USP, em que os autores descrevem os desafios do curso pioneiro no país em se reinventar para garantir a formação de excelência também na APS.

Em "Experiências de Formação na Atenção Primária à Saúde: Universidade Federal de São Paulo – *Campus* Baixada Santista", as autoras relatam os desafios e os resultados alcançados no processo de integração ensino-serviço-extensão no município de Santos (SP).

Em "Fisioterapia na Saúde Coletiva: Experiência na Graduação e na Residência na UNESP – Presidente Prudente (SP)", os autores compartilham as experiências na formação em saúde coletiva na graduação e residência em Fisioterapia e estimulam a reflexão sobre a importância de formar profissionais de saúde comprometidos diariamente com a construção do SUS. Da região Sul, há o relato "A trajetória do Curso de Fisioterapia da Universidade Estadual de Londrina na Formação para a Atenção Primária à Saúde", outro curso tradicional que passou por um processo de reformulação curricular com fortalecimento das ações de ensino-aprendizagem em saúde coletiva.

Por fim, a terceira parte, "Histórias para Contar: Experiências Pessoais de (Trans) formação do Fisioterapeuta", apresenta um compilado de histórias vivenciadas por estudantes, professores e profissionais de fisioterapia no universo da APS. Nas treze experiências entramos em contato com a forma de olhar do fisioterapeuta para as condições de vida e de saúde da população em diferentes municípios do país e com as estratégias adotadas por esses e suas equipes para assegurar os princípios e diretrizes da APS. Por meio dessas vivências, podemos observar a transformação de fisioterapeutas comprometidos com o ser, saber e fazer o diferencial na APS.

O desafio em construir um livro de Fisioterapia na APS, área incipiente na formação e atuação da Fisioterapia, foi/é vencido com a colaboração coletiva de docentes, profissionais e estudantes que apreciam, vivenciam e estudam o tema e que aceitaram a provocação de se envolver no projeto e estimular outros atores a participar nessa construção, de forma a garantirmos a capilaridade nos diversos serviços, instituições de ensino, estados e regiões do país. Portanto, agradecemos o envolvimento e a generosidade de cada um deles e a editora Thieme Revinter e sua solícita e célere equipe.

A construção deste livro foi complexa e cativante. Escrever sobre a Fisioterapia no campo da APS no Brasil é desafiador, sobretudo, no contexto de austeridade e investidas contra os princípios do SUS nos últimos anos. Esperamos que, ao apresentar os pressupostos teóricos e um conjunto de experiências da vida como ela é, o livro estimule reflexões, debates e contribua com o fortalecimento do núcleo de saberes e práticas do fisioterapeuta na APS.

Os Organizadores

COLABORADORES

ADRIANE PIRES BATISTON
Fisioterapeuta pela UNIMAR
Doutora em Ciências da Saúde pela UNB
Docente no INISA/UFMS

ALEXANDRE RAMIRO PINTO
Fisioterapeuta pela UNINOVE
Mestre em Ciências pela EE/USP
Doutorando em Ciências pela EE/USP
Docente na UNIVERITAS

ANA CATARINA LEITE VÉRAS MEDEIROS
Fisioterapeuta pela UFPB
Mestre em Ciências da Saúde pelo CPQAM/FIOCRUZ
Docente Substituta na UFS – *Campus* Lagarto

ANA LÚCIA DE JESUS ALMEIDA
Fisioterapeuta pela UNESP
Doutora em Geografia pela UNESP
Docente na UNESP – *Campus* Presidente Prudente

ANA SILVIA MOCCELLIN
Fisioterapeuta pela USP – Ribeirão Preto
Doutora em Fisioterapia pela UFSCar
Docente na UFS – *Campus* São Cristóvão

ANDRÉA COSTA DE OLIVEIRA
Fisioterapeuta pela UFS
Mestre e Doutoranda em Ciências da Saúde pela UFS – *Campus* São Cristóvão

ANGELA BARONI DE GÓES
Fisioterapeuta pela Unisanta
Mestranda em Ciências da Reabilitação pela USP
Supervisora de Estágio na USP

ÂNGELO AUGUSTO PAULA DO NASCIMENTO
Fisioterapeuta pela UFRN
Mestre em Fisioterapia pela UFRN, Atuando no NASF-AB em Natal, RN
Docente do UNI-RN e FACEX

ARTHUR DE ALMEIDA MEDEIROS
Fisioterapeuta pela UCDB
Doutor em Saúde e Desenvolvimento na Região Centro-Oeste pela UFMS
Docente no INISA/UFMS

AYLENE EMILIA MORAES BOUSQUAT
Médica pela UFRJ
Doutora em Medicina Preventiva pela USP
Docente na FSP-USP

BÁRBARA CASTRO POSSIDENTE
Fisioterapeuta pela USP

BERNARDO DINIZ COUTINHO
Fisioterapeuta pela UNIUBE
Doutor em Ciências da Reabilitação pela UFMG
Docente na UFC

CAROLINA FU
Fisioterapeuta pela USP
Doutora em Ciências pela FMUSP
Docente na USP

CELITA SALMASO TRELHA
Fisioterapeuta pela UEL
Doutora em Ciências da Saúde pela UEL
Docente no Departamento de Fisioterapia na UEL

DANIEL BAFFINI DE PAULA
Fisioterapeuta pela USP
Residente Multiprofissional em Saúde da Família e da Comunidade na Casa de Saúde Santa Marcelina

DIRCE SHIZUKO FUJISAWA
Fisioterapeuta pela UEL
Doutora em Educação pela UNESP
Docente Sênior na UEL

EDUARDO CERVI CANESSO
Fisioterapeuta pela USP
Residente em Gestão de Serviços de Saúde e Redes de Atenção à Saúde no Hospital Sírio-Libanês

ELIANE FERRARI CHAGAS
Fisioterapeuta pela UNOESTE
Doutora em Ciências pelo CCD/SES
Docente na UNESP – Presidente Prudente

ELIZABETH LEITE BARBOSA
Fisioterapeuta pela UFS
Residente Multiprofissional em Saúde Coletiva pela UNIT
Mestranda em Epidemiologia em Saúde Pública pela ENSP-FIOCRUZ-RJ

EVELYN SIQUEIRA DA SILVA
Fisioterapeuta pela UFPE
Mestre em Saúde Pública pela FIOCRUZ
Docente na UFRB

FERNANDA BERGAMINI VICENTINE
Fisioterapeuta pela USP
Mestre em Ciências pela FMRP/USP
Doutoranda pelo Departamento de Saúde Pública da FMRP/USP
Graduanda em Ciências Sociais pela UNIMES

FERNANDA DEVECCHI PRADO
Graduanda em Fisioterapia pela USP

FERNANDA FLÁVIA COCKELL
Fisioterapeuta pela FCMMG
Doutora em Engenharia de Produção pela UFSCar
Docente da UNIFESP – *Campus* Baixada Santista

FERNANDO PIERETTE FERRARI
Fisioterapeuta pela UNESP
Doutor em Saúde e Desenvolvimento na Região Centro-Oeste pela UFMS
Docente no INISA/UFMS

FRANCISCA RÊGO OLIVEIRA DE ARAÚJO
Fisioterapeuta pela UFRN
Mestre em Ciências da Saúde pela UFRN
Servidora das Secretarias Estadual de Saúde do Rio Grande do Norte e Municipal de Saúde de Natal
Docente do Centro Universitário do Rio Grande do Norte

GERALDO EDUARDO GUEDES DE BRITO
Fisioterapeuta pela UFJF
Doutor em Saúde Pública pela FIOCRUZ, PE
Docente na UFPB

GUILHERME RODRIGUES BARBOSA
Fisioterapeuta pela UNAERP
Mestre em Saúde Pública pela EERP/USP
Doutorando em Ensino pela UNICAMP
Docente na UFS – *Campus* Lagarto

KÁTIA SUELY QUEIROZ SILVA RIBEIRO
Fisioterapeuta pela URNe
Doutora em Educação pela UFPB
Docente na UFPB

LAÍS ALVES DE SOUZA
Fisioterapeuta pela UEL
Doutora em Saúde e Desenvolvimento pela UFMS
Docente na UFMS

LARISSA RIANI COSTA TAVARES
Fisioterapeuta pela UFSCar
Doutora em Fisioterapia pela UFSCar
Docente na UFSCar

LUANA PADILHA DA ROCHA
Fisioterapeuta pela UFPE
Mestre em Enfermagem e Educação em Saúde pela UFPE
Fisioterapeuta do NASF-AB em Recife, PE

MARA LISIANE DE MORAES DOS SANTOS
Fisioterapeuta pela UEL
Doutora em Ciências da Saúde pela UFMS
Pós-Doutoranda em Psicossociologia de Comunidades e Ecologia Social pela UFRJ
Docente na UFMS

MARIA CAROLINA CARRER DA CUNHA
Fisioterapeuta pela USP, atuando na AACD

MARIANA CHAVES AVEIRO
Fisioterapeuta pela UFSCar
Doutora em Fisioterapia pela UFSCar
Docente na UNIFESP – *Campus* Baixada Santista

NEIDIMILA APARECIDA SILVEIRA
Fisioterapeuta pela UNIFENAS
Doutora em Saúde Coletiva pela UNICAMP
Docente no ICM/UNIFAL-MG

OSMAR ARRUDA DA PONTE NETO
Fisioterapeuta pela UNINTA
Mestre em Saúde da Família pela UFC
Docente na ESP-VS

PATRÍCIA RIOS POLETTO
Fisioterapeuta pela UEL
Doutora em Fisioterapia pela UFSCar
Docente na UNIFESP – *Campus* Baixada Santista

RAQUEL APARECIDA CASAROTTO
Fisioterapeuta pela USP
Doutora em Reabilitação pela UNIFESP
Docente na USP

RENILTON JOSÉ PIZZOL
Fisioterapeuta pela UEL
Doutor em Geografia pela UNESP
Docente na UNESP

RODOLFO GOMES DO NASCIMENTO
Fisioterapeuta pela UNAMA
Doutor em Teoria e Pesquisa do Comportamento pela UFPA
Docente na UFPA

SOANNE CHYARA SOARES LIRA
Fisioterapeuta pelo CESUPA
Mestre em Neurociências e Biologia Celular pela UFPA
Docente na UEPA e CESUPA

SUZANNE GUIMARÃES MACHADO
Fisioterapeuta pela UFS
Residente Multiprofissional em Atenção Hospitalar à Saúde pelo HUL-UFS

TATIANE BAHIA DO VALE SILVA
Fisioterapeuta pelo CESUPA
Mestre em Teoria e Pesquisa do Comportamento pela UFPA
Doutoranda em Epidemiologia em Saúde Pública pela ENSP-FIOCRUZ-RJ
Docente da Universidade Estácio de Sá e Fisioterapeuta da Secretaria Municipal de Saúde de Belém

THAIS ROCHA ASSIS
Fisioterapeuta pela UEG
Doutora em Ciências da Saúde pela UFG
Docente na UFG

THAIS SATIE OTONARI
Fisioterapeuta pela USP
Especialização em Fisioterapia Motora Hospitalar e Ambulatorial Aplicada à Ortopedia e Traumatologia pela UNIFESP
Fisioterapeuta no NASF-AB na SPDM São Paulo

THAÍS TORRES SOARES
Fisioterapeuta pela UNIFESP
Especialização em Saúde da Família e Comunidade pela Prefeitura Municipal de Praia Grande

THATIANE LOPES VALENTIM DI PASCHOALE OSTOLIN
Fisioterapeuta pela UNIFESP
Mestre em Ciências da Saúde pela UNIFESP
Tutora do Curso de Especialização em Fisiologia do Exercício Aplicada à Clínica na UNIFESP

TIÓTREFIS GOMES FERNANDES
Fisioterapeuta pela UFRN
Doutor em Ciências Médicas pela USP
Docente na FEFF/UFAM

VERA ROCHA
Fisioterapeuta pela UFSM
Doutora em Educação pela UFRN
Docente na UFRGS
Orientadora de Aprendizagem no Curso de Especialização em Ativação de Processos de Mudança na Formação Superior de Profissionais de Saúde na ENSP-FIOCRUZ

SUMÁRIO

PARTE I
BASES CONCEITUAIS E REFLEXÕES SOBRE A FORMAÇÃO E ATUAÇÃO DO FISIOTERAPEUTA NA ATENÇÃO PRIMÁRIA À SAÚDE

1 MARCOS HISTÓRICOS DAS POLÍTICAS PÚBLICAS DO SISTEMA ÚNICO DE SAÚDE E DA ATENÇÃO PRIMÁRIA À SAÚDE – O PONTO DE VISTA DO FISIOTERAPEUTA.............. 3
Fernanda Bergamini Vicentine ▪ Kátia Suely Queiroz Silva Ribeiro ▪ Geraldo Eduardo Guedes de Brito

2 FORMAÇÃO INTEGRAL DO ESTUDANTE EM FISIOTERAPIA PARA A ATENÇÃO PRIMÁRIA À SAÚDE E O SISTEMA ÚNICO DE SAÚDE... 21
Vera Rocha ▪ Thais Rocha Assis ▪ Laís Alves de Souza ▪ Adriane Pires Batiston ▪ Luana Padilha da Rocha ▪ Evelyn Siqueira da Silva ▪ Francisca Rêgo Oliveira de Araújo ▪ Fernando Pierette Ferrari

3 COMPETÊNCIAS E RESPONSABILIDADES DO FISIOTERAPEUTA NA ATENÇÃO PRIMÁRIA À SAÚDE.. 47
Ana Silvia Moccellin ▪ Arthur de Almeida Medeiros ▪ Guilherme Rodrigues Barbosa ▪ Larissa Riani Costa Tavares ▪ Mara Lisiane de Moraes dos Santos ▪ Osmar Arruda da Ponte Neto ▪ Ricardo Goes de Aguiar

4 PRÁTICA FISIOTERAPÊUTICA NA ATENÇÃO PRIMÁRIA À SAÚDE 67
Ângelo Augusto Paula do Nascimento ▪ Bernardo Diniz Coutinho ▪ Fernanda Flávia Cockell ▪ Mariana Chaves Aveiro ▪ Thais Satie Otonari ▪ Tiótrefis Gomes Fernandes

5 RESPONSABILIDADES E LIMITES DA FISIOTERAPIA NAS REDES DE ATENÇÃO À SAÚDE... 105
Paulo Henrique dos Santos Mota ▪ Flávia Rúpolo Berach ▪ Ana Carolina Basso Schmitt ▪ Aylene Emilia Moraes Bousquat

6 FORMAÇÃO DO FISIOTERAPEUTA NA ATENÇÃO PRIMÁRIA À SAÚDE ALÉM DA MATRIZ CURRICULAR.. 129
Fernanda Flávia Cockell ▪ Kátia Suely Queiroz Silva Ribeiro ▪ Mariana Chaves Aveiro

PARTE II
EXPERIÊNCIAS DE FORMAÇÃO EM FISIOTERAPIA NA ATENÇÃO PRIMÁRIA À SAÚDE

7 CAMINHOS PARA A FORMAÇÃO DE FISIOTERAPEUTAS EM APS – UMA EXPERIÊNCIA NA REGIÃO NORTE 159
    Tatiane Bahia do Vale Silva • Soanne Chyara Soares Lira • Rodolfo Gomes do Nascimento

8 UNIVERSIDADE FEDERAL DE SERGIPE – *CAMPUS* **LAGARTO E A CONSTRUÇÃO DE NOVAS PRÁTICAS NA COMUNIDADE** 177
    Ana Catarina Leite Véras Medeiros • Andréa Costa de Oliveira • Elizabeth Leite Barbosa
    Guilherme Rodrigues Barbosa • Neidimila Aparecida Silveira • Ricardo Goes de Aguiar

9 TRANSFORMAÇÕES EM PROCESSO: O AMADURECIMENTO DA USP – SÃO PAULO – NA FORMAÇÃO PARA A APS 195
    Ana Carolina Basso Schmitt • Angela Baroni de Góes • Carolina Fu • Flávia Rúpolo Berach
    Paulo Henrique dos Santos Mota • Raquel Aparecida Casarotto

10 EXPERIÊNCIAS DE FORMAÇÃO NA ATENÇÃO PRIMÁRIA À SAÚDE: UNIVERSIDADE FEDERAL DE SÃO PAULO – *CAMPUS* **BAIXADA SANTISTA** 213
    Fernanda Flávia Cockell • Mariana Chaves Aveiro • Patrícia Rios Poletto

11 FISIOTERAPIA NA SAÚDE COLETIVA: EXPERIÊNCIA NA GRADUAÇÃO E NA RESIDÊNCIA NA UNESP – PRESIDENTE PRUDENTE (SP) 237
    Renilton José Pizzol • Eliane Ferrari Chagas • Ana Lúcia de Jesus Almeida

12 TRAJETÓRIA DO CURSO DE FISIOTERAPIA DA UNIVERSIDADE ESTADUAL DE LONDRINA NA FORMAÇÃO PARA A ATENÇÃO PRIMÁRIA À SAÚDE 245
    Celita Salmaso Trelha • Dirce Shizuko Fujisawa

PARTE III
HISTÓRIAS PARA CONTAR:
EXPERIÊNCIAS PESSOAIS DE (TRANS)FORMAÇÃO DO FISIOTERAPEUTA

13 FISIOTERAPIA E SAÚDE COLETIVA – UMA UNIÃO ESSENCIAL NAS PRÁTICAS DE CUIDADO DO NÚCLEO AMPLIADO DE SAÚDE DA FAMÍLIA E ATENÇÃO BÁSICA 259
    Ana Catarina Leite Véras Medeiros

14 USO DA CLASSIFICAÇÃO INTERNACIONAL DE FUNCIONALIDADE, INCAPACIDADE E SAÚDE NAS PRÁTICAS DE ENSINO NA COMUNIDADE 265
    Andréa Costa de Oliveira

15 PERCORRENDO OS CAMINHOS DA RESIDÊNCIA: (TRANS)FORMANDO-ME FISIOTERAPEUTA SANITARISTA 269
    Elizabeth Leite Barbosa

16 DESCONSTRUINDO O (PRÉ)CONCEITO E CONSTRUINDO UMA NOVA VISÃO DA ATENÇÃO PRIMÁRIA À SAÚDE 273
Suzanne Guimarães Machado

17 DO INTERNATO RURAL EM ITABIRA (MG) À DOCÊNCIA NO MORRO NOVA CINTRA EM SANTOS (SP) 279
Fernanda Flávia Cockell

18 FISIOTERAPIA E A INTEGRALIDADE DA ATENÇÃO – UM OLHAR À SAÚDE DA MULHER DA COMUNIDADE 287
Thaís Torres Soares

19 O LUGAR DO SABER E O ESPAÇO DA EXPERIÊNCIA NA ATENÇÃO PRIMÁRIA À SAÚDE NA UNIVERSIDADE FEDERAL DE SÃO PAULO – *CAMPUS* BAIXADA SANTISTA 291
Thatiane Lopes Valentim Di Paschoale Ostolin

20 O TEMPO E AS ESCOLHAS NA CONSTRUÇÃO DE UM FISIOTERAPEUTA 301
Alexandre Ramiro Pinto

21 RELATO SOBRE A CONTRIBUIÇÃO DA ATENÇÃO PRIMÁRIA À SAÚDE NA FORMAÇÃO DE ESTUDANTES E PROFISSIONAIS QUE VISAM AO CUIDADO HUMANIZADO 307
Bárbara Castro Possidente

22 UM OLHAR AMPLIADO DE SAÚDE – O CUIDADO FISIOTERAPÊUTICO CENTRADO NA PESSOA 311
Daniel Baffini de Paula

23 QUANDO A ATENÇÃO ULTRAPASSA UM USUÁRIO 317
Eduardo Cervi Canesso

24 VIVÊNCIA DA ATUAÇÃO FISIOTERAPÊUTICA NA APS NO CONTEXTO DA GRADUAÇÃO – OPORTUNIDADE DE PRATICAR O CUIDADO INTEGRAL 321
Fernanda Devecchi Prado

25 ABRANGÊNCIA DA ATENÇÃO PRIMÁRIA À SAÚDE: INTERSETORIALIDADE, CORRESPONSABILIDADE E SUAS SOBREPOSIÇÕES 325
Maria Carolina Carrer da Cunha

ÍNDICE REMISSIVO 329

Fisioterapia & Atenção Primária à Saúde

Thieme Revinter

Parte I

Bases Conceituais e Reflexões sobre a Formação e Atuação do Fisioterapeuta na Atenção Primária à Saúde

MARCOS HISTÓRICOS DAS POLÍTICAS PÚBLICAS DO SISTEMA ÚNICO DE SAÚDE E DA ATENÇÃO PRIMÁRIA À SAÚDE – O PONTO DE VISTA DO FISIOTERAPEUTA

CAPÍTULO 1

Fernanda Bergamini Vicentine ▪ Kátia Suely Queiroz Silva Ribeiro
Geraldo Eduardo Guedes de Brito

O trabalhador da saúde precisa entender sua função e as normativas que regem o espaço onde está inserido, para que seu trabalho tenha sentido para si próprio e para as pessoas com quem atua e de quem cuida. Considerando que isso também diz respeito ao fisioterapeuta, enquanto profissional de saúde, o presente capítulo aborda os principais marcos históricos da política de saúde brasileira nas últimas décadas, buscando os relacionar com o contexto da Fisioterapia. Objetiva, assim, instrumentalizar os profissionais e estudantes de Fisioterapia acerca da fundamentação da Atenção Primária à Saúde (APS) e contribuir para a reflexão sobre a atuação do fisioterapeuta nesse espaço.

O capítulo está dividido em três partes, partindo de questões mais abrangentes, como a construção histórica do direito à saúde, a estruturação da APS e, por fim, a aproximação da Fisioterapia desses dois grandes temas. Enfoca, também, o papel do fisioterapeuta na APS, contextualizando a evolução das políticas públicas que normatizam a inserção da Fisioterapia nesse nível de atenção à saúde, bem como apresentando algumas experiências de atuação que vêm ocorrendo no Brasil.

O DIREITO À SAÚDE: UM BREVE RESGATE HISTÓRICO

O conceito de saúde tem uma construção histórica e varia de acordo com a conjuntura social, econômica, cultural e religiosa. Nesse sentido, a palavra saúde abarca diversas concepções filosóficas, científicas e religiosas.[1] No contexto pós-Segunda Guerra Mundial, a então recém-criada Organização Mundial da Saúde (OMS) divulgou, no dia 7 de abril de 1948,* em sua carta de princípios, o conceito de saúde como sendo "o estado do mais completo bem-estar físico, mental e social e não apenas a ausência de enfermidade". Esse conceito tem sido utilizado até os dias atuais, porém com certa crítica à sua subjetividade, idealização e intangibilidade.[1] Importante destacar, contudo, que esse conceito surgiu em um momento em que se buscava o fim do colonialismo**, em que a saúde estaria ligada a uma vida plena, sem privações.

---

* O dia 7 de abril passou a ser considerado o Dia Mundial da Saúde.
** O termo Colonialismo é utilizado para remontar a época que se iniciou antes do capitalismo e se estendeu por longo período, referente ao uso de força e poder por parte dos países ditos "desenvolvidos" para dominar economicamente os países "subdesenvolvidos", contra a vontade dos que ali habitavam, levando à perda de soberania do território. Como consequência dessa dominação prática, também se tem a construção do conceito de Imperialismo, que está relacionado com a dominação cultural e política do "império", referendando a dominação e a exploração de outros povos.

Em 1974 esse conceito foi ampliado para "campo da saúde", proposto por Marc Lalonde, e teria como abrangência aspectos relacionados com a biologia humana, com o meio ambiente, com o estilo de vida e com a organização da assistência à saúde.[3] A biologia humana estaria ligada aos fatores genéticos e biológicos inerentes ao ser humano, como as fases da vida e o envelhecimento. O meio ambiente compreenderia questões relacionadas com a moradia, condições de trabalho, qualidade da água, entre outras. Já o estilo de vida seria resultado das escolhas que interferem na saúde individual, como a prática de atividade física e os hábitos como fumar e ingerir bebidas alcoólicas. Por fim, a organização da assistência corresponderia às diferentes ações e serviços que deveriam ser ofertados para a manutenção da saúde.[3]

Porém, como a definição de saúde depende também da compreensão de mundo e do papel que o Estado deve exercer em determinada sociedade, contrapondo-se às propostas anteriores, Christopher Boorse, em 1977, definiu que "saúde é ausência de doença". Por trás de sua proposta estavam questões de natureza política, tendo como preocupação que a amplitude do conceito proposto pela OMS poderia abrir precedentes para intervenções abusivas na vida dos cidadãos, por parte do Estado, sob o pretexto de promover saúde.[1]

> **PARA REFLETIR**
>
> Em que medida as concepções de saúde foram e continuam sendo influenciadas pelos interesses econômicos e políticos?
> Como essa influência interfere na abordagem do processo saúde-doença e na elaboração de políticas de saúde?

> **SAIBA MAIS**
>
> Sugestão de texto para aprofundar essa questão:
> - Dallari SG. O direito à saúde. Rev Saúde Públ S. Paulo 1988, p. 22:57-63.
> - Paim JS *et al*. O sistema de saúde brasileiro: história, avanços e desafios. The Lancet, Saúde no Brasil, 2011, p. 11-31.

Esse amplo debate sobre o conceito de saúde recebeu uma atenção especial durante a Conferência Internacional de Cuidados Primários em Saúde, realizada na cidade Alma-Ata, em 1978, promovida pela OMS. Foram enfatizadas questões, como as inaceitáveis desigualdades sociais entre os países ditos desenvolvidos e em desenvolvimento, sendo destacada a responsabilidade governamental na provisão de saúde e importância da participação da população na proposição e na implantação dos cuidados em saúde. A estratégia proposta naquele momento tinha como base a praticidade, exequibilidade e aceitabilidade social das ações de saúde, bem como a sua acessibilidade por todas as pessoas e a participação ativa da população para sua proposição e execução.[3]

Por fim, a definição de saúde também permeia as decisões de como uma sociedade e seu governo organizam as ações e os serviços de saúde dentro de um sistema de saúde (SS). Historicamente, os SS se desenvolveram por causa da participação do Estado no controle dos diversos mecanismos que afetam a saúde e o bem-estar da população e podem comprometer o desenvolvimento do país. Assim, os SS foram se consolidando com estruturas que pudessem prevenir doenças e ofertar serviços com a função de curar e reabilitar, além de realizar o controle e a definição de regras para a produção de medicamentos, alimentos, equipamentos de saúde e proteção do meio ambiente.[4] Estes sistemas têm como função solucionar problemas relacionados com a saúde de sua população da maneira mais abrangente possível.

Os SSs são conceituados pela OMS como um "conjunto de atividades cujo propósito primário é promover, restaurar e manter a saúde de uma população".[5] Têm dois principais objetivos:[6]

> Otimizar a saúde da população por meio do emprego do estado mais avançado do conhecimento sobre a causa das enfermidades, manejo das doenças e maximização da saúde. (...) Minimizar as disparidades entre subgrupos populacionais, de modo que determinados grupos não estejam em desvantagem sistemática em relação a seu acesso aos serviços de saúde e ao alcance de um ótimo nível de saúde.

Para o cumprimento desses objetivos, são necessários diversos componentes que formam os SSs, dentre eles a cobertura populacional e a dos serviços; o financiamento; a força de trabalho; a rede de serviços; os insumos; a tecnologia e conhecimentos e as organizações, estas últimas responsáveis pela regulação, gestão e administração do sistema, correspondendo às estruturas organizacionais, como os ministérios, secretarias e agências reguladoras. A relação ou função posta entre esses componentes tem uma dinâmica própria dentro do sistema, que o impacta em seu empenho e resultados, relacionados com as condições de saúde da população, resultantes de políticas, ações e serviços prestados. São quatro as principais funções desses componentes:[4] "alocação de recursos, prestação de serviços, gestão e regulação". Essas funções são desenvolvidas por meio de ações políticas e econômicas que se manifestam pelos interesses dos atores sociais envolvidos de forma direta ou indiretamente nos SSs.

Ainda longe das estratégias mundialmente propostas para efetivar o direito à saúde, no Brasil, ao final da década de 1970, a saúde passava por momentos de crise, em que se destacou a epidemia de meningite (1971 a 1974), censurada pelo então Regime Militar.[7] Apesar de cerceamento dos meios de comunicação, ficava evidente o descompasso entre a crescente economia e a falta de estrutura nas periferias urbanas. Faltava acesso aos direitos sociais, como saúde, educação, transporte, moradia digna, saneamento básico, além da restrição aos direitos civis e políticos.[8] Em paralelo ao contexto de repressão e perda dos direitos, na contramão das propostas mundiais para estruturação da atenção à saúde, foi instituído o Sistema Nacional de Previdência e Assistência Social (SINPAS), que agrupou diversos órgãos, entre eles o Instituto Nacional de Assistência Médica e Previdência Social (INAMPS), que ficou ativo entre 1974 e 1993.[9] Tratava-se de uma autarquia que reuniu todos os órgãos de saúde relacionados com a assistência à saúde dos contribuintes do Instituto Nacional de Previdência Social (INPS) ofertados por meio de sua rede própria e de serviços contratados e conveniados.

Por meio do INAMPS, vinculado ao Ministério da Previdência e da Assistência Social, era incentivado o investimento em assistência de alta tecnologia, principalmente hospitais privados, que atendiam apenas as pessoas que eram formalmente vinculadas ao INSS, as únicas com algum direito à assistência à saúde, o que caracterizava a cidadania regulada. O restante da população não tinha acesso a esses serviços e para garantir seu atendimento deveria pagar do próprio bolso ou depender de instituições filantrópicas, como as Santas Casas de Misericórdia, mediante a comprovação de pobreza.[10]

Nessa perspectiva, a assistência à saúde estava pautada em uma lógica de mercado, uma vez que o Estado não se responsabilizava pela prestação desse serviço e nem pelo seu financiamento, abrindo espaço para que empresas privadas, que visam ao lucro, vendessem serviços e planos de saúde a quem pudesse comprá-los, sem a responsabilidade de promover ações de promoção de saúde e nem prevenção de doenças. Estas ações eram feitas pelo Estado, por meio do Ministério da Saúde (MS) e as Secretarias de Saúde dos estados e municípios. Dessa maneira, a saúde estava fragmentada entre assistência e promoção de saúde e prevenção de agravos. Essa dicotomia contribuía negativamente para a saúde da população em geral, pois não havia uma organização entre as necessidades de saúde e os serviços. Uma tentativa de superar essa estrutura fragmentada se deu por meio das Ações Integradas de Saúde (AIS – 1984), ainda aquém da proposição de um sistema único de saúde, sendo incluídos em seu escopo os diversos prestadores de serviços de saúde, existentes naquele momento, das três esferas de governo.[9]

Nesse contexto, no início da década de 1970, surge o Movimento de Reforma Sanitária Brasileira (MRSB), que buscava para além da reforma do setor saúde, tendo como horizonte a garantia de cidadania para todos. Dentro de suas diversas reivindicações de melhorias sociais para o país, exigiam o direito à saúde para todos os brasileiros, mediante um sistema de saúde com ações integradas e unificadas, sem dissociação entre ações preventivas e curativas. Também apoiava a descentralização da gestão para os municípios, a fim de possibilitar a participação da população na formulação de políticas públicas que abarcassem suas necessidades, como também a fiscalização das ações dos governantes.[11] Essas propostas foram defendidas, entre outros espaços na 8ª Conferência Nacional de Saúde (1986), destacando-se, de maneira sintética, a saúde como um direito, a reformulação do sistema nacional e o financiamento setorial.[12] Posteriormente foram incorporadas, em partes, ao Sistema Unificado e Descentralizado de Saúde (SUDS), instituído em 1987, que representou uma política de transição de curto prazo entre as AIS (1984) e o Sistema Único de Saúde (SUS) (1988).[9]

SAIBA MAIS

O **Relatório da 8ª Conferência Nacional de Saúde** (CNS) pode ser acessado em: http://bvsms.saude.gov.br/bvs/publicacoes/8_conferencia_nacional_saude_relatorio_final.pdf
Em 2019 foi realizada a 16ª CNS, também chamada de "8+8", pois nela foram retomados os três eixos norteadores da 8ª CNS, sendo eles: I – Saúde como direito; II – Consolidação dos princípios do Sistema Único de Saúde (SUS); e III – Financiamento adequado e suficiente para o SUS. No entanto, cabe destacar que a conjuntura difere em grande parte de 1986, quando o país passava pela redemocratização após mais de 20 anos de ditadura.[7] Em 2019 o Estado Democrático de Direito e o SUS encontram-se legalmente instituídos pela Constituição Federal de 1988, apesar disso, muitos direitos vêm sendo ameaçados, bem como a própria continuidade do SUS. Para saber mais sobre essa questão, leia o Documento Orientador da 16ª CNS, disponível em: http://conselho.saude.gov.br/16cns/assets/files/Documento_Orientador_Aprovado.pdf.

Apenas após a instituição da Assembleia Nacional Constituinte e a ampla disputa, entre os diferentes segmentos da sociedade, pelo texto constitucional, foi que a Constituição Federal (1988) instituiu o marco legal do SUS em seus artigos 196 a 200. Nesses artigos a saúde foi garantida como um direito de todos os cidadãos, ou seja, independente da sua condição financeira ou de vínculo empregatício, concebida como ações de promoção, proteção e recuperação da saúde. Passou a ser considerada, por lei, de interesse público e de responsabilidade do Estado. O financiamento desse novo sistema também foi incluído na Constituição, bem como a garantia de participação da comunidade,[13] ambos de maneira genérica e regulamentados posteriormente pelas Leis Orgânicas da Saúde, Lei 8.080/90 e Lei 8.142/90,[14,15] e outras normativas. Vale ressaltar que vários artigos da Lei 8.08/90 que tratavam do financiamento foram vetados pelo então presidente, Fernando Collor.

> **PARA LEMBRAR**
>
> A linha do tempo na Figura 1-1 visa a facilitar a visualização dos principais marcos históricos brasileiros na construção do SUS e na garantia do direito à saúde.

A reestruturação do SS por meio da instituição do SUS, apesar de garantida legalmente, continuou sendo alvo de disputa entre os diversos segmentos da sociedade por causa de seus interesses conflitantes e, em muitas vezes, pouco voltados para a construção do bem comum. Essa disputa, quando tensionada pelos interesses do mercado, tem como consequência a disseminação na grande mídia apenas do SUS que não funciona como deveria, ocultando os grandes avanços conquistados nesses quase 30 anos, como a ampliação da oferta e do acesso a serviços de ações, a reestruturação da atenção primária por meio da estratégia saúde da família e o desenvolvimento de sistemas de informações em saúde, com impactos positivos nos níveis de saúde.[16]

> **PARA REFLETIR**
>
> A despeito dos avanços desde a implantação do SUS, ainda existem muitos limites para concretizar o direito à saúde como previsto constitucionalmente. Quais fatores você aponta que são dificultadores para essa efetivação?

> **SAIBA MAIS**
>
> Sugestão de filme para ilustrar essa questão: História da saúde pública no Brasil. https://www.youtube.com/watch?v=L7NzqtspLpc

1984	1986	1987	1988	1990
AIS – AÇÕES INTEGRADAS DE SAÚDE	8ª CONFERÊNCIA NACIONAL DE SAÚDE	SUDS – SISTEMA UNIFICADO E DESCENTRALIZADO DE SAÚDE	SUS – SISTEMA ÚNICO DE SAÚDE	LEIS ORGÂNICAS DE SAÚDE (LEI 8.080/90 E LEI 8.142/90)
Proposta de integração entre as organizações de saúde de nível federal, estadual e municipal, dando início a uma estrutura menos fragmentada, mas ainda aquém da proposição de um sistema único de saúde.	• Primeira Conferência a contar com a participação da sociedade civil; • Primeira a contar com pré-conferências estaduais, que ajudaram a mobilizar mais pessoas e a trazer propostas de âmbito regional para a discussão, ficando evidente a heterogeneidade das realidades brasileira; • Principais propostas: Saúde como direito de todos; gestão descentralizada; controle social exercido em todos os níveis de gestão; financiamento descentralizado e suficiente;	• Foi criado com objetivo de incorporadas propostas da Reforma Sanitária, aprovadas na 8ª CNS; • Primeira a contar com pré-conferências estaduais, que ajudaram a mobilizar mais pessoas e a trazer propostas de âmbito regional para a discussão, ficando evidente a heterogeneidade das realidades brasileira; • Representou uma política de transição de curto prazo entre as AIS (1984) e o SUS (1988); • Principais obstáculos à sua implantação foram: permanência da centralização de recursos, embora se previsse um planejamento ascendente; despreparo técnico dos Estados para incorporar a assistência médica às atividades até então predominantemente preventivas que realizavam; resistência às alterações propostas pelo SUDS do setor privado vinculado à previdência.	• A Constituição Federal de 1988 foi o marco legal que instituiu o Sistema Único de Saúde em seus artigos 196 a 200; • Conquistas mais importante do Movimento pela Reforma Sanitária; • Saúde foi garantida com um direito de todos os cidadãos; • A saúde passou a ser considerada, por lei, de interesse público e de responsabilidade do Estado; • O financiamento e a participação da comunidade foram incluídos de maneira genérica na Constituição.	• As Leis Orgânicas da saúde dispõem, de maneira geral, sobre as condições para a promoção, proteção e recuperação da saúde, a organização e o funcionamento dos serviços de saúde, sobre a participação da comunidade na gestão do SUS e sobre as transferências intergovernamentais de recursos financeiros para a saúde; • Ao observarmos as datas de publicação dessas leis (Lei 8.080, de 19 de setembro de 1990 e Lei 8.142, de 28 de dezembro de 1990), nota-se uma diferença de apenas dois meses entre uma e outra. E isso se deve ao fato de o, então, presidente, Fernando Collor, ter vetado os artigos sobre participação social e financiamento na primeira lei. A Lei 8.142/90 só foi publicada devido à intensa pressão popular que se constituiu junto ao Movimento pela Reforma Sanitária.

Fig. 1-1. Linha do tempo sobre os principais marcos históricos brasileiros na construção do SUS e na garantia do direito à saúde.

APROXIMAÇÃO DA FISIOTERAPIA E O DIREITO À SAÚDE

Apesar da indefinição do conceito de saúde na Constituição Federal/88, a instituição do SUS em seu arcabouço legal, composto também pelas Leis Orgânicas da Saúde,[14,15] garantiu uma série de diretrizes e princípios que devem ser observados pelos diferentes segmentos da sociedade, sejam usuários, gestores, prestadores de serviço, trabalhadores de serviços públicos ou conveniados ao sistema. Nesse sentido, destacam-se os princípios da universalidade, da integralidade, da equidade e da participação da comunidade, que garantem legalmente o acesso a todos os brasileiros de acordo com as suas necessidades e respeitando suas diferenças, bem como abrindo o sistema para que a população contribua na sua formulação e implementação.

Desse modo, a organização do SUS orienta-se pela concepção do cuidado integral, compreendendo acolher as pessoas na sua inteireza humana, buscando atender suas necessidades de saúde. Nessa perspectiva de cuidado, também está incluída a integralidade da assistência, "entendida como conjunto articulado e contínuo das ações e serviços preventivos e curativos, individuais e coletivos, exigidos para cada caso em todos os níveis de complexidade do sistema".[14] Assim sendo, as ações fisioterapêuticas, sejam objetivando a promoção, proteção da saúde e/ou reabilitação, devem ter acesso assegurado a toda a população, a fim de garantir o cuidado integral.

> **PARA REFLETIR**
>
> Como a Fisioterapia, profissão cuja gênese foi fortemente marcada pelas ações de reabilitação, se insere na concepção de cuidado integral?

Nesse sentido, tem sido crescente o debate em torno da necessidade de adequação da atuação dos fisioterapeutas à lógica de organização do SUS. No Brasil, o reconhecimento da Fisioterapia como profissão correspondente ao ensino de nível superior se deu, em 1969,[17] porém sua atuação se manteve restrita a "executar métodos e técnicas fisioterápicas com a finalidade de restaurar, desenvolver e conservar a capacidade física do paciente".[17] Pode-se considerar que tais atribuições, apesar de muito limitadas para um profissional de nível superior, dialogavam de certa maneira com o contexto social e histórico do momento em que foram propostas.

A reorganização do SS em um sistema único e universal, associada às importantes mudanças no perfil epidemiológico da população, impôs novas responsabilidades e atribuições aos fisioterapeutas. Esse cenário tornou necessário ao fisioterapeuta conhecer as normativas que regem o SS vigente, podendo, assim, contribuir para que as mesmas sejam efetivadas, auxiliando na resolução das necessidades de saúde, bem como na edificação de uma nova cultura de valorização do SUS.

Além desses desafios, nos dias atuais se verifica uma demanda reprimida nos serviços que ofertam assistência fisioterapêutica, que estão centralizados na atenção secundária.[18] Essa restrição no acesso ocorre, tanto em decorrência da dificuldade de vagas na rede de serviços, quanto por questões de deslocamento, relacionadas com as limitações funcionais dos indivíduos e com os custos para transporte. Em consequência disso, verifica-se grande quantidade de pessoas desassistidas, sem garantia do pleno direito à saúde. Nesse cenário, a oferta de cuidados fisioterapêuticos em serviços de atenção primária, que estão geograficamente mais próximos das pessoas, apresenta-se como uma possibilidade de ampliar o acesso à atenção fisioterapêutica.

Um marco importante no sentido de ampliar o acesso aos serviços de Fisioterapia no âmbito da reabilitação foi a publicação do Plano Nacional dos Direitos da Pessoa com Deficiência – Viver sem Limites. Este Plano está organizado em quatro eixos, a saber: acesso à educação, inclusão social, acessibilidade e atenção à saúde. Neste último, estão previstas ações de identificação e intervenção precoce nas deficiências, publicação de diretrizes terapêuticas para várias condições relacionadas com as deficiências (p. ex., diretrizes de atenção à pessoa amputada e à pessoa com lesão medular), a criação e ampliação dos Centros Especializados em Reabilitação (CER) e de oficinas ortopédicas no país, transportes para acesso aos serviços de saúde e atenção odontológica às pessoas com deficiência. O Plano Viver sem Limites foi publicado pelo Decreto 7.612, de 17 de novembro de 2011, ao longo do tempo de sua implementação houve uma ampliação dos CER no Brasil, ampliando o acesso aos serviços de reabilitação e, consequentemente, aos cuidados fisioterapêuticos voltados às pessoas com deficiência.

SAIBA MAIS

Alguns textos permitem um conhecimento mais ampliado a esse respeito, como:
- Plano Nacional dos Direitos da Pessoa com Deficiência - Viver sem Limite foi lançado no dia 17 de novembro de 2011 (Decreto Nº 7.612).
  https://www.pessoacomdeficiencia.gov.br/app/viver-sem-limite
- Relatório Mundial sobre a Deficiência – World Report, 2016.
  https://www.hrw.org/world-report/2016

Que tal realizar a leitura da Política Nacional de Saúde da Pessoa com Deficiência[19] e identificar como ela pode contribuir para a ampliação do acesso dos usuários aos serviços de Fisioterapia?
http://www.mpdft.mp.br/saude/images/politicas_publicas/Politica_nacional_pessoa_deficiencia.pdf

Ou então a leitura do Relatório mundial sobre a deficiência? Ele está traduzido e disponível em:
https://apps.who.int/iris/bitstream/handle/10665/44575/9788564047020_por.pdf;jsessionid=79BC41A878AAE8D6F20BD36F622DCCEB?sequence=4

ESTRUTURAÇÃO DA ATENÇÃO PRIMÁRIA À SAÚDE

Nas primeiras décadas do século XX, autoridades sanitárias de diferentes países, debruçaram-se sobre as conceituações de Distritos Sanitários e Centros de Saúde, com o objetivo de aproximar o trabalho em saúde da população. Em 1978, durante a Conferência Mundial de Cuidados Primários em Saúde em Alma-Ata, mencionada anteriormente, enquanto espaço onde se debateu o conceito de saúde, também foi um importante marco internacional na definição do que seria a APS.[20]

Outra importante contribuição para a definição de APS foi a publicação, em 1998, por Barbara Starfield, do livro Primary Care: Balancing Health Needs, Services and Tecnology*. Nessa publicação foi adaptado o proposto por Vouri (apud),[20] no que diz respeito à diferenciação de "atenção médica convencional" da "atenção primária à saúde" a partir de quatro dimensões: o enfoque, o conteúdo, a organização e a responsabilidade.[20]

---

* Disponível para download gratuito em: http://bvsms.saude.gov.br/bvs/publicacoes/atencao_primaria_p1.pdf

No que se refere ao enfoque da APS, trata-se da mudança de uma assistência centrada no binômio doença × cura, para uma atenção orientada para a saúde, por meio da prevenção, promoção e cura. Logo, o conteúdo da assistência desloca-se do tratamento, atenção por episódio e de problemas específicos para a promoção da saúde, a atenção longitudinal e abrangente (por necessidades). A organização da oferta de serviço deixa de ser médico-centrada, especializada e individual e passa a ser operada por equipe multiprofissional, generalista e com base no trabalho em equipe. No que se refere à responsabilidade, a saúde passa a ser desenvolvida a partir da colaboração intersetorial, com a participação da comunidade e com estratégias de corresponsabilização.[6]

No Brasil, a adoção de um sistema de saúde universal e integral demandou que se repensasse o modelo de atenção, migrando de uma assistência hospitalocêntrica, centrada na figura do médico e com foco na doença, para outra que priorizasse um cuidado em saúde mais equânime, centrado na pessoa e de cunho multiprofissional, com vistas a atender a complexidade do processo saúde-doença, priorizando o trabalho em equipe. Seguindo a tendência e diversas discussões mundiais, a Atenção Básica (AB) foi instituída com inspiração nos princípios da APS, cujo cerne está na aproximação entre os serviços de saúde e a comunidade assistida, contextualizando suas ações de forma mais adequada às reais necessidades da população adscrita, ampliando o acesso.

Mesmo que se pensasse em uma saúde mais democrática a partir da instituição desse modelo, as primeiras equipes de AB, embora tivessem uma composição multiprofissional pautada nos principais problemas que o país enfrentava, seguiam um modelo de demanda espontânea, ligadas ao episódio da doença, com ainda reduzido nível de aproximação social. O primeiro intento do Ministério da Saúde em romper com essa barreira foi o Programa de Agentes Comunitários de Saúde (PACS), implantado, em 1991, e oficialmente instituído e regulamentado, em 1997. As primeiras experiências que serviram como lastro para a criação do PACS tiveram início, no fim da década de 1980, como uma iniciativa de algumas áreas da região nordeste e mais ocasionalmente de outros lugares do país, a exemplo do Distrito Federal e de São Paulo, em buscar alternativas para melhorar as condições de saúde de suas comunidades. Essa nova categoria de trabalhadores seria então formada pela e para a própria comunidade, atuando e fazendo parte da saúde prestada nas localidades, reforçando os vínculos entre os usuários e os serviços de saúde e sendo de fundamental importância para o sucesso da implementação de estratégias posteriores.[21]

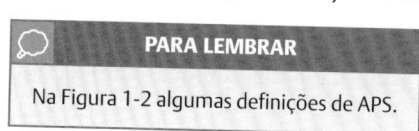

> **PARA LEMBRAR**
> Na Figura 1-2 algumas definições de APS.

Em 1994, implantou-se no país o Programa Saúde da Família (PSF), pautado em intervenções focais e setoriais, porém sua atuação se expandiu e modificou a forma de ver o cuidado em saúde, reorganizando a APS por meio da consolidação dos princípios doutrinários do SUS. Sua origem se remete a uma experiência exitosa realizada no Ceará com os agentes comunitários de saúde, no final dos anos 1980. Em razão do número crescente de experiências emblemáticas e da modificação de indicadores de saúde importantes para o país, em 1997, o Ministério da Saúde promoveu a mudança de Programa para Estratégia de Saúde da Família (ESF), reconhecendo as mudanças e implicações dessas equipes nos territórios. Inicialmente, a composição das equipes teve uma sugestão mínima para sua montagem, elegendo o médico generalista, o enfermeiro, o técnico de enfermagem e o

1978	2009	2017
DECLARAÇÃO DE ALMA-ATA **DEFINIÇÃO DE CUIDADOS PRIMÁRIOS** "Os cuidados primários de saúde são cuidados essenciais de saúde baseados em métodos e tecnologias práticas, cientificamente bem fundamentadas e socialmente aceitáveis, colocadas ao alcance universal de indivíduos e famílias da comunidade, mediante sua plena participação e a um custo que a comunidade e o país possam manter em cada fase (...)"	**DEFINIÇÃO DE ATENÇÃO PRIMÁRIA À SAÚDE** "Estratégia de organização da atenção à saúde, com o objetivo de dar resposta à maior parte das necessidades de saúde da população, de maneira regionalizada, longitudinal e sistematizada, por meio de ações individuais e coletivas, integrando a assistência curativa e a preventiva." (Dicionário da Educação Interprofissional em Saúde, 2009)	**POLÍTICA NACIONAL DE ATENÇÃO** **DEFINIÇÃO DE ATENÇÃO BÁSICA** "Conjunto de ações de saúde individuais, familiares e coletivas que envolvem promoção, prevenção, proteção, diagnóstico, tratamento, reabilitação, redução de danos, cuidados paliativos e vigilância em saúde, desenvolvidas por meio de práticas de cuidado integrado e gestão qualificada, realizada com equipe multiprofissional e dirigida à população em território definido, sobre as quais as equipes assumem responsabilidade sanitária".

Fig. 1-2. Definições de APS ao longo do tempo.

Agente Comunitário de Saúde (ACS). Atualmente, a Estratégia da Saúde da Família organiza-se por meio de equipes multiprofissionais – equipes Saúde da Família (eSF), compostas por no mínimo um médico generalista ou especialista em saúde da família ou médico de família e comunidade, enfermeiro generalista ou especialista em saúde da família, auxiliar ou técnico de enfermagem e agentes comunitários de saúde. Pode contar também com os profissionais de saúde bucal ou equipe de Saúde Bucal (eSB): cirurgião-dentista generalista ou especialista em saúde da família, auxiliar e/ou técnico em Saúde Bucal. Em outubro de 2017, estavam em atividade no país 42.467 eSF, responsáveis pelo cuidado à saúde de 131.349.487 brasileiros, o que correspondia a uma cobertura populacional de 63,73%.

Denota-se, com a ESF, a mudança de uma demanda espontânea para um modelo de antecipação aos agravos, tendo como principal ferramenta para cumprir esse objetivo a Visita Domiciliar (VD) com o foco na família, ampliando o acesso aos indivíduos já doentes e àqueles ainda considerados sadios, mas em situação de risco e vulnerabilidade.

Embora a instituição da ESF tenha gerado dados positivos nos índices de saúde populacionais, a composição mínima das equipes e de seus saberes específicos se mostrou, de certa forma, insuficiente para dar conta da complexidade dos elementos envolvidos na saúde dos sujeitos, o que deu margem ao aparecimento de novos arranjos jurídico-legais, gerenciais e organizacionais, teóricos e técnico-assistenciais. A Política Nacional de Humanização (PNH),[22] o Pacto pela Saúde,[23] a Política Nacional de Atenção Básica (PNAB),[24] o Núcleo de Apoio à Saúde da Família (antigo NASF e atual NASF-AB),[25-27] o Programa Nacional de Melhoria do Acesso e da Qualidade da Atenção Básica (PMAQ)[28] e a regulamentação da Emenda Constitucional nº 29[29] são alguns aparatos que podemos mencionar como fruto da tentativa de superar essas lacunas.

ATENÇÃO PRIMÁRIA À SAÚDE E FISIOTERAPIA

No cenário mundial destaca-se, em relação à aproximação da Fisioterapia com a APS, o documento publicado pela Confederação Mundial de Fisioterapia (WCPT), em outubro de 2003, "Primary Health Care and Community Based Rehabilitation: Implications for physical therapy based on a survey of WCPT's Member Organizations and a literature review"*.[30] Da discussão apresentada, dois pontos merecem ser destacados. O primeiro dele é que a Fisioterapia privada é a opção preferida para a maioria dos fisioterapeutas, geralmente associada a um maior *status*, sendo dada ênfase nas habilidades individuais e na experiência como profissional. O que contrasta com o modo em que os fisioterapeutas que trabalham com a comunidade são vistos, com um *status* mais baixo e com enfoque na transferência de habilidades para capacitar outros trabalhadores e famílias. O segundo é que a provisão de fisioterapeutas é insuficiente na maioria dos países, sendo que em países desenvolvidos a média de fisioterapeutas em relação à população é de 1:1.400, em comparação à média estimada de 1:550.000 nos países em desenvolvimento.[31] Esses dados demonstram que existe uma demanda para a construção de modelos de atenção que favoreçam o acesso aos serviços de Fisioterapia por uma parcela maior da população.

Esse documento ainda aponta que os profissionais de Fisioterapia devem ser preparados para atuar em áreas urbanas e rurais, oferecendo uma importante contribuição para a "reabilitação com base na comunidade". Para isso, devem realizar intervenções visando à promoção de saúde, à prevenção de doenças, ao tratamento e à reabilitação, além de participar da educação em saúde de outros profissionais que atuam em parceria, a fim de alcançar objetivos em prol do usuário. Também é seu papel ter ciência e contribuir para o alcance dos indicadores em saúde, bem como participar da construção de políticas públicas enquanto profissional da saúde e estimular que as pessoas da comunidade também se mobilizem para esse fim.

> **SAIBA MAIS**
>
> Em 1994, a Coordenadoria Nacional para Integração da Pessoa Portadora de Deficiência (CORDE) lança no Brasil a primeira edição em português do livro Disabled Village Children, com o título Guia de Deficiências e Reabilitação Simplificada.[32] Este livro é um manual destinado a treinar pessoas e uma proposta de Reabilitação com Base na Comunidade (RBC), que foi desenvolvida no México.
> Esse Manual propõe o treinamento de agentes de reabilitação e da família da pessoa com deficiência para realizarem a reabilitação aos diversos tipos de deficiência, com a utilização de recursos da própria comunidade, tanto para a realização do tratamento, quanto para a confecção de órteses e próteses.

Para além da possibilidade de aproximação, é importante destacar a necessidade social de inserção da Fisioterapia neste nível de atenção. Então, assume-se, aqui, a tentativa de discussão dessa temática. Trata-se de um desafio, uma vez que, ao longo de sua constituição histórica, a Fisioterapia consolidou-se como uma profissão da saúde circunscrita aos níveis secundário e terciário de atenção à saúde. Assim, refletir sobre a aproximação da

---

* Disponível para download gratuito em: http://www.wcpt.org/sites/wcpt.org/files/files/Report-CBR_PHC_Briefing_paper.pdf

Fisioterapia e APS nos instiga a analisar criticamente as práticas fisioterapêuticas e a organização da rede de cuidados de Fisioterapia frente às necessidades de saúde da população.

No Brasil, a ESF é considerada a principal estratégia estruturante e de orientação do modelo assistencial da APS dentro do SUS.[33] O trabalho das equipes de saúde da família, sobretudo nos atendimentos e visitas domiciliares, revela de forma persistente uma demanda por atenção fisioterapêutica. Essa demanda é caracterizada, principalmente, por muitas pessoas acamadas por causa de acometimentos neurológicos e traumato-ortopédicos, bem como em sofrimento crônico pelas doenças reumáticas.[34] Esse quadro impulsionou a necessidade de que os gestores viabilizassem meios de tornar a atenção fisioterapêutica mais acessível à população, particularmente aquelas pessoas assistidas pelas equipes de saúde da família. Nesse sentido, foram se expandindo experiências municipais de implantação de serviços fisioterapêuticos na APS, sob diversas modalidades, como: inserção nas equipes de saúde da família, fisioterapeutas, como profissionais de referência para equipes de saúde da família e serviços em policlínicas que disponibilizam assistência fisioterapêutica.

Por outro lado, havia uma pressão das entidades de pessoas com deficiência presentes às Conferências de Saúde,[35] em especial na 12ª Conferência Nacional de Saúde, alimentando o debate sobre a necessidade de ampliação do acesso à reabilitação e propondo a formulação de políticas voltadas a este fim.

Nesse processo de evolução das demandas, restava ao Ministério da Saúde oferecer condições de ampliar o acesso das pessoas às ações de reabilitação. Uma das estratégias propostas foi a criação dos NASF,[36] no ano de 2008, representando a política pública que mais aproximou a atuação da Fisioterapia da APS até então.

O NASF, que será abordado de forma aprofundada no Capítulo 4, tem como objetivo ampliar a abrangência e o escopo das ações da APS, bem como sua resolubilidade, apoiando a inserção da estratégia de Saúde da Família na rede de serviços e o processo de territorialização e regionalização a partir da APS. Para organizar o trabalho das equipes NASF, são definidas áreas estratégicas. Uma dessas áreas estratégicas para o desenvolvimento de ações, definidas nesta Portaria, é a reabilitação. Com a revisão da Política Nacional de Atenção Básica, anteriormente mencionada, o NASF passa a ser denominado Núcleo Ampliado de Saúde da Família e Atenção Básica (NASF-AB). Esta Portaria estabelece que o Núcleo constitui uma equipe multiprofissional e interdisciplinar que deve atuar de forma integrada para dar suporte (clínico, sanitário e pedagógico) aos profissionais das equipes de saúde da família e de APS.[33]

Para facilitar a visualização dessas mudanças, segue na Figura 1-3 a linha do tempo com os principais marcos na aproximação da Fisioterapia com a APS.

> **PARA REFLETIR**
>
> Como vem se dando a inserção da fisioterapia no NASF?
> Acompanhando as experiências dos fisioterapeutas nos NASF, verifica-se, em geral, que são realizados atendimentos domiciliares para avaliação e orientação ao cuidador, ações de educação em saúde no domicílio ou na unidade de saúde, grupos operativos, ações de promoção da saúde, prevenção de doenças e assistência à reabilitação.[37-39]
> O que isso representa de avanço no cuidado fisioterapêutico em relação à atuação em outros níveis de atenção à saúde?

CAPÍTULO 1 ■ MARCOS HISTÓRICOS DAS POLÍTICAS PÚBLICAS DO SISTEMA ÚNICO DE SAÚDE... 15

1991	1994	2003	2008	2010
PACS – PROGRAMA DE AGENTES COMUNITÁRIOS DE SAÚDE	PSF – PROGRAMA SAÚDE DA FAMÍLIA	12ª CONFERÊNCIA NACIONAL DE SAÚDE	PESSOA COM DEFICIÊNCIA E NASF	INSTITUÍDA A POLÍTICA NACIONAL DE ATENÇÃO À SAÚDE DA PESSOA COM DEFICIÊNCIA
O PACS foi oficialmente instituído e regulamentado em 1997. A nova categoria de trabalhadores, os Agentes Comunitários de Saúde, seria então formada pela e para a própria comunidade, atuando e fazendo parte da saúde prestada nas localidades, reforçando os vínculos entre os usuários e os serviços de saúde e sendo de fundamental importância para o sucesso da implementação de estratégias posteriores (BRASIL, 1997).	Mesmo pautado em intervenções focais e setoriais, sua atuação se expandiu e modificou a forma de ver o cuidado em saúde, reorganizando a APS por meio da consolidação dos princípios doutrinários do SUS. Inicialmente, a composição das equipes teve uma sugestão mínima para sua montagem, elegendo o médico generalista, o enfermeiro, o técnico de enfermagem e o Agente Comunitário de Saúde (ACS). Somente mais tarde as equipes de saúde bucal, com odontólogos e auxiliares de saúde bucal, foram incorporados, ampliando o perfil profissional de abrangência.	Encaminhamentos no sentido de "garantir o cumprimento da política nacional de saúde para pessoas com deficiência, viabilizando a atenção integral à saúde, a reabilitação e a inclusão social" (BRASIL, 2004	Revisão da Política Nacional de Saúde da Pessoa Portadora de Deficiência: tem como propósito reabilitar a pessoa com deficiência na sua capacidade funcional e no seu desempenho humano, proteger a saúde dessas pessoas e prevenir agravos que determinem o aparecimento de deficiências. Tem como um dos propósitos a atenção integral à saúde das pessoas com deficiência (BRASIL, 2008). Criação dos Núcleos de Apoio à Saúde da Família – NASF: por meio da Portaria do Ministério da Saúde Nº 154/2008, com o objetivo de apoiar a consolidação da Atenção Primária no Brasil, ampliando as ofertas de saúde na rede de serviços, assim como a resolutividade, a abrangência e o alvo das ações.	Diretrizes: promoção da qualidade de vida, a prevenção de deficiências; a atenção integral à saúde, a melhoria dos mecanismos de informação; a capacitação de recursos humanos, e a organização e funcionamento dos serviços. Para alcance dessa atenção integral, cabe ao SUS assegurar acesso às ações básicas e de maior complexidade; à reabilitação e demais procedimentos que se fizerem necessários, e ao recebimento de tecnologias assistivas. (BRASIL, 2010).

Fig. 1-3. Principais marcos de aproximação da fisioterapia e a APS.

O PAPEL DO FISIOTERAPEUTA NA APS: POSSIBILIDADES E LIMITES NO CONTEXTO BRASILEIRO

Nas duas últimas décadas a discussão acerca da atuação da Fisioterapia na APS vem tendo lugar de forma crescente no contexto brasileiro. Conforme mencionado anteriormente, mudanças no perfil epidemiológico, sobretudo com o aumento das Doenças Crônicas Não Transmissíveis (DCNT) e dos acometimentos por causas externas, vêm demandando, de forma cada vez maior, o acesso à atenção fisioterapêutica.

Outro fator que expôs a necessidade de ampliar o acesso ao cuidado fisioterapêutico foi a expansão de cobertura assistencial decorrente da implantação da ESF. As equipes de saúde da família deram visibilidade às necessidades de saúde de pessoas que antes eram invisíveis para o sistema, a exemplo daquelas com sequelas neurológicas e ortopédicas que vivem restritas ao leito ou ao domicílio.

Esse movimento de ampliação do acesso à atenção fisioterapêutica também foi influenciado pelas experiências de atuação nesse nível de atenção à saúde, que foram sendo construídas a partir de iniciativas pontuais de gestores municipais e de experiências acadêmicas, sobretudo, por meio de projetos de extensão universitária.

De maneira a exemplificar essa construção, pode-se apontar para os relatos de experiências da Fisioterapia na APS, publicadas no início dos anos 2000, pelo Conselho Federal de Fisioterapia e Terapia Ocupacional (COFFITO) em sua Revista "O COFFITO". Essas publicações refletiam o momento de aproximação da atenção fisioterapêutica com moradores de periferias urbanas ou zona rural, que, geralmente, eram desassistidos pela fisioterapia. Ilustravam, também, o esforço que profissionais e docentes do país estavam fazendo no sentido de delinear caminhos de atuação neste nível de atenção à saúde.[40-42]

Uma dessas experiências, que foi pioneira sob o ponto de vista de gestão municipal de saúde, ocorreu em Camaragibe, a partir do ano de 1993, município da região metropolitana de Recife, em Pernambuco. Lá o trabalho dos dois fisioterapeutas era dividido entre atividades no ambulatório, onde atendiam à demanda de pessoas encaminhadas ao Centro de Reabilitação, e na comunidade, onde atendiam às solicitações de atendimento domiciliar. Nesse atendimento, era realizada uma orientação aos familiares e ao cuidador quanto ao tratamento e um monitoramento com os agentes de saúde, que observavam as orientações dadas e acompanhavam o paciente no intervalo entre as visitas do fisioterapeuta. Também eram realizadas atividades em grupo, como, por exemplo, pessoas com sequelas de acidente vascular cerebral e com problemas de coluna e palestras educativas.[40]

Outra experiência municipal publicada foi da Secretaria de Saúde de Vitória, no Espírito Santo, que implantou um projeto denominado "AVC – Como Conviver", no ano de 1995. Esse projeto tinha como objetivo integrar os familiares no tratamento da pessoa com AVC, garantindo a continuidade da reabilitação no domicílio. Para isso, eram treinados membros da família, responsáveis pelo acompanhamento da pessoa em tratamento. Nesse treinamento, os cuidadores eram orientados, também, com relação aos cuidados com a própria postura.[43]

Algumas doenças tradicionalmente pouco relacionadas com o trabalho do fisioterapeuta também podem contar com seu suporte de maneira muito positiva na APS, como é o caso de pessoas com diabetes e hipertensão. Em Natal/RN, a Fisioterapia teve um trabalho importante na redução dos índices glicêmicos e da pressão arterial na população com diabetes e hipertensão, por causa da promoção de exercícios aeróbicos. Além de prevenção de amputações, por orientar o cuidado com os pés, relacionadas com a perda sensitiva provocada pelo diabetes.[44] Ainda nesse município há relatos de atuação do fisioterapeuta junto a pessoas com hanseníase, tendo a função de realizar a avaliação dermatoneurológica e promover o autocuidado.[45]

Em Sobral/CE tem-se a experiência de inserção do fisioterapeuta na ESF, no ano de 2000, realizando ações na "Escola de postura", além de atuarem com gestantes e pessoas com hipertensão, diabetes e hanseníase.[40,46] Assim como em Macaé/MG, onde há relatos de atuação do fisioterapeuta por ciclo de vida e não por doenças, como na Saúde da Criança, da Mulher, do Adulto e do Idoso.[39]

O reconhecimento do trabalho do fisioterapeuta na APS também vem em forma de relato por outros profissionais da equipe, sendo que sua atuação foi importante em Belo Horizonte/MG para a redução do consumo de medicamentos e melhora referida da qualidade de vida.[44,47]

No âmbito das experiências acadêmicas, teve destaque nessas publicações o Estágio Rural Integrado, realizado por acadêmicos de último ano dos cursos de saúde da Universidade Federal da Paraíba (UFPB), dentre os quais havia estudantes de Fisioterapia e da Faculdade de Fisioterapia da Universidade Federal de Minas Gerais (UFMG), na atividade denominada Internato Rural.[40]

Vale ressaltar a relevância dessas publicações do COFFITO, que, embora sejam em uma revista de caráter informativo, deram visibilidade àquela época, às ações da Fisioterapia no âmbito da atenção primária à saúde. Assim, tal iniciativa contribuiu para a reprodução e ampliação de experiências de atuação da Fisioterapia neste nível de atenção à saúde no território nacional.

Experiências de projetos de extensão universitária também foram espaço de construção para a atuação da fisioterapia na APS. A experiência do Projeto de Extensão Universitária Fisioterapia na Comunidade, da UFPB, foi objeto de investigação em dissertação de Mestrado, discutindo as possibilidades de atuação da fisioterapia neste nível de atenção à saúde a partir da vivência na extensão.[48] Esse trabalho apontou que, embora tendo uma atuação historicamente construída na reabilitação, é perfeitamente possível ao fisioterapeuta atuar na direção da promoção e manutenção da saúde, a partir de uma compreensão mais alargada sobre os determinantes sociais do processo saúde-doença e da necessidade de uma atuação comprometida com conquistas sociais. Dentre as ações desenvolvidas nesse projeto, além das atividades de reabilitação na forma de atendimento domiciliar, destacam-se ações de educação em saúde na perspectiva da Educação Popular, buscando o empoderamento dos sujeitos e coletividades.

Essas diversas experiências tinham em comum o fato de estarem propondo e experimentando possibilidades e caminhos de atuação para uma profissão que não tinha tradição de atuar na APS. Além disso, naquele momento da profissão, os fisioterapeutas ainda disputavam espaço de atuação com algumas especialidades médicas na atenção terciária, a exemplo dos fisiatras.

Essas experiências enfatizaram a necessidade do fisioterapeuta desenvolver atividades voltadas à promoção da saúde e prevenção de agravos, mas a situação de saúde, traduzida em números de pessoas com sequelas e comprometimentos da sua funcionalidade, clamava por ações de reabilitação.

Esse contexto influenciou o processo em termos de definição das ações fisioterapêuticas a serem realizadas na APS. Surgiram, em decorrência, polarizações quanto à possibilidade de realizar ações de reabilitação ou limitar a participação desses profissionais na atenção primária a ações educativas voltadas à prevenção de doenças e manutenção da saúde, como se essas ações fossem mutuamente excludentes.

Na atualidade, esse debate persiste, mesmo com a regulamentação e implantação do NASF, sobretudo acerca das possibilidades de atuação na dimensão clínico-assistencial, frente à demanda reprimida por assistência de reabilitação. Insatisfação dos usuários e cuidadores em relação à modalidade de cuidado pautada na orientação, como também no que diz respeito à quantidade de visitas realizadas pelo profissional, é frequente. Estratégias buscando contornar essas dificuldades vêm sendo implementadas, com grande ênfase para as atividades em grupos terapêuticos, organizados a partir de condições clínicas comuns.

> **PARA REFLETIR**
>
> Como podemos conciliar a atenção às necessidades de assistência reabilitadora com a realização de ações de promoção e manutenção da saúde, que podem impactar de forma mais abrangente na saúde das populações?

CONSIDERAÇÕES FINAIS

A evolução nas concepções de saúde e as consequentes mudanças em termos das políticas públicas direcionadas, sobretudo, a uma concepção ampliada de saúde, exigiu da Fisioterapia mudança no seu objeto de intervenção e alargamento das possibilidades de atuação. Isto permitiu uma ampliação no seu escopo para ações de promoção de saúde e prevenção de agravos, sem descuidar da reabilitação.

A possibilidade de atuar nos serviços de APS, impulsionada pela necessidade de atenção de reabilitação, tem representado as mudanças mais evidentes nos papéis e condutas dos fisioterapeutas. Nesse contexto de mudanças alguns desafios se colocam para os fisioterapeutas, os quais foram apontados ao longo do capítulo.

Além dos aspectos relacionados com a gestão dos serviços de saúde e com o processo de trabalho dos fisioterapeutas, a superação dos desafios implica, também, em mudanças nos cursos de graduação em Fisioterapia. Neste sentido, cabe às instituições de ensino formar profissionais capazes de atuar em diferentes pontos da rede de atenção à saúde, hoje existentes, com suas demandas e necessidades de saúde diversas. Essa atuação exige ações integrais, equitativas, com participação da comunidade, com garantia de acesso a todos enquanto direito constitucional.

REFERÊNCIAS BIBLIOGRÁFICAS

1. Scliar M. História do Conceito de Saúde. *PHYSIS: Rev Saúde Coletiva* 2007;17(1):29-41.
2. Ferreira AC. Colonialismo, capitalismo e segmentaridade: nacionalismo e internacionalismo na teoria e política anticolonial e pós-colonial. *Soc Estado Brasília* 2014;29(1):255-288.
3. Brasil. Ministério da Saúde. As Cartas da Promoção da Saúde. Brasília, 2002. (Série Textos básico em saúde).
4. Lobato LVC, Giovanella L. Sistemas de saúde: origens, componentes e dinâmicas. In: Giovanella L *et al.* (Orgs.). Políticas e sistemas de saúde no Brasil. 2. ed. Rio de Janeiro: Ed. Fiocruz; 2012. p. 89-120.
5. World Health Organization. Informe sobre la salud en el mundo 2000: mejorar el desempeno de los sistemas de salud. Geneva, World Health Organization, 2000.
6. Starfield B. Atenção primária. Equilíbrio entre necessidades de saúde, serviços e tecnologia. Brasília: UNESCO, Ministério da Saúde; 2002.
7. Memórias da Ditadura. [homepage na internet]. História da Ditadura [acesso em: jul 2019]. Disponível em: http://memoriasdaditadura.org.br/
8. Manzini-Covre ML. O que é cidadania. São Paulo: Coleção primeiros passos; 1991.

9. Pugin SR, Nascimento VB, Cohn A. Principais marcos das mudanças institucionais no setor saúde (1974-1996). Série Didática; 1996.
10. Paim JS et al. O sistema de saúde brasileiro: história, avanços e desafios. The Lancet, Saúde no Brasil; 2011. p. 11-31.
11. Paim JS. A reforma sanitária brasileira e o Sistema Único de Saúde: dialogando com hipóteses concorrentes. PHYSIS: Rev Saude Colet 2008;18(4):625-644.
12. Ministério de Saúde. Comissão de relatores. Relatório final da 8ª Conferência Nacional de Saúde. 1986. [acesso em jul 2019]. Disponível em: http://conselho.saude.gov.br/
13. Brasil. Constituição (1988). Constituição da República Federativa do Brasil. Brasília, DF: Senado Federal; 1988.
14. Brasil. Lei nº 8.080, de 19 de setembro de 1990. Dispõe sobre as condições para a promoção, proteção e recuperação da saúde, a organização e o funcionamento dos serviços correspondentes e dá outras providências. Diário Oficial da União 20 set 1990.
15. Brasil. Lei 8.142, de 28 de dezembro de 1990. Dispõe sobre a participação da comunidade na gestão do Sistema Único de Saúde e sobre as transferências intergovernamentais de recursos financeiros na saúde e dá outras providências. Diário Oficial da União 31 dez 1990.
16. Paim JS. Sistema Único de Saúde (SUS) aos 30 anos. Cien Saude Colet 2018;23(06):1723-1728.
17. Brasil. Decreto-lei nº 938, de 13 de outubro de 1969. Provê sobre as profissões de fisioterapeuta e terapeuta ocupacional, e dá outras providências. Diário Oficial da União 1969.
18. Ferrer MLP, Silva AS, Silva JRK, Padula RS. Microrregulação do acesso à rede de atenção em fisioterapia: estratégias para a melhoria do fluxo de atendimento em um serviço de atenção secundária. Fisioter Pesq 2015;22(3):223-230.
19. Brasil. Ministério da Saúde. Política Nacional de Saúde da Pessoa com Deficiência. Brasília: Editora do Ministério da Saúde; 2010.
20. Andrade LOM, Barreto ICHC, Bezerra RC. Atenção Primária e ESF. In: Campos GWS. (Org.). Tratado de Saúde Coletiva. 2. ed. São Paulo: Hucitec; 2012.
21. Brasil. Ministério da Saúde. Portaria nº 1886, de 18 de dezembro de 1997. Aprova as Normas e Diretrizes do Programa de Agentes Comunitários de Saúde e do Programa de Saúde da Família. Brasília; 1997.
22. Brasil. Ministério da Saúde. Secretaria de Atenção à Saúde. Política Nacional de Humanização (PNH). Brasília: Ministério da Saúde; 2013.
23. Brasil. Ministério da Saúde. Portaria nº 399, de 22 de fevereiro de 2006. Divulga o Pacto pela Saúde 2006 – Consolidação do SUS e aprova as Diretrizes Operacionais do Referido Pacto. Brasília; 2006.
24. Brasil. Ministério da Saúde. Portaria nº 2.488, de 21 de outubro de 2011. Aprova a Política Nacional de Atenção Básica, estabelecendo a revisão de diretrizes e normas para a organização da Atenção Básica, para a Estratégia Saúde da Família (ESF) e o Programa de Agentes Comunitários de Saúde (PACS). Brasília; 2011.
25. Brasil. Ministério da Saúde. Portaria nº 2.488, de 21 de outubro de 2011. Aprova a Política Nacional de Atenção Básica, estabelecendo a revisão de diretrizes e normas para a organização da Atenção Básica, para a Estratégia Saúde da Família (ESF) e o Programa de Agentes Comunitários de Saúde (PACS). Brasília; 2011.
26. Brasil. Ministério da Saúde. Portaria nº 3.124, de 28 de dezembro de 2012. Redefine os parâmetros de vinculação dos Núcleos de Apoio à Saúde da Família (NASF) Modalidades 1 e 2 às Equipes Saúde da Família e/ou Equipes de Atenção Básica para populações específicas, cria a Modalidade NASF 3, e dá outras providências. Brasília; 2012.
27. Brasil. Ministério da Saúde. Núcleo de Apoio à Saúde da Família. Brasília: Ministério da Saúde, 2014. 116 p.: il. – (Cadernos de Atenção Básica, n. 39)
28. Brasil. Ministério da Saúde. Portaria nº 645, de 2 de outubro de 2015. Dispõe sobre o Programa Nacional de Melhoria do Acesso e da Qualidade da Atenção Básica (PMAQ-AB). Brasília; 2015.
29. Brasil. Lei Complementar 141, de 13 de janeiro de 2012. Regulamenta o § 3º do art. 198 da Constituição Federal para dispor sobre os valores mínimos a serem aplicados anualmente pela

União, Estados, Distrito Federal e Municípios em ações e serviços públicos de saúde e dá outras providências. Brasília; 2012.
30. World Confederation for Physical Therapy. (2003) Primary Health Care and Community Based Rehabilitation: Implications for physical therapy based on a survey of WCPT's Member Organisations and a literature review. WCPT Briefing Paper 1. WCPT: London.
31. Twible R, Henley E. Preparing occupational therapists and physiotherapists for community based rehabilitation. Asia Pacific Disability Rehabilitation Journal: Selected Readings in CBR Series 1: CBR in Transition 2000:109-126.
32. Brasil. Ministério da Saúde. Política Nacional de Saúde da Pessoa Portadora de Deficiência. Brasília: Editora do Ministério da Saúde; 2008.
33. Brasil. Ministério da Saúde. Portaria no 2.436, de 21 de setembro de 2017. Aprova a Política Nacional de Atenção Básica, estabelecendo a revisão de diretrizes para a organização da Atenção Básica, no âmbito do Sistema Único de Saúde (SUS). Brasília; 2017.
34. Reis DC, Flisch TMP, Vieira MHF, Santos-Junior WS. Perfil de atendimento de um Núcleo de Apoio à Saúde da Família na área de reabilitação, Município de Belo Horizonte, Estado de Minas Gerais, Brasil, 2009. *Epidemiol Serv Saude* [online]. 2012;21(4) [citado 2019-03-13]:663-674. Disponível em: <http://scielo.iec.gov.br/scielo.php?script=sci_arttext&pid=S1679-49742012000400016&lng=pt&nrm=iso>.
35. Comissão de Relatores. Relatório final da 12.ª Conferência Nacional de Saúde: Conferência Sergio Arouca: Brasília, 7 a 11 de dezembro de 2003: relatório final. Brasília: Ministério da Saúde; 2004.
36. Brasil. Ministério da Saúde. Departamento de Atenção Básica. Núcleo de Apoio à Saúde da Família (NASF). s/a. [acesso em 18 abril 2018]. Disponível em: http://dab.saude.gov.br/portaldab/ape_nasf.php.
37. Souza MC, Bonfim AS, Souza JN, Franco TB. Fisioterapia e Núcleo de Apoio à Saúde da Família: conhecimento, ferramentas e desafios. *O Mundo da Saúde* 2013;37(2):176-184
38. Barbosa EG, Ferreira DLS, Furbino SAR, Ribeiro EEN. Experiência da Fisioterapia no Núcleo de Apoio à Saúde da Família em Governador Valadares. *Fisioter Mov* 2010;23(2):323-30.
39. Braghini CC, Ferretti F, Ferraz L. Atuação do fisioterapeuta no NASF: percepção dos coordenadores e da equipe. *Fisioter Mov* 2016;29(4):767-76.
40. COFFITO. Programa de Saúde da Família em Macaé. *O Coffito* 2003;18:20-21. Disponível em <https://coffito.gov.br/nsite/wp-content/uploads/comunicao/RevistasCientificas/2003/18_-_mar_03.pdf>. Acesso 10 jul 2019.
41. COFFITO. O Coffito, São Paulo, n 10, mar. 2001. Disponível em: https://coffito.gov.br/nsite/wp-content/uploads/comunicao/RevistasCientificas/2001/10_-_mar_01.pdf. Acesso em 10 jul 2019.
42. COFFITO. O Coffito, São Paulo, n 25, set 2006. Disponível em <https://coffito.gov.br/nsite/wp-content/uploads/comunicao/RevistasCientificas/2005e2006/25_-_set_06.pdf>. Acesso em 10 jul 2019.
43. COFFITO. O Coffito, São Paulo, n 8, set. 2000. Disponível em: <https://coffito.gov.br/nsite/wp-content/uploads/comunicao/RevistasCientificas/2000/08_-_set_00.pdf>. Acesso em 10 jul 2019.
44. Sampaio RF. A experiência em Belo Horizonte. In: Barros FBM. O fisioterapeuta na saúde da população: Atuação transformadora. Rio de Janeiro: Fisiobrasil; 2002. p. 11-15.
45. Aguiar RG de. Conhecimentos e atitudes sobre a atuação profissional do fisioterapeuta entre os profissionais da Equipe mínima de Saúde da Família em Ribeirão Preto. Ribeirão Preto, 2005. Dissertação (Mestrado em Saúde na Comunidade). Faculdade de Medicina de Ribeirão Preto (FMRP).
46. Pereira FWA *et al.* A Inserção da Fisioterapia na Estratégia Saúde da Família em Sobral/CE. *Sonare* 2004;5(1):93-100.
47. Baraúna MA, Testa CEA, Guimarães EA, Boaventura CM, Dias AL, Strini PJSA *et al.* A importância da inclusão do fisioterapeuta no Programa de Saúde da Família. *Fisio Bras* 2008;9(1).
48. Ribeiro KSQS. Fisioterapia na comunidade: buscando caminhos na atenção primária à saúde a partir de um projeto de extensão universitária. Dissertação. (Mestrado). UFPB; 2001.

FORMAÇÃO INTEGRAL DO ESTUDANTE EM FISIOTERAPIA PARA A ATENÇÃO PRIMÁRIA À SAÚDE E O SISTEMA ÚNICO DE SAÚDE

Vera Rocha ▪ Thais Rocha Assis ▪ Laís Alves de Souza
Adriane Pires Batiston ▪ Luana Padilha da Rocha ▪ Evelyn Siqueira da Silva
Francisca Rêgo Oliveira de Araújo ▪ Fernando Pierette Ferrari

SER FISIOTERAPEUTA TAMBÉM É...

> Acaba de sair a lista dos aprovados para o curso de Fisioterapia, e Marcos comemora: logo estará estudando para ser "Fisioterapeuta"!
> Há muita curiosidade em torno da futura profissão, e o sonho de ter um consultório se torna mais próximo.
> "Na verdade uma clínica!", pensa ele, para "atender" pessoas doentes e debilitadas fisicamente!

Será que Marcos conhece as mudanças ocorridas nas práticas e na formação dos fisioterapeutas ao longo da história? O fisioterapeuta, após todo o período de estudos e práticas, estará habilitado apenas para atender pessoas que já estejam padecendo de adoecimentos ou poderá atuar na promoção de uma vida de qualidade para todas as pessoas? O que será que Marcos vai descobrir sobre o "fazer fisioterapêutico" em todos os contextos de cuidados à saúde das pessoas na sociedade brasileira?

Estas e outras questões acompanham muitos de nossos estudantes, e, neste capítulo, buscamos mostrar os avanços ocorridos e os desafios colocados diante de uma política em que saúde é direito de todos e dever do estado.

Vejamos o que Marcos descobriu...

CONSIDERAÇÕES INICIAIS

Em termos históricos podemos considerar a criação e regulamentação do Sistema Único de Saúde (SUS) como o início de um novo tempo para a saúde dos brasileiros. O capítulo anterior abordou em detalhes os principais marcos históricos que antecederam a participação do fisioterapeuta na Atenção Primária à Saúde.

Dando continuidade ao estudo deste processo, o presente capítulo se propõe a refletir sobre como as políticas decorrentes do SUS e mais especificamente do fortalecimento da Atenção Primária à Saúde (APS) interferiram não apenas nas práticas dos profissionais já atuantes nos serviços de saúde, mas também nos processos de formação de novos profissionais tanto de nível técnico, como de nível superior na área da saúde, dentre eles, o fisioterapeuta.

No que se refere ao fisioterapeuta, a reorientação do modelo de atenção à saúde constitui-se como um grande desafio, pois demandou e ainda demanda deste profissional sua aproximação com práticas de cuidado e atenção com características inovadoras, se comparadas às práticas tradicionalmente descritas na história da profissão. O fisioterapeuta passa a ter papel importante na construção da APS, ampliando sua compreensão sobre a atenção integral e sobre a saúde funcional das pessoas e coletividades. Muitos podem afirmar, com relativa razão, que essas ações historicamente constituíram parte do "fazer fisioterapêutico", porém o que a APS traz como principal desafio é uma prática vinculada às políticas públicas de saúde e à busca pela integralidade, universalidade e acessibilidade. Na verdade, no nosso ponto de vista, a APS nos desafia para um permanente diálogo entre os saberes técnicos científicos e a realidade vivida por todos nós, buscando o enfrentamento de problemas de forma resolutiva.

Além disso, é importante considerar, no contexto da formação, a produção permanente de conhecimentos pela inserção do fisioterapeuta em equipes interdisciplinares e multiprofissionais, em uma relação direta com as demais áreas de conhecimento e com a sociedade.

Pensar além do nosso núcleo de conhecimento específico requer, de fato, que desde o início da formação superior estejamos frente à frente com outros elementos formativos, neste caso, os atributos da APS, que no Brasil foi denominada Atenção Básica à Saúde (AB) e os princípios doutrinários e organizativos do Sistema Único de Saúde (SUS).[1,2]

O tema apresenta grande complexidade tanto no aspecto conceitual, quanto na sua efetivação e concretização em práticas de ensino, o que torna impossível esgotar em poucas páginas de um capítulo. Por isso, iremos abordar de forma breve como a APS interferiu no processo de formação e cuidado, com foco, principalmente, na Fisioterapia.

Alguns marcos históricos já destacados no capítulo anterior são essenciais para que possamos refletir sobre a formação e saúde em distintos momentos históricos, entre eles: a Conferência de Alma-Ata e a 8ª Conferência Nacional em Saúde que influenciaram as principais políticas de saúde e de formação na área; a Constituição Brasileira, as políticas de saúde implantadas após sua promulgação e as repercussões sobre as práticas profissionais e sobre os equipamentos formadores. Sobre a APS e o SUS destacamos as concepções e os princípios que orientam a formação competente para as necessidades atuais da população, trazendo importantes temas transversais, como a integralidade da atenção, o trabalho em equipe e a interprofissionalidade, além, é claro, de compreendermos a questão da territorialidade e intersetorialidade como caminhos para ações efetivas.

Colocar em debate aspectos relativos à formação integral implica em compreendermos sobre aprendizagem significativa, o protagonismo do estudante, as vivências práticas na realidade sociocultural e as reflexões sobre nossa sociedade e seus valores, visando à formação do indivíduo crítico e reflexivo, que reconhece problemas e propõe soluções, em substituição à exclusiva reprodução de técnicas aprendidas.

Com a mesma importância que os aspectos já citados, ao final, consideramos fundamental a reflexão sobre os desafios que temos para consolidar a desejada formação integral de fisioterapeutas e como a educação permanente pode se constituir uma excelente ferramenta, reconhecendo que pequenas mudanças, mesmo que incipientes, estimularão experimentações e debates posteriores, resultando nos avanços desejados e necessários.

UM BREVE HISTÓRICO...

A APS surge, conforme apresentado no capítulo anterior, como resposta às más condições de vida da população no início do século XX, demonstrando que a sociedade e, com ela, os serviços e práticas de saúde foram influenciados por movimentos históricos e pela revolução científica, que mudou a forma de se ver o mundo no final do século XIX. A necessidade de uma base científica para a prática da medicina; a evolução do conhecimento na física, biologia e química; a concepção sobre a importância de um local com a tecnologia da época disponível ao médico foram eventos que conduziram ao aparecimento da clínica e do hospital como o local prioritário para se produzir saúde.

Anterior ao advento da APS, as profissões de saúde eram orientadas, no ocidente, pelo paradigma científico que modulou, com reconhecido valor, as práticas e a forma de ensino, seguindo um modelo cartesiano.

> **SAIBA MAIS**
>
> **Mas o que é um Paradigma Científico?**
> Paradigma Científico é um conjunto de premissas e realizações científicas universalmente aceitas, que facilitam a análise de problemas e busca de soluções para uma determinada área de conhecimento. Thomas Kuhn, em seu livro "A Estrutura das Revoluções Científicas" nos esclarece sobre os processos científicos.[3]
>
> **O que é um modelo Cartesiano?**
> Cartesiano é um termo oriundo de um método científico, proposto pelo filósofo francês, René Descartes. Esse método ainda hoje é muito utilizado para pesquisas no campo da saúde, e seu ponto de partida é a busca de uma verdade primeira que não possa ser posta em dúvida. Por isso, converte sua dúvida em método para se bem conduzir a Razão e procurar a verdade nas Ciências.
> Outros autores que podem auxiliar nessa reflexão: Michael Foucault em seu livro "O Nascimento da Clínica" discute a racionalidade clínica que passa a caracterizar a medicina científica desde o início do século XIX. Rubens Alves, em seu livro "Filosofia da Ciência: introdução ao jogo e suas regras" traça algumas considerações sobre a ciência e o senso comum.

É importante destacar que Alma-Ata, enquanto eventos histórico e político, trouxe ao debate aspectos e concepções sobre saúde que impulsionaram reformulações importantes no Brasil, fortalecendo o Movimento de Reforma Sanitária iniciado já em meados de 1970, e auxiliou a construção de um caminho de democratização e busca de saúde como direito dos indivíduos e dever do Estado.

Um exemplo disso foi a realização da 8ª Conferência Nacional da Saúde, ocorrida, em 1986, que se tornou um marco histórico para as políticas de saúde. Além de ocorrer no período pós-regime ditatorial brasileiro, foram estabelecidos na Conferência os princípios que orientaram a concepção e organização do Sistema Único de Saúde, trazendo, além dos princípios organizativos, um destaque para a participação das pessoas como instância de controle social e as recomendações que deveriam constar no capítulo saúde da Constituição de 1988.[4] A Constituição Federativa do Brasil, promulgada, em 1988, consolida para nossa sociedade as principais mudanças ocorridas nos campos sociais, da saúde e da educação.

> **PARA REFLETIR**
>
> Você já leu os capítulos sobre educação e saúde constantes na nossa Constituição? É possível o exercício de cidadania sem o conhecimento das prerrogativas constantes em nossa Carta Magna?

AS MUDANÇAS NA FORMAÇÃO SUPERIOR

Quanto aos marcos históricos relativos à formação profissional, muitos deles associados às mudanças no perfil epidemiológico e às políticas de saúde, ressaltamos que, mesmo antes da legislação sobre o ensino superior no Brasil ser promulgada com a Lei de

Diretrizes e Bases da Educação Brasileira, em 1996 e, as Diretrizes Curriculares Nacionais em 2001/2002, os movimentos de mudança na formação superior na área da saúde já ocorriam na América Latina e no Brasil, com centralidade na educação médica, porém afetando diretamente as demais profissões da saúde. O modelo **flexerneriano**, que orientou as escolas de medicina no início do século passado, ainda é hegemônico e não conseguia, como ainda não consegue, responder às complexidades da atual situação de saúde, principalmente de países em desenvolvimento, como o Brasil, que, além da transição epidemiológica, vive agravos relativos às precárias condições sanitárias.

> **SAIBA MAIS**
>
> Relatório Flexner, em https://archive.org/details/medicaleducation00flexiala

Gonzalez e Almeida (2010),[5] ao tratar sobre a mudança na Educação Médica, destacam as principais reformas do setor de saúde e os importantes movimentos de mudança na formação médica desde as modificações propostas no Relatório Flexner até os avanços provocados pelo desenvolvimento do – Projeto Uma Nova Iniciativa na Educação dos Profissionais do Setor de Saúde (Projeto UNI) e suas repercussões nas escolas médicas.

> **PARA REFLETIR**
>
> Muitos podem questionar porquê se torna importante tratar destas questões na formação do fisioterapeuta. Ao analisar o Quadro 2-1, você percebe alguma semelhança com a organização dos Cursos de Fisioterapia? Você reconhece algumas dessas características no seu Curso?

O destaque para o desenvolvimento do Projeto UNI e, posteriormente, para o movimento social Rede Unida se deve ao fato de que, apesar de o Projeto para a América Latina e Caribe, da Fundação Kellogg, ter chamado, em 1991, as instituições universitárias da área da saúde que tivessem, no mínimo, cursos de graduação em Medicina e Enfermagem, outros cursos presentes nas Universidades que aderiram ao programa puderam participar. Dessa forma, no início dos anos 1990, Projeto UNI em união com a comunidade passa a ser desenvolvida e avança, temporalmente, para práticas mais in-

Quadro 2-1. Características Necessárias a um Novo Modelo de Formação em Saúde no Brasil

- Foco no trabalho em equipe multiprofissional, respeitando-se as especificidades de cada profissão e incentivando a interação entre elas
- Uso de metodologias pedagógicas inovadoras, centradas no estudante e no desenvolvimento de competência
- Atenção aos problemas de maior prevalência e relevância nos serviços de saúde locais
- Reorientação da pesquisa acadêmica, de forma a responder às necessidades locais, regionais ou nacionais
- Valorização das atividades de extensão
- Diversificação dos cenários de ensino-aprendizagem
- Maior ênfase na APS, em promoção da saúde e na determinação multifatorial do processo saúde-doença
- Articulação constante com o sistema local de saúde e com outros setores da sociedade
- Valorização de atitudes éticas e humanistas

Adaptado de Campos, Aguiar e Belisário (2014).[9]

tegradas entre a universidade, os serviços de saúde e a comunidade – essa é a tríade de base para reorientação da formação em saúde.

O ideário do Projeto UNI buscou uma efetiva e sincronizada articulação entre os diferentes setores, para a implantação de uma prática pedagógica inovadora, na formação de profissionais de saúde pela Universidade; uma mudança nas práticas de atenção à saúde nos Serviços Locais de Saúde (SILOS) e um novo tipo de participação social com vistas a contribuir para o fortalecimento do senso de cidadania e participação popular. De fato, o movimento caminhou em busca da melhora da qualidade de vida das pessoas.[6] No estabelecimento das diretrizes curriculares nacionais para os cursos de graduação na área da saúde, coerentes com os princípios da APS e com os movimentos sanitários e educacionais contemporâneos, a Rede Unida teve uma destacada participação, com o estabelecimento das Diretrizes Gerais comuns a todos os cursos da área da saúde.[7]

> A inserção de estudantes de Fisioterapia nas comunidades já ocorria antes do advento do Projeto UNI, porém dependia da iniciativa individual de alguns professores, notadamente dos vinculados à disciplina Fisioterapia Preventiva que foi incluída no Currículo Mínimo a partir de 1983.[8] Porém, as primeiras mudanças ocorridas na abordagem metodológica e na inserção e participação dos estudantes da Fisioterapia nas comunidades, juntamente com outros estudantes, ocorrem com a proximidade e coexistência de cursos de Fisioterapia nas Universidades que aderiram ao Projeto UNI. **Obs.:** algumas universidades desenvolveram, anterior a esse período, o internato multiprofissional com inclusão de acadêmicos de Fisioterapia e o internato rural, conforme já comentado no capítulo anterior.

Outros movimentos e políticas incentivadoras da mudança foram implementadas, principalmente após as Diretrizes Curriculares Nacionais para os cursos da saúde. Campos, Aguiar e Belizário (2014)[9] fazem um apanhado dessas políticas para a Medicina e indicam aquelas em que profissionais de outras áreas foram incluídos. Juntamente com os movimentos de mudança, a inserção dos estudantes de Fisioterapia na realidade do sistema e dos serviços de saúde também ocorreu via o projeto Vivências e Estágios na Realidade do Sistema Único de Saúde (*VERSUS*), que teve sua primeira edição em nível nacional, no ano de 2003, e preconiza a vivência interprofissional em diferentes contextos do SUS.

> **PARA REFLETIR**
>
> Será que os movimentos de mudança na formação superior de profissionais da saúde ocorreram apenas por iniciativa do governo? Você consegue perceber o engajamento de seus professores e colegas nos debates e proposições que promovem a mudança na formação de fisioterapeutas? Quais os principais entraves que você observa quando tratamos de mudanças na formação profissional?

Aqui, cabe um destaque para a importância da criação e consolidação da Associação Brasileira de Ensino em Fisioterapia (ABENFISIO), que fundada, em 2001, reúne docentes e estudantes para pautar as questões relativas à formação de fisioterapeutas, com especial atenção aos princípios da APS e da responsabilidade constitucional do SUS, em ser o ordenador dos recursos humanos na saúde. Juntamente com os Congressos de Educação em Fisioterapia, bianualmente, ocorre o Congresso Nacional de Fisioterapia na Saúde Coletiva (CONAFISC), que busca agregar profissionais, docentes, estudantes, gestores e usuários que atuam e militam na área da saúde coletiva e que buscam a total adesão de todos à APS como norteadora da oferta e acesso aos serviços da saúde.

Independentemente das políticas indutoras e dos movimentos no campo da formação profissional, aspectos relativos à legislação foram importantes para consolidar avanços em direção a uma formação contextualizada. Apresentaremos, a seguir, um breve passeio histórico das mudanças ocorridas na Fisioterapia.

A TRAJETÓRIA DA FISIOTERAPIA

No contexto de formação profissional, que as mudanças ocorridas ao longo do tempo influenciaram, de forma mais incisiva, algumas profissões em detrimento de outras, mas que o processo ainda assim é longo, com momentos de pequenos avanços e momentos de significativas transformações.

Para atender as necessidades da população, os campos da saúde e da educação caracterizam-se por estarem em constantes transformações. Desta forma, o conhecimento do percurso histórico, trilhado pela Fisioterapia no Brasil no que concerne à formação profissional, torna-se uma ferramenta valiosa para compreendermos a conjuntura atual e vislumbrarmos o futuro da profissão.

No capítulo anterior, estabelecemos os marcos históricos da criação do Sistema Único de Saúde (SUS), da reorganização da atenção à saúde no Brasil e do processo de inserção do fisioterapeuta na Atenção Primária à Saúde (APS). Posteriormente apresentamos os movimentos de mudanças na formação de uma forma geral, o que nos possibilita agora, paralelamente, realizar um retrospecto das mudanças ocorridas na formação do fisioterapeuta, especificamente no que diz respeito à inclusão da APS, onde o fisioterapeuta deve ser inserido e, portanto, preparado durante seu processo formativo para tal atuação.

Não é possível e nem desejável refletirmos sobre o mundo da formação isoladamente, sem considerarmos o mundo do trabalho, onde o fazer do fisioterapeuta se materializa e se constitui como prática cuidadora.

A formação do fisioterapeuta sempre esteve de alguma forma alinhada aos cenários previsíveis para sua atuação, ou seja, as clínicas e ambulatórios especializados (média complexidade) e hospitais (alta complexidade), considerando-se que é nestes espaços onde a doença se manifesta e muitas vezes se sobrepõe à pessoa que a carrega. Mas quando a atenção primária passou a compor o currículo da Fisioterapia? Para responder a esta questão vamos destacar três períodos e compreender o que ocorria nesta época.

Período entre 1964 e 1983

A Fisioterapia passou de uma profissão de nível técnico à profissão de nível superior pelo Decreto de Lei nº 938, de 1969. Entretanto, mesmo após esse reconhecimento, a formação dos fisioterapeutas continuou sendo com base no primeiro currículo mínimo instituído, em 1964, pela Portaria Ministerial nº 511/1964 do Conselho Federal de Educação, que orientava a formação de Técnicos em Fisioterapia. Somente, em 1983, o currículo mínimo foi editado.

No campo da saúde, como vimos anteriormente, o movimento da reforma sanitária ganhava força com debates que antecederam a 8ª Conferência Nacional de Saúde que defendeu e forneceu as bases para criação de um novo sistema de saúde, o SUS. Esse sistema teria a atenção primária como estratégia prioritária, entretanto a Fisioterapia ainda se mostrava alheia a estas discussões.

Período entre 1983 e 2001

Em 1983, o Conselho Federal de Educação, publica a Resolução nº 4 de 28 de fevereiro de 1983, que edita o currículo mínimo, passando a formação do fisioterapeuta para 4 anos.

A "grade" curricular continha disciplinas organizadas em quatro ciclos: I. Matérias Biológicas; II. Matérias de Formação Geral; III. Matérias Pré-profissionalizantes e IV. Matérias Profissionalizantes. Cabe destacar que este currículo ampliava o escopo de conhecimentos e práticas a serem desenvolvidos durante a formação, e trazia de forma embrionária discussões relacionadas com a saúde pública e condições sanitárias, surgindo, então, a Fisioterapia preventiva.

> **PARA REFLETIR**
>
> A ideia de "grade" remete a algo que prende, limita a liberdade; já o termo "matriz" faz referência à base, modelo, orientação. Na sua escola, o termo grade ainda é usado para indicar o conjunto de saberes necessários à sua formação?

Durante este período foi publicada a Lei de Diretrizes e Bases da Educação (Lei 9.394/96),[10] que, em seu capítulo IV, discorre sobre a educação superior e serviu como prenúncio das Diretrizes Curriculares Nacionais para os Cursos de Graduação da área da saúde que foram publicadas a partir de 2001, com intuito de organizar o currículo das Instituições de Ensino Superior do país.

> **SAIBA MAIS**
>
> Portal. Mec. Gov. Br - Lei de Diretrizes e Bases da Educação Superior.

Período de 2002 até os Dias Atuais

Este período, iniciado, em 2002, marca a maior transformação ocorrida no campo da formação em Fisioterapia, a Resolução CNE/CES nº 4 de 19 de fevereiro de 2002,[11] que instituiu as Diretrizes Curriculares Nacionais (DCN) para os Cursos de Graduação em Fisioterapia. Foram definidos os princípios, fundamentos, condições e procedimentos da formação de fisioterapeutas em nível nacional, devendo estes serem capazes de atuar em todos os níveis de complexidade do sistema, integrando-se em programas de promoção, manutenção, prevenção, proteção e recuperação da saúde. As DCN, em seu Artigo 5º, item XVII, estabeleceram a necessidade de o fisioterapeuta conhecer diferentes modelos de intervenção, sendo que a formação profissional deve atender ao SUS, à atenção integral da saúde nos sistemas regionalizado e hierarquizado de referência e contrarreferência e o trabalho em equipe. Outro aspecto importante a ser destacado nas DCN refere-se aos aspectos gerais comuns às demais profissões da saúde e à formação por áreas de competência.

Diante disto, as Instituições de Ensino Superior (IES) foram requeridas a mudarem seus Projetos Pedagógicos de Curso, devendo os mesmos prever a formação do fisioterapeuta orientada pelos princípios e para todos os níveis de complexidade do SUS, com foco na APS.

> **PARA REFLETIR**
>
> Falando nisso, você conhece o projeto pedagógico de seu curso onde consta a matriz curricular adotada? Quais as mais significativas transformações que ocorreram no projeto e nas práticas de ensino no seu curso? Como formar o fisioterapeuta para atuar em todos os níveis de complexidade do sistema, com demandas que vão além de seu objeto de intervenção?

EXPECTATIVAS DE APRENDIZAGEM PARA UMA ATUAÇÃO COMPETENTE NA APS

Para iniciar nossas reflexões acerca da formação que temos e a construção da formação profissional do fisioterapeuta que almejamos, faz-se necessário um mergulho no contexto de inserção dessa categoria profissional no universo da Atenção Primária à Saúde (APS). Nossa intenção, neste breve momento, é provocar para o entendimento de que para uma formação competente, engajada e comprometida com a saúde integral das pessoas, é fundamental a compreensão de que as ações a serem desenvolvidas devem ser fruto de diferentes modos de saber/fazer na saúde. No contexto da APS, os diversos significados e arranjos organizacionais que permeiam o processo de cuidado devem ser considerados, juntamente com um olhar crítico sobre a própria origem e limites da profissão e os mecanismos relacionais necessários para a concretização das estratégias de ação compartilhadas.

> **PARA REFLETIR**
>
> Você lembra dos princípios e diretrizes da APS? É importante ter presente as concepções e uma análise permanente sobre como nossas ações de cuidado e de formação estão coerentes com esses princípios.

> **SAIBA MAIS**
>
> PNAB 2017 disponível em http://bvsms.saude.gov.br/bvs/saudelegis/gm/2017/prt2436_22_09_2017.html]

Operar o trabalho na APS requer do fisioterapeuta o investimento em reflexões sobre a saúde como fenômenos complexo e ampliado, de modo que o uso de um recurso técnico, um padrão a ser seguido ou um instrumento a ser adotado para resolução de problemas deve ser incorporado às diferentes formas de estruturação do trabalho para o cuidado nesse nível de assistência.

A organização do trabalho na APS inclui novos conceitos e concepções sobre saúde e cuidado, o reconhecimento do território para além de sua distribuição geográfica, o reconhecimento de necessidades em saúde e seus determinantes sociais, a corresponsabilização, vínculo e acolhimento aos usuários.

> **SAIBA MAIS**
>
> O uso da categoria território no campo da saúde refere-se não somente ao local de moradia, mas, sobretudo, ao lugar de produção e reprodução social, de trocas materiais e simbólicas e de convivência entre pessoas. Nesse sentido, a categoria território, no processo de trabalho dos profissionais de saúde da APS, permite a compreensão das condições de vida, da situação de saúde, das necessidades de grupos populacionais e a organização das redes de atenção no SUS.[12]

Outro aspecto importante a considerar é a abertura para lidar com o imprevisto e o inesperado e o estreitamento das relações multiprofissionais para as trocas de experiências e o compartilhamento de saberes fundamentais ao fazer integrado.

Para tanto, o fisioterapeuta tem como condição essencial para a sua formação o diálogo com diferentes campos disciplinares e a interseção de diferentes saberes e práticas para a efetivação de sua relevância e significância nesse campo de atuação profissional. Posto isso, nossas "cortinas" se abrem para o entendimento do lugar que esse profissional vem ocupando na APS e para a (re)construção de seu papel enquanto agente ativo e social para a produção da saúde, vinculado ao contexto de vida das pessoas e aos territórios de sua atuação nesse nível de atenção, tendo na formação seu elemento estruturante para redimensionamento de sua prática profissional.

NOSSO PONTO DE PARTIDA

A APS tem na Saúde da Família sua estratégia prioritária, sendo a porta de entrada preferencial das pessoas ao sistema de saúde. Nela, as práticas e ações profissionais são desenvolvidas de modo individual e/ou coletivo, voltadas para a promoção da saúde, prevenção de agravos, tratamento, recuperação e reabilitação, com objetivo de alcançar princípios fundamentais, como a integralidade na produção do cuidado, visando ao trabalho multiprofissional, interdisciplinar e intersetorial.[13-15]

Os sistemas de saúde constituídos na perspectiva da APS e orientados pela integralidade da atenção adotam como premissas as seguintes dimensões: articulação das ações de promoção, prevenção, cura e recuperação; garantia de atenção nos três níveis de complexidade da assistência à saúde; e abordagem integral do indivíduo e das famílias. Com o objetivo de inserir novos olhares de outras categorias profissionais e fortalecer a APS com vistas ao alcance dessa integralidade, foram criados, no contexto da Atenção Primária do país, os Núcleos de Apoio à Saúde da Família (NASF) e, em 2017, passa a ser denominado como Núcleo Ampliado de Saúde da Família e Atenção Básica (NASF-AB).

A fim de aumentar as possibilidades de realização de um cuidado integral e de uma relação dialógica entre diversas especialidades e profissões e para atingir essa complexidade de cuidado, a Estratégia de Saúde da Família (ESF) utiliza-se da proposta da gestão do cuidado em equipes de referência e de um novo modo de organizar o processo de trabalho: o Apoio Matricial.[13,15]

> **SAIBA MAIS**
>
> Na APS, a equipe de referência é a coordenadora do cuidado, ou seja, a Equipe de Saúde da Família (EqSF). A coordenação de cuidados ocorre por meio da articulação entre diferentes profissionais e serviços de saúde com o objetivo de garantir uma atenção contínua e de qualidade aos usuários de acordo com suas necessidades.[16]

O Apoio Matricial, referencial teórico-metodológico de trabalho do NASF-AB, tem como finalidade assegurar retaguarda especializada às equipes e profissionais responsáveis pela atenção aos problemas de saúde, chamadas de equipes de referência. Tal arranjo organizacional do trabalho na saúde busca instituir momentos relacionais, com troca de saberes entre profissionais de diferentes áreas, rompendo com as relações verticalizadas e hierarquizadas presentes na maioria dos serviços de saúde. O Apoio Matricial busca aumentar as possibilidades de vinculação entre profissionais e usuários e depende da construção compartilhada de diretrizes clínicas e sanitárias entre os componentes de uma equipe de referência e do NASF-AB.[13,15]

Apesar de iniciativas pontuais, como a Reabilitação com Base na Comunidade (RBC), e do acúmulo de experiências e saberes para organização de uma prática de cuidado da profissão na APS, o NASF-AB constitui, atualmente, a primeira indicação de aproximação formal da Fisioterapia com esse nível de atenção, sob a ótica de uma política de saúde. Independentemente, temos situações em que o profissional fisioterapeuta compõe as equipes de saúde da família com práticas diretas e continuadas de cuidado, atendendo a premissa de atenção integral de acordo com o perfil epidemiológico da comunidade local.

Ao compor a equipe multiprofissional que constitui o NASF-AB, o fisioterapeuta deve desenvolver suas ações na perspectiva do Apoio Matricial e em consonância com algumas diretrizes que caracterizam às práticas relativas à APS, a saber: a noção de território; educação em saúde; promoção da saúde; humanização; integralidade da atenção; participação social; educação popular; ações interdisciplinares e intersetoriais e o processo de educação permanente em saúde.

> **PARA LEMBRAR**
>
> Lembra do Quadro 2-1 neste mesmo capítulo? Alguns aspectos foram trazidos ao debate quando tratamos das características necessárias para um novo modelo de formação. Você concorda com as características apresentadas?

Por causa da gênese da profissão, cuja finalidade era realizar a reabilitação como instrumento do dia a dia da sua vivência, o fisioterapeuta por muito tempo foi rotulado como um profissional reabilitador, tratando apenas a doença e suas sequelas, o que, de certa forma, o afastou das práticas de cuidados na APS, gerando uma grande dificuldade de acesso da população a seus serviços.[14,17]

Para atuar no universo da APS, mais do que a utilização do raciocínio clínico, do diagnóstico, da avaliação da terapêutica instituída e da prescrição de cuidados, que são ações primordiais para o trabalho do fisioterapeuta nos níveis de complexidade tecnológicos maiores, são necessárias ações que interfiram no modo de produção de cuidado visando à promoção e manutenção da qualidade de vida das pessoas.

No contexto da Equipe de Saúde da Família (EqSF) e do SUS, observa-se ainda o desafio de promover a integralidade da atenção embasada em práticas interdisciplinares e multiprofissionais.[13] A inclusão de outros profissionais na ESF, além de médicos e enfermeiros, tanto como membros das EqSF, como do NASF-AB, exige a construção de novas competências profissionais que possam agregar a prática reflexiva a valores éticos e à união de conhecimentos e habilidades necessários ao desempenho qualificado nas diversas situações.[15]

É possível perceber que uma atuação, implicada com as exigências do SUS, demanda um redimensionamento do objeto de intervenção da Fisioterapia, desconstruindo paradigmas e inserindo-se num contexto de alta complexidade e baixa densidade local, incorporando ações tanto na perspectiva da vigilância em saúde, pelas ações de educação e promoção da saúde e prevenção de agravos, quanto nas necessidades de tratamento, cura e reabilitação, contribuindo efetivamente para a garantia de um cuidado integral no campo da APS. Busca-se, desta forma, fortalecer a ideia de que a Fisioterapia é uma profissão de relevância e com possibilidades concretas para atuar em consonância com os princípios do SUS.[13,18,19]

No entanto, a formação dos profissionais de saúde, de um modo geral, ainda se alicerça no modelo flexneriano, caracterizando-se pela ênfase na prática curativa realizada primordialmente em ambientes hospitalares.[19] Nesse sentido, é urgente e fundamental a reorientação da formação pedagógica da Fisioterapia, a fim de quebrar o paradigma biomédico imposto na saúde e o olhar para o adoecimento de forma isolada, na tentativa de fortalecer práticas que priorizem o sujeito em seu contexto social.[20]

> **PARA LEMBRAR**
>
> No paradigma biomédico, que teve início nos séculos XVI e XVII com as visões mecanicistas e analíticas de Newton e Descartes, o ser humano é visto e estudado em partes que possam ser medidas e quantificadas. Em decorrência disso, aspectos não mensuráveis passaram a ser de menor importância e, portanto, não considerados relevantes para conhecer a pessoa que possui a doença. Assume em primeiro plano a doença, enquanto o paciente é gradativamente esquecido.[21]

EM BUSCA DE UMA FORMAÇÃO COMPETENTE, ENGAJADA E COMPROMETIDA

Considerando que a formação de profissionais da saúde deveria ser ordenada para o SUS e o distanciamento do perfil profissional para tal, a discussão sobre a regulação e a necessidade de mudanças dessa formação ganhou força na década de 1990 até chegar às Diretrizes Curriculares Nacionais.[22] Como anteriormente já afirmamos, as DCN provocaram um processo de reflexão coletiva dentro do ensino na área da saúde, tanto nas instituições de ensino superior quanto nos serviços de saúde com a inserção dos estudantes, funcionando como parâmetros para as mudanças curriculares, na perspectiva de formar profissionais para o novo modelo.[20,22] Nesse sentido, as DCN podem ser consideradas a ação institucional mais expressiva e abrangente no tocante à proposição de mudanças no cenário da formação profissional em saúde no país.[7,23]

As DCN apontam o processo de ensino-aprendizagem para o desenvolvimento de competências, habilidades e atitudes que possam tornar os profissionais capazes para atuar segundo os princípios e diretrizes do SUS. Justamente por isso, faz-se essencial a reflexão de que, ao proporem orientações da formação por competências como fundamentos pedagógicos, as DCN não sugerem um modo de instrumentação da formação e de adaptação do estudante e futuro profissional. Pelo contrário, apresentam-se como norteadoras para uma formação que considere as particularidades e os contextos de vida das pessoas. Outro aspecto importante a considerar é a necessidade de uma análise crítica dos problemas de saúde, dos processos de cuidar e a necessidade de posicionamento e atuação político-social na construção de condutas e estratégias que busquem a resolução das demandas que se apresentam no seu cotidiano de cuidado. Feita essa consideração, avaliamos como pertinente abrir parênteses para o que tomamos como referencial para o conceito de competências para uma formação e, por conseguinte, para uma atuação competente, engajada e comprometida.

> O que é competência? Segundo Philippe Perrenoud (1999, p. 30):[24]
> "Competência é a faculdade de mobilizar um conjunto de recursos cognitivos (saberes, capacidades, informações etc.), para solucionar com pertinência e eficácia uma série de situações".

Ao tratar de currículo na saúde orientado por competência, Lima (2005)[25] resgata três diferentes abordagens conceituais que julgamos importantes destacar:

> *"Uma considera competência como sendo uma coleção de atributos pessoais; outra vincula o conceito aos resultados observados/obtidos (tarefas realizadas) e uma terceira propõe a noção de competência dialógica, originada na combinação de atributos pessoais para a realização de ações, em contextos específicos, visando atingir determinados resultados."*.[25]

A autora destaca que a abordagem dialógica resgata um aspecto integrador dos dois enfoques semânticos do termo competência, uma vez que coloca "*os atributos pessoais em relação com distintas construções sociais que legitimam esses atributos de acordo com a história das sociedades em diferentes épocas*" (p. 371). Quando tratamos de currículos orientados por competência, Lima (2005)[25] deixa claro que se deve considerar uma opção conceitual de competência e lembra que as matrizes referenciais para essas escolhas têm raízes histórico-sociais nos países em que foram desenvolvidas e representam *disputas ideológicas nos campos da educação e do trabalho* (friso nosso).

Dessa forma, para além de "reformas curriculares" e de inserção de novos conteúdos nos processos educacionais, a formação por competência traz como exigência o desenvolvimento de capacidades ou atributos (cognitivos, psicomotores e afetivos) que, combinados, conformam distintas maneiras de realizar, com sucesso, as ações essenciais e características de uma determinada prática profissional. Para Lima (2005),[25] essa abordagem, considerada holística, precisa ser construída no diálogo entre a formação e o mundo do trabalho, em que as práticas profissionais são desenvolvidas.

De acordo com Pereira e Lages (2013),[23] não basta pautar toda a formação na noção de competência, e sim introduzi-la como núcleo central do conjunto de ações envolvidas no processo ensino-aprendizagem, utilizando de métodos e recursos que favoreçam ao estudante assumir o protagonismo de seu "aprender".

A FORMAÇÃO EM FISIOTERAPIA: O QUE, COMO, QUEM, QUANDO E ONDE "ENSINAR"?

Partindo do referencial da pedagogia por competências e entendendo a necessidade de formação profissional condizente com os princípios e diretrizes do SUS e com os modos de fazer na APS, chegamos ao momento de nos debruçarmos sobre a formação do fisioterapeuta para essa finalidade.

Você lembra das diretrizes curriculares? No tocante à Fisioterapia, as DCN propõem o desenvolvimento de atitudes, habilidades e competências inerentes ao fisioterapeuta durante a graduação, ressaltando a atuação em todos os níveis de atenção, de modo multiprofissional, interdisciplinar e transdisciplinar. Mais ainda, as DCN apontam que a Fisioterapia precisa responder às demandas do SUS, solicitando que a estrutura curricular garanta a inserção dos estudantes na APS. Posto isso, consideramos, para nosso debate, alguns pressupostos presentes nas Diretrizes Curriculares, como destaque a formação acadêmica.

As mudanças profundas e extensas, provocadas pela busca de um currículo embasado no desenvolvimento de competências para alcance da integralidade e de práticas e ações que incorporem a interdisciplinaridade na organização dos conhecimentos, demandam constante reavaliação, novas análises e medidas para a excelência na formação superior. Pensar na formação acadêmica sob essa perspectiva é um desafio que requer estudo, leitura, investigação, responsabilidade e o compromisso com a mudança.[26]

A considerar nosso perfil de egresso que se busca para o trabalho em saúde no campo da Atenção Primária e sobre os desafios enfrentados pela Fisioterapia no que diz respeito à formação profissional para esse fim, suscita o reconhecimento de dois aspectos fundamentais entre outros tantos:

1. Para o trabalho de o Fisioterapeuta ser concretizado na APS, com vistas ao redimensionamento do seu objeto de trabalho para além dos limites da reabilitação, são cruciais a construção e o desenvolvimento de competência com o objetivo de ampliar a atuação para o campo da promoção da saúde e uma atuação que considere os aspectos epidemiológicos e territoriais dos usuários.
2. Para o desenvolvimento de competência por parte dos estudantes e futuros profissionais para atuação na APS, é vital uma reestruturação dos modos de fazer "ensino" na academia e um aprender ao longa da vida.

Outro aspecto importante, quando tratamos da APS, é o debate sobre a defesa da vida e defesa do SUS como preceitos orientadores do perfil dos profissionais da área de saúde. Se observarmos a legislação pertinente, desde a Constituição de 1988, até as mais recentes resoluções do CNS, como a Resolução 569/2018, podemos constatar uma preocupação com o perfil de profissional desejado para atuação na área da saúde.

> **PARA REFLETIR**
>
> Leia a Resolução do CNS N 569/2018[27], em que reafirma a prerrogativa constitucional do SUS em ordenar a formação dos (as) trabalhadores (as) da área da saúde, bem como os pressupostos, princípios e diretrizes comuns para a graduação na área da saúde (http://conselho.saude.gov.br/resolucoes/2017/Reso569.pdf), e discuta com seus colegas as orientações para uma formação no e para o SUS. Compare ao projeto pedagógico do seu curso.

Essa orientação tem caráter epistêmico, pois trata de dar suporte teórico conceitual para as ações que serão desenvolvidas no campo da prática. Sem compreender esses princípios será muito difícil que o estudante/futuro profissional encare os desafios dos diferentes cenários de prática no cotidiano do mundo real.

Dito isso, antes de traçarmos algumas considerações sobre a competência inerente ao fazer do fisioterapeuta na APS, vejamos o seguinte relato* e as questões que ele provoca.

Desafios de uma Professora

Atuando na comunidade do Distrito Sanitário Norte, a professora Suzane e seus estudantes foram contatados pela gerência da ESF para que realizem uma visita domiciliar (VD) à Ana Rosa, uma criança, filha de pais adolescentes e usuários de droga, que, apesar de ter dois anos de idade, se encontra com baixo peso e até o momento não caminha. Após a VD e contato com os demais membros da equipe, a professora retorna à família e comunica à mãe:
– Sra. Marisa, verificamos que sua filha, além de necessitar de acompanhamento nutricional, precisa de atenção fisioterapêutica para auxiliá-la a caminhar, brincar e interagir com outras crianças, melhorando dessa forma seu desenvolvimento motor.

---

* Esse relato é com base em uma experiência de ensino real em que os atores tiveram seus dados preservados.

– Não professora, disse a mãe. Ana Rosa é uma criança calma e quietinha. Nunca incomoda. Se ela começar a andar, quem vai correr atrás dela o dia inteiro? Não, não. Obrigada.
Os estudantes que acompanhavam a professora entreolharam-se e após saída da residência, comentaram entre si: – oferecemos Fisioterapia gratuita, e a mãe não aceitou. Que mãe irresponsável! Achamos que esse caso deve ser encaminhado ao conselho tutelar.

Observando o caso da Ana Rosa, muitas perguntas surgem, porém, podemos perceber que o relato traz muitas outras questões e desafios para a formação em saúde orientada pela APS. Destacam-se algumas que desafiam para novas práticas, antes de tratar diretamente das competências necessárias para uma formação integral. Uma das questões que podem trazer para reflexão refere-se às situações complexas, como a situação apresentada anteriormente.

Situações complexas ou não requerem vários profissionais e em grande parte outros setores para uma ação resolutiva, assim, é necessária uma visão ampliada de nossa concepção de clínica. Requer ir além de estigmas relativos aos padecimentos das pessoas, reduzindo-as a seus diagnósticos.

> **PARA REFLETIR**
>
> Alguma vez você ouviu um colega/profissional referir-se a algum usuário definindo-o pela patologia apresentada? Como, por exemplo: ouviu falar sobre o "TB" do leito 34A; aquele "TCE" que vem às quintas-feiras pela manhã; Estou tratando um "AVC" que está difícil!

Quando falamos de visão ampliada, falamos em um conjunto de fazeres necessários para que a intervenção de um ou de vários profissionais, alcance às necessidades que uma pessoa ou família apresenta. Falamos de uma clínica integrada e integral, ou seja, uma Clínica Ampliada (CA).

De modo geral, quando se pensa em clínica, imagina-se um médico prescrevendo um remédio ou solicitando um exame para comprovar ou não a hipótese de o usuário ter uma determinada doença. No entanto, a clínica precisa ser muito mais do que isso, pois todos sabemos que as pessoas não se limitam às expressões das doenças de que são acometidas.

A Clínica Ampliada requer um olhar singular àquilo que "parece" comum; requer um olhar coletivo, caracterização de uma rede de atenção e, mais, requer a participação da pessoa que recebe atenção.

> *Outro aspecto fundamental da Clínica Ampliada, além da busca de autonomia para os usuários, é a capacidade de equilibrar o combate à doença com a PRODUÇÃO DE VIDA. Os exemplos de Joãozinho Trinta (acometido por isquemia cerebral) e de Tom Jobim (acometido por asma) mostram que as pessoas podem inventar saídas diante de uma situação imposta por certos limites. Algumas pessoas especiais fazem isso, sozinhas. Elas "aproveitam" para enxergar o evento mórbido como uma possibilidade de transformação, o que não significa que elas deixem de sofrer, mas que elas encontram no sofrimento e apesar dele uma nova possibilidade de vida.*[28]

Problematizamos nossa análise a partir do caso de Ana Rosa, que na verdade requer como tecnologia, a Clínica Ampliada, e o caso em si é de alta complexidade: uma pessoa com sua singularidade, num contexto multifatorial.

O caso traz em si outro aspecto estruturador das novas práticas de cuidado: o Projeto Terapêutico Singular (PTS). O PTS é um conjunto de propostas terapêuticas articuladas, para um sujeito individual ou coletivo, resultado de uma discussão coletiva de uma equipe interdisciplinar, interprofissional e com apoio matricial. Dedicado às situações mais complexas, permite a todos os componentes da equipe emitir seus pareceres e traçar plano comum de cuidado. Verifica-se, portanto, além de outros profissionais, outros suportes (intersetorialidade) e de uma Rede de Atenção à Saúde (RAS) para que as ações sejam resolutivas.

Diante de nosso atual perfil epidemiológico em que Doenças Crônicas Não Transmissíveis (DCNT) convivem com patologias dependentes de condições sanitárias e com a violência urbana e suas consequências, o cuidado requerido é um cuidado em equipe, multidisciplinar, interprofissional, que reconhece a multicausalidade dos problemas de saúde. Esse é o lugar para a Clínica Ampliada enquanto ferramenta para o cuidado. Na Cartilha da Política Nacional de Humanização,[28] que mostra experiências capazes de disseminar algumas tecnologias de humanização da atenção e da gestão no campo da Saúde, percebemos que todas as estratégias são importantes e relacionadas:

> É na interação entre os diferentes sujeitos da equipe (justamente valorizando essas diferenças) que se poderá mais facilmente fazer uma clínica ampliada. No entanto, isso não é fácil. Isso é muito importante porque o clima na equipe depende da gestão e é alguma coisa que não se consegue sem que todos os membros sejam respeitados e valorizados.[28]

As características de nossa formação e de algumas práticas técnico-profissionais favorecem para que essas noções não sejam trazidas à discussão durante a graduação; por não serem exclusivamente da Fisioterapia, ficam alheias ao processo formativo. Muitas práticas profissionais e uma formação centrada nos aspectos puramente técnicos limitam as possibilidades de ampliação do olhar dos fisioterapeutas e colocam as questões psicossociais como não pertencentes ao campo, relegando, dessa forma, importantes informações sobre condições da vida das pessoas. O caráter biomédico retira da academia (formador por excelência), o compromisso de trazer ao debate, aspectos das ciências humanas e sociais tão necessários para competências fundamentais à prática do cuidado.

> E aí, voltando ao caso da Ana Rosa, a atenção fisioterapêutica deve centrar-se apenas nos aspectos motores e funcionais? Que outras iniciativas devem ser consideradas pela ESF da Unidade em que a família está adstrita?

A partir dessas considerações mais gerais, podemos avançar em outros componentes da APS, importante no desenvolvimento das competências requeridas para o fisioterapeuta.

Noção de Território para Direcionalidade do Trabalho

A ESF, em sua lógica organizacional, dispõe de equipes multiprofissionais lotadas em unidades de saúde que são responsáveis por territórios delimitados espacialmente, passando a ser, além de um espaço político-operativo do sistema de saúde, um campo de interação população-serviços em âmbito local, composto por uma população específica, com tempo e espaço determinados e problemas de saúde definidos. Esse espaço possui, portanto, um perfil demográfico, epidemiológico, político-administrativo e sociocultural que o caracteriza como um território em permanente construção.[29]

É nesse território que vamos estabelecer o campo de práticas e vamos ter a possibilidade de conhecer a realidade social e epidemiológica de diferentes contextos sociais. Além disso, poderemos utilizar estratégias que auxiliam na organização das práticas de cuidado. Uma das estratégias que acreditamos importante na formação de futuros fisioterapeutas orientados pela APS é o Projeto de Saúde do Território (PST). Essa proposta permite a criação de espaços democráticos de participação social e de emancipação de sujeitos e comunidades, pois favorece a discussão coletiva das necessidades de saúde ali presentes, entendendo que indivíduo/coletividade saudável é capaz de produzir a própria saúde.

O PST é uma ferramenta articuladora que envolve o usuário, a gestão, a EqSF, a equipe do NASF-AB e todos os atores envolvidos com a produção de saúde em um contexto ampliado. No estabelecimento do PST são utilizadas, além das informações epidemiológicas e dados socioeconômicos, as características da estrutura social, os processos históricos e sociais, o potencial dos equipamentos sociais disponíveis e/ou necessários para que as ações atendam suas singularidades.

> Cabe-nos, como formadores, questionar como poderemos estabelecer atividades de ensino em determinado território, se deles temos apenas o endereço?

> Questionar o contexto social e buscar soluções coletivas para questões que envolvem o ciclo vital implicam na inserção dos estudantes nas comunidades nos anos iniciais do curso, na tentativa de estabelecer vínculos; permitir acompanhamento de políticas públicas; planejar, juntamente com os demais participantes das unidades, gestor, equipes e usuários, soluções para as demandas existentes.

É necessário perceber que o ingresso dos estudantes em contextos distintos das salas de aulas requer uma postura proativa de estudantes e dos docentes. Ao falarmos de proatividade falamos de um comportamento, uma atitude que nos coloca como partícipes dos processos e da contínua construção do SUS.

PARA LEMBRAR

A efetividade do Sistema Único de Saúde ainda requer regulamentações, ações complementares, pactuações que caminhem em busca da integralidade, interdisciplinaridade, intersetorialidade e da participação social. Como complexo que é, esse Sistema requer tempo e engajamento de toda sociedade para que se efetive.

Aqui poderíamos nos questionar como as práticas pedagógicas limitadas à organização das Universidades e cursos poderiam estabelecer o território como espaço dos cidadãos, para os quais devem estar disponíveis os serviços com projetos coletivos, democráticos, inclusivos, cooperativos e interativos.[30]

Tal processo de organização do território constitui um modo de corresponsabilização entre população e profissionais sobre o reconhecimento de riscos e potencialidades das ações de promoção da saúde e prevenção de agravos, conforme as necessidades identificadas. É um processo contínuo, visto que as relações e o ambiente são dinâmicos e se modificam ao longo do tempo, o que exige acompanhamento dessas mudanças.[31]

> Cidadãos somos todos nós, precisamos nos inserir e nos reconhecermos como partes do território e não como visitantes eventuais – um semestre letivo, em muitos casos, resume-se a seis visitas à comunidade, ainda como observadores de uma vida alheia à realidade.

Bem, considerando o conceito de território, citado aqui e em outros capítulos e textos do livro, como é possível estabelecer estratégias de intervenção na APS, sem acesso e inclusão nos diferentes territórios? Sem sabermos como esses espaços se caracterizam, que vidas são vividas, que demandas e equipamentos estão disponíveis para melhor oferta de serviços e ações? Mais uma vez, parece que mudanças de cenários de prática e utilização de diferentes ferramentas pedagógicas são necessárias para desvelar o território com suas fragilidades e potencialidades, e também conhecermos as pessoas com suas singularidades.

Conhecer o território oferece também a possibilidade de conhecer "gentes", gente como Ana Rosa, Marisa, Professora Suzane a até mesmo Marcos, com as quais poderemos estabelecer, primeiro uma aproximação, uma relação de confiança e com as quais iremos, posteriormente, construir projetos terapêuticos singulares (PTS). Por isso, reafirmamos a importância de pensarmos uma formação que enxergue o outro, que crie vínculo, que se oportunize trabalhar com projetos humanos. Assim, o vínculo requer empatia, disponibilidade, humildade, se reconhecer no outro, estar livre de preconcepções em seu imaginário.

Posto isso, entende-se que a práxis do fisioterapeuta na APS precisa considerar a complexidade biopsicossocial do desenvolvimento dos processos de saúde e doença dos indivíduos, de modo que a comunidade pode ser um campo fértil para o processo de ensino-aprendizagem durante a sua formação profissional. A experiência na comunidade permite ao estudante a prática em diferentes contextos, articulando atividades, integrando-as com equipamentos sociais da comunidade e proporcionando o exercício da responsabilidade social, o que possibilita a aquisição de conhecimentos e desenvolvimento de habilidades e atitudes, frutos do seu contato direto com diferentes atores que convivem nesses espaços.[31,32]

Trabalho em Equipe e Interprofissionalidade

A Organização Mundial de Saúde (OMS) em sua publicação "Marco para ação em educação interprofissional e prática colaborativa", define que a educação interprofissional ocorre quando estudantes de duas ou mais profissões aprendem sobre os outros, com os outros e entre si para possibilitar a colaboração eficaz e melhorar os resultados na saúde.[35]

A formação assim proposta, para além das fortes possibilidades de outras formas de aprendizagem, mais potentes e ricas devido a garantia de estar e aprender entre e na diferença, permite maior aproximação com a realidade dos serviços e com as necessidades de saúde da população.

O trabalho em saúde acontece pela interação entre sujeitos, é esse contato que possibilita realizações que podem impactar positivamente nas problemáticas da saúde.[33]

Posto isso, é visível a necessidade de avanços na formação, com inserção de atividades multiprofissionais nos currículos, articuladas com os profissionais do serviço, de modo congruente com a rotina de trabalho, de modo que o estudante tenha conhecimento e preparo para atuar em equipe. Uma formação direcionada para o trabalho em equipe transforma as práticas em saúde, direcionando-as para a integralidade no cuidado, o que permite um melhor planejamento das ações, sem restrição ao processo saúde-doença.[32]

Assim, devemos pensar em estratégias de ensino que aproximem os estudantes de fisioterapia dos demais estudantes da saúde e que promovam a interlocução com os serviços de saúde, com problematização da realidade e aplicação significativa de processos e recursos que permitam respostas mais consistentes as necessidades de saúde apresentadas.

As possibilidades de ofertar outras modalidades de intervenção sobre o processo saúde e doença, para além das tecnologias tradicionais, pensando em práticas gerenciais de apoio a equipe, ao serviço e ao usuário devem ser consideradas em primeiro plano, antes ainda da construção de propostas terapêuticas especificas por núcleos de conhecimento. Trata-se de priorizar o protagonismo e o desejo do paciente, a economia dos recursos de saúde, mas claro, sem que isso dispense a intervenção terapêutica específica quando essa se apresentar necessária.

> *"Uma série de mecanismos aperfeiçoa a educação interprofissional e a prática colaborativa, que incluem: práticas gerenciais de apoio; identificação e apoio aos líderes; a decisão de mudar a cultura e as atitudes dos profissionais de saúde; a vontade de atualizar, renovar e revisar a matriz curricular existente; legislação adequada que elimine barreiras para a prática colaborativa".*[35]

Desta forma, o agrupamento multiprofissional, a promoção da integração entre as disciplinas e áreas de conhecimento, inclusive das ciências humanas e sociais e a aproximação com a realidade do mundo do trabalho são capazes de dar sentido e de promover, o que referimos como educação interprofissional na rotina da formação. Assim, habilitando o estudante e futuro profissional de ferramentas e tecnologias que desenvolvam a cultura da prática colaborativa no fazer do cotidiano das equipes de saúde. Entende-se esses dispositivos como essenciais para a garantia da aplicação da clínica ampliada e do cuidado integral que se almeja.

Diversidade de Ações para Tomada de Decisão (Promoção, Prevenção, Reabilitação)

> *"A promoção da saúde compreende a ação individual, a ação da comunidade e a ação e o compromisso dos governos na busca de uma vida mais saudável para todos e para cada um".*[11]

Pensar a promoção, a prevenção e a reabilitação nos aproximam ainda mais da necessidade de elaborar estratégias para consolidar os princípios doutrinários e organizativos do SUS, ao mesmo tempo que imprime a necessidade de efetiva relação ensino, extensão, pesquisa, gestão, serviço e sociedade em consonância com o arcabouço das necessidades sociais e de saúde das pessoas.

Gerenciar as necessidades de saúde em seu conceito ampliado suscita profissional de saúde com competência para beneficiar a sociedade e seus distintos territórios. Nesse contexto, a OMS (2010)[35], por meio do Marco para Ação em Educação Interprofissional e Prática Colaborativa, afirma que o mundo enfrenta a falta de profissionais de saúde e que a educação interprofissional e a prática colaborativa devem ser condizentes com as realidades locais. Assim, os sistemas de saúde e de educação precisam trabalhar em conjunto para potencializar a força do fazer em saúde. Portanto, o SUS e as políticas públicas sinalizam para as transformação e fortalecimento das boas práticas sanitárias, com a democratização da saúde, das instituições e do Estado.

Considerando a complexidade e dinamicidade das necessidades de saúde as políticas públicas da área precisam ser efetivas, eficientes e eficazes para respondê-las. Nesse sentido e em busca da qualidade do cuidado ofertado, vários elementos são mobilizados para ampliar a capacidade de resposta na APS. Considerando, ainda, as diretrizes e pressupostos da Política Nacional de Atenção Básica (PNAB), a Política Nacional de Humanização (PNH) e as políticas voltadas para os ciclos de vida, comorbidades/transtornos e de trabalho, algumas estratégias e ações podem ser tomadas visando à defesa e qualidade de vida, o desenvolvimento humano e saúde física, funcional, mental, social e espiritual, a saber: acolhimento e acesso avançado; oferta de serviços individuais, compartilhados, coletivos na unidade de saúde, no domicílio e/ou em diversos espaços e equipamentos sociais; planejamento anual e plano operativo, observando eixos, indicadores, metas e ações; avaliação sistemática em caracteres interno e externo, com o intuito de ressignificação da atenção; recrutamento, provimento e fixação de profissionais à efetividade e resolutividade de suas práticas; gestão e coordenação do cuidado continuado, longitudinal, com participação social e com ênfase no princípio da integralidade.[27,36,37]

As ações são diversas, e o que se busca é, sem dúvida, a autonomia dos sujeitos e a corresponsabilização com a condição de saúde das pessoas, das coletividades e dos territórios.

> **PARA REFLETIR**
>
> Que cenários, práticas, saberes e tecnologias devem ser incorporadas no ensino em Fisioterapia, com base no modelo de formação participativa e quais as possíveis contribuições da APS nesse processo? Como assegurar a participação ativa do discente na elaboração do plano de ensino/aula/atividades práticas?
> Como e quando envolver o usuário e a comunidade? Quais deveriam ser as contribuições da comunidade no processo de formação dos fisioterapeutas e dos profissionais da área de saúde?

Acolhimento, Vínculo e Corresponsabilização para o Cuidado

A atuação do profissional de saúde na APS requer o desenvolvimento de capacidades como a escuta qualificada e implicada com a finalidade de uma atuação mais humana e que traga resultados para o paciente. O estabelecimento de mecanismos que assegurem acessibilidade e acolhimento pressupõe uma lógica de organização e funcionamento do serviço de saúde que parte do princípio de que a unidade de saúde deve receber e ouvir todas as pessoas que procuram os seus serviços, de modo universal e sem diferenciações excludentes. Nesse sentido, também compete ao fisioterapeuta acolher o indivíduo, entendendo por acolhimento o modo de se trabalhar em saúde pelo qual se buscam considerar as necessidades do usuário e população e seu modo de viver para desenvolvimento de ações para manutenção e/ou recuperação da saúde.[31]

Para além de uma escuta qualificada para uma atuação eficaz e resolutiva, é necessário que o fisioterapeuta tenha conhecimento da RAS para que, além de um olhar clínico resolutivo, o profissional também seja um articulador da rede de saúde.

Uma atuação pautada no acolhimento, aproximada realidade vivida pelos comunitários, e uma atuação com base nos preceitos da humanização trazem à relação uma potência que auxilia o trabalho e cria um vínculo entre trabalhador e usuários.[1,38] Tal atuação do fisioterapeuta deve ser discutida e acordada com os demais profissionais da APS, buscando contribuir para objetivos e planejamento de ações comuns, considerando o protagonismo da comunidade e dos indivíduos e esgotando as possibilidades diagnósticas e de intervenção com recursos instrumentais e conhecimento técnico disponíveis neste nível de atenção.[31]

DESCOMPARTIMENTALIZAÇÃO DISCIPLINAR – SAÚDE COLETIVA COMO CAMPO TRANSVERSAL DO SABER DISCIPLINAR

Apesar dos esforços, a Fisioterapia ainda não possui uma definição clara em relação à sua atuação na ESF, consequência de diversos fatores, a exemplo da desarmonia entre formação acadêmica e prática profissional, o que gera uma dicotomia entre o que se prevê em teoria e o que se coloca em prática, e do baixo nível de reflexão quanto aos conceitos básicos em Saúde Pública por parte dos fisioterapeutas. O fato de existirem no currículo do curso de Fisioterapia disciplinas que no seu ementário são voltadas à Saúde Coletiva não garante mudanças na formação e práticas dos profissionais.[13,19] Complementar a isso, romper modelos disciplinares rígidos em busca do aperfeiçoamento da formação do fisioterapeuta, numa integração de diferentes conhecimentos, áreas disciplinares e profissionais, constitui um desafio.[26]

É claro que se deve reconhecer os avanços no que diz respeito à inserção da Saúde Coletiva, enfatizando-se o contexto da APS, no universo da formação profissional do fisioterapeuta. No entanto, é importante a leitura crítica no que tange à maneira como essa inserção vem sendo realizada. Compreende-se aqui que a Saúde Coletiva precisa ser vista não apenas como uma disciplina curricular, cujo formato ainda vem na perspectiva de recorte isolado, desconectado dos diversos campos específicos do saber. Considerando que as práticas profissionais vêm num movimento cada vez mais imbricado e relacionado, faz-se necessária a reconstrução da formação que incorpore os diferentes acúmulos teóricos e práticos da Saúde Coletiva de modo transversal.

Destarte, o campo da Saúde Coletiva deve estar integrado nas disciplinas reconhecidas como convencionais. Mais ainda, novas propostas com componentes ativos desse campo de saber devem perpassar toda a formação profissional em saúde, como tema transversal comum às práticas de ensino, pesquisa e extensão. O curso de graduação em Fisioterapia precisa construir um processo de ensino-aprendizagem contínuo, com atividades planejadas junto aos profissionais do serviço a fim de avançar no processo de reorientação da formação para esse fim.[19,32]

O PAPEL DO DOCENTE NO PROCESSO DE ENSINO-APRENDIZAGEM

A possibilidade de "Abertura" docente para ensino-aprendizagem condizente viabiliza a quebra de uma base formativa no ensino tradicional. Nesse contexto, as discussões acerca da formação do fisioterapeuta na sociedade contemporânea passam pela reformulação histórica das funções dos profissionais da área. Pensar na formação acadêmica sob uma nova ótica, com novas metodologias de ensino e um currículo por competências ministrado por docentes cuja base formativa é o ensino tradicional, aponta para reflexões sobre esse paradoxo.[26,39]

Ao longo do tempo, a Fisioterapia foi fortemente influenciada pelo paradigma cartesiano, de modo que, também no campo da formação, os docentes têm amplo conhecimento e experiência em uma especialidade por incorporarem modelos de ensino focados na abordagem tradicional, fragmentada e especializada.[40] No entanto, a competência do docente fisioterapeuta deve associar aos conhecimentos científicos da reabilitação, fatores subjetivos na dimensão do cuidado, acolhimento e diálogo pedagógico com outros profissionais.[39]

Uma das reflexões que nos ocorre são sobre os **limites da formação** em saúde pautada no paradigma tradicional flexneriano, que se orienta pelo método científico, com ampla utilização de estudos em laboratório, práticas centradas no hospital e especialidades, dentre outras características, como já referido.

Outro aspecto que carece questionar é o **método de ensino** prevalente nas universidades, que trabalha com base na educação bancária, de transmissão e que tem o ensino centrado no saber do professor, desconsiderando a realidade local, regional, os saberes prévios dos estudantes e as políticas de saúde vigentes.[7]

Chama a atenção diante desses questionamentos é que, apesar do reconhecimento dos limites que essa formação "bancária" oferece e dos movimentos de mudança existentes para a área da saúde, muitas escolas e docentes se mantém alheios à legislação, ao entorno, aos aspectos epidemiológicos e aos determinantes de saúde para promover a aprendizagem dos estudantes. Essas instituições seguem o modelo médico assistencial privatista, mantendo seus currículos em "grades" e disciplinas isoladas, sem **integração entre ensino-serviço-comunidade**, sem práticas pedagógicas capazes de desenvolver o **pensamento crítico reflexivo** tão almejado para o aprendizado de competências gerais e específicas e, sem experiências **integradas e integradoras, multi e interprofissionais** durante a graduação.

Podemos observar, entretanto, que durante os últimos anos muitas escolas buscaram atualizar seus currículos e oferecer aos estudantes experiências pautadas na aprendizagem significativa e práticas de metodologias ativas que buscam atender as **diretrizes curriculares** de 2002, avançando para o desenvolvimento das competências necessárias para uma formação integral e orientada para o SUS. Também as políticas públicas provocaram avanços, pois essas surgem ancoradas nas necessidades das pessoas.

Há, porém, necessidade de refletirmos um pouco mais sobre as dificuldades que enfrentamos e dos desafios decorrentes quando buscamos uma formação orientada pelos princípios da Atenção Primária em Saúde. Observando as competências, conhecimentos e atitudes inerentes ao fazer fisioterapêutico podemos discorrer sobre algumas já citadas que comprometem não apenas a inserção do profissional no sistema, como dificultam a organização dos currículos com orientação à integralidade do cuidado.

Podemos destacar, dentre os aspectos relevantes para a formação desejada, algumas conceituações e experiências capazes de facilitar nossa reflexão – ação – reflexão. O currículo, ou seja, o conjunto de conteúdos, práticas, atividades, projetos desenvolvidos, professores, a distribuição das atividades ao longo das semanas, semestres e anos de formação, tudo precisa estar organizado para permitir/criar espaços e momentos para tal reflexão.

> A reflexão sobre as experiências permite a (re)significação do saber e a construção de novos saberes.

Para tanto, é necessário avançar para uma prática pedagógica universitária que permita tanto aos docentes, quanto aos discentes refletirem sobre o significado da profissão nos dias atuais, sobre o seu compromisso com a sociedade e sobre a passagem pela universidade como possibilidade de construção e socialização de novos conhecimentos que se dão não só nas atividades relacionadas com o ensino, mas no exercício da pesquisa e da extensão.[39]

Na perspectiva de desenvolver um processo de ensino-aprendizagem condizente com as demandas que se apresentam no contexto do sistema público de saúde do país, demandas essas complexas, que exigem do profissional, além de seus conhecimentos específicos de núcleo profissional, conhecimentos resultantes de outros campos de saber, como da clínica, da saúde coletiva, da vigilância. Assim, uma reformulação das práticas docentes em Fisioterapia parece essencial. Entretanto, a urgência para a mudança, com a incorporação de novos elementos às práticas fisioterapêuticas, pode representar desconfortos para quem sempre teve sua prática docente voltada para um ensino tradicional.

A formação de docentes para cursos da área da saúde requer intensa reflexão sobre as necessidades destes profissionais quanto aos conhecimentos, aptidões e potenciais necessários ao exercício acadêmico. Disparar uma cultura de ensino que possa superar a lógica de trabalho isolado, regido por méritos estritos da publicação e que localizam as profissões como ofícios, incorporando práticas colaborativas e compartilhadas entre os professores como práxis universitárias é crucial.[40,41]

A docência, então, precisa ser compreendida enquanto processo, atividade teórica e prática permanentemente inacabada e impossível de ser desenvolvida fora do contexto onde ocorre. Uma proposta pedagógica como essa, com um cunho crítico, reflexivo e investigativo, demanda do professor um preparo pedagógico abrangente, que dê conta dos saberes próprios das disciplinas que leciona, mas que contemple também os saberes pedagógicos e curriculares, fundamentais para uma formação congruente com os princípios e diretrizes do SUS.[39,40]

A formação envolta em cenários apropriados e consonantes com as necessidades sociais e de saúde das pessoas permite aos alunos vivenciar as políticas de saúde e de organização do trabalho em equipe interprofissional e, assim, corroborar com a (re)construção da identidade profissional.

Como já dito anteriormente, o fisioterapeuta pode atuar de modo compartilhado com outros profissionais da APS, por uma prática integral que quebre o paradigma reabilitador, pela realização de ações assistenciais e de educação em saúde, com base na humanização e no acolhimento dos usuários.[34] Atuar nesse nível de atenção, com vistas a conquistar esse espaço, buscando estreitamento de vínculos e fortalecimento do diálogo entre a Fisioterapia e a Saúde Coletiva, ainda é uma necessidade premente dessa categoria profissional.[18]

Do mesmo modo como aconteceu com outras categorias da saúde, a Fisioterapia, por ter sua formação respaldada no modelo biomédico, com abordagem individual em ambiente hospitalar, especialmente, focando-se no espaço terapêutico reservado ao tratamento das pessoas com acometimentos físico-funcionais, tem a atenção à saúde centrada no desenvolvimento científico e seu objeto de trabalho ainda direcionado para a terapia das doenças, centrando-se mais na atenção curativa e reabilitadora.[31,34]

Como resultado, a Fisioterapia tem na reabilitação sua marca mais profunda na caracterização de sua identidade profissional. É claro o entendimento do quanto a gênese da profissão influenciou e ainda influencia o escopo prioritário de atuação do fisioterapeuta no campo da recuperação da função para manutenção da saúde. E não poderia ser diferente. No entanto, ao resgatar-se as propostas do sistema público de saúde do país, cuja oferta de ações e serviços tem na integralidade do cuidado sua principal diretriz, é fundamental a provocação no sentido da (re)construção da identidade profissional, enxergando no fisioterapeuta seu potencial para implementar ações na APS.

O direcionamento formativo proposto pelas DCNs aponta para profissionais que possam fazer uma leitura das situações vivenciadas de forma ampla, crítica e reflexiva. A Fisioterapia, ao buscar a integralidade do cuidado, considerando as condições sociais do paciente, respeitando-o como sujeito inserido num contexto comunitário, que carrega visões de mundo, valores e princípios, amplia seu campo de ação, passando a atuar de maneira mais humana na definição de sua proposta de intervenção. Seu olhar avança para além da doença, da condição clínica, do uso apenas de técnicas fisioterapêuticas no espaço do ambulatório, da clínica ou do consultório, incorporando uma visão multidimensional e interdisciplinar em suas ações.[26,39]

Apesar dessa necessidade de redimensionamento do objeto de trabalho, compreendendo, inclusive, que esse objeto passa por um constante estado de reformulação, dada a dinamicidade e complexidade dos problemas de saúde, a pauta dos debates para incorporação de outras possibilidades de atuação que extrapolem a reabilitação ainda enfrenta alguns desafios que perpassam o campo da formação.

A reduzida ênfase em APS nas matrizes curriculares forma um profissional motivado demasiadamente para atividade clínica, com pouco afeto ao trabalho em equipe e despreparado para a saúde coletiva, resultando em desconhecimento e desinteresse pelas atuações educativa e preventiva em saúde pública.[42]

FORMAÇÃO APÓS A FORMAÇÃO: A EDUCAÇÃO PERMANENTE COMO ESTRATÉGIA

Na APS existe a necessidade de um constante aprimoramento do profissional de saúde, para tal os profissionais e gestores da saúde investem na Educação Permanente em Saúde (EPS), esta tem a intenção de promover um melhor entendimento do processo de trabalho do fisioterapeuta e de sua equipe na APS. O objetivo é aprimorar o trabalho levando em consideração as competências: noção de território para direcionalidade do trabalho; Trabalho em equipe e interprofissionalidade; Diversidade de ações para tomada de decisão (promoção, prevenção, reabilitação); Educação em Saúde; Acolhimento, vínculo e corresponsabilização para o cuidado.[28]

Sendo assim, a EPS é uma estratégia potente que possibilita aprimorar as práticas assistenciais, mas também atua na consolidação de um processo educativo que analisa o cotidiano do trabalho e promove a discussão contínua dos problemas de saúde. A EPS é um instrumento fundamental no trabalho da saúde, o estudo de Ceccim (2010)[43] destaca que a graduação em si não é suficiente para garantir a qualificação necessária para a atuação cotidiana, já que o conhecimento e a informação em saúde estão constantemente em mudança exigindo atualização do profissional.[44]

Nesse sentido, e ao considerarmos o mundo do trabalho como escola, o SUS como escola se revela imprescindível, tanto no que se refere aos espaços das Unidades de Saúde e à rede pública de saúde, quando os outros espaços sociais e intersetoriais, onde as experiências no cotidiano do trabalho se tornam fontes sistemáticas de formação, de produção de novas ideias, oportunidades e proposições, de (re)significação de estratégias e conhecimentos que emergem da prática profissional.

De Volta ao Começo....

> **Agora vamos refletir um pouco sobre as descobertas de Marcos? Nada melhor que algumas perguntas para iniciar o nosso debate:**
> Há alguma relação entre a concepção de saúde e o modelo de assistência? Que concepção é hegemônica e que movimentos oferecem resistência a esse modelo hegemônico?

É possível, ao longo da história, perceber diferenças entre a Fisioterapia do início do século e as atuais práticas de Fisioterapia no Brasil? Que elementos podem marcar a linha do tempo da Fisioterapia nesse processo histórico? É possível um paralelo entre a linha do tempo da Fisioterapia e a linha do tempo do SUS?

A formação atual do fisioterapeuta tem um modelo hegemônico ou já avançou para práticas mais integradas e integrais? É possível, durante o curso, ver a direta conexão entre as práticas e atividades de ensino, as concepções teóricas e as políticas de saúde? Há diálogo envolvendo os diversos níveis de ensino da Fisioterapia e as políticas públicas de saúde?

Falou-se bastante sobre integralidade do cuidado, interprofissionalidade e trabalho em equipe, não foi? Na prática, como os professores, profissionais de serviço, gestores e estudante têm agido com relação a esses princípios? E a Educação permanente, tem ocorrido? De que forma e em que momentos? Das mudanças na formação, quais os marcos históricos mais significativos? Será que essa mudança também ocorreu ao longo do curso que atualmente está frequentando? Os professores das mais diversas áreas sabem sobre Atenção Primária em Saúde e discutem seus conteúdos considerando esse saber?

É possível identificar as principais crenças e resistências para uma efetiva mudança nas práticas de saúde e da formação?

Vamos pensar e agir!!!!

REFERÊNCIAS BIBLIOGRÁFICAS

1. Ministério da Saúde (Brasil). Portaria nº 2.488/GM, de 21 de outubro de 2011. Aprova a Política Nacional de Atenção Básica, estabelecendo a revisão de diretrizes e normas para a organização da Atenção Básica, para a Estratégia Saúde da Família (ESF) e o Programa de Agentes Comunitários de Saúde (PACS). Diário Oficial União 24 out 2011;Seção 1.
2. Giovanella L et al. (org). *Políticas e Sistema de Saúde no Brasil.* Rio de Janeiro: Editora FIOCRUZ; 2014.
3. Kuhn TSA. *Estrutura das Revoluções Científicas.* 7. ed. São Paulo: Perspectiva; 2003.
4. Escorel S, Moreira, MR. Participação social. In: Giovanella L, Escorel S, Lobato LVC, Noronha JC, Carvalho AI, organizadores. *Políticas e Sistemas de Saúde no Brasil.* Rio de Janeiro: Editora Fiocruz/CEBES; 2014.
5. Gonzalez AD, Almeida MJ. Movimentos de mudança na formação em saúde: da medicina comunitária às diretrizes curriculares. *Physis* (Rio de Janeiro) 2010;20(2):551-570.
6. Almeida M, Feuerwerker L, Llanos M (Orgs.) Education of Health Professionals in Latin America: Theory and practice in a Movement for Change: A Critical Look. Network Publications, Maastricht; 2001.
7. Almeida M. *Diretrizes Curriculares Nacionais para os Cursos Universitários da Área da Saúde.* Londrina: Rede Unida; 2003. p. 89.
8. Universidade Federal de Santa Maria. Relatório do Seminário de Avaliação da Disciplina "Fisioterapia Preventiva". Santa Maria, RS; 1995.
9. Campos, FE, Aguiar RAT, Belisario SA. A formação superior dos profissionais de saúde. In: Giovanella L, organizadora. *Políticas e sistemas de saúde no Brasil.* Rio de Janeiro: Fiocruz; 2014.
10. Brasil. Lei nº 9.394, de 20 de dezembro de 1996. Estabelece as diretrizes e bases da educação nacional. Diário Oficial da União 23 dez 1996; 134(248): 27834-27841.
11. Conselho Nacional de Educação (Brasil). Resolução CNE/CES 4, de 19 de fevereiro de 2002. Institui Diretrizes Curriculares Nacionais do Curso de Graduação em Fisioterapia. Diário Oficial da União 4 mar 2002;Seção1.

12. Gondim GMM, Monken M. Territorialização em saúde. In: Pereira IB, Lima JCF. *Dicionário da educação profissional em saúde* [Internet]. 2. ed. Rio de Janeiro: EPSJV; 2008;392-9.
13. Neves LMT, Acioli GG. Desafios da integralidade: revisitando as concepções sobre o papel do fisioterapeuta na equipe de Saúde da Família. *Interface - Comunic Saude Educ* 2011.
14. Souza MC, Rocha AA, Souza JN. Fisioterapia e a sua Práxis na Atenção Básica: um estudo sob a ótica dos discentes e docentes da área de saúde em uma universidade pública na Bahia. *Rev Pesq Fisiot* 2014;4(1):26-34.
15. Shimizu H, Fragelli TBO. Competências Profissionais Essenciais para o Trabalho no Núcleo de Apoio à Saúde da Família. *Rev Bras Educ Med* 2016;40(1):216-225.
16. Almeida PF, Medina MG, Fausto MCR; Giovanella L; Bousquat A; Mendonça MM *de et al.* Coordenação do cuidado e Atenção Primária à Saúde no Sistema Único de Saúde. *Saúde Debate* 2018;42(1):244-260.
17. Formiga NFB, Ribeiro KSQS. Inserção do Fisioterapeuta na Atenção Básica: uma Analogia entre Experiências Acadêmicas e a Proposta dos Núcleos de Apoio à Saúde da Família (NASF). *Rev Bras Saude* 2012;16(2):113-122.
18. Freitas MJ, Brasil AMR. Potencialidades e Desafios da Fisioterapia no Contexto da Atenção Primária à Saúde: análise documental. *Rev Saude Redes* 2016;2(3):262-272.
19. Souza MC, Santos RM, Reis Jr WM *et al.* Formação Acadêmica do Fisioterapeuta para Atenção Básica. *Rev UNILUS Ensino Pesq* 2014;11(23).
20. Pimentel DM, Silva CC, Lima Neto, EA. Bases metodológicas da formação em Fisioterapia: discutindo o distanciamento entre os processos de formação e o trabalho na atenção básica à saúde. *Tempus Actas Saude Colet* (Brasília) 2016 jun;10(2):47-65.
21. Porto CC. O outro lado do exame clínico na medicina moderna. *Arq Bras Cardiol* 2006;87(4):124-128.
22. Moreira COF, Dias MSA. Diretrizes Curriculares na saúde e as mudanças nos modelos de saúde e de educação. *ABCS Health Sci* 2015;40(3):300-305.
23. Pereira IDF, Lages I. Diretrizes Curriculares para a Formação de Profissionais de Saúde: Competências ou Práxis? *Trab Educ Saude* (Rio de Janeiro) 2013 maio/ago;11(2):319-338.
24. Perrenoud P. *Construir as competências desde a escola*. Porto Alegre: Artmed; 1999.
25. Lima V. Competência: distintas abordagens e implicações na formação de profissionais de saúde. *Interface - Comunic Saude Educ* 2005 mar/ago;9(17):369-79.
26. Raymundo CS, Varjabedian D, Guazzelli ME, Ackerman M. A implantação do currículo baseado em competência na graduação de Fisioterapia: a integralidade como eixo condutor. *ABCS Health Sci* 2015; 40(3):220-228.
27. Brasil. Ministério da Saúde. Conselho Nacional de Saúde. Resolução MS/CNS N º 569 de 08 de dezembro de 2017. Aprova o Parecer Técnico nº. 300/2017 que apresenta os princípios gerais a serem incorporados nas DCN de todos os cursos de graduação da área da saúde. Brasília, 2017.
28. Ministério da Saúde (Brasil). Secretaria de Atenção à Saúde. Núcleo Técnico da Política Nacional de Humanização. Clínica ampliada, equipe de referência e projeto terapêutico singular/ Ministério da Saúde, Secretaria de Atenção à Saúde, Núcleo Técnico da Política Nacional de Humanização – 2. ed. – Brasília: Ministério da Saúde, 2007.
29. Barbosa EG, Ferreira DLS, Furbino SAR, Ribeiro EEN. Experiência da Fisioterapia no Núcleo de Apoio à Saúde da Família em Governador Valadares, MG. *Rev Fisioter Mov* 2010 abr/jun;23(2):323-30.
30. Verdi MIM, Freitas TG, Souza TT. *Projeto de saúde no território* [Recurso eletrônico]/Universidade Federal de Santa Catarina. 1. ed. – Florianópolis: Universidade Federal de Santa Catarina; 2012.
31. Miranda FAC. *Fisioterapia na Atenção Básica:* Uma Proposta De Apoio. Dissertação [Mestrado em Saúde Coletiva] - Universidade Federal de Santa Catarina; 2011.
32. Gauer APM, Ferretti F, Teo CRPA, Ferraz L, Soares MCF *et al.* Ações de reorientação da formação profissional em Fisioterapia: enfoque sobre cenários de prática. *Rev Interface* 2017.
33. Moreira BS, Koopmans F. A Estratégia Saúde da Família e a Contribuição do Fisioterapeuta. *Corpusci* (Rio de Janeiro) 2014 jan/jun;10(1):44-5.

34. Sales RC. O Papel do Fisioterapeuta Residente Multiprofissional em Saúde da Família: Um Relato de Experiência. *Rev APS* 2016 jul/set;19(3):500-504.
35. Organização Mundial da Saúde. Marco para Ação em Educação Interprofissional e Prática Colaborativa (WHO/HRH/HPN/10.3). Gabinete da Rede de Profissões de Saúde - Enfermagem & Obstetrícia do Departamento de Recursos Humanos para a Saúde. Genebra 27, Suíça, 2010. [acesso em ago 2018]. Disponível em: http://www.who.int/hrh/nursing_midwifery/en/.
36. Ministério da Saúde (Brasil). Secretaria de Atenção à Saúde. Departamento de Atenção Básica. Acolhimento à demanda espontânea/Ministério da Saúde. Secretaria de Atenção à Saúde. Departamento de Atenção Básica. – 1. ed.; 1. Reimpr. – Brasília: Ministério da Saúde, 2013. 56 p.: il. – (Cadernos de Atenção Básica; n. 28, V. 1)
37. Ministério da Saúde (Brasil). Secretaria de Atenção à Saúde. Departamento de Atenção Básica. Núcleo de Apoio à Saúde da Família/Ministério da Saúde, Secretaria de Atenção à Saúde, Departamento de Atenção Básica. – Brasília: Ministério da Saúde, 2014.116 p.: il. – (Cadernos de Atenção Básica, n. 39)
38. Jesus WLA, Assis MMA (Orgs.). *Desafios do planejamento na construção do SUS* [Internet]. Salvador: EDUFBA; 2011[acesso em 9 nov 2018]. Disponível em: http://books.scielo.org/id/w8k6j/pdf/jesus-9788523211769.pdf.
39. Costa EAS *et al.* O estágio curricular supervisionado no curso de Fisioterapia: reflexões a partir do olhar dos docentes. *Revista Expressão Católica* [S.l.] 2017 jun;2(2).
40. Lazzari DD, Martine JG, Busana JA. Docência no Ensino Superior de enfermagem: revisão integrativa da literatura. *Rev Gaucha Enferm* 2015;36(3):93-10.
41. Batista NA, Batista SHSS. Educação interprofissional na formação em Saúde: tecendo redes de práticas e saberes. *Interface* (Botucatu) 2016;20(56):202-204.
42. Miranda GBM, Teixeira RC. Atuação do fisioterapeuta na atenção primária: conhecimentos dos acadêmicos do último semestre. *Cad Edu Saude e Fis* 2014;1(2).
43. Ceccim RB. A Educação Permanente em Saúde e as questões permanentes à formação em saúde mental. *Caderno Saúde Mental* 2010;3:67-90.
44. Sarreta FO, Bertani IF. Perspectivas da educação permanente em saúde. *Rev Ibero-Am Estudos Educ* 2010;4(3):398-408. [acesso em 12 outubro 2018]. Disponível em: https://periodicos.fclar.unesp.br/iberoamericana/article/view/2765.

COMPETÊNCIAS E RESPONSABILIDADES DO FISIOTERAPEUTA NA ATENÇÃO PRIMÁRIA À SAÚDE

CAPÍTULO 3

Ana Silvia Moccellin ▪ Arthur de Almeida Medeiros
Guilherme Rodrigues Barbosa ▪ Larissa Riani Costa Tavares
Mara Lisiane de Moraes dos Santos ▪ Osmar Arruda da Ponte Neto
Ricardo Goes de Aguiar

Nos capítulos iniciais resgatou-se o histórico do processo de transição das políticas públicas de saúde e de modelos assistenciais, que inseriram a Atenção Primária à Saúde (APS) como ordenadora da atenção à saúde no Brasil, bem como o histórico da Fisioterapia no país, problematizando os desafios na atuação e formação do fisioterapeuta. Este capítulo terá o objetivo de, a partir do referencial teórico sobre competências, campo e núcleo de saberes e práticas e perfil de formação profissional, discutir sobre as competências e responsabilidades do fisioterapeuta nesse nível de atenção. Espera-se como produto a proposição de um rol de competências esperadas para o fisioterapeuta na APS de modo a subsidiar currículos baseados em competências para a graduação, que sirvam para fomentar a discussão sobre o tema e disparar um processo de validação dessas competências.

CONTEXTUALIZANDO

O trabalho em saúde é dinâmico, plurifacetado e complexo, assim como são as demandas de saúde das pessoas e comunidades em seus diferentes contextos. No ato produtivo, o trabalho em saúde é vivo, é acontecimento, é ação, e é pautado pelas relações entre usuários e profissionais, assim como entre profissionais em suas distintas formações e esferas de ação nos serviços e na gestão.[1] Trata-se de um campo de produção não material, cujo produto é indissociável do processo que o produz, é a própria realização da atividade. Na maioria das situações, o trabalho em saúde é coletivo, realizado por diversos profissionais de saúde e outros grupos de trabalhadores que desenvolvem uma série de atividades complexas relativas à produção do cuidado e à manutenção estrutural e organizacional dos serviços de saúde.[2]

Considerando a complexidade e heterogeneidade do trabalho em saúde, torna-se imperativo refletir sobre as competências profissionais dos trabalhadores do setor, no sentido de atender a multiplicidade das demandas presentes no cotidiano do ato produtivo em saúde. Nessa perspectiva, assume-se o desafio de pensar e dialogar sobre as competências do fisioterapeuta para o trabalho na Atenção Primária à Saúde.

Antes de entrar nesse debate, é necessário trazer para a cena o conceito de competência a ser adotado: "capacidade de agir eficazmente em um determinado tipo de situação, apoiada em conhecimentos, mas sem limitar-se a eles".[3] Perrenoud afirma, ainda, que competências não são objetivos, não são indicadores de desempenho e tão pouco potencialidades da mente humana. Corroborando com esse autor, Garcia (2005)[4] e Zabala e Arnau (2010)[5] apontam que as competências permitem ao indivíduo enfrentar uma determinada situação com a mobilização de conhecimentos, utilizando mais de um recurso para solucionar problemas de formas inovadoras, criativas e no momento oportuno. Para tanto, é necessário mobilizar e articular conhecimentos, habilidades e atitudes de forma coordenada para uma ação adequada frente a uma determinada situação. É um saber com valor de uso, que abarca capacidades cognitivas e não cognitivas.

> *A noção de competência remete para situações nas quais é preciso tomar decisões e resolver problemas, associa-se à compreensão e avaliação de uma situação, uma mobilização de saberes, de modo a agir/reagir adequadamente... Ser competente permite ao sujeito ser autônomo em relação ao uso do saber, possibilita-lhe ativar recursos (conhecimentos, capacidades, estratégias) em diversos tipos de situações, nomeadamente, situações problemáticas. Ser competente será ser capaz de recorrer ao que se sabe para se realizar o que se deseja/projeta. O indivíduo competente será aquele que, num determinado domínio, enfrenta eficazmente uma situação inesperada, mobilizando e conjugando saberes, saberes-fazer e técnicas.*[6]

O fato de ter conhecimento não implica em ser competente. Pode-se conhecer os efeitos fisiológicos e terapêuticos de técnicas e recursos fisioterapêuticos e não saber aplicá-los no momento oportuno e de forma eficaz. Com muita frequência vivenciamos no cotidiano dos serviços situações em que profissionais possuem conhecimentos e não conseguem mobilizá-los de maneira efetiva e no momento adequado.

Avançando para além dos conhecimentos, Perrenoud (1999b)[7] relaciona a competência com um "saber-mobilizar", manifesta-se na ação, mas não é inventada na hora. Assim, se faltarem conhecimentos específicos e/ou habilidades necessárias para um fisioterapeuta realizar determinado ato de cuidado fisioterapêutico, não há competência. Ainda, se os conhecimentos e habilidades estiverem presentes, mas não forem mobilizados em momento oportuno e conscientemente, então, na prática, é como se eles não existissem.

SAIBA MAIS

Gentile P; Bencini R. Construindo competências: Entrevista com Philippe Perrenoud, Universidade de Genebra. Nova Escola (Brasil), setembro de 2000, p. 19-31. Disponível em: https://www.unige.ch/fapse/SSE/teachers/perrenoud/php_main/php_2000/2000_31.html. Acessado em 24 maio de 2019.

A mobilização dos saberes exerce-se em situações complexas. É necessário que o problema seja estabelecido previamente, que os conhecimentos, habilidades e atitudes (Quadro 3-1) pertinentes sejam determinados e que sejam reorganizados em função da situação, e que as lacunas sejam preenchidas. Entre conhecer distintos e específicos recursos de avaliação fisioterapêutica e a realização de uma avaliação que permita o estabelecimento de objetivos e práticas efetivas em situações diversas há uma grande distância. Ser competente, portanto, compreende o uso habitual e criterioso do conhecimento, comunicação, habilidades técnicas, raciocínio, valores, emoções e reflexões na prática diária a serviço do indivíduo e da coletividade.

Não se tem a pretensão de pensar nas competências que contemplem todos os aspectos e interfaces relacionados com a formação e com o trabalho do fisioterapeuta na APS, mas, sim, aprofundar o debate e pensar em possibilidades que potencializem os atos formativos e produtivos em saúde do fisioterapeuta nesse contexto.

Quadro 3-1. Competência: Conhecimento, Habilidade e Atitude

Conhecimento	Habilidade	Atitude
Informação, sabedoria – saber o quê, saber o porquê	Técnica, capacidade – saber como, saber fazer	Comportamento, identidade, motivação, iniciativa – saber agir, querer fazer
	Competência	

FORMAÇÃO DO FISIOTERAPEUTA COM BASE EM COMPETÊNCIAS

Dadas as considerações iniciais sobre competências, infere-se que para uma formação profissional adequada, conectada às necessidades de saúde da população, é importante que as competências esperadas do profissional em formação estejam bem desenhadas, de acordo com o preconizado nas Diretrizes Curriculares Nacionais (DCN) e em consonância com as peculiaridades locorregionais.[8]

As DCN do curso de graduação em Fisioterapia instituíram o perfil esperado do profissional fisioterapeuta egresso dos cursos de graduação do país, onde especifica a necessidade de uma formação generalista, humanista, crítica e reflexiva, que capacite o profissional para atuar em todos os níveis de atenção à saúde, com base no rigor científico e intelectual.[8] Para a formação de profissionais com esse perfil torna-se imperativa a necessidade de que as instituições formadoras desenvolvam seus cursos com estruturas organizacionais e pedagógicas capazes de possibilitar experiências inovadoras e significativas de aprendizagem.

Ainda de acordo com as DCN, o fisioterapeuta deve apresentar visões ampla e global, respeitando os princípios éticos/bioéticos e culturais do indivíduo e da coletividade, bem como ser capaz de ter como objeto de estudo o movimento humano em todas as suas formas de expressão e potencialidades, quer nas alterações patológicas, cinético-funcionais, quer nas suas repercussões psíquicas e orgânicas, objetivando preservar, desenvolver, restaurar a integridade de órgãos, sistemas e funções, desde a elaboração dos diagnósticos físico e funcional, eleição e execução dos procedimentos fisioterapêuticos pertinentes a cada situação.[8] Ou seja, apresenta competências diversificadas e essenciais ao profissional para sua prática, ao mesmo tempo em que instiga a construção de estratégias para o alcance das mesmas.

E, neste sentido, identifica-se a proposta de Campos *et al.* (1997)[9] em que sugerem a sistematização dos saberes e da organização das práticas profissionais em campo e núcleo. Campos (2000)[10] propõe que o núcleo de saberes e práticas se refere "à identidade de uma área de saber e de prática profissional" e que o campo é o espaço onde os limites são incertos, a interdisciplinaridade se faz presente, e os profissionais buscam apoio para atender as diferentes demandas do cotidiano do mundo do trabalho.

Portanto, núcleo do conhecimento ou núcleo de atuação ou núcleo de saberes está diretamente relacionado com o saber e fazer específico de cada profissão e o que reserva a sua identidade profissional e disciplinar sem, contudo, indicar um rompimento com a dinâmica da equipe. O núcleo seria composto pelos elementos de singularidade que definem conhecimentos e ações de exclusiva competência de cada profissão ou especialidade.[9]

Sob o mesmo olhar, o campo do conhecimento ou campo de atuação refere-se aos saberes compartilháveis entre os diversos atores, e no cenário da APS este conhecimento se solidifica a partir do compartilhamento com o território e a comunidade. O Núcleo Ampliado de Saúde da Família e Atenção Básica (NASF-AB), espaço garantido de atuação do fisioterapeuta na APS e que desenvolve o apoio às equipes da Estratégia da Saúde da Família, operacionaliza os conceitos de Campo e Núcleo de saberes, uma vez que envolve necessariamente um processo de trabalho em equipe, e demonstra-se como cenário indiscutivelmente rico e potente para o desenvolvimento de competências essenciais à formação do fisioterapeuta.

> **SAIBA MAIS**
>
> Campos, Gastão Wagner de Sousa; Domitti, Ana Carla. Apoio matricial e equipe de referência: uma metodologia para gestão do trabalho interdisciplinar em saúde. Cad. Saúde Pública, Rio de Janeiro, v. 23, n. 2, p. 399-407, Fev. 2007. Available from <http://www.scielo.br/scielo.php?script=sci_arttext&pid=S0102-311X2007000200016&lng=en&nrm=iso>. Acesso em 24 Maio 2019.

No Quadro 3-2 são apresentadas as competências que os cursos de Fisioterapia devem proporcionar aos graduados, enquanto profissionais da saúde, segundo as DCN.

Quadro 3-2. Competências Comuns aos Profissionais da Área de Saúde

Eixo	Competências esperadas
Atenção à saúde	Os profissionais de saúde, dentro de seu âmbito profissional, devem estar aptos a desenvolver ações de prevenção, promoção, proteção e reabilitação da saúde, tanto em nível individual quanto coletivo. Cada profissional deve assegurar que sua prática seja realizada de forma integrada e contínua com as demais instâncias do sistema de saúde, sendo capaz de pensar criticamente, de analisar os problemas da sociedade e de procurar soluções para os mesmos. Os profissionais devem realizar seus serviços dentro dos mais altos padrões de qualidade e dos princípios da ética/bioética, tendo em conta que a responsabilidade da atenção à saúde não se encerra com o ato técnico, mas sim, com a resolução do problema de saúde, tanto em nível individual como coletivo
Tomada de decisões	O trabalho dos profissionais de saúde deve estar fundamentado na capacidade de tomar decisões visando ao uso apropriado, eficácia e custo-efetividade, da força de trabalho, de medicamentos, de equipamentos, de procedimentos e de práticas. Para este fim, os mesmos devem possuir competências e habilidades para avaliar, sistematizar e decidir as condutas mais adequadas, com base em evidências científicas
Comunicação	Os profissionais de saúde devem ser acessíveis e devem manter a confidencialidade das informações a eles confiadas, na interação com outros profissionais de saúde e o público em geral. A comunicação envolve comunicação verbal, não verbal e habilidades de escrita e leitura; o domínio de, pelo menos, uma língua estrangeira e de tecnologias de comunicação e informação
Liderança	No trabalho em equipe multiprofissional, os profissionais de saúde deverão estar aptos a assumirem posições de liderança, sempre tendo em vista o bem-estar da comunidade. A liderança envolve compromisso, responsabilidade, empatia, habilidade para tomada de decisões, comunicação e gerenciamento de forma efetiva e eficaz
Administração e gerenciamento	Os profissionais devem estar aptos a tomar iniciativas, fazer o gerenciamento e administração tanto da força de trabalho, dos recursos físicos e materiais e de informação, da mesma forma que devem estar aptos a serem empreendedores, gestores, empregadores ou lideranças na equipe de saúde

Continua.

Quadro 3-2. *(Cont.)* Competências Comuns aos Profissionais da Área de Saúde

Eixo	Competências esperadas
Educação permanente	Os profissionais devem ser capazes de aprender continuamente, tanto na sua formação quanto na sua prática. Desta forma, os profissionais de saúde devem aprender a aprender e ter responsabilidade e compromisso com a sua educação e o treinamento/estágios das futuras gerações de profissionais, mas proporcionando condições para que haja benefício mútuo entre os futuros profissionais e os profissionais de serviço, inclusive, estimulando e desenvolvendo a mobilidade acadêmico/profissional, a formação e a cooperação por redes nacionais e internacionais

Adaptado de: Diretrizes Curriculares Nacionais do Curso de Graduação em Fisioterapia.[8]

A seguir, são elencadas as 17 competências e habilidades específicas do fisioterapeuta dispostas no Art 5º das DCN[8] a serem desenvolvidas no processo de formação e sugeridas algumas possibilidades de operacionalização dessas no cotidiano:

1. Respeitar os princípios éticos e deontológicos inerentes ao exercício profissional.
   Observar a legislação nacional e as resoluções do sistema COFFITO/CREFITO, em especial o Código de Ética e Deontologia da Fisioterapia, que trazem o arcabouço normativo-jurídico para o exercício da profissão.
2. Atuar em todos os níveis de atenção à saúde, envolvendo ações de promoção, manutenção, proteção e recuperação da saúde e prevenção de agravos, sensibilizados e comprometidos com o ser humano, respeitando-o e valorizando-o.

> **SAIBA MAIS**
>
> Leia "As redes de atenção à saúde" de Eugênio Vilaça, disponível em: http://www.conass.org.br/bibliotecav3/pdfs/redesAtencao.pdf e BRASIL. Ministério da Saúde. PORTARIA DE CONSOLIDAÇÃO Nº 3/GM/MS, DE 28 DE SETEMBRO DE 2017. Trata da consolidação das normas sobre as redes do Sistema Único de Saúde. Diário Oficial da União, Poder Executivo, Brasília, DF, 03 de outubro de 2017.

Dessa forma contribuir para efetivar os princípios do SUS no cotidiano das práticas de atenção e gestão, qualificando a saúde pública no Brasil e incentivando trocas solidárias entre gestores, trabalhadores e usuários. A humanização é a valorização dos usuários, trabalhadores e gestores no processo de produção de saúde. Considerar a Política Nacional de Humanização (**PNH**).[11]

> **SAIBA MAIS**
>
> Sobre a PNH: http://bvsms.saude.gov.br/bvs/publicacoes

3. Atuar multiprofissionalmente de forma interdisciplinar e interprofissional, ou mesmo transdisciplinarmente, buscando conjuntamente o melhor desempenho da equipe na atenção à saúde dos usuários com base em evidências, com cidadania e ética.
   Trabalhar os conceitos de multiprofissionalidade, interdisciplinaridade, multidisciplinaridade e interprofissionalidade e vivenciar nas atividades práticas durante o curso. Não apenas atuando dividindo o espaço com colegas de outras profissões,

todavia, sem interação e troca de informações (multiprofissionalidade), mas garantindo o intercâmbio mútuo e interação de diversos conhecimentos de formas recíproca e coordenada (interdisciplinaridade), ou mesmo avançar para a transdisciplinaridade, em que há a interação e reciprocidade globais das várias ciências, chegando ao nível de não ser possível separar as matérias.[12]

A **interprofissionalidade na formação** é um caminho que tem-se apresentado como necessário para o desenvolvimento dessa competência ao longo do processo formativo, pois fomenta a prática colaborativa interprofissional favorecendo a construção de processos de trabalho mais dinâmicos e efetivos.

> **SAIBA MAIS**
>
> Educação Interprofissional em Saúde em: https://www.observatoriorh.org/sites/default/files/webfiles/fulltext/2018/pub_caipe_intro_eip_po.pdf

4. Reconhecer a saúde como direito e condições dignas de vida e atuar de forma a garantir a integralidade da assistência, entendida como conjunto articulado e contínuo das ações e serviços preventivos e curativos, individuais e coletivos, exigidos para cada caso em todos os níveis de complexidade do sistema.

    A integralidade no SUS admite algumas possibilidades de aplicação, que passam pelo acesso integral às tecnologias nos mais variados níveis, assim como, a compreensão do sujeito de forma integral, superando a visão fragmentada do indivíduo. Para compreender como a integralidade se materializa veja o texto complementar.

> **SAIBA MAIS**
>
> Pinheiro, R. Integralidade em Saúde". Disponível em: http://www.epsjv.fiocruz.br/dicionario/verbetes/intsau.html, acesso em:27 de abr. de 2018.

5. Contribuir para a manutenção da saúde, bem-estar e qualidade de vida das pessoas, famílias e comunidade, considerando suas circunstâncias éticas, políticas, sociais, econômicas, ambientais e biológicas.

    Deve-se observar o usuário integralmente levando em consideração os seus contextos socioeconômico, familiar, cultural e demais aspectos da vida que influenciam nos modos de viver e adoecer, necessita-se compreender que a doença não deve ser o único foco do cuidado fisioterapêutico. Nesse sentido, importante considerarmos a **Clínica Ampliada** como dispositivo para a atenção adequada, envolvendo os seus três eixos: compreensão ampliada do processo saúde-doença; construção compartilhada dos diagnósticos e terapêuticas e ampliação do objeto de trabalho.[13]

> **SAIBA MAIS**
>
> Clínica Ampliada em http://bvsms.saude.gov.br/bvs/publicacoes/clinica_ampliada_compartilhada.pdf

6. Realizar consultas, avaliações e reavaliações do usuário colhendo dados, solicitando, executando e interpretando exames propedêuticos e complementares que permitam elaborar um diagnóstico cinesiológico funcional, para eleger e quantificar as condutas fisioterapêuticas apropriadas, objetivando tratar as disfunções no âmbito da Fisioterapia, em toda sua extensão e complexidade, estabelecendo prognóstico, reavaliando condutas e decidindo pela alta fisioterapêutica.

A formação deve proporcionar o desenvolvimento de competências e habilidades para a determinação do diagnóstico cinesiológico funcional e de propostas terapêuticas apropriadas a cada situação; subsidiadas pelas melhores evidências disponíveis e considerando a singularidade do usuário. Destaca-se a Resolução COFFITO nº 424/2013 – Código de Ética e Deontologia da Fisioterapia, Art. 9º, inciso III, em que foi estabelecido que o fisioterapeuta deve "utilizar os conhecimentos técnico-científicos a seu alcance e aprimorá-los contínua e permanentemente, para promover a saúde e prevenir condições que impliquem em perda da qualidade de vida do ser humano". Há ainda resoluções específicas do COFFITO relativas às especialidades da Fisioterapia que autorizam o Fisioterapeuta a solicitar, realizar e interpretar exames complementares.[14]

> **SAIBA MAIS**
>
> Para mais informações sobre evidências da atuação do fisioterapeuta na APS: Long J. European region of the WCPT statement on physiotherapy in primary care. Prim Health Care Res Dev. 2019; 20: e147. Acesso em 20 nov 2019. Disponível em: <doi: 10.1017/S1463423619000811>

7. Elaborar criticamente o diagnóstico cinesiológico funcional e a intervenção fisioterapêutica, considerando as variadas condições clínicas, científicas, filosóficas, éticas, políticas, sociais e culturais envolvidas na atuação profissional do fisioterapeuta, sendo capaz de intervir nas diversas áreas em que sua atuação profissional seja necessária.

Na elaboração do diagnóstico cinesiológico funcional, o fisioterapeuta realiza a anamnese, exame da cinesia, da funcionalidade e do sinergismo das estruturas envolvidas, fazendo o uso de exames complementares, quando necessário, considerando o indivíduo na sua integralidade.

8. Exercer sua profissão de forma articulada ao contexto social, entendendo-a como uma forma de participação e contribuição social.

Levar em consideração o contexto em que atua, utilizar como ferramenta de trabalho a **Territorialização em Saúde**. Observar as possibilidades de atuação e a contribuição da profissão para o território/campo de atuação. Atuar como um profissional que seja agente transformador da realidade. Participar e fomentar a participação de usuários e trabalhadores da saúde nos espaços de controle social, como os Conselhos Locais de Saúde e demais Conselhos.

> **SAIBA MAIS**
>
> Territorialização em Saúde no link: http://www.sites.epsjv.fiocruz.br/dicionario/verbetes/tersau.html

9. Atuar no planejamento, organização e gestão de ações e serviços de saúde públicos ou privados, também em assessorias, consultorias e auditorias no campo das suas competências profissionais.

> **SAIBA MAIS**
>
> Planejamento e Gestão de Serviços de Saúde em: Ramos, L.H.D, Rosa, A.S. Planejamento e Gestão de Serviços de Saúde. Disponível em: <http://www.unasus.unifesp.br/biblioteca_virtual/pab/6/unidades_conteudos/unidade12/unidade12.pdf>. Acesso em: 27 abril de 2018.

10. Emitir laudos, pareceres, atestados e relatórios.
    Destaca-se que o fisioterapeuta deve observar a sua competência para emissão de laudos, pareceres, atestados e relatórios, atentando-se às questões inerentes ao seu núcleo de atuação, ou seja, avaliação e diagnóstico cinesiológico funcional.
11. Prestar esclarecimentos, dirimir dúvidas e orientar o indivíduo e os seus familiares sobre o processo terapêutico.
    O fisioterapeuta deve atentar-se quanto à compreensão dos usuários, utilizando vocabulário adequado e de fácil entendimento. A comunicação profissional-paciente eficaz contribui para qualidade do cuidado. As orientações compartilhadas com familiares/cuidadores são relevantes, considerando a necessidade de apoio no curso dos tratamentos. O vínculo fisioterapeuta/usuário-familiares, a responsabilização e a participação ativa na definição terapêutica são elementos importantes para a adesão terapêutica e atenção às orientações recebidas pelo usuário.
12. Manter a confidencialidade das informações, na interação com outros profissionais de saúde e o público em geral.
    Manter o sigilo das informações dos usuários, compartilhando somente com a equipe se necessário for, e realizar o registro adequado em prontuário das informações relevantes.
13. Encaminhar o usuário a outros profissionais, quando for necessário, estabelecendo um nível de cooperação com os demais membros da equipe de saúde.
    Para a atenção integral ao usuário é necessário por vezes o compartilhamento de casos com outros profissionais para ampliação do olhar, bem como das possibilidades de cuidado. Nesse contexto, o trabalho interprofissional é de extrema relevância. Nesse sentido destacam-se as competências relacionadas com o trabalho coletivo e **colaborativo.**

> **SAIBA MAIS**
>
> "Marco para Ação em Educação Interprofissional e Prática Colaborativa", disponível em: http://www.paho.org/bra/images/stories/documentos/marco_para_acao.pdf%20

14. Manter controle sobre a eficácia dos recursos tecnológicos pertinentes à atuação fisioterapêutica com garantia de qualidade e segurança.
    Considerar não apenas as tecnologias duras, mas também as leves e leves-duras, necessárias ao cuidado com os indivíduos, que são referentes aos saberes estruturados e as relações de produção de vínculo, acolhimento e gestão dos processos de trabalho.[15]
15. Conhecer métodos e técnicas de investigação e elaboração de trabalhos acadêmicos e científicos. Essa competência perpassa toda a formação e atuação do fisioterapeuta,

considerando que a sistematização e o compartilhamento fazem parte da construção do saber, para que possa instrumentalizar o fazer da profissão, principalmente na APS.
16. Conhecer os fundamentos históricos, filosóficos e metodológicos da Fisioterapia.
17. Conhecer os diferentes modelos de intervenção. Essas duas últimas competências podem ser desenvolvidas a partir do contato com pessoas-chave, leitura e aprofundamento do saber sistematizado da profissão.

COMPETÊNCIAS ESPERADAS PARA O FISIOTERAPEUTA NA APS

Como já referido anteriormente, a APS, enquanto centro coordenador e ordenador do cuidado, configura-se como espaço privilegiado e necessário para a formação de todo profissional de saúde. É nesse cenário que os profissionais conseguem e podem vivenciar, em sua plenitude, o conceito de saúde, seja o conceito definido pela Organização Mundial da Saúde (OMS) "um estado de completo bem-estar físico, mental e social e não somente ausência de afecções e enfermidades", seja o conceito ampliado de saúde debatido e defendido na 8ª Conferência Nacional de Saúde (realizada, em 1986), que traz a saúde como resultante das condições de alimentação, habitação, educação, renda, meio ambiente, trabalho, transporte, emprego, lazer, liberdade, acesso e posse da terra e acesso aos serviços de saúde.

Em ambos os conceitos, a saúde assume um valor coletivo, um bem de todos, devendo cada um usufruí-la individualmente, sem prejuízo ao próximo, mas ao mesmo tempo, solidariamente, com todos. Nesse sentido, os profissionais de saúde precisam estar cientes de seu papel no processo de cuidado, uma vez que devem contribuir para a integralidade do cuidado dos usuários.

A partir dessa reflexão, ressalta-se a necessidade de reconhecer as inúmeras competências esperadas para a formação do fisioterapeuta e o exercício de sua profissão, em todos os níveis de atenção à saúde, com especial exigência para aqueles que vivenciam o cotidiano do processo de trabalho na APS ou pretendem atuar nesse nível de atenção à saúde.

Um rol de competências esperadas apresenta expectativas sobre atributos e capacidades que o concluinte de determinado curso deve ser capaz de demonstrar. É uma importante fonte de referência externa para projetar o desenvolvimento de um campo de atuação e, ao descrever as características gerais que o projeto pedagógico e as práticas de ensino-aprendizagem devem contemplar, subsidiar a implementação ou reformulação de cursos. O rol não deve ter a pretensão de apresentar uma matriz curricular ou programa de ensino engessado pronto para ser implementado, mas colaborar no processo de construção coletiva da formação na área, incentivando a flexibilidade e inovação na concepção de cursos e, em última instância, contribuir para melhorar a oferta de cuidados e serviços na área.

Como colocado na apresentação desse capítulo, um dos objetivos é propor um rol de competências esperadas para o fisioterapeuta na APS. Portanto, buscar-se-á apresentar um elenco de competências contemplando habilidades cognitivas, afetivas e psicomotoras esperadas no graduado em Fisioterapia.

Esse rol de competências para atuação do fisioterapeuta na APS pode também subsidiar revisões de projetos pedagógicos de cursos, possibilitando um padrão de comparação (minimamente) referendado por pares para avaliar se as mesmas estão contempladas no Projeto Pedagógico do Curso e/ou nas práticas de ensino-aprendizagem no curso.

As competências, em conjunto com as Diretrizes Curriculares Nacionais para os cursos de graduação em Fisioterapia e outros documentos legais, como portarias e resoluções dos Ministérios da Saúde e Educação e do sistema COFFITO-CREFITO, proporcionam um amplo rol de referências para definição da natureza e as características dos programas de formação de fisioterapeutas para atuar na APS, contribuindo na consolidação da atenção fisioterapêutica nesse nível de atenção à saúde.

Entre os formatos de apresentação de competências encontrados na literatura, optou-se por seguir o modelo adotado pela Sociedade Brasileira de Medicina de Família e Comunidade (SBMFC) para a definição de competências esperadas para o especialista em medicina de família e comunidade, em que as competências foram agrupadas em áreas e, dentro das áreas, nos seguintes níveis: pré-requisito, essenciais, desejáveis e avançadas.[16] Como o foco deste capítulo é elencar competências na APS esperadas para o graduado em Fisioterapia, que deverão ser adquiridas no processo ensino-aprendizagem, desde o início do curso até a conclusão da sua formação, não se exigirão pré-requisitos e buscar-se-ão definir especialmente as competências essenciais. Os níveis seguintes, por serem complementares, poderão ser desenvolvidos no futuro.

Serão consideradas competências essenciais aquelas esperadas para todo fisioterapeuta ao fim de seu processo de formação no nível da graduação. As competências desejáveis serão as que diferenciam o fisioterapeuta que conseguiu avançar além das competências essenciais. E, finalmente, as competências avançadas serão aquelas que geralmente só deveriam ser alcançadas pelo profissional após o término da graduação, geralmente demandando estudos ou formações específicas.

O percurso metodológico adotado partiu da revisão da literatura sobre competências do fisioterapeuta na APS, que foram extraídas e listadas e, a partir daí, buscou-se identificar semelhanças, fazendo a limpeza das competências repetidas, em seguida revisão da linguagem e organização das competências por áreas e níveis, conforme Quadros 3-3 a 3-7.[17-21]

Quadro 3-3. Organização do Processo de Trabalho em Equipe

Competências essenciais	Competências desejáveis	Competências avançadas
Trabalhar em equipe multiprofissional na perspectiva da prática colaborativa	Coordenar equipes e reuniões	Formar equipes para gestão coletiva e colaborativa
Reconhecer o saber dos profissionais da equipe e valorizar os seus conhecimentos e opiniões	Promover/participar de momentos de "escuta" entre a equipe, com ênfase na dimensão terapêutica da roda de gestão da unidade de saúde	Utilizar indicadores epidemiológicos, de saúde e de desempenho das equipes como instrumento de gestão para o planejamento e organização do processo de trabalho
Realizar visitas domiciliares e consultas compartilhadas	Discutir casos e construir coletivamente os Projetos Terapêuticos Singulares, com usuários, família e equipes, respeitando o conhecimento, autonomia e decisão do usuário, além do contexto familiar, comunitário, religioso e cultural	Estabelecer estratégias de acompanhamento e monitoramento dos Projetos Terapêuticos Singulares construídos
Administrar conflitos interpessoais	Propor a realização de ações que busquem desenvolver habilidades interpessoais	

(Continua.)

Quadro 3-3. *(Cont.)* Organização do Processo de Trabalho em Equipe

Competências essenciais	Competências desejáveis	Competências avançadas
Zelar pelo espaço de trabalho	Implementar ações para aprimoramento e aumento da eficiência do processo de trabalho	Propor ações de avaliação da satisfação dos usuários
Realizar ações de acolhimento com usuários, família e profissionais da equipe	Participar da estruturação/organização das ações de acolhimento a serem desenvolvidas pela equipe	Propor mecanismos de avaliação das ações de acolhimento desenvolvidas pela equipe
Reconhecer a necessidade e importância da educação permanente	Estimular o desenvolvimento de ações de educação permanente	Realizar ações de educação permanente com a equipe
Ser responsável pelo seu autocuidado	Estimular o autocuidado entre os profissionais da equipe	Desenvolver ações de cuidado à saúde dos profissionais da equipe
Aplicar medidas de segurança no trabalho		
Conhecer a dinâmica de organização e funcionamento da unidade de saúde e das redes de atenção à saúde no município e no Estado	Desenvolver ações de integração entre os diferentes pontos de atenção à saúde da rede de atenção à saúde	Propor a criação de linhas de cuidado
Responsabilizar-se pela referência e a contrarreferência dos usuários sob os cuidados da equipe	Desenvolver mecanismos para acompanhar e avaliar a efetividade da referência e contrarreferência dos usuários sob os cuidados da equipe	
Responsabilizar-se pela coordenação do cuidado dos usuários	Facilitar o acesso dos usuários às redes de atenção à saúde com respeito às diferenças de gênero, étnico-racial, cultural, condição socioeconômica, preferência sexual entre outras	
Possuir habilidade para utilizar os recursos, equipamentos e instrumentos característicos do nível de atenção	Usar a criatividade para a realização das atividades profissionais	Criar ferramentas inovadoras para a realização das atividades profissionais
Registrar ações, procedimentos e condutas terapêuticas individuais, de grupo e comunitárias	Refletir sobre os registros realizados com a identificação da evolução em termos de indicadores de saúde	Divulgar o conhecimento produzido com a comunidade científica, por meio de produção científica
Construir agenda de trabalho semanal compartilhada	Estabelecer parcerias entre os membros da equipe para o desenvolvimento das atividades previstas na agenda de trabalho	
Desenvolver ações de apoio matricial às equipes de referência		

Quadro 3-4. Desenvolvimento de Ações de Saúde no Território

Competências essenciais	Competências desejáveis	Competências avançadas
Identificar as características demográficas, epidemiológicas e sanitárias do território	Socializar os indicadores de saúde do território, com lideranças comunitárias e conselhos de saúde, enquanto instrumento de controle social	Construir/fortalecer articulações intersetoriais que mobilizem recursos de maneira a intervir positivamente nas condições de vida da população do território
Identificar e avaliar os principais fatores de risco e vulnerabilidades do território por meio de ações de vigilância epidemiológica	Participar no processo de construção e execução do plano de intervenção no território, contribuindo para o fortalecimento das articulações intersetoriais, para redução dos problemas identificados, e estimulando a participação da comunidade	Propor estratégias para o empoderamento e organização da comunidade para contribuir no processo de produção de saúde no território
Reconhecer o território como espaço de produção de vida	Identificar os limites e potencialidades do território	Identificar as organizações sociais existentes no território (ONG, grupos, associações, clube etc.) para o desenvolvimento de ações que busquem o fortalecimento do território
Orientar a comunidade a respeito dos riscos à saúde diante do descarte inadequado de materiais	Realizar ações de conscientização com o recolhimento de materiais descartados inadequadamente	Estimular a comunidade a construir projetos que utilizem os materiais recolhidos como subsídios para confecção de novos produtos e que estes possam configurar como nova possibilidade para geração de renda
Verificar a presença de animais nas residências e orientar sobre vacinação animal	Realizar ações, em parceria com os setores de vigilância do município, para conscientização da população dos impactos da saúde dos animais sobre a saúde da comunidade e sobre o controle de vetores	Propor mecanismos que possam mensurar a efetividade das ações desenvolvidas no território

Quadro 3-5. Desenvolvimento de Ações de Educação em Saúde

Competências essenciais	Competências desejáveis	Competências avançadas
Orientar medidas de higiene	Acompanhar os usuários para identificação da adesão a hábitos de vida saudáveis	Aplicar técnicas de trabalho de grupo e educação popular com motivação às pessoas e por meio de métodos/estratégias que estimulem a participação
Incentivar a prática de atividades físicas	Promover ações de estímulo à prática regular de atividades físicas	Orientar a comunidade a construir estratégias para realização de atividades físicas nos espaços coletivos da comunidade de maneira a estimular a mudança do estilo de vida de todos
Estimular a adoção de hábitos alimentares saudáveis	Observar a disponibilidade qualitativa e quantitativa da alimentação familiar e possíveis implicações na saúde da população	Estimular a comunidade a construir projetos coletivos que busquem ofertar alimentos saudáveis a baixo custo
Orientar o combate ao uso de substâncias que produzem dependência (tabagismo, etilismo e substâncias ilícitas)	Conduzir atividades em grupo para suporte aos usuários em processo de desintoxicação	Estimular a criação de redes de suporte aos usuários em processo de desintoxicação e àqueles que se encontram na fase pós-cessação
Conscientizar a comunidade a respeito dos benefícios da adoção de hábitos de vida saudáveis	Ofertar ações que subsidiem os usuários para a realização do autocuidado apoiado	Instrumentalizar os usuários para que sejam agentes multiplicadores na comunidade
Realizar ações voltadas à prevenção de morbidade e mortalidade por causas externas, incluindo promoção da cultura da paz e prevenção de acidentes de trânsito	Conhecer os conceitos essenciais de antropologia e sociologia	
Desenvolver ações de educação popular em saúde que fortaleçam a comunidade na conquista de seus direitos e na capacidade de entendimento e enfrentamento de seus problemas de saúde	Adotar práticas político-pedagógicas voltadas para a promoção, proteção e recuperação da saúde, a partir do diálogo entre a diversidade de saberes, valorizando os saberes populares, a ancestralidade, o incentivo à produção individual e coletiva de conhecimentos e a inserção destes no SUS	

SAIBA MAIS

Política Nacional de Educação Popular em Saúde no âmbito do Sistema Único de Saúde (PNEPS-SUS), Portaria nº 2.761, de 19 de novembro de 2013.

Quadro 3-6. Atenção à Saúde

Competências essenciais	Competências desejáveis	Competências avançadas
Verificar o registro de vacinas no cartão de vacinação e orientar sobre o calendário básico de vacinação, realizando o encaminhamento à Unidade de Saúde para atualização, quando necessária		
Orientar ações de puericultura		
Acompanhar o desenvolvimento da criança		
Ofertar o cuidado a crianças e adolescentes do território de acordo com as necessidades individuais	Identificar crianças e adolescentes com sinais de maus-tratos, abuso, violência ou abandono social e/ou privação	Adotar as medidas necessárias para garantir a saúde, segurança, e integridades física e psicológica de crianças e adolescentes
Orientar sobre o planejamento familiar		
Incentivar a realização do pré-natal		
Incentivar e encaminhar os usuários para realização de exames preventivos	Identificar possíveis alterações e realizar os devidos encaminhamentos	Acompanhar o tratamento de usuários que estejam recebendo cuidado em outros pontos da rede de atenção à saúde
Incentivar a prática do aleitamento materno	Acompanhar as usuárias no processo de aleitamento materno identificando as necessidades individuais	Promover articulação com outros pontos da rede de atenção à saúde para suprir as necessidades da usuária de maneira a garantir o aleitamento materno
Ofertar o cuidado aos usuários valorizando o indivíduo como pessoa em seu contexto e como parte integrante de um grupo social	Identificar os usuários com sinais de maus-tratos, abuso de violência ou abandono social e/ou privação	Adotar as medidas necessárias para garantir a saúde, segurança, e integridades física e psicológica dos usuários em situação de vulnerabilidade
Aplicar procedimentos simples com o objetivo de resolver situações de emergência até a chegada de atendimento especializado de saúde	Acompanhar o processo de cuidado do usuário encaminhado para atendimento especializado	Promover integração e articulação com o ponto de atenção em que o usuário se encontra realizando o cuidado
Incentivar a realização de testagem rápida de HIV	Realizar acolhimento e aconselhamento aos usuários pré e pós- teste de HIV, e encaminhamento, se necessário	Realizar acompanhamento terapêutico dos usuários com resultado positivo

(Continua.)

Quadro 3-6. *(Cont.)* Atenção à Saúde

Competências essenciais	Competências desejáveis	Competências avançadas
Realizar busca ativa dos usuários com condições crônicas de saúde e prestar o cuidado necessário	Orientar os usuários para a realização do autocuidado apoiado	Estabelecer estratégias para garantir a efetividade no cuidado aos usuários com condições crônicas e avaliar as ações desenvolvidas
Identificar riscos e agravos à saúde dos cuidadores	Promover ações de atenção à saúde dos cuidadores	
Empregar atitude de empatia, solidariedade e compreensão para com os usuários, familiares e trabalhadores da saúde	Ofertar Práticas Integrativas e Complementares	
Reconhecer as singularidades dos usuários e considerá-las na construção dos projetos terapêuticos		
Reconhecer que o viver e o adoecimento são particulares e singulares a cada pessoa, e que os diferentes contextos em que cada um vive interferem nos modos de conduzir suas existências		
Admitir o usuário como sujeito, protagonista na produção do seu cuidado e da sua existência		
Implicar-se e responsabilizar-se com o cuidado		
Exercer relação dialógica com os usuários na elaboração dos projetos terapêuticos e na condução dos mesmos, desenvolvendo plano terapêutico a partir dos princípios do Método Clínico Centrado na Pessoa		
Buscar um olhar ampliado para a família com compreensão do seu contexto de vida e trabalho; utilizar instrumentos de abordagem familiar, e inserir abordagem familiar no plano terapêutico		
Desenvolver ações no âmbito dos programas e estratégias vinculadas à APS, ressaltando-se: Saúde na Escola, Academia da Saúde, Consultório na Rua		

Quadro 3-7. Fortalecimento das Ações Intersetoriais

Competências essenciais	Competências desejáveis	Competências avançadas
Reconhecer os impactos do absenteísmo escolar sobre as condições de saúde da população e do território	Realizar busca ativa para identificar crianças e adolescentes que não frequentam escola e adultos com ensino incompleto	Articular com o setor de educação mecanismos para inserção de todas as crianças e adolescentes na escola, e dos adultos com ensino incompleto
Reconhecer os impactos do desemprego sobre as condições de saúde da população e do território	Realizar busca ativa para identificar os usuários desempregados	Articular com os diferentes setores ações para promover qualificação e capacitação profissional e encaminhar para agências de emprego
Verificar pessoas sem registro civil e, em caso positivo, encaminhar ao órgão competente	Articular com as instituições públicas, de forma a facilitar o acesso da pessoa aos direitos de cidadania	
Identificar os usuários com incapacidades temporárias que estejam impossibilitados para o trabalho	Orientar estes usuários para que possam receber os auxílios previdenciários de direito	Propor estratégias de acompanhamento dos usuários beneficiados com auxílios previdenciários
Realizar o levantamento do número de idosos e pessoas com deficiência em situação de vulnerabilidade socioeconômica	Encaminhar os usuários nesta situação para que possam buscar os benefícios da assistência social	Promover integração com o Sistema Único de Assistência Social para acompanhamento destes usuários
Identificar e reconhecer as lideranças do território	Desenvolver ações que estimulem o empoderamento da comunidade	Participar e estimular a participação da comunidade, em espaços de controle social, como Conselhos de saúde, comissões entre outros

Sendo assim, com base na literatura, sugere-se como saberes e práticas do campo comum de atuação dos profissionais da APS, incluindo o NASF.

Os principais saberes e práticas que compõem o núcleo de atuação do fisioterapeuta na APS presentes na literatura são apresentados no Quadro 3-8. Na sequência, são apresentadas as competências esperadas em Gestão, Empreendedorismo e Inovação em Saúde (Quadro 3-9) e Educação para a Vida (Quadro 3-10).[18,19]

Quadro 3-8. Atenção Fisioterapêutica à Saúde

Competências essenciais	Competências desejáveis	Competências avançadas
Conhecer as políticas públicas, processo saúde-doença, atenção primária à saúde, interdisciplinaridade e epidemiologia	Construir linha de cuidado que permita a integralidade do cuidado e a produção da autonomia das pessoas com deficiência e necessidades especiais	

(Continua.)

Quadro 3-8. *(Cont.)* Atenção Fisioterapêutica à Saúde

Competências essenciais	Competências desejáveis	Competências avançadas
Avaliar e prescrever serviços fisioterapêuticos, além de encaminhar para outros níveis de atenção à saúde com adequado raciocínio clínico	Prestar cuidados paliativos nas situações extremas de cronicidade	
Desenvolver ações de promoção, prevenção, assistência e reabilitação	Resgatar a qualidade de vida dos cuidadores domiciliares	
Prestar atenção domiciliar aos usuários restritos ao domicílio, por doenças crônicas, traumas, deficiências físicas ou transtornos respiratórios	Desenvolver grupos terapêuticos para melhoria do desempenho cardiorrespiratório e musculoesquelético	
Detectar precocemente alterações funcionais e promover ações educativas e de prevenção	Desenvolver grupos de idosos para treino de equilíbrio, coordenação e realizar práticas corporais para evitar acidentes como quedas, para prevenção e controle de doenças crônicas não transmissíveis, em especial a hipertensão arterial sistêmica e o diabetes melito	
Prestar assistência às crianças com atraso no desenvolvimento neuropsicomotor e fornecer orientações às mães e à família	Fornecer orientações e cuidados posturais em adolescentes e jovens	
Fornecer orientações ergonômicas e adequar os ambientes, laborais ou não	Promover ações práticas de cinesioterapia/atividade física, de atividades lúdicas, de memória e de concentração, em grupo, que favoreçam a socialização na saúde mental	
Fornecer orientações e cuidados preparatórios para o parto e puerpério	Desenvolver ações na saúde do escolar	
Desenvolver ações de cinesioterapia e ginástica laboral para diminuir prevalência de lesões crônicas laborais	Implementar práticas integrativas e complementares	
Prestar assistência às alterações de ambientes e mobiliários para favorecer a mobilidade e acessibilidade		

(Continua.)

Quadro 3-8. *(Cont.)* Atenção Fisioterapêutica à Saúde

Competências essenciais	Competências desejáveis	Competências avançadas
Desenvolver ações de vigilância em saúde e epidemiológica, focadas na detecção de incapacidades/deficiências		
Prescrever Órteses, Próteses e Meios Auxiliares de Locomoção (OPM)		
Ofertar grupos preventivos e grupos terapêuticos		

Quadro 3-9. Gestão, Empreendedorismo e Inovação em Saúde

Competências essenciais	Competências desejáveis	Competências avançadas
Desenvolver a capacidade de construir um plano de ação e implementar um planejamento estratégico	Desenvolver a liderança, sem autoritarismo	Ter conhecimento sobre gestão e gerenciamento de recursos
Planejar e organizar o trabalho a partir da incidência e prevalência de casos	Envolver-se em redes profissionais	

Quadro 3-10. Educação para Vida

Competências essenciais	Competências desejáveis	Competências avançadas
Reconhecer as limitações do saber e a ação dos profissionais, aprendendo com os erros do dia a dia e buscando atualização, informação e instrumentalização permanentes	Reconhecer que a aquisição de conhecimentos é permanente e que também se adquire nas relações familiares, profissionais e na prática	Atuar como mentor ou preceptor para outros profissionais
Reconhecer que a Educação Permanente deve acontecer no dia a dia: na reunião de equipe, na supervisão, na visita	Promover e participar de estudos e pesquisas voltados à inserção de protocolos nas ações da APS	
Fornecer educação fisioterapêutica em serviço		
Reconhecer o trabalho como local de produção do saber		

Considera-se que o levantamento e análise realizados pelos autores desse capítulo poderão contribuir nas discussões sobre o tema e subsidiar a construção e/ou revisão de planos de ensino e projetos pedagógicos de cursos. Porém, faz-se necessário o contínuo aperfeiçoamento, com a ampla participação dos atores envolvidos com o processo de ensino-aprendizagem em Fisioterapia, por meio de profissionais com vasta experiência e vivência na área, atuando como juízes, processo de consulta pública, a exemplo do que vem ocorrendo com as Diretrizes Curriculares para os cursos de graduação em Fisioterapia, revisão sequencial a distância, utilizando o formato Delphi, e validação periódica, que poderia ocorrer nos Congressos Nacional de Fisioterapia em Saúde Coletiva.

Nesse processo, faz-se necessária a participação ativa de estudantes, fisioterapeutas e professores. Além do apoio dos Conselhos Federal e Regionais de Fisioterapia e Terapia Ocupacional, inclusive por meio de suas Comissões de Atenção Primária e de Educação e Desenvolvimento Científico, das Coordenações Nacionais e Estaduais da Associação Brasileira de Ensino em Fisioterapia, instituições de ensino e outras entidades ou grupos envolvidos com a formação de fisioterapeutas, especialmente para atuação na APS.

REFERÊNCIAS BIBLIOGRÁFICAS

1. Franco TB, Merhy EE [Org]. *Trabalho, produção do cuidado e subjetividade em saúde*. São Paulo: Hucitec; 2013.
2. Pires D. Reestruturação produtiva e consequências para o trabalho em saúde: implicaciones para el trabajo en salud. *Rev Bras Enferm* [Internet]. 2000;53(2):251-263. Disponível em: http://www.scielo.br/scielo.php?script=sci_arttext&pid=S0034-71672000000200010&lng=pt&tlng=pt
3. Perrenoud P. Construir as competências desde a escola. Trad. Bruno Charles Magne. Porto Alegre: Artes Médicas Sul; 1999a.
4. Garcia LAM. Competências e Habilidades: você sabe lidar com isso? *Educação e Ciência* (Brasília): Universidade de Brasília [acesso em 14 maio 2018]. Disponível em: http://www.educacaopublica.rj.gov.br/biblioteca/educacao/0023a.html.
5. Zabala A, Arnau L. Como aprender e ensinar competências. Porto Alegre: ArtMed; 2010.
6. Dias IS. Competências em Educação: conceito e significado pedagógico. *Revista Semestral da Associação Brasileira de Psicologia Escolar e Educacional* (SP) 2010 Jan/Jun;14(1):73-78.
7. Perrenoud P. Construir competências é virar as costas aos saberes? In: Pátio – *Revista Pedagógica* (Porto Alegre) 1999b nov. [acesso em 19 abr. 2018];11:15-19. Disponível em: http://www.unige.ch/fapse/SSE/teachers/perrenoud/php_main/php_1999/1999_39.html.
8. Conselho Nacional de Educação (Brasil). Resolução CNE/CES 4, de 19 de fevereiro de 2002. Diário Oficial da União, Brasília, 4 março 2002;Seção 1.
9. Campos *et al*. Análise crítica sobre especialidades médicas e estratégias para integrá-las ao Sistema Único de Saúde (SUS). *Cadernos Saude Pub* 1997;13(1):141-144.
10. Campos GWS. Saúde pública e saúde coletiva: campo e núcleo de saberes e práticas. *Ciênc Saude Colet* (Rio de Janeiro) 2000. [acesso em 30 Apr. 2019];5(2):219-230. Disponível em: http://www.scielo.br/scielo.php?script=sci_arttext&pid=S1413-81232000000200002&lng=en&nrm=iso.
11. Ministério da Saúde (Brasil). Secretaria-Executiva. Núcleo Técnico da Política Nacional de Humanização. Humaniza SUS: Política Nacional de Humanização: a humanização como eixo norteador das práticas de atenção e gestão em todas as instâncias do SUS / Ministério da Saúde, Secretaria Executiva, Núcleo Técnico da Política Nacional de Humanização. – Brasília: Ministério da Saúde, 2004.
12. Japiassu H. *Interdisciplinaridade e patologia do saber*. Rio de Janeiro: Imago; 1976.
13. Ministério da Saúde (Brasil). Secretaria de Atenção à Saúde. Política Nacional de Humanização da Atenção e Gestão do SUS. Clínica ampliada e compartilhada / Ministério da Saúde, Secretaria de Atenção à Saúde, Política Nacional de Humanização da Atenção e Gestão do SUS. – Brasília: Ministério da Saúde, 2009.

14. Conselho Federal de Fisioterapia e Terapia Ocupacional (COFFITO). Resolução nº 424, de 08 de Julho de 2013. Estabelece o código de ética e deontologia da Fisioterapia. Diário Oficial da União 01 ago 2013;Seção 1.
15. Merhy EE. *Saúde: a cartografia do trabalho vivo*. 2. ed. São Paulo: Hucitec; 2005.
16. Sociedade Brasileira de Medicina de Família e Comunidade. Currículo Baseado em Competências para Medicina da Família e Comunidade; 2014. [Acesso em 3 jan 2020]. Disponível em: http://www.sbmf.org.br/media/curriculobaseadoemcompetencias(1).pdf
17. Ellery AEL, Pontes RJS, Loiola FA. Campo comum de atuação dos profissionais da Estratégia Saúde da Família no Brasil: um cenário em construção. *Physis* (Rio de Janeiro) 2013;23(2):415-437.
18. Nascimento DDG, Oliveira MAC. Competências Profissionais e o Processo de Formação na Residência Multiprofissional em Saúde da Família. *Saúde Soc* (São Paulo) 2010;19(4) 814-827.
19. Santos MLM, Medeiros AA, Batiston AP *et al*. Competências e atribuições do fisioterapeuta na Atenção Primária à Saúde. *Fisiot Bras* (Rio de Janeiro) 2014 jan/fev;15(1):69-76.
20. Viana SBP. Competências dos fisioterapeutas para a atenção básica em saúde da família: avaliação dos professores e egressos da Univali. 2005. Dissertação [Mestrado em Saúde] - Universidade do Vale do Itajaí, Itajaí; 2005.
21. BRASIL. Ministério da Saúde (Brasil). Secretaria de Atenção à Saúde. Departamento de Atenção Básica. Saúde na escola / Ministério da Saúde, Secretaria de Atenção à Saúde, Departamento de Atenção Básica. – Brasília: Ministério da Saúde, 2009.160 p.: il. – (Série B. Textos Básicos de Saúde) (Cadernos de Atenção Básica; n. 27).

PRÁTICA FISIOTERAPÊUTICA NA ATENÇÃO PRIMÁRIA À SAÚDE

CAPÍTULO 4

Ângelo Augusto Paula do Nascimento • Bernardo Diniz Coutinho
Fernanda Flávia Cockell • Mariana Chaves Aveiro • Thais Satie Otonari
Tiótrefis Gomes Fernandes

A atuação do fisioterapeuta na Atenção Primária à Saúde (APS) é bastante diversificada e dinâmica, pelo fato de desenvolver diversas atividades que vão além da recuperação das funções corporais, passando a ter uma visão que engloba não somente a doença em si, mas também a promoção de saúde e prevenção de doenças. Além disso, pensando em territórios diferentes, a atuação de um fisioterapeuta em um território pode ser bem diferente de outro fisioterapeuta que esteja em um território distinto, já que a demanda muda de um território para outro.

A proposta é apresentar o cotidiano do Fisioterapeuta na APS, detalhando a diversidade de inserções, apresentando as estratégias de atuação, banco de dados disponíveis, análise diagnóstica, planejamento das ações e desafios enfrentados.

ORGANIZAÇÃO DA APS: ESTRATÉGIAS E PROGRAMAS

A implantação do Sistema Único de Saúde (SUS) e a busca em cumprir os princípios doutrinários da universalidade, integralidade e equidade têm suscitado diversas elaborações e proposições referentes aos modelos assistenciais adotados, à lógica de financiamento e às práticas profissionais. No que tange à atuação profissional, tem-se tornado crescente o debate em torno da necessidade de adequação das profissões à realidade epidemiológica e à nova lógica de organização dos sistemas de serviços de saúde.[1]

A inserção da Fisioterapia na APS amplia as possibilidades de atuação profissional, cujo campo de ação está na comunidade/território e não mais restrito somente aos hospitais e/ou às clínicas especializadas. Na APS, o fisioterapeuta atua nos campos de promoção e proteção da saúde, vigilância, prevenção de doenças e de agravos, avaliação, tratamento e recuperação funcional e nos cuidados paliativos. Como parte de uma equipe multiprofissional, a partir das propostas sugeridas no Quadro 4-1, o fisioterapeuta pode, portanto, definir a melhor estratégia e construir novas possibilidades de intervenção diante das singularidades regionais e organizacionais (recursos humanos, tecnologias disponíveis, acesso às informações, equipe, população adscrita etc.).

O fisioterapeuta responde às demandas por meio de ações de promoção à saúde, vigilância à saúde funcional, grupos de cinesioterapia, atendimento individual e/ou atendimento domiciliar (Quadro 4-1).

Quadro 4-1. A Fisioterapia na APS: Possibilidades de Atuação

FISIOTERAPIA NA ATENÇÃO PRIMÁRIA À SAÚDE

As demandas passíveis de serem resolvidas com tecnologias leve e leve-dura podendo envolver ações no âmbito do(a):

Promoção de saúde		Vigilância à saúde funcional	Grupos de cinesioterapia	Atendimento individual	Atendimento domiciliar
Por meio de ações coletivas:		Fazer a busca ativa para prevenção de agravos Utilizar indicadores de funcionalidade e incapacidade (CIF) Limitação de atividades/ restrição da participação	Para tratamento e condições crônicas ou com mesmo perfil funcional	Para condições agudas ou deficiências moderadas utilizando abordagens como:	Para tratamento dos indivíduos com dificuldades de se deslocarem até a Unidade de Saúde e/ou com demandas específicas
Educação em saúde	**Atividades para saúde/práticas corporais**	Identificar barreiras e facilitadores no território			Construção de projetos terapêuticos singulares
Na própria Unidade de Saúde ou território Educação popular Educação permanente	No serviço ou nos equipamentos sociais do território				
Acolhimento/vínculo Sala de espera "Tendas" temáticas (hipertensão, diabetes, tuberculose, tabagismo, doenças sexualmente transmissíveis, outros) Grupos temáticos (diabetes, hipertensão, gestantes, amamentação, estimulação precoce, tabagismo, educação sexual, escola da coluna, outros) Saúde na escola Saúde do trabalhador	Ações programáticas Ginástica laboral Treinamento funcional Exercícios aeróbios Pilates *Tai Chi* Qigong *Yoga* Meditação *Shantala/Ofuró* Outras PICS	Idosos frágeis Pessoas acamadas Risco de quedas Ciclo gravídico-puerperal Desenvolvimento neuropsicomotor Vulnerabilidades Uso abusivo de álcool e outras drogas Saúde mental Análise ergonômica Mapa de risco	Coluna/joelho/ombro DPOC/tabagismo Gestantes Hipertensão/diabetes Neurofuncional Saúde mental Uso abusivo de álcool e outras drogas Prevenção de quedas Incontinência urinária	Cinesioterapia Terapia manual Acupuntura Auriculoterapia Osteopatia Quiropraxia Drenagem linfática Outras PICS	Pessoas acamadas Cuidadores/família Pós-operatórios recentes Lesões neurológicas Saúde mental Uso abusivo de álcool e outras drogas Gestantes/puérperas Recém-nascidos Cuidados paliativos

Adaptado e ampliado de Coutinho, 2018.[2]

Tal diversidade de ações corrobora com a mudança de percepções dos usuários e profissionais dos serviços, que deixam de ver a fisioterapia somente como uma profissão voltada para recuperar a função das estruturas e funções, erroneamente denominada de reabilitadora* e passa a entender a importante atuação na saúde funcional dos usuários[1,3] e, portanto, na melhora da funcionalidade, em uma perspectiva ampliada e multiprofissional.

Núcleo Ampliado de Saúde da Família e Atenção Básica (NASF-AB)

Como forma de ampliar o escopo da APS e de atender à integralidade do atendimento, o Ministério da Saúde, em 2008, criou os Núcleos Ampliados de Saúde da Família e Atenção Básica (NASF). Originalmente, essas equipes de trabalho foram chamadas de Núcleo de Apoio à Saúde da Família (NASF) e tiveram sua nomenclatura modificada com a publicação da nova Política Nacional de Atenção Básica (PNAB), em setembro de 2017. A mudança deu-se relativa à sua cobertura, com as equipes multiprofissionais passando a complementar não só equipes de Saúde da Família (eSF), mas também equipes "tradicionais". Por isso, o nome modificado para Núcleo Ampliado de Saúde da Família e Atenção Básica (NASF-AB). É importante ressaltar que o NASF, como determina a Portaria nº154 –, cria os Núcleos de Apoio à Saúde da Família, de 24 de janeiro de 2008, não se constitui porta de entrada do sistema, devendo atuar de forma integrada à rede de serviços de saúde e trabalhar conjuntamente com as ESF.[4]

A implantação das equipes de NASF-AB nos municípios que possuem ESF prevê uma revisão da prática de encaminhamento dos usuários, com responsabilidade compartilhada, fortalecendo os atributos da APS, especialmente o da resolutividade. A Portaria nº 154 define que a composição das equipes de NASF-AB é de responsabilidade dos gestores municipais, seguindo os critérios de prioridade identificados a partir das necessidades locais. Vale ressaltar que os profissionais serão escolhidos a partir de uma lista de profissionais de saúde que fazem parte do Código Brasileiro de Ocupações (CBO). Uma recomendação a ser considerada é que, em função da magnitude epidemiológica dos transtornos mentais na contemporaneidade, cada equipe de NASF-AB deve ter pelo menos um profissional da área de saúde mental, ou seja, um psiquiatra ou um psicólogo.

Ao longo dos anos, a estruturação do NASF sofreu modificações, tanto nas modalidades de equipe, como no número de ESF apoiadas e no leque de categorias profissionais possíveis de compor essas equipes. A portaria nº 2.488, de novembro de 2011,[5] e a portaria nº 3.124, de 28 de dezembro de 2012,[6] redefiniram os parâmetros de vinculação dos NASF Modalidades 1 e 2 às ESF e/ou Equipes de Atenção Básica (eAB) para populações específicas, com essa última criando a modalidade NASF 3, conforme Quadro 4-2. Mais recentemente, a revisão da PNAB, em setembro de 2017, modificou a nomenclatura dessas equipes, em função da cobertura de atuação. Essa evolução pode ser mais bem visualizada na linha do tempo da Figura 4-1.

---

* Cabe destacar que, de acordo com a Resolução Nº. 80/1987 do COFFITO, a reabilitação é "um processo de consolidação de objetivos terapêuticos, não caracterizando área de exclusividade profissional, e sim uma proposta de atuação multiprofissional voltada para a recuperação e o bem-estar biopsicossocial do indivíduo, onde a cada profissional componente da Equipe devem ser garantidas a dignidade e a autonomia técnica no seu campo específico de atuação, observados os preceitos legais do seu exercício profissional".[7]

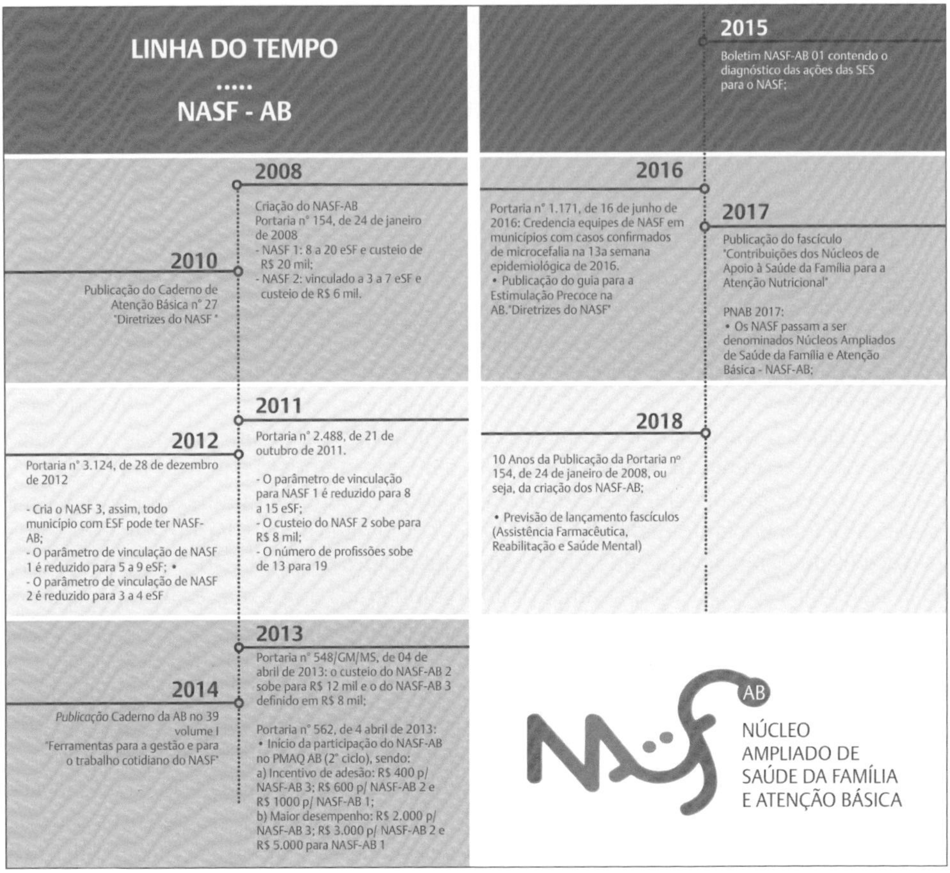

Fig. 4-1. Linha do Tempo do NASF-AB.

LINHA DO TEMPO
NASF - AB

2008
Criação do NASF-AB
Portaria nº 154, de 24 de janeiro de 2008
- NASF 1: 8 a 20 eSF e custeio de R$ 20 mil;
- NASF 2: vinculado a 3 a 7 eSF e custeio de R$ 6 mil.

2010
Publicação do Caderno de Atenção Básica nº 27 "Diretrizes do NASF"

2011
Portaria nº 2.488, de 21 de outubro de 2011.
- O parâmetro de vinculação para NASF 1 é reduzido para 8 a 15 eSF;
- O custeio do NASF 2 sobe para R$ 8 mil;
- O número de profissões sobe de 13 para 19

2012
Portaria nº 3.124, de 28 de dezembro de 2012
- Cria o NASF 3, assim, todo município com ESF pode ter NASF-AB;
- O parâmetro de vinculação de NASF 1 é reduzido para 5 a 9 eSF; •
- O parâmetro de vinculação de NASF 2 é reduzido para 3 a 4 eSF

2013
Portaria nº 548/GM/MS, de 04 de abril de 2013: o custeio do NASF-AB 2 sobe para R$ 12 mil e o do NASF-AB 3 definido em R$ 8 mil;
Portaria nº 562, de 4 abril de 2013:
- Início da participação do NASF-AB no PMAQ AB (2º ciclo), sendo:
a) Incentivo de adesão: R$ 400 p/ NASF-AB 3; R$ 600 p/ NASF-AB 2 e R$ 1000 p/ NASF-AB 1;
b) Maior desempenho: R$ 2.000 p/ NASF-AB 3; R$ 3.000 p/ NASF-AB 2 e R$ 5.000 para NASF-AB 1

2014
Publicação Caderno da AB no 39 volume I "Ferramentas para a gestão e para o trabalho cotidiano do NASF"

2015
Boletim NASF-AB 01 contendo o diagnóstico das ações das SES para o NASF;

2016
Portaria nº 1.171, de 16 de junho de 2016: Credencia equipes de NASF em municípios com casos confirmados de microcefalia na 13a semana epidemiológica de 2016.
• Publicação do guia para a Estimulação Precoce na AB."Diretrizes do NASF"

2017
Publicação do fascículo "Contribuições dos Núcleos de Apoio à Saúde da Família para a Atenção Nutricional"
PNAB 2017:
• Os NASF passam a ser denominados Núcleos Ampliados de Saúde da Família e Atenção Básica - NASF-AB;

2018
10 Anos da Publicação da Portaria nº 154, de 24 de janeiro de 2008, ou seja, da criação dos NASF-AB;
• Previsão de lançamento fascículos (Assistência Farmacêutica, Reabilitação e Saúde Mental)

NÚCLEO AMPLIADO DE SAÚDE DA FAMÍLIA E ATENÇÃO BÁSICA

Atualmente, as equipes do NASF-AB estão organizadas conforme o Quadro 4-2:

Quadro 4-2. Modalidades do NASF-AB e Carga Horária

Modalidades	Nº de equipes vinculadas	Somatória das cargas horárias profissionais*
NASF-AB 1	5 a 9 eSF e/ou eAB para populações específicas (eCR, eSFR e eSFF)	**Mínimo 200** horas semanais; cada ocupação deve ter no **mínimo 20 h e no máximo 80 h** de carga horária semanal
NASF-AB 2	3 a 4 eSF e/ou eAB para populações específicas (eCR, eSFR e eSFF)	**Mínimo 120** horas semanais; cada ocupação deve ter no **mínimo 20 h e no máximo 40 h** de carga horária semanal
NASF-AB 3	1 a 2 eSF e/ou eAB para populações específicas (eCR, eSFR e eSFF)	**Mínimo 80** horas semanais; cada ocupação deve ter no **mínimo 20 h e no máximo 40 h** de carga horária semanal

*Nenhum profissional poderá ter carga horária semanal menor que 20 horas.
eCR: Equipe Consultório na Rua; eSFR: Equipe Saúde da Família Ribeirinha; eSFF: Equipe Saúde da Família Fluvial.
Adaptado do "Portal do Departamento de Atenção Básica", 2018.[8]

De uma forma resumida, os núcleos são equipes multiprofissionais que atuam de forma integrada com as ESF, as eAB, as equipes de Consultório na Rua, equipes ribeirinhas e fluviais, além do **Programa Academia da Saúde**.

> **SAIBA MAIS**
>
> O Panorama do Programa Academia da Saúde está disponível no endereço: Brasil. Ministério da Saúde. Secretaria de Vigilância em Saúde. Departamento de Vigilância de Doenças e Agravos não Transmissíveis e Promoção da Saúde. Panorama nacional de implementação do Programa Academia da Saúde: monitoramento do Programa Academia da Saúde: ciclo 2017/Ministério da Saúde, Secretaria de Vigilância em Saúde, Departamento de Vigilância de Doenças e Agravos não Transmissíveis e Promoção da Saúde. – Brasília: Ministério da Saúde, 2018.[9]

Essa atuação integrada permite realizar discussões de casos clínicos, atendimentos compartilhados entre profissionais tanto na Unidade de Saúde, como nas visitas domiciliares, ações de educação em saúde, atendimentos coletivos (em grupo) e a construção conjunta de projetos terapêuticos de forma a ampliar e qualificar o cuidado aos indivíduos e grupos populacionais. Além disso, o NASF-AB tem forte atuação na articulação da APS com outros serviços da Rede de Atenção à Saúde (RAS) e com os equipamentos sociais dos territórios. Percebe-se, desde a sua criação, uma crescente adoção dessas equipes, por parte dos municípios, contribuindo para a melhoria da assistência.

O NASF-AB é composto de nove áreas estratégicas: saúde da criança/do adolescente e do jovem; saúde mental; reabilitação/saúde integral da pessoa idosa; alimentação e nutrição; serviço social; saúde da mulher; assistência farmacêutica; atividade física/práticas corporais; práticas integrativas e complementares. A definição das profissões que podem compor as equipes de NASF tem como base o Código Brasileiro de Ocupações (CBO), sendo elas: médico acupunturista; assistente social; profissional/professor de educação física; farmacêutico; fisioterapeuta; fonoaudiólogo; médico ginecologista/obstetra; médico homeopata; nutricionista; médico pediatra; psicólogo; médico psiquiatra; terapeuta ocupacional; médico geriatra; médico internista (clínica médica), médico do trabalho, médico veterinário, profissional com formação em arte e educação (arte educador) e profissional de saúde sanitarista (profissional graduado na área de saúde com pós-graduação em saúde pública ou coletiva ou graduado diretamente em uma dessas áreas).[5]

A despeito do fato de as Portarias não estabelecerem composições fixas para as equipes NASF, dados do Cadastro Nacional de Estabelecimentos de Saúde (CNES) apontam que o fisioterapeuta é o profissional mais presente nestas equipes (Fig. 4-2). Entretanto, a atuação desses profissionais tem apresentado características distintas nos diversos municípios. Desde a publicação da Portaria 154/2008 até os dias atuais, vários movimentos foram feitos no sentido de dar suporte ao trabalho das equipes NASF. Atualmente o Caderno de Atenção Básica Nº 39 é a principal referência para o trabalho neste Núcleo. Publicado, em 2014, esse Caderno tem como tema o "NASF – ferramentas para a gestão e para o trabalho cotidiano" e foi construído com a finalidade de apoiar e ofertar ferramentas para a implantação e a qualificação do processo de trabalho dessas equipes. Propõe que o trabalho do NASF seja orientado pelo referencial teórico-metodológico do apoio matricial, desenvolvendo trabalho compartilhado e colaborativo nas dimensões: clínico-assistencial e técnico-pedagógica.[10]

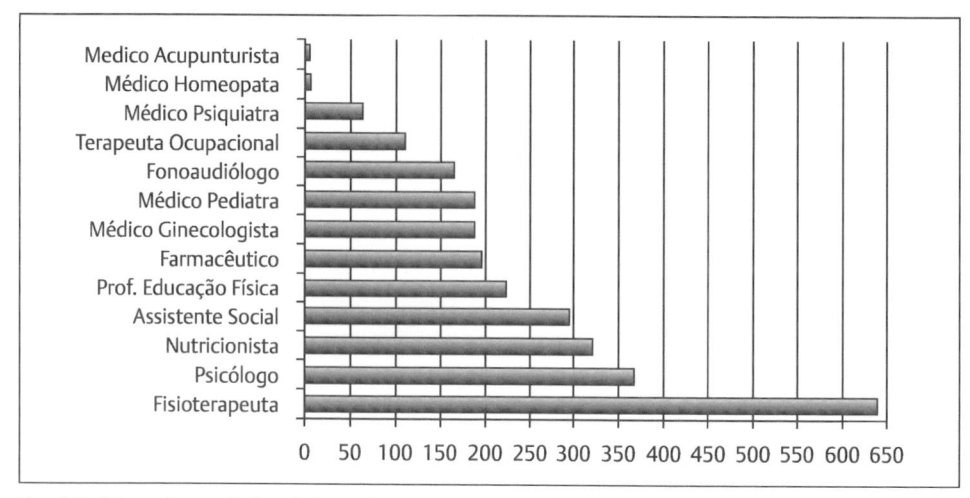

Fig. 4-2. Categorias profissionais inseridas no NASF, no Brasil em 2009. (Fonte: VAZ, 2009, p.37 – elaborada a partir de dados do CNES.)

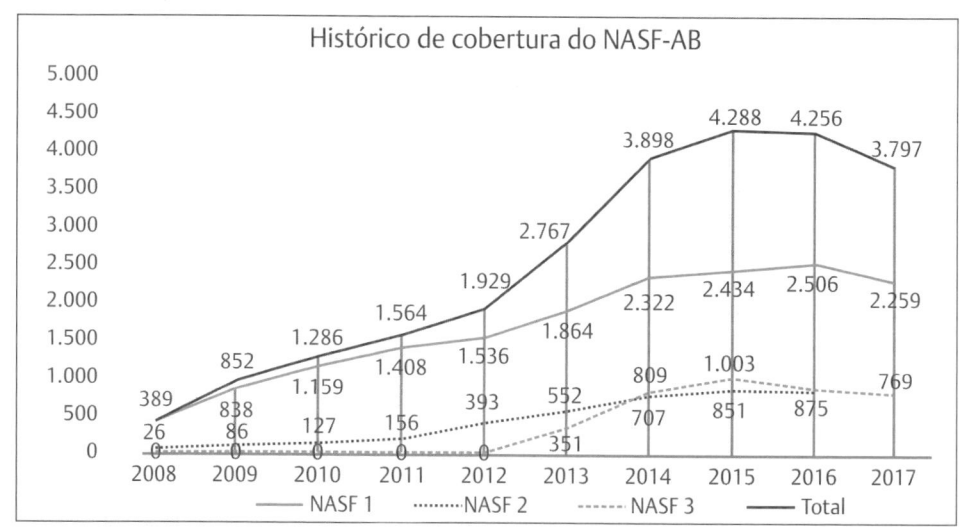

Fig. 4-3. Histórico de cobertura do NASF-AB. (Fonte: Departamento de Atenção Básica – DAB/SAS/MS [2018]).[8]

Além da integralidade, outros princípios devem orientar as ações a serem desenvolvidas pelo NASF-AB, como o território, a educação popular em saúde, a interdisciplinaridade, a participação social, a intersetorialidade, a educação permanente em saúde, a humanização e a promoção da saúde.[11] Na Figura 4-3, é possível visualizar o histórico de cobertura do NASF-AB.

> **SAIBA MAIS**
>
> Conheça os Cadernos de Atenção Básica referentes ao NASF-AB
> Brasil. Ministério da Saúde. Secretaria de Atenção à Saúde. Departamento de Atenção Básica. Núcleo de Apoio à Saúde da Família/Ministério da Saúde, Secretaria de Atenção à Saúde, Departamento de Atenção Básica. – Brasília: Ministério da Saúde, 2014. 112 p.: il. – (Cadernos de Atenção Básica, n. 39)

> **PARA REFLETIR**
>
> - Em seu município existe alguma equipe de NASF-AB?
> - Que categorias profissionais compõem a equipe ou as equipes?
> - Como está configurada a rede municipal de serviços e de que forma o NASF-AB pode se inserir?
> - Que ações a fisioterapia no NASF-AB desenvolve em seu município?

O Programa Melhor em Casa (EMAD)

O Programa Melhor em Casa (PMC) foi instituído pela portaria nº 2.527, de 27 de outubro de 2011,[12] com a proposta de ampliar e qualificar a atenção domiciliar de usuários egressos dos serviços de emergência ou urgência, evitando longos períodos de internação, bem como reduzindo a demanda por atendimento hospitalar dos casos. PMC faz parte do Plano Regional da Rede de Atenção às Urgências e Emergências, contando com Equipes Multiprofissionais de Atenção Domiciliar (EMAD).[13, 14]

Os municípios com uma EMAD podem implantar uma Equipe Multiprofissional de Apoio (EMAP) para suporte e complementação das ações de Suporte e Atenção Domiciliar (SAD), nas seguintes situações:

1. Municípios com população igual ou superior a 40.000 (quarenta mil) habitantes, o SAD será composto por EMAD Tipo 1 e poderá, ainda, contar com EMAP;
2. para Municípios com população inferior a 40.000 (quarenta mil) habitantes:
   a) em Municípios com população entre 20.000 (vinte mil) e 40.000 (quarenta mil) habitantes, o SAD será composto por EMAD Tipo 2 e poderá contar com EMAP; e
   b) em Municípios que, agrupados, somem população igual ou superior a 20.000 (vinte mil) habitantes, o SAD será composto por EMAD Tipo 2 e poderá contar com EMAP e/ou apoio do NASF.

A EMAP é composta por, no mínimo, três dos seguintes profissionais de nível superior: 1) assistente social; 2) fisioterapeuta; 3) fonoaudiólogo; 4) nutricionista; 5) odontólogo; 6) psicólogo; 7) farmacêutico; e 8) terapeuta ocupacional.

Cabe à equipe do EMAD a caracterização do usuário no cuidado e tipo de atenção e procedimentos utilizados para realizar o cuidado dos mesmos. O papel das EMAD não substitui as ações realizadas no domicílio pelas equipes de APS. No município de Ribeirão Preto, por exemplo, o plano de cuidado é elaborado pela equipe tanto para recuperação, quanto para a manutenção do quadro funcional, tendo como instrumento norteador o MIF (Medida de Instrumento Funcional) presente no protocolo da Fisioterapia, sendo capaz de avaliar cinco categorias cognitivas e treze motoras, demonstrando a importância do profissional na equipe.[15] Entre os benefícios da atuação da fisioterapia no domicílio, Shimocomaqui (2014)[15] elenca o conforto, comodidade, segurança e praticidade para família e para o usuário restrito ao leito ou com alguma incapacidade físico-funcional. Afirma favorecer o treinamento das Atividades de Vida Diária (AVDs), maior proximidade do terapeuta e cuidador e o conhecimento da realidade.

> **PARA REFLETIR**
> - Como o NASF-AB se articula com as equipes do PMC em seu município?
> - Quais as principais diferenças na atuação do fisioterapeuta nessas duas equipes?
> - Os atendimentos do PMC em seu município são com base no PTS e na visão da clínica ampliada?

> **SAIBA MAIS**
> São inúmeros os desafios da PNAD ao reconhecer a APS como o primeiro nível de Atenção Domiciliar (AD1) numa lógica de cuidados contínuos crescentes. Saiba mais sobre os níveis de Atenção Domiciliar em:
> Savassi LCM. Os atuais desafios da Atenção Domiciliar na Atenção Primária à Saúde: uma análise na perspectiva do Sistema Único de Saúde. Rev Bras Med Fam Comunidade 2016;11(38):1-12.

Equipe de Atenção Básica (eAB)

Segundo o Departamento de Atenção Básica (DAB), as eAB são equipes multiprofissionais e atuam em território delimitado da Unidade Básica de Saúde (UBS), não compreendida pela ESF, sendo composta por fisioterapeutas, terapeutas ocupacionais, médicos de diferentes especialidades, assistentes sociais, psicólogos, fonoaudiólogos entre outros. Prestam um conjunto de ações de saúde, em âmbitos individual e coletivo, relacionadas com a promoção, prevenção, diagnóstico e tratamento, provendo atenção integral. As ações no território e com a comunidade também são fundamentais, como a visita domiciliar, ações intersetoriais e o controle social.

A eAB integra um grupo de profissionais vinculados e alocados em uma UBS, que atende uma determinada população. Porém, com a expansão da ESF, no mesmo espaço, ou seja, na UBS, pode haver a presença das eSF e o apoio matricial dos NASF-AB, ambos com atuação sobre uma população diferente da população coberta pela eAB. Estes casos são chamados de modelos mistos nas UBS. Tanto as eAB quanto os NASF-AB podem compor suas equipes multiprofissionais com fisioterapeutas, que atuam, teoricamente, em populações com coberturas distintas entre si, como descrito a seguir:

- Fisioterapeuta da eAB atende a população coberta pela área da UBS.
- Fisioterapeuta do NASF-AB atende a população coberta pela ESF.

Porém, na prática, apesar de ambas as equipes atenderem populações distintas, são territórios muito próximos, o que inviabiliza esta divisão metódica durante as atividades. Por isso, na maioria das vezes, as atividades são feitas em conjunto, abrangendo tanto a população coberta pela área da UBS, quanto pela ESF. Assim, diferente do que acontece na teoria, pode-se observar a presença de duas situações distintas:

- Fisioterapeutas da eAB e NASF-AB atuando na mesma UBS e atendendo áreas de abrangência em comum, ou seja, eAB atendendo área de abrangência da ESF e não somente a área da UBS.

- Fisioterapeuta da eAB, sem presença de fisioterapeuta do NASF-AB, atendendo área de abrangência da ESF, e não somente a área da UBS.

Assim, como há atividades em comum entre eAB e NASF-AB, esta relação pode evidenciar potencialidades do trabalho conjunto, fortalecendo a APS e ampliando a assistência. Ao mesmo tempo, esta relação pode sofrer limitações na própria organização do processo de trabalho. Segundo Silva (2017),[16] para se alcançar os mesmos objetivos que se propõem, a Equipe NASF deve interagir de maneira harmônica com a eAB de forma que ambas cooperem entre si para garantir uma assistência integral e resolutiva ao usuário dos serviços de saúde. Para tanto, é necessário o deslocamento de um processo de trabalho centrado em procedimentos ou em profissionais, para outro focado no usuário.

Porém, algumas diferenças nas atribuições entre NASF-AB e eAB podem ser observadas. Nas eAB, o papel ambulatorial de atendimentos individuais é mais prevalente e frequente, enquanto que, no NASF-AB, procura-se utilizar de artifícios como consultas compartilhadas, matriciamentos das eSF, maior quantidade de grupos, entre outras atribuições do NASF-AB.

Saiba que, a partir do ano de 2017, na região oeste do município de São Paulo, as eAB estão sendo gradualmente substituídas por equipes de NASF-AB, com base nas mudanças políticas locais de expandir a ESF, para melhor atender à população. É um processo recente do desenvolvimento do modelo assistencial coletivo, que ainda necessita de muitas mudanças e melhorias.

Apesar destas dificuldades presentes na maioria dos serviços, o profissional deve-se adaptar a situações novas e ter perfil de liderança, criatividade e tomada de decisões.[3] Segundo Silva (2017),[16] a forma como se vivencia o processo de trabalho está intimamente ligada ao modelo assistencial executado no âmbito do cuidar em saúde. E, tal qual o nome pressupõe, o processo de trabalho é algo dinâmico, que está em constante construção, passível, a todo e qualquer momento, de ser influenciado pelos mais diversos fatores, dentre eles, o modelo vigente de produção, proteção e promoção da saúde.

Assim como os demais modelos da APS, as eAB enfrentam alguns entraves e dificuldades no processo de trabalho, como a falta de recursos humanos e materiais de trabalho, ocasionando aumento das filas de espera, diminuição na qualidade do atendimento e resolução dos casos.

> **PARA REFLETIR**
> - Quais as principais diferenças entre o NASF-AB e a eAB?
> - No seu município, como são compostas as UBS, quanto aos profissionais de fisioterapia? NASF-AB, eAB ou mistas?

TECNOLOGIAS EM SAÚDE E AÇÕES GERAIS NA APS

Para a organização e o desenvolvimento do processo de trabalho na APS existem ferramentas tecnológicas utilizadas como apoio à gestão, como a Pactuação do Apoio e apoio à atenção, das quais são exemplos: o Matriciamento, a Clínica Ampliada (CA), o Projeto Terapêutico Singular (PTS) e o Projeto de Saúde no Território (PST).

A equipe do NASF-AB dispõe de ferramentas que facilitam a organização e a estruturação do "trabalho vivo", como genograma e ecomapa, buscando a reconstrução das práticas de saúde e tendo a produção de cuidado de forma subjetiva como a finalidade do processo de trabalho em saúde.[10]

Tecnologias Leves na Produção do Cuidado

O trabalho em saúde é sempre relacional porque depende de "trabalho vivo" em ato, isto é, o trabalho no momento em que este está produzindo. Segundo Merhy e Franco (2003),[17] o trabalhador opera um núcleo tecnológico no seu processo de trabalho, composto por "trabalho morto" (instrumental) e "trabalho vivo" em ato. A mudança do modelo assistencial pressupõe impactar o núcleo do cuidado, compondo uma hegemonia do "trabalho vivo" sobre o "trabalho morto". Isto significa romper com a lógica prescritiva da atividade assistencial, que a captura do "trabalho morto" exerce, em todos os níveis da assistência.

As tecnologias leves representam o caráter relacional do trabalho em saúde, indicam a forma de agir entre sujeitos trabalhadores e usuários, individuais e coletivos, implicados com a produção do cuidado. As tecnologias inscritas nos instrumentos são as tecnologias duras porque já estão estruturadas para elaborar certos produtos da saúde; e o conhecimento técnico, denomina-se tecnologias leves-duras, porque identificam-se características duras (estruturadas) e leves, que diz respeito ao modo singular como cada profissional aplica seu conhecimento para produzir o cuidado.[17] Nesse sentido, as tecnologias das relações, dentre elas escuta, acolhimento e vínculo, supõem troca de saberes (incluindo os dos usuários e familiares), diálogo entre os trabalhadores e modos de trabalhar em equipe, pois:

> *No estabelecimento de um diálogo entre o trabalhador da saúde e o usuário, poderemos encontrar a solução conjunta para os problemas de saúde, já que muitas vezes o desabafo traz a resposta para determinada dificuldade. Ao mesmo tempo, poderemos trabalhar com o conhecimento popular, que faz parte da cultura do paciente e jamais deverá ser rejeitado. Mas a troca de conhecimentos só poderá ocorrer se o trabalhador tiver a humildade de ouvir, aceitar e associar o conhecimento empírico ao acadêmico.*[18]

Matriciamento

O apoio matricial, juntamente com a equipe de referência, trata-se de um arranjo organizacional, bem como uma metodologia para a gestão do trabalho em saúde. O apoio matricial se configura como uma retaguarda especializada que oferece suporte técnico-pedagógico às equipes de referência, que são as responsáveis pela condução de um caso individual, familiar ou comunitário. Dessa forma, esses dispositivos deslocam "o poder das profissões e corporações de especialistas, reforçando o poder de gestão da equipe interdisciplinar".[19]

Também pode ser entendido como um novo modo de produzir saúde em que duas ou mais equipes, num processo de construção compartilhada, criam uma proposta de intervenção pedagógico-terapêutica, proporcionando uma retaguarda especializada da assistência, assim como um suporte técnico-pedagógico, um vínculo interpessoal e o apoio institucional no processo de construção coletiva de projetos terapêuticos junto à população.[20]

O apoio matricial, ou simplesmente matriciamento, é a principal ferramenta de trabalho dos NASF-AB e busca requalificar o processo de trabalho das eSF (Fig. 4-4). Pautado nas discussões clínicas, nas consultas compartilhadas e na construção de Projetos Terapêuticos Singulares e Projetos de Saúde no Território, o apoio matricial amplia o olhar sobre os sujeitos, fortalecendo o trabalho em equipe e desenvolvendo a transdisciplinaridade, ao possibilitar que um problema de difícil manejo seja visto e discutido por diversas categorias profissionais, recrutando recursos comunitários e intersetoriais, considerando os determinantes sociais de saúde e a singularidade que cada caso exige.

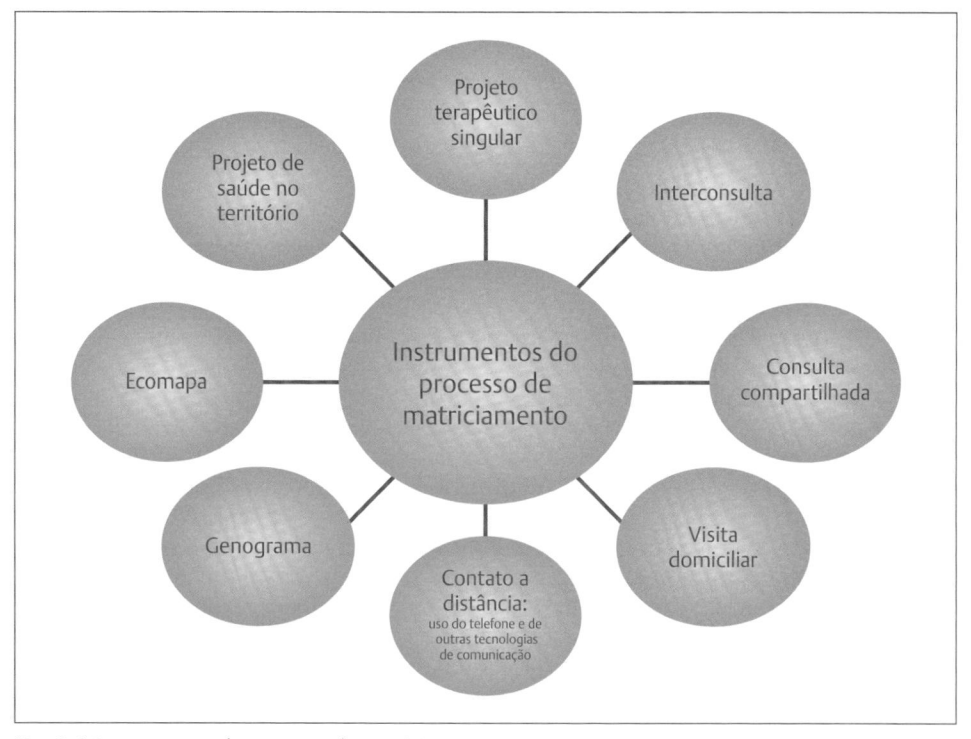

Fig. 4-4. Instrumentos do processo de matriciamento.

Clínica Ampliada e Projeto Terapêutico Singular

Apesar de todos os obstáculos e dificuldades para uma inserção qualificada da Fisioterapia na APS, estigmatizada como profissional da "reabilitação", deve-se buscar realizar o trabalho alicerçado nas diretrizes e princípios do SUS, ou seja, primar pela integralidade do cuidado, com Atenção Centrada no Paciente (ACP) e Prática Interprofissional Colaborativa para qualificar a atenção à saúde, tanto no âmbito individual, quanto coletivo.

A produção nacional relacionada diretamente com ACP é escassa e refere-se aos aspectos relacionados com a perspectiva ampliada do cuidado, com a participação dos usuários no cuidado e com a humanização. No contexto das Políticas de Saúde do Brasil, o cuidado integral, a Clínica Ampliada (CA) e a Política Nacional de Humanização (PNH), ancorados no princípio da integralidade, são abordagens que se aproximam da ACP.[21]

> *A Política Nacional de Humanização da Atenção e Gestão do SUS aposta na indissociabilidade entre os modos de produzir saúde e os modos de gerir os processos de trabalho, entre atenção e gestão, entre clínica e política, entre produção de saúde e produção de subjetividade. Tem por objetivo provocar inovações nas práticas gerenciais e nas práticas de produção de saúde, propondo para os diferentes coletivos/equipes implicados nestas práticas o desafio de superar limites e experimentar novas formas de organização dos serviços e novos modos de produção e circulação de poder. Operando com o princípio da transversalidade, o Humaniza-SUS lança mão de ferramentas e dispositivos para conso-*

lidar redes, vínculos e a corresponsabilização entre usuários, trabalhadores e gestores. Ao direcionar estratégias e métodos de articulação de ações, saberes e sujeitos pode-se efetivamente potencializar a garantia de atenção integral, resolutiva e humanizada.[22]

A CA integra a PNH e juntamente com os instrumentos de Equipes de Referência, Apoio Matricial e PTS tem-se mostrado como dispositivo resolutivo no âmbito da atenção e no âmbito da gestão de serviços e redes de saúde. A CA busca integrar várias abordagens para possibilitar um manejo eficaz da complexidade do trabalho em saúde, que é transdisciplinar e, portanto, multiprofissional, ou seja, contempla a subjetividade das pessoas e questiona a fragmentação do processo de trabalho.[22]

O PTS apresenta-se como importante instrumento da CA. O PTS é um conjunto de propostas de condutas terapêuticas articuladas, para um sujeito individual ou coletivo, resultado da discussão coletiva de uma equipe interprofissional, com apoio matricial, se necessário, especialmente nas situações mais complexas.[22] Cabe destacar que o PTS busca a singularidade, já que os diagnósticos tendem a igualar os sujeitos e minimizar as diferenças.

Com o objetivo de superar os desafios determinados por toda a complexidade do cuidado, a PIC assume destaque importante na APS e na construção do PTS. Segundo Agreli et al. (2016),[21] existe uma relação recíproca, de dupla mão e influência, entre ACP e PIC que podem melhorar os processos de cuidado em saúde e a prática profissional. Para Reeves et al. (2017),[23] a PIC é o processo em que diferentes profissionais da saúde trabalham juntos em grupo buscando um impacto positivo no cuidado à saúde. A PIC envolve a negociação contínua e interação entre os profissionais, em que se valorizam a especialidade e as contribuições que todos os profissionais podem trazer para o cuidado do usuário.[23]

Segundo Merhy, Feuerweker e Gomes (2010),[24] a equipe precisa se abrir para buscar outras formas de olhar para a vida das pessoas. Faz-se necessário pensar outro agir, de mobilizar afecções, experimentações desse acontecimento que criam desvios e, por isso mesmo, outras possibilidades de construir planos de cuidado antes impensáveis. O plano de ações precisa agenciar uma rede de apoio e de cuidado à família ao produzir novas implicações com outras formas de tratar, ao reconhecer a produção de diferenças na repetição. O PTS é um instrumento que se divide em quatro momentos:[11]

1. *Diagnóstico:* deverá conter uma avaliação orgânica, psicológica e social. Deve tentar captar como o "sujeito singular" se produz diante de forças, como as doenças, os desejos e os interesses, como também o trabalho, a cultura, a família. Ou seja, tentar entender o que o sujeito faz de tudo o que fizeram dele.
2. *Definição de metas:* uma vez que a equipe fez os diagnósticos, faz propostas de curto, médio e longo prazos, que serão negociadas com o sujeito doente pelo membro da equipe que tiver um vínculo melhor.
3. *Divisão de responsabilidades:* é importante definir as tarefas de cada um com clareza.
4. *Reavaliação:* momento em que se discutirá a evolução e se farão as devidas correções de rumo.

Nessa fase de diagnóstico, a avaliação do sujeito/família deve ser auxiliada por instrumentos, como o genograma e o ecomapa. O Genograma (Fig. 4-5) é a representação gráfica da família e permite uma visualização rápida das informações consideradas mais relevantes. É tido como um dos instrumentos mais úteis que o profissional de saúde dispõe na coleta de informação e para traçar a estrutura interna das famílias, utilizando regras e linguagem própria, e ainda mapeando pontos fortes e de vulnerabilidades. A aplicabilida-

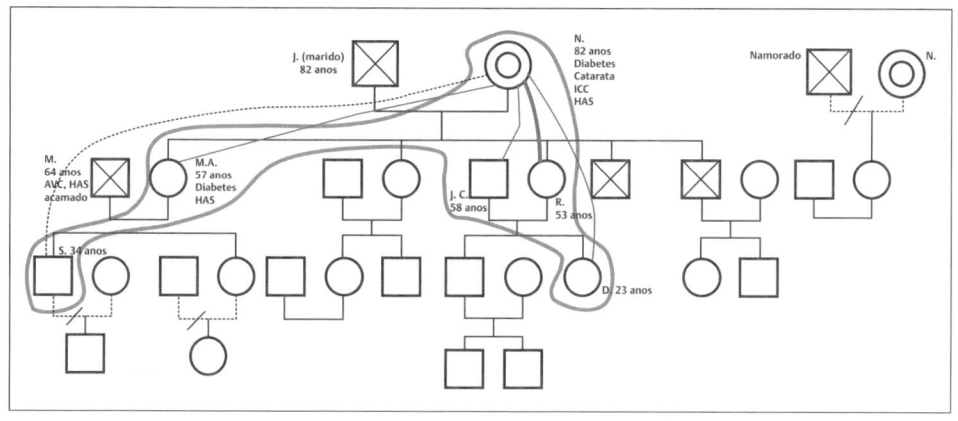

Fig. 4-5. Genograma de usuária da UBS Nova Cintra (Santos-SP). – Ver Figura 4-7. (Fonte: Elaborado pelos autores a partir de um caso acompanhado pela equipe de fisioterapia da Unifesp – UBS Nova Cintra Santos-SP.)

de do genograma ocorre por permitir observar pelo menos três gerações da família, bem como sua composição e demais dados fundamentais, como a idade, trabalho, separações, mortes entre outros. São indicados, ainda, no próprio genograma, as doenças e transtornos referentes a cada indivíduo, desenvolvendo assim uma imediata identificação; bem como também suas relações afetivas, marcadas por meio das chamadas linhas de relacionamento, que possibilitam ainda dimensionar a intensidade de envolvimento emocional entre os membros da família. O Genograma como instrumento de avaliação, quando bem adotado e executado, proporciona uma maior compreensão do núcleo familiar em seu contexto psicossocial.[25]

O Ecomapa (Fig. 4-6) é a representação gráfica das relações e ligações da família com o meio onde habita e permite identificar os padrões organizacionais dessa e a natureza das suas relações com o meio, mostrando o equilíbrio entre as necessidades e os recursos da família. O Ecomapa é um instrumento de fácil construção e ampla aplicabilidade no trabalho com indivíduos e famílias, permitindo aos profissionais de saúde e suas equipes avaliar, planejar e intervir, lançando uma maior compreensão na relação que a pessoa ou família estabelece com o seu contexto, o que favorece o exercício do cuidado dentro do conceito ampliado de saúde e de acordo com os preceitos de integralidade. Ressalta-se que o ecomapa deve ser utilizado como um instrumento dinâmico, uma vez que a família esteja em alterações permanentes, como os sistemas que a rodeiam.[26]

O PTS pode ser implementado nos diferentes serviços, desde a APS à atenção especializada e hospitalar, no entanto, com características diferenciadas de acordo com o tempo de vínculo do usuário e organização dos serviços. Na atenção primária, especialmente no cuidado de usuário com doenças crônicas tem um acompanhamento longo, longitudinal, que demanda a compreensão da complexidade biopsicossocial. A APS tem como função coordenar o cuidado, ou seja, elaborar, acompanhar e gerir PTS, bem como acompanhar e organizar o fluxo dos usuários na RAS.[27]

Do ponto de vista da produção desse cuidado, faz-se necessário olhar os modos como se organizam os serviços e os encontros que precisarão ser produzidos entre trabalhadores e usuários.[28]

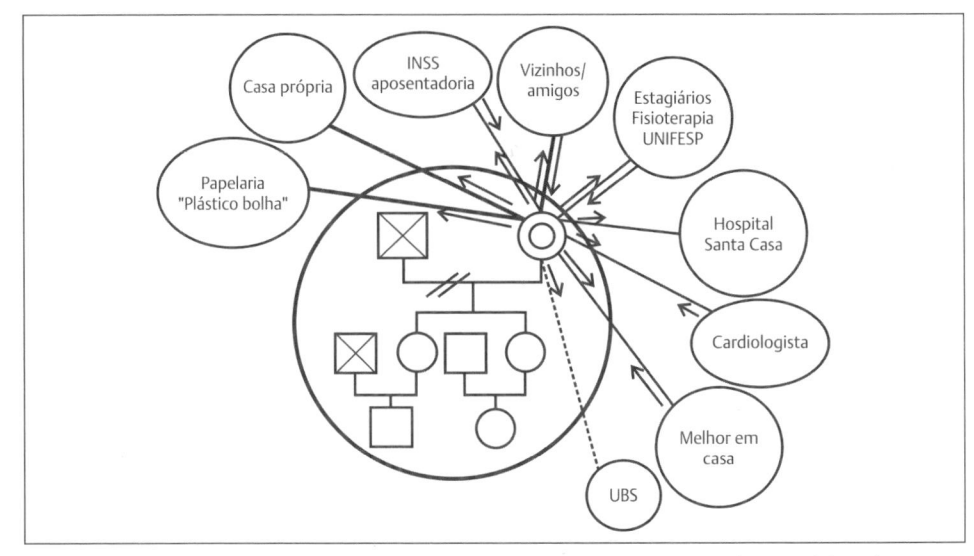

Fig. 4-6. Ecomapa de usuária da UBS Nova Cintra (Santos-SP). – Ver Figura 4-7. (Fonte: Elaborado a partir de um caso acompanhado pela equipe de fisioterapia da Unifesp – UBS Nova Cintra Santos-SP.)

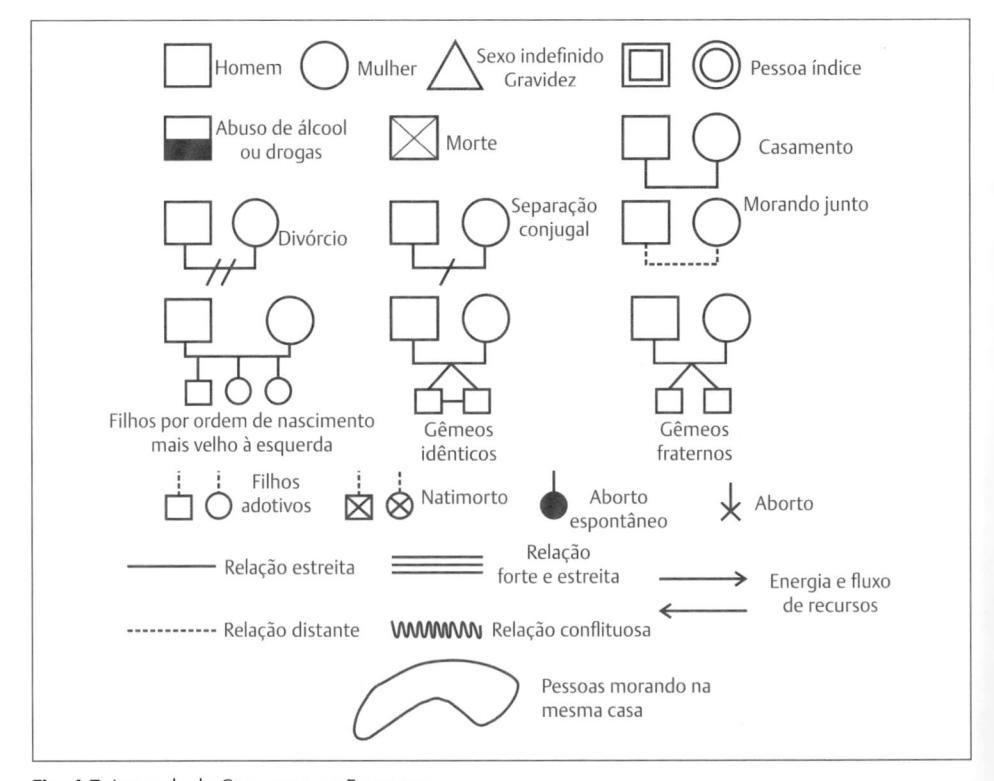

Fig. 4-7. Legenda do Genograma e Ecomapa.

> Um princípio fundamental, que baseia todos os dispositivos e estratégias propostos para a gestão do cuidado, é o reconhecimento das peculiaridades do trabalho em saúde, considerando a variabilidade das situações de saúde (individuais e coletivas), a volatilidade do trabalho (produzido e consumido em ato), os importantes graus de autonomia dos trabalhadores, a multiplicidade de planos que constituem as organizações de saúde (histórias de vida, cultura, religião, projetos corporativos, projetos políticos, estilos de gestão etc.) e que interferem no modo como os encontros entre trabalhadores e entre trabalhadores e usuários acontecem, a multiplicidade de projetos em disputa.[27]

Indicadores em Saúde

Em termos gerais, os indicadores são medidas-síntese que contêm informação relevante sobre determinados atributos e dimensões de contextos sociais, dentre eles do estado de saúde de uma população, bem como do desempenho do sistema de saúde. Estes devem revelar a situação sanitária de uma população e servir para a vigilância das condições de saúde. Um indicador pode variar desde a simples contagem direta de casos de determinada doença, até o cálculo de proporções, razões, taxas ou índices mais sofisticados, como a esperança de vida ao nascer.[29] Para isto faz-se uso dos diversos sistemas de informações oficiais (SIM, SINASC, SIS-AB/e-SUS AB, SIA, SIH entre outros) e pesquisas populacionais (PNAB, VIGITEL entre outros).

Neste sentido, tem ganhado destaque a Rede Integrada de Informações para a Saúde (**RIPSA**), iniciativa do Ministério da Saúde brasileiro e em acordo de cooperação com a Organização Pan-Americana da Saúde (OPAS), cujo propósito é o de promover a disponibilidade adequada e oportuna de dados básicos, indicadores e análises sobre as condições de saúde e suas tendências, visando a aperfeiçoar a capacidade de formulação, gestão e avaliação de políticas e ações públicas pertinentes. Desde 1997, de forma intermitente, são divulgados os indicadores e dados básicos (IDB) do Brasil, que trazem informações apuradas de indicadores: demográficos; socioeconômicos; de mortalidade; de morbidade e fatores de risco; de recursos, e de cobertura.[29]

> **SAIBA MAIS**
> Conheça a RIPSA, no site: http://www.ripsa.org.br

Os resultados destes indicadores têm servido de base para formulação de programas e políticas públicas de saúde no Brasil, a exemplo do programa Hiperdia, voltado à avaliação e cuidado de pessoas com hipertensão arterial sistêmica e com diabetes na APS, e da Política Nacional de Saúde da Pessoa Idosa. A aplicação destes indicadores na saúde coletiva é inquestionável, no entanto, eles são limitados, dentre outros aspectos, pelas fontes de dados que os alimentam. A maioria dos instrumentos de coleta de dados na saúde é voltada à frequência de doenças ou condições de saúde, a partir da Classificação Internacional de Doenças (CID); e na APS, a partir da inclusão de procedimentos com foco na atuação médica, enfermagem e pouco da odontologia, como vacinação, pré-natal e até consultas pelos profissionais da ESF. É bem verdade que muitos dos indicadores podem ser usados por qualquer profissional de saúde para se estabelecer o perfil geral de saúde da população, mas se o objetivo for, a partir do princípio da integralidade, conhecer de maneira específica algumas condições de saúde, o processo fica prejudicado. Portanto, se os sistemas de informações de saúde, sobretudo os relacionados a morbidade e fatores de risco, não colherem dados a respeito de funcionalidade, deficiências e incapacidades, por exemplo, será impossível o fisioterapeuta usar indicadores populacionais para avaliar o estado de saúde funcional da população e, muito menos, acompanhar sua evolução.

Indicador de Adesão

Como a APS busca a promoção da saúde, a adesão do indivíduo às consultas, a atividades coletivas desenvolvidas e ao tratamento proposto pelos profissionais de saúde é primordial para o êxito das ações. Tanto o correto uso do tratamento medicamentoso, quanto a assimilação de exercícios prescritos ou práticas de atividades propostas na rotina diária são indicativos importantes para a resolutividade do caso, mesmo que de forma indireta. Mesmo assim, talvez o mais comum para os profissionais de saúde seja transferir totalmente para o outro (usuário) a responsabilidade da adesão e adoção de mudança de comportamento.[30] No entanto, como afirma Silveira e Ribeiro (2005),[31] para adesão ao tratamento é necessário parceria de quem cuida e é cuidado na cotidianidade e constância na relação do cuidado em saúde. Assim, fator fundamental para tanto é proporcionar vínculo entre usuário e profissional. Nesse enfoque, assistência e educação em saúde percorre o reconhecimento e a aceitação das condições de saúde, bem como identificação e mudança ativa de fatores de risco no estilo de vida, atitudes promotoras de qualidade de vida e consciência para o autocuidado. Atitude para o cuidado profissional de ações de saúde centradas na pessoa, como informação, construção dos planejamentos terapêuticos para singularidade de cada situação, suportes social e emocional, é fundamental.

Reiners *et al.* (2008),[30] em sua revisão, apontam para o papel submisso do usuário as recomendações relativas ao tratamento e à carga depositada neste por sua adesão, levando a um processo de culpabilização individual. Segundo estes autores, as medidas para a resolução deste problema passam pela identificação da responsabilidade dos profissionais, serviços de saúde, governos e instituições de ensino. Sabe-se também que os fatores comportamentais e emocionais apresentados pelos indivíduos devem ser considerados no planejamento de ações de saúde com vistas à adesão[31] e que atividades de educação em saúde voltadas à comunidade e em grupos operativos e multidisciplinares podem servir de incentivo a uma melhor adesão.[31]

Há vários estudos sobre esse tema na área da saúde, envolvendo diversas morbidades e cenários, no entanto, há poucos que tratam a respeito da adesão a exercícios terapêuticos prescritos pela Fisioterapia a serem usados na atenção primária. Sem ter a pretensão de fazer uma revisão ampla sobre o tema, serão explorados aqui aspectos de alguns estudos que podem trazer luz a fatores específicos a serem aprendidos e inseridos no planejamento das ações profissionais.

É possível encontrar revisões sistemáticas que têm investigado sobre diferentes tipos de adesão aos exercícios sugeridos para serem realizados em casa, sem a presença do profissional, em população com distúrbios musculoesqueléticos em geral. Jack *et al.* (2010)[33] examinaram as barreiras à adesão ao tratamento em uma população com distúrbios musculoesqueléticos de naturezas aguda, subaguda e crônica. A evidência encontrada foi que a baixa adesão estava associada à baixa autoeficácia do exercício, à depressão, à ansiedade, ao baixo suporte social, ao baixo nível de atividade física, ao desamparo, à percepção de barreiras à execução do exercício e ao aumento dos níveis de dor durante o exercício. Com o mesmo foco populacional, McLean *et al.* (2010)[34] encontraram forte evidência de que estratégias de adesão não eram efetivas quando aplicadas acima de um ano. Outros que estudaram sobre estas intervenções que melhoram a adesão e em população mais específica – distúrbio musculoesquelético crônico (dor com duração maior do que 3 meses) – foram Jordan *et al.* (2010).[35] Eles concluíram que a prescrição de exercícios supervisionados ou individualizados, que incorpora técnicas de autogestão, pode aumentar a adesão ao exercício. Considerando que fatores associados à adesão podem variar entre pessoas com diferentes ciclos de vida e condições de saúde, Beinart *et al.* (2013),[36] em uma revisão sistemática criteriosa, envolvendo apenas ensaios clínicos randomizados, encontraram que, para população adulta (18 a 65 anos) com dor lombar crônica, os fatores com evidência moderada foram: (relativos ao indivíduo) maior lócus de controle na saúde – faz referência às expectativas de controle que os indivíduos mantêm sobre os acontecimentos da vida com respeito à sua condição de saúde e (relativos à intervenção) supervisão, participação em um programa de exercícios e participação em um programa de mudança comportamental (Psicologia) com estratégias motivacionais agregadas.

Esses estudos, apesar de voltados para pessoas com distúrbios musculoesqueléticos, parecem revelar alguns princípios a serem adotados na APS com fins de aumentar a adesão aos exercícios prescritos e resolutividade. Primeiro que haja aspectos individuais relacionados com esta adesão a serem considerados na avaliação e que fogem da competência do fisioterapeuta (a exemplo da depressão, ansiedade, baixo suporte social, lócus de controle da saúde), mas que podem ser incorporados como alcance de meta terapêutica dentro do PTS pela equipe e ajudar no tratamento de forma integral. Os exercícios prescritos precisam estar dentro de um programa terapêutico, que deve apresentar níveis gradativos de complexidades e intensidades diferentes a serem alcançados por metas, e com alto nível de informação e linguagem não verbal (ilustrações). A busca por melhores exercícios aos usuários deve levar em consideração a especificidade do objetivo terapêutico e a capacidade e afinidade do usuário com aquilo que foi proposto. Este programa precisa ser também adaptável às condições do usuário, e o aprendizado e viabilidade dos exercícios devem ser alvo de (re)avaliação constante. Não é recomendável o traçado de metas de exercícios com longo prazo para alcance, pois dificulta a mensuração e pode gerar desmotivação.

Outro aspecto recorrente a ser observado é o da supervisão. A responsabilidade na supervisão do plano de cuidado deve ser compartilhada com a família e cuidador, que podem servir de incentivadores. Outros profissionais da rede na APS, como o ACS, também podem ajudar, assim como já o fazem rotineiramente com relação à adesão ao tratamento medicamentoso. É aconselhável também elaborar um calendário semanal para os exercícios, em que o usuário possa registrar o que foi de fato realizado, bem como suas dúvidas e apontamentos. Essa estratégia incentiva a autogestão de saúde e parece ser mais importante nos casos em que o usuário tem pouco suporte familiar ou social. Palazzo *et al.* (2016),[37] em um estudo qualitativo na França com pacientes com dor lombar crônica após alta de hospital, apontam que a adesão aos exercícios pode ser facilitada pelo aumento da atratividade do programa de exercício prescrito, e que o uso de novas tecnologias virtuais para informação e comunicação poderia ser usado, principalmente para aumentar a sensação de supervisão dos pacientes. No entanto, é destacado que estas possíveis tecnologias não devem ser substitutivas da relação humana de cuidado entre terapeuta e paciente, mas parece ser inevitável que em pouco tempo tenhamos aplicativos de uso na atenção primária que facilitem este processo.

Visita Domiciliar

As visitas domiciliares são caracterizadas como o deslocamento dos profissionais que integram uma equipe de saúde até o domicílio do usuário e podem ter diversas configurações de composição de equipe de acordo com o modelo, como o PMC, a ESF, o NASF-AB e a parceria ensino-serviço, com o objetivo de cuidado, atenção, aprendizagem ou investigação.

As visitas proporcionam e viabilizam o cuidado dos usuários com algum nível de dependência física ou emocional e com dificuldades de sair do seu domicílio, além de possibilitar conclusões por meio da observação da rotina, do ambiente e da dinâmica familiar.[38]

A visita domiciliar é essencial ao trabalho de atenção primária do profissional de saúde, pois é quando se depara com a realidade do usuário, com suas AVD e Atividades Instrumentais de Vida Diária (AIVD), com o ambiente e dinâmica familiares, além de suas limitações. Afora esses pontos, a atuação do fisioterapeuta nas UBS e nos domicílios vai além da atenção direta ao paciente, mantendo contato com a família, propondo a educação e capacitação dos mesmos para os cuidados ofertados.

Cabe à equipe abordar de forma ativa a população, seja nos domicílios, nas escolas ou locais de trabalho, não se limitando somente ao espaço físico da unidade de saúde.[39] Outro aspecto, e talvez o principal a ser destacado sobre a importância das visitas, é em relação à dificuldade do acesso do usuário à unidade de saúde, pois em muitos casos o usuário necessita caminhar longas distâncias, além de se deparar com caminhos e ruas com pouca infraestrutura, ladeiras e escadas. Tudo isso deve ser levado em consideração no cuidado e atenção ao usuário.

Sob a ótica da integralidade e da universalidade, a visita domiciliar surge como um instrumento que amplia o acesso aos serviços de saúde, abrangendo uma parcela da população praticamente invisível aos profissionais e aos índices de saúde, que são os domiciliados e acamados.

O TRABALHO DO FISIOTERAPEUTA NA APS

A proposição do trabalho em equipe na APS tem como princípio a construção, desconstrução e reconstrução permanente entre os usuários dos serviços de saúde e trabalhadores, em um processo coletivo do cuidar em espaços marcados por disputas de poder e rotinas de trabalho definidas pelo "*status quo* institucional e social".[40] São necessários distintos olhares, saberes e fazeres[41] e o fisioterapeuta, como parte da equipe multiprofissional e transdisciplinar, vivencia no seu cotidiano relações presentes e passadas "de poder, de saberes, de afeto, de trabalho, de gênero, relações sociais, históricas e culturais".[40]

Na APS, o fisioterapeuta emprega estratégias e modos de tratar, cuidar e acompanhar a saúde individual ou coletiva, permeados pelos conceitos de humanização e da clínica ampliada, empregando uma série de ferramentas e dispositivos para "consolidar redes, vínculos e a corresponsabilização entre usuários, trabalhadores e gestores". Como objetivos comuns, estão a construção dos projetos terapêuticos de uma pessoa\família\grupo em sua integralidade, a gestão em saúde, a educação permanente, o controle social e a formulação em equipe de projetos de saúde dentro dos princípios e diretrizes do SUS.[22]

Partes dos saberes e práticas são, portanto, "campos comuns" à equipe multiprofissional, demandando, por exemplo, conteúdos da Saúde Coletiva, das Ciências Sociais e/ou da Pedagogia, descritos e detalhados pela literatura científica e pelos cadernos e manuais do SUS, centrais para o desenvolvimento de projetos de intervenção em saúde no território, educação popular em saúde, trabalhos educativos, grupos de promoção à saúde, ações de inclusão social entre outras.[4,42]

A proposta é apresentar neste item outras possibilidades de atuação do fisioterapeuta, como agente multiplicador de saúde em conjunto com uma equipe multiprofissional, de forma interdisciplinar, por meio das experiências dos autores e refletindo sobre os desafios ético-políticos da transdisciplinaridade, multiprofissionalidade e integralidade e nas possibilidades de ampliação, respeitando-se as especificidades de cada região.

Dentre várias iniciativas municipais de inclusão do fisioterapeuta na APS, ganha destaque o protagonismo ocorrido no município de Sobral (CE), sendo um dos pioneiros a inserir o profissional fisioterapeuta na ESF, a partir do ano 2000. Juntamente com a Escola de Formação em Saúde da Família Visconde de Saboia nesse município, promoveu-se uma profunda reflexão sobre a prática deste profissional no cenário da APS.[43] Atualmente o fisioterapeuta se insere na APS como um dos profissionais de saúde com ensino superior que podem compor os NASF-AB,[44,45] bem como as equipes dos programas "Melhor em Casa" (PMC)[46, 15] e "Academia da Saúde".

Cada município define a composição final das equipes, seguindo os critérios de prioridade identificados a partir dos dados epidemiológicos e das necessidades locais. Mesmo que os dados apontem a necessidade do fisioterapeuta em uma determinada área de abrangência, há de se ressaltar que o entendimento restrito da práxis do fisioterapeuta pelos gestores pode dificultar a identificação da demanda real do profissional. Tal contexto é agravado pelo modelo assistencialista e pela insuficiência de profissionais qualificados para atuar na APS nos municípios demandantes. Boas e Shimizu (2015)[46] colocam as dificuldades enfrentadas pelos gestores para definir o quantitativo de pessoal necessário, número de usuários possíveis para serem cuidados de acordo com as especificidades clínicas de cada caso e da região de abrangência.

> **PARA LEMBRAR**
> No Capítulo 2 foi apresentada a trajetória histórica da inserção do ensino em fisioterapia no SUS, principalmente na APS e sua relação com os demais níveis de complexidade assistencial nos diferentes contextos sociais e econômicos.

Além das iniciativas municipais e do aumento do número de equipes do NASF-AB e PMC, existem projetos de ensino, pesquisa e extensão, realizados por instituições públicas e privadas de ensino superior na APS.[45, 46] Tais ações ocorrem em consonância com as diretrizes curriculares dos cursos de graduação em saúde que ampliam e reformulam os seus Projetos Pedagógicos dos Cursos (PPC) diante das mudanças no conceito de saúde no Brasil, juntamente com a manifestação social por reformas sanitárias ocorridas nas duas últimas décadas.

O perfil exigido à formação do fisioterapeuta tem-se modificado, conforme abordado no Capítulo 3, incluindo novas habilidades e competências para um profissional mais resolutivo e capaz de trabalhar em equipe, com olhar intersetorial e transdisciplinar, inclusive com aptidões na área de gestão e liderança e conhecimento das políticas públicas de saúde.

> **PARA LEMBRAR**
> No Capítulo 3 releia as competências e responsabilidades fisioterapêuticas na APS.

Costa *et al.* (2012)[49] pesquisaram a distribuição dos fisioterapeutas no sistema de saúde por meio do Cadastro Nacional de Estabelecimentos de Saúde (CNES) e demonstraram que, apesar da APS ser o nível de atenção prioritário, somente 13% dos cadastros de fisioterapeutas estão na APS, distribuídos em 46,7% dos municípios, com o maior percentual naqueles de pequeno porte (38,2% dos cadastros na APS). A percepção de 34 fisioterapeutas da APS, com idade entre 22 e 47 anos (média 32,5 ± 6,36), demonstra que, a despeito da alta demanda por ações terapêuticas, ações de promoção da saúde e prevenção de doenças estejam sendo realizadas. Entre as dificuldades enfrentadas, destacam-se, segundo os autores: "Demanda espontânea excessiva; número insuficiente de fisioterapeutas; espaço físico inadequado; falta de transporte para ações domiciliares; suporte insuficiente da média e alta complexidades; desconhecimento sobre atribuições de profissionais da APS; dificuldades no trabalho em equipe e baixa adesão da população às intervenções".

Pensando na funcionalidade há muito a realizar, a exemplo da definição de um perfil funcional das pessoas assistidas, possibilitando ações planejadas na real necessidade dos indivíduos e com eficiente reinclusão social desses. O conhecimento em Saúde Coletiva dos graduandos e também dos profissionais já em exercício emerge como mais um obstáculo, enfatizando a necessidade de uma mudança na formação profissional, para se passar de um entendimento curativo/reabilitador para uma lógica promocional/preventiva. Superar tais desafios se apresenta como condição indispensável para a consolidação do modelo de saúde proposto pelo SUS.[50]

Desafio de Inclusão do Fisioterapeuta na APS

Além das possibilidades do fisioterapeuta atuar na APS como parte da equipe multiprofissional do NASF-AB, eAB e Melhor em Casa (EMAD e EMAP), existem outros modelos assistenciais coletivos e campos de atuação de acordo com o município, demandas locais, convênios firmados e de como se desenvolveu a política de construção e desenvolvimento da APS em cada local.

Frente à necessidade de acompanhar todo o processo de reorganização do sistema de saúde brasileiro e, concomitantemente, após o desenvolvimento e mudança de percepção quanto à atuação da Fisioterapia com foco na qualidade de vida e bem-estar biopsicossocial, não somente do indivíduo, mas também do coletivo, foi necessária a inserção do fisioterapeuta na APS.[51] Essa inserção foi realizada de forma distinta, com diferentes modelos assistenciais coletivos, de acordo com as particularidades e necessidades de cada região. Dessa maneira, o profissional precisa ter um conhecimento do território e da população em questão, preservando as particularidades, características e o perfil da população, que varia muito entre os Estados, municípios e bairros.

A integração ensino-serviço-comunidade como estratégia de formação do fisioterapeuta para o SUS permite aos discentes vivenciarem o cotidiano de unidades de saúde desde os primeiros anos da graduação. Há uma diversidade de espaços de formação nos diferentes cenários da vida real e de produção de cuidados à saúde, dependendo do tipo de convênio estabelecido entre a instituição de ensino e a secretaria de saúde do município, bem como da inserção ou não do profissional fisioterapeuta nas equipes parceiras.

Algumas instituições de saúde oferecem o Internato Rural (IR) como um dos campos de estágio. Se nacionalmente tal prática ainda estiver centralizada na formação de médicos, em Minas Gerais, especificamente, na Faculdade de Ciências Médica de Minas Gerais, o IR acontece desde 1989 com alunos de Fisioterapia.[52] Outros exemplos são os programas de Residência Multiprofissional em Saúde, que trouxeram novos horizontes para a formação específica, com o objetivo de instituir profissionais com perfil para modificar práticas e para criar uma nova cultura de intervenção e de entendimento da saúde, no âmbito da implantação do SUS e da formação em serviço, com destaque para a APS.[53, 54]

É no campo das práticas que o fisioterapeuta depara-se com o desafio diário de construir ações interprofissionais colaborativas e de constituir a rede nos diferentes níveis de assistência, evitando a fragmentação e o isolamento das suas ações. Ao trazer a discussão dos "núcleos" e "campos", conforme proposto por Campos (2000),[55] é possível refletir sobre o campo comum na **APS** e o específico da **Fisioterapia**.

> **PARA REFLETIR**
>
> O desafio encontra-se, portanto, na (re)definição das especificidades nucleares da Fisioterapia e dos seus campos de saberes, trazendo para o debate a questão: quais são as práticas específicas do saber-fazer-ser fisioterapeuta na APS e como se articulam com as ações comuns?

A literatura ainda é escassa em detalhar as ações da Fisioterapia, porém alguns estudos, a maioria de caráter qualitativo, propuseram-se a investigar quais seriam os elementos constituintes da práxis fisioterapêutica no apoio à Saúde da Família, por meio de seus núcleos, revelando que, embora haja municípios que constituam suas equipes e modulem o processo de trabalho de forma equivocada, reproduzindo o antigo modelo assistencial fragmentado, sua atuação é abrangente a todas as faixas etárias, nos campos de promoção da saúde, prevenção de agravos, recuperação da saúde e reabilitação das condições encontradas no território. Aponta ainda que as ações da Fisioterapia incluem a realização do acolhimento; participação em grupos operativos e de práticas corporais; implementação de medidas educativas, preventivas e de promoção da saúde, construção de PTS; ações articuladas com outros profissionais que integram as eSF; atendimentos compartilhados; acompanhamentos/monitoramento dos estados de saúde dos usuários assistidos no território; solicitação de exames complementares diagnósticos; atendimentos individuais e domiciliares, com especial ênfase no cuidado aos acamados e treino de cuidadores. Os estudos descrevem uma ação prioritária em saúde mental, saúde da mulher e da criança e também da pessoa com deficiência.[46-48, 56-60]

AÇÕES ESPECÍFICAS DA FISIOTERAPIA NA APS
Análise Diagnóstica
Cabe ao fisioterapeuta na APS o uso de dados epidemiológicos para planejamento de suas ações, mas, para isto, um esforço deve ser feito, primeiro na direção da captação de indicadores relevantes à sua prática, e, segundo, uma forma de registro, análise e acompanhamento destes resultados. Para a captação de informações, pode-se pensar em instrumentos de rastreio de incapacidades ou informações de desfechos importantes ao fisioterapeuta, como: incidência de quedas e velocidade de marcha em idosos, queixas álgicas etc.

O registro deve ser feito em prontuário, e o ideal é que possa ser de acesso fácil e em linguagem única, o que torna a utilização da Classificação Internacional de Funcionalidade, Incapacidade e Saúde (CIF) imprescindível. A CIF foi concebida sobre um modelo de funcionalidade que dialoga com o conceito ampliado de saúde da Organização Mundial da Saúde (OMS), integrando os modelos biomédicos e social (Fig. 4-8). Dessa forma, a família de classificações da OMS foi construída para permitir uma linguagem universal a respeito de funcionalidade (aspectos positivos) e incapacidade (aspectos negativos) das populações.[61]

No entanto, dado seu tamanho e complexidade, o seu uso na prática clínica ainda não é tão difundido. Há diversas iniciativas para melhorar sua aplicação, e uma delas é a construção de *core sets* voltados para condições de saúde específicas, mas que tem sofrido críticas por voltar a ter a doença como centro da incapacidade, algo que a CIF enquanto modelo rompe. Outras, aparentemente mais viáveis, são a partir da definição de categorias de classificação específicas a cada profissão.[62] Na APS, essa parece ser seu melhor uso, pois respeita o domínio de conhecimento profissional e permite ainda enxergar o indivíduo e população de uma forma integral, sem restrição.

O desenvolvimento de sistema de informações unificado com base na CIF é ainda algo a se alcançar, mas que já apresenta algumas iniciativas. Araújo (2014)[63] descreveu o processo de uso da CIF em Barueri (SP) a partir de categorias previamente definidas por profissão e com devido treinamento. Já, em 2015, temos um relato de experiência com a escolha das categorias da CIF para cadastro individual e da família a serem incorporados no e-SUSAB nos municípios de Barueri e Santo André, no estado de São Paulo.[64] Foi possível gerar dados e indicadores importantes de funcionalidade a serem relacionados com indicadores de morbidade e mortalidade. É possível também utilizar questionários para obtenção de dados a respeito da funcionalidade que se espelham na CIF. Castro *et al.* (2016)[65] nos apresentam algumas possibilidades: os *core sets* e o *check-list* da CIF, o *World Health Disability Assessment Schedule* (WHODAS 2.0) e o *Model Disability Survey* (MDS), porém o uso desses questionários ainda carece de melhores estudos e de práticas na APS.

Avaliação e Gestão do Caso

Na APS, ao avaliar o paciente, podem ser identificadas demandas que dificultam a funcionalidade e AVD. Para um melhor cuidado desses usuários, são necessários materiais que auxiliem estes usuários em situações diárias, como as órteses, próteses e meios auxiliares de locomoção (OPM). Essas demandas podem ser identificadas não somente pelos fisioterapeutas, mas por qualquer profissional de saúde envolvido no cuidado do paciente e família.

Por exemplo, na região Oeste do município de São Paulo – SP, depois de identificadas as necessidades do paciente, são realizados pedidos das OPM por fichas de prescrição para serviços especializados (Fig. 4-9). Tal serviço permite que os usuários se beneficiem com órteses, próteses, calçados, palmilhas, cadeiras de banho, cadeiras de rodas (simples

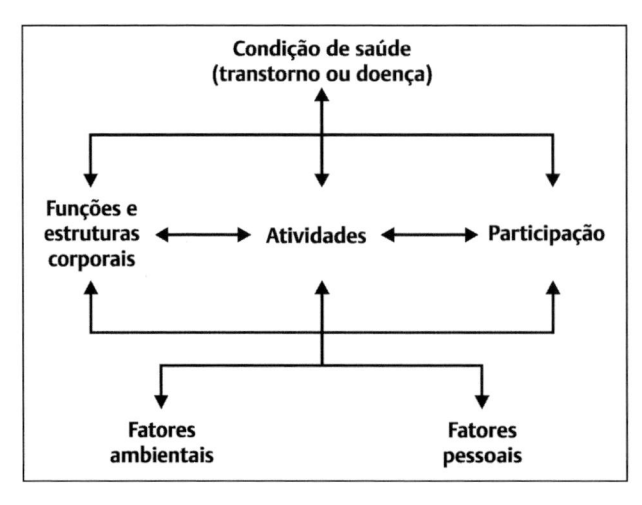

Fig. 4-8. Modelo Biopsicossocial (Adaptada de OMS, 2003).

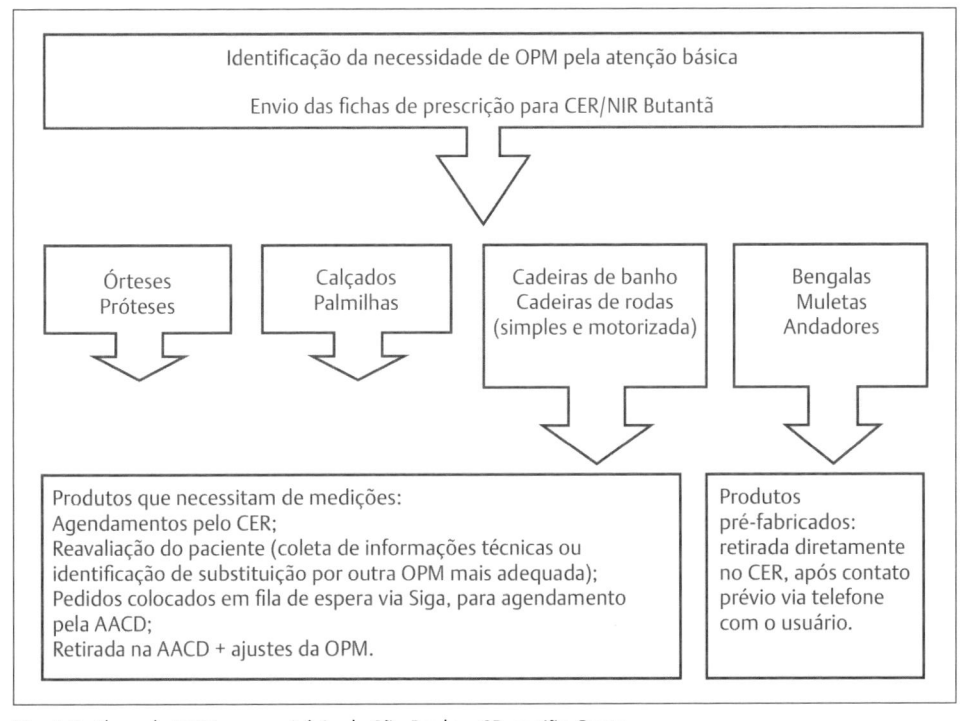

```
┌─────────────────────────────────────────────────────────────────┐
│         Identificação da necessidade de OPM pela atenção básica │
│         Envio das fichas de prescrição para CER/NIR Butantã    │
└─────────────────────────────────────────────────────────────────┘
                                  ▽
   ┌──────────┐   ┌──────────┐   ┌──────────────┐   ┌──────────┐
   │ Órteses  │   │ Calçados │   │Cadeiras banho│   │ Bengalas │
   │ Próteses │   │Palmilhas │   │Cadeiras rodas│   │ Muletas  │
   │          │   │          │   │(simples e    │   │ Andadores│
   │          │   │          │   │ motorizada)  │   │          │
   └──────────┘   └──────────┘   └──────────────┘   └──────────┘
        ▽              ▽                ▽                 ▽
┌───────────────────────────────────────────────┐  ┌──────────────┐
│ Produtos que necessitam de medições:          │  │ Produtos     │
│ Agendamentos pelo CER;                        │  │ pré-fabricados:│
│ Reavaliação do paciente (coleta de informações│  │ retirada     │
│ técnicas ou identificação de substituição por │  │ diretamente  │
│ outra OPM mais adequada);                     │  │ no CER, após │
│ Pedidos colocados em fila de espera via Siga, │  │ contato prévio│
│ para agendamento pela AACD;                   │  │ via telefone │
│ Retirada na AACD + ajustes da OPM.            │  │ com o usuário.│
└───────────────────────────────────────────────┘  └──────────────┘
```

Fig. 4-9. Fluxo de OPM no município de São Paulo – SP, região Oeste.

e motorizadas), bengalas, muletas e andadores. Na Figura 4-9, há um esquema representativo do fluxo de OPM da região Oeste do município de São Paulo -SP.

Desenvolvimento de Grupos

As estratégias e possibilidades de grupos com a população são as mais diversas disponíveis, sempre que possível composta por mais de um profissional da equipe, tornando a ação multiprofissional e visando à atenção ao usuário como um todo. Além disso, deve-se atentar ao cuidado em que são passadas as informações educativas, de modo que não seja de formas vertical e unidirecional, ou seja, do profissional que sabe para a população que não sabe. Essa postura profissional dificulta a criação de vínculos com o grupo a ser trabalhado, aumentando ainda mais as barreiras entre o profissional e o usuário. Assim, o processo de educação dentro de um grupo deve ser construído coletivamente, com base nos hábitos, crenças e costumes.[1]

O público-alvo pode abranger crianças, adultos, idosos, gestantes entre outros, apresentando ou não algum agravo, e as atividades coletivas podem ser abertas ao público, ou seja, abrangendo toda a comunidade, ou fechadas, normalmente visando a um grupo específico e que requer discussões de casos e encaminhamentos prévios. Podem ser também planejadas segundo a necessidade de saúde da população de abrangência e dos serviços de saúde.

Como as possibilidades de grupos são extensas, o planejamento e desenvolvimento destes ocorrem de forma diversificada, conforme a disponibilidade de profissionais, realidade e demanda da população local. Podem ser realizados na unidade de saúde, na antessala, em espaços coletivos abertos ou em parceria com associações locais/igrejas. Abaixo há alguns exemplos de grupos:

1. Promover saúde funcional, prevenir doenças e agravos e recuperar a saúde funcional nos diferentes ciclos de vida.
   - No município de Uberlândia (MG), há grupos para cuidados preventivos e curativos para orientações posturais, preparo para o parto, prevenção de incapacidades de pessoas com hanseníase, lombalgia e hipertensão.[3] São promovidas atividades físicas para diversas faixas etárias, tanto aeróbica, quanto anaeróbica, grupos de recuperação funcional, espaços para promover atividades de relaxamento e meditação e práticas corporais integrativas.
   - No município de Santos (SP), o curso de graduação em Fisioterapia da Universidade Federal de São Paulo (Baixada Santista), em parceria com UBS Nova Cintra de Santos, realiza há nove anos o "grupo meninas do Morro" com práticas corporais, treino de força, equilíbrio e controle da pressão arterial (PA) de idosos. Há ainda o grupo mensal "Doce Saúde" com os usuários dependentes de insulina, grupo "bem-estar" quinzenal para coluna e o Grupo "Abrace seu mundo" com gestantes e puérperas.

2. Atividades nas escolas, como parte do Programa Saúde na Escola (PSE), tendo como foco a saúde dos alunos, professores e funcionários da escola.
   - No município de Santos (SP), o grupo "Fisioterapia Coletiva: ações no Morro Nova Cintra de Santos" teve como objetivo construir, junto com os alunos, docentes e servidores das escolas da região, práticas favoráveis à postura corporal, com grupos de percepção corporal, treinos de mecânica corporal e oficinas de práticas corporais integrativas, além da análise ergonômica para identificar precocemente possíveis problemas.[66, 67]
   - No curso de Fisioterapia da Universidade Federal de Santa Maria (UFSM) é desenvolvida a disciplina Fisioterapia na Saúde do Escolar, com propostas extensionistas para identificação de problemas posturais, presença de retrações musculares ou queixas de dores. As crianças que apresentem incapacidades são convidadas a participar de grupos, uma vez por semana, durante uma hora. A interação com a equipe de trabalho da instituição e com os familiares é mantida por meio da participação em reuniões para divulgação e esclarecimento da proposta. O programa fisioterapêutico desenvolvido compreende: exercícios de alongamento com o objetivo de melhorar a flexibilidade, mobilidade articular e relaxamento; exercícios que envolvam fortalecimento muscular, equilíbrio, coordenação propriocepção, sensibilidade, consciência e expressão corporal auxiliados por atividades lúdicas; exercícios com abordagem postural trabalhados a partir de suas atividades de vida diária; exercícios respiratórios proporcionando conscientização respiratória e melhor rendimento; palestras sobre cuidados com a saúde, por meio de linguagem acessível, exposição de vídeos, realização de jogos e desenhos, de modo que compreendam a importância de incorporar hábitos de vida mais saudáveis; trabalha-se, também, o relacionamento interpessoal proporcionado pelo trabalho em grupo.[68]
   - No curso de Fisioterapia do Centro Universitário do Rio Grande do Norte (UNIRN) é desenvolvido um trabalho junto às eSF e às escolas adstritas, com base no PSE. São levantados dados epidemiológicos de estudantes do ensino fundamental e médio, como peso, altura, circunferência de pescoço e quadril, nível de atividade física,

pressão arterial, hábitos alimentares e hábitos de higiene em geral. A partir das informações levantadas, são planejadas intervenções programadas de educação em saúde acerca dos temas elencados como prioritários entre discentes, docentes, eSF e comunidade escolar. Drogadição, violência, educação no trânsito, sedentarismo, hábitos saudáveis e prevenção de arboviroses são exemplos de temas trabalhados. A natureza da intervenção varia de acordo com a faixa etária abordada, diversificando-se desde a ludicidade, com apresentações dramáticas, até rodas de conversa. Há intervenções com professores e funcionários dos diferentes setores, visando à prevenção de agravos.

3. Ciclo gravídico-puerperal: atividades com gestantes e puérperas.
   - O grupo de orientações posturais tem atuação também juntamente com as gestantes, já que nesse período, por causa do aumento da lordose lombar ocorrem alterações posturais, na marcha, no retorno venoso e desconfortos respiratórios. Assim, exercícios de alongamento, relaxamento e fortalecimento muscular, além de exercícios respiratórios podem auxiliar neste período, além de possibilitar um espaço de educação em saúde, de trocas de medos, inseguranças, experiências e expectativas.
   - O grupo "Abrace seu mundo" em Santos (SP) realiza ações em sala de espera para ampliarem o escopo de ações na assistência pré-natal, com práticas corporais e rodas de conversa. As oficinas desenvolvidas proporcionaram a troca de experiência entre gestantes, estagiários, docente e equipe do serviço. O objetivo é empoderar as mulheres e acompanhantes para a gestação, parto e amamentação, tendo como temas centrais: gestação e mudanças corporais; sinais e sintomas do parto, aleitamento materno (posições corporais, manejos e estratégias) desenvolvimento do recém-nascido e técnicas parentais, como *Sling, shantala* e ofurô.[68]
   - O grupo de gestantes e puérperas, realizado pela Universidade Regional do Noroeste de Estado do Rio Grande do Sul (UNIJUI), tem orientado hábitos posturais saudáveis no dia a dia para evitar dores, bem como para propiciar postura favorável na amamentação e cuidados com o bebê. No período pós-parto, o bem-estar é promovido para melhor recuperação. Fomentar exercícios terapêuticos uma vez por semana é importante para o autocuidado regular. Além disso, educação em saúde para preparação para o parto, amamentação e cuidados com o recém-nascido são essenciais nessa fase da vida da díade mãe (pai/acolhedora) bebê.[70]

4. Usuários com diabetes.
   - O grupo "Doce Saúde", em Santos (SP), realizado na UBS Nova Cintra, em parceria com curso de Fisioterapia da Unifesp (2011-2014 e retomado em 2018), tem como intuito a promoção da saúde, prevenção de agravos da comunidade local de usuários dependentes de insulina e avaliação do pé diabético. Mensalmente, são realizadas atividades com cerca de 40 pessoas/mês, por meio de oficinas e vivências corporais sobre o significado de ser uma pessoa com diabetes, a importância de percepção corporal e dos sentidos, aspectos relacionados com doenças e as suas complicações (pé diabético, depressão, alimentação, medicamentos) e práticas favoráveis de prevenção. As atividades buscam a maior autonomia dos munícipes, melhora da funcionalidade e a construção conjunta de alternativas para o enfrentamento da doença, a partir da redução de danos e educação popular em saúde. O grupo enfrenta dificuldades de integração entre intervenção diagnóstica, educacional e terapêutica e não atua na identificação precoce do diabetes.

- Para pessoas com diabetes melito, assistência em grupo potencializa autocuidado para possíveis alterações de sensibilidade nos pés e sensibilização à prática de exercícios físicos respiratórios, de reequilíbrio muscular, proprioceptivos, equilíbrio, coordenação motora.[3]

5. Usuários com hanseníase.
    - Em pacientes com hanseníase, o fisioterapeuta atua com o objetivo de avaliar a sensibilidade cutânea e força muscular e promover o autocuidado. No Curso de Fisioterapia Comunitária da Universidade Estadual do Piauí (UESPI), o grupo de autocuidado com 10 pessoas com hanseníase permitiu a realização de exercícios e ações para prevenção de incapacidade. A abordagem em grupo possibilita esclarecer dúvidas e troca de experiência entre as pessoas com hanseníase e cuidadores, buscando o papel ativo dos usuários.[71]

6. Idosos.
    - A atuação na população idosa possibilita não somente a diminuição da dor e melhora postural, mas também melhora a autoestima, bem-estar e equilíbrio. Atividades como exercícios de relaxamento, alongamento e auxílio ao retorno venoso, caminhadas e atividades físicas moderadas entre outros.[1]
    - O grupo "Meninas do Morro" acontece há nove anos consecutivos no Morro Nova Cintra em Santos (SP), com média semanal de 12 participantes, sendo dois homens e cerca de 20 mulheres com idade média de 67 anos. É realizado o monitoramento da PA e FC ao início e término dos encontros e atividades corporais obrigatórias: circuito de equilíbrio, alongamentos globais e uma prática integrativa complementar. A cada sete semanas, um grupo de estagiários precisa propor um tema para o ciclo, escolher a prática integrativa a ser abordada, pensar o objetivo da proposta e planejar semanalmente atividades que abordem aspectos físicos, psíquicos, sensoriais, perceptivos, socioafetivos e o convívio social, tendo como referência a tabela adaptada por Neves (2012)[72] e o modelo de plano de ação apresentado no Capítulo 10. Os objetivos físicos mais utilizados são mobilidade articular, alongamento, velocidade de reação, coordenação, equilíbrio e relaxamento, comprovados pela literatura como eficazes. Com relação aos objetivos socioafetivos, o convívio em grupo traz para o idoso um equilíbrio biopsicossocial, refletindo na diminuição de barreiras, ampliação das redes de apoio e melhor suporte social para lidar com os problemas decorrentes do envelhecimento. O grupo é ativo e participativo.

7. Usuários com hipertensão arterial sistêmica (HAS).
    - A atividade física repercute na parte preventiva e de tratamento para HAS, visto que apresenta impacto na redução dos valores de PA e consequentemente diminui o risco de doença coronariana já que esta constitui uma complicação da HAS. A falta de atividade física apresentou mudança no grau de risco para DAC (passou de fator secundário para primário). O fisioterapeuta possui uma função importante no que diz respeito à prescrição e orientação dessa atividade física que deve ser adjunta dos medicamentos necessários e de alterações nos hábitos de vida.[73]
    - O grupo "Hiperdia", parte do projeto Saúde em Movimento, iniciado em março de 2010 no município de Betim (MG), é um grupo voltado a usuários com HAS. Com duração de uma hora, iniciava com a aferição da PA e frequência cardíaca (FC), seguido por alongamentos globais, aquecimento, caminhada e relaxamento. Ao final, os dados vitais eram aferidos novamente. Aos usuários que apresentavam valores

de PA acima de 140 mm Hg (sistólica) por 90 mm Hg (diastólica) não era permitida a realização das atividades propostas por questão de segurança, segundo as Diretrizes Brasileiras de Hipertensão.[74]

8. Coluna.
   - Os denominados "Grupos de Coluna" têm os objetivos de prevenção, controle e manejo de dores musculoesqueléticas. Educação de hábitos posturais, exercícios de fortalecimento e resistência muscular e alongamentos são clássicos para contribuir nas atividades de vida diária de maneira mais saudável. A Universidade Federal do Rio Grande do Sul (UFRGS) implantou o projeto de extensão "Grupo de Coluna no contexto do SUS" na atenção primária à saúde para usuários acima de 30 anos com dores musculoesqueléticas. Os cinco encontros foram programados por fisioterapeuta e estudantes de graduação de Fisioterapia e Educação Física. A compreensão, com base na Escola Postural Sueca, da estrutura e funcionalidade da coluna, da execução postural adequada das AVDs e a promoção de exercícios básicos podem melhorar a postura.[75]
   - Em Porto Alegre, a Unidade Básica de Saúde (UBS) do Hospital de Clínicas de Porto Alegre oferece, por mais de uma década, o grupo de coluna com objetivo de modificar hábitos e crenças dos usuários sobre a dor. A efetividade da ação em educação em saúde realizada na unidade foi avaliada por Bartz et al. (2016)[76] demonstrando melhora da funcionalidade, redução da intensidade da dor e melhor *performance* das atividades de vida diárias.

9. Grupos de inclusão de crianças com deficiência.
   - A atuação da Fisioterapia na inclusão de crianças com deficiência pode ser realizada por meio de grupos tanto em parceria com escolas, instituições da rede de apoio quanto por grupos dentro da unidade.
   - A atuação do fisioterapeuta no meio escolar para facilitar a inclusão de crianças com deficiência é algo recente e depende de conhecimentos sobre os direitos dessas. Pode envolver grupos a serem trabalhados no ambiente escolar ou grupos já existentes para esta população, com a participação dos fisioterapeutas em alguns momentos, juntamente com os profissionais em educação. Isto permite um maior vínculo com a escola e, consequentemente, permite também uma avaliação do ambiente físico da instituição, detecção de possíveis barreiras, intervenção quanto ao transporte escolar, promover a aceitação dos estudantes com deficiência pelos profissionais e outros estudantes, planejar a acessibilidade em atividades recreativas, participar em diversas atividades de prevenção, incluindo programas de triagem de alterações musculoesqueléticas e de desenvolvimento e programas de orientação para profissionais, pais e estudantes.
   - É possível incluir crianças com deficiência em grupos desenvolvidos pela unidade, que promova visitas a museus, parques, oficinas, entre outras atividades externas, possibilitando a diversidade de atividades para a criança e família, além de proporcionar novas experiências e estímulos. Além disso, conhecer a rede de apoio possibilita encaminhamentos para instituições voltadas para esta população, que possibilite novas atividades em grupo, estímulos e desenvolvimentos sensorial, motor e cognitivo.
   - Grupos dentro da unidade permitem o maior vínculo com estas crianças com deficiência e com os pais. Grupos voltados não somente às crianças com deficiência, mas também aos pais, também possibilitam a troca de experiências e dificuldades

enfrentadas, fortalecendo e ampliando os cuidados para a criança, vínculos e afetos. Assim, os pais encontram no grupo um meio de apoio, diante das dificuldades encontradas.

- Para o devido acompanhamento destas crianças nos grupos, sejam em ambiente escolar, externos ou na própria UBS, é importante trabalhar em conjunto com outros profissionais, possibilitando a atuação integral e multiprofissional.

Os grupos não são recursos utilizados para diminuir as filas de espera, pelo contrário, são estratégias coletivas de cuidado, cuja potência do encontro justifica ações comuns. Entretanto, nos processos de trabalhos cotidianos, por causa da alta demanda da população e falta de recursos humanos no território, as filas de espera tendem a aumentar consideravelmente, e muitas atividades coletivas são estabelecidas para atender essas filas, se transformando em atendimentos coletivos distantes da proposta real do trabalho em grupos.

PARA REFLETIR

- Como evitar que os grupos sejam constituídos com o objetivo de reduzir filas de espera?
- Quais outros exemplos de grupos o fisioterapeuta pode atuar e contribuir?
- Quais os benefícios de realizar grupos?

SAIBA MAIS

Sobre aspectos a serem desenvolvidos em atividades com grupos de promoção da saúde, saiba mais em: Dias VP, Silveira DT, Witt RR. Educação em saúde: protocolo para o trabalho de grupos em Atenção Primária à Saúde. *Revista de APS* 2009;12(2).
Nogueira AL, Munari DB, Fortuna CM, Santos LF. Pistas para potencializar grupos na Atenção Primária à Saúde. *Rev Bras Enferm* 2016;69(5).

Práticas Integrativas e Complementares

Medicinas Tradicionais, Complementares e Integrativas em Saúde referem-se aos conhecimentos, habilidades e práticas de cuidado fundamentadas nas teorias e experiências de povos tradicionais de diferentes culturas, utilizados para prevenção, promoção, diagnóstico, tratamento e reabilitação de diversas condições de saúde. Sua integração nos sistemas de saúde é recomendada pela OMS desde a década de 1970, pela declaração de Alma-Ata, e reforçada pelo documento *WHO Traditional Medicine Strategy 2014–2023*, a fim de ampliar o acesso da população aos serviços de saúde e a resolutividade da atenção prestada ao indivíduo e comunidade.

Práticas Integrativas e Complementares em Saúde (PICS) é o termo criado no Brasil que designa racionalidades médicas e recursos terapêuticos com base em saberes tradicionais e populares que buscam estimular os mecanismos naturais de prevenção de doenças e de recuperação da saúde, por meio de tecnologias eficazes e seguras, com ênfase na escuta acolhedora, no desenvolvimento do vínculo terapêutico e na integração do ser humano com o meio ambiente e a sociedade.[2,77]

Para registro no e-SUS-AB, o termo utilizado, entretanto, é "racionalidade em saúde". A expressão vem da locução "racionalidades médicas", que é todo o sistema médico complexo construído sobre seis dimensões: morfologia humana, dinâmica vital, doutrina médica (o que é estar doente ou ter saúde), sistema diagnóstico, cosmologia e sistema terapêutico. Dessa forma, o termo "racionalidade em saúde" propõe uma ampliação desse conceito para uma abordagem multiprofissional de cuidado em saúde, incluindo as práticas tradicionais/populares, ancestrais e/ou alternativas.[78]

Em outros países, as PICS podem ser conhecidas como Medicina Tradicional (MT), Medicina Alternativa e Complementar (MAC) ou Medicina Integrativa (MI).[79]

Nas últimas décadas, as PICS têm recebido incentivos da OMS para sua inserção na APS, estando atualmente presentes em quase 54% dos municípios brasileiros, distribuídos pelos 27 estados e Distrito Federal e todas as capitais brasileiras, estando em 78% dos serviços da atenção básica, 18% dos de média e 4% dos de alta complexidade. O Brasil foi um dos países membros da OMS que acatou suas preconizações, publicando a Portaria nº 971, em 3 de maio de 2006, que criou a Política Nacional de Práticas Integrativas Complementares (PNPIC), no SUS, representando um avanço da institucionalização dessas ações no âmbito do SUS, a exemplo da Medicina Tradicional Chinesa/Acupuntura, Medicina Homeopática, Fitoterapia e Termalismo no SUS.[79-81]

Assim, houve um crescimento das PICS por diversos motivos: aumento da demanda causado pelas doenças crônicas; o aumento dos custos dos serviços de saúde, levando à procura de outras formas de cuidado; a insatisfação com os serviços de saúde existentes; o ressurgimento do interesse por um cuidado holístico e preventivo e interesse pelos tratamentos que ofereçam qualidade de vida quando não é possível a cura; a insatisfação das pessoas com a medicina ortodoxa no tratamento de dores; o aumento dos sintomas de estresse ou ansiedade; o descontentamento com as longas listas de espera; múltiplas consultas em cadeia de especialistas e, por fim, restrições financeiras.[79]

Para Nogueira (2001),[82] as PICS têm uma visão diferenciada, menos mercantilista e prioriza o processo saúde-doença-cuidado com maior ênfase no tratamento ao paciente, apresentando risco relativamente baixo e potencial desmedicalizante. Além disso, a OMS (2002)[83] concluiu que as PICS apresentam um impacto econômico no sistema público da saúde, uma vez que, por serem de baixo custo, trazem grandes benefícios à população, principalmente para países subdesenvolvidos.[80]

A institucionalização na APS cresceu em menor proporção se comparado ao número crescente de pessoas que se utilizam das PICS em todo mundo.[75] Além disso, embora avaliações do Ministério da Saúde indiquem avanços na institucionalização das experiências com as PICS no SUS, há lacunas, como a implementação do monitoramento, a avaliação e o desenvolvimento/adequação de legislação específica para os serviços no SUS.[80]

Atualmente, as terapêuticas presentes no SUS são: acupuntura, homeopatia, fitoterapia, antroposofia, termalismo, arteterapia, *ayurveda*, biodança, dança circular, meditação, musicoterapia, osteopatia, quiropraxia, reflexologia, *Reiki*, *shantala*, terapia comunitária integrativa e *yoga*. Incorporaram: apiterapia, aromaterapia, bioenergética; constelação familiar, cromoterapia, geoterapia, hipnoterapia, imposição de mãos, ozonioterapia e terapia de florais.

Apesar da ampliação recente das PICS ofertadas pelo SUS, é importante destacar que algumas ainda não possuem evidência científica quanto a segurança e efetividade, e este processo de pesquisa e avaliação em serviço já está sendo realizado pelo Consórcio Acadêmico Brasileiro para Saúde Integrativa da Bireme/OPAS, e pelo Observatório de PICS da Fiocruz, ambas iniciativas apoiadas pelo Ministério da Saúde e OMS, a exemplo do que acontece no National Center for Complementary and Integrative Health do National Institutes of Health (NIH) dos Estados Unidos.

Esse apoio e incentivo à pesquisa vem surtindo efeito no campo da Saúde com Base em Evidência, onde PICS, como acupuntura e exercícios mente-corpo do *tai chi, yoga* e meditação, vêm sendo cada vez mais recomendadas pelas melhores e mais atuais diretrizes clínicas para o manejo da dor da American College of Physicians[84] e do The Lancet Low Back Pain Series Working Group.[85] Dentre as PICS, a acupuntura é o recurso mais pesquisado e com maior nível de evidência, sendo recomendado não só para condições musculoesqueléticas, como fibromialgia (European League Against Rheumatism) e síndrome do manguito rotador (*Australian Clinical Practice Guidelines*), como também para dor do câncer (American Society of Clinical Oncology), cistite e síndrome da dor na bexiga (Canadian Urological Association), rinite alérgica (American Academy of Otolaryngology – Head and Neck Surgery Foundation), doença de Parkinson idiopática (Society of Stroke on Korean Medicine), disfagia pós Acidente Vascular Encefálico (American Heart Association/American Stroke Association), transtorno depressivo (Canadian Network for Mood and AnxietyTreatments) e para dor, náusea e vômito decorrentes da radioterapia e quimioterapia para tratamento do câncer de pulmão (*American College of Chest Physicians*).

> **SAIBA MAIS**
>
> Portaria Nº 971, de 3 de maio de 2006. DOU n. 84, seção 1, 4 maio 2006, p. 20-25.
> Portaria Nº 849, de 27 de março de 2017. DOU n. 60, seção 1, 28 mar 2017, p. 68-69.
> Portaria Nº 702, de 21 de março de 2018. DOU n. 56, seção 1, 22 mar 2018, p. 74-75.

PRÁTICA COM BASE EM EVIDÊNCIA DA FISIOTERAPIA NA APS

A prática com base em evidências (PBE) na área da saúde tem sido cada vez mais corrente.[86] Pode-se ter acesso às principais evidências científicas da área da saúde pela Colaboração Cochrane e pela Physiotherapy Evidence Database (PEDro), na área da Fisioterapia. Diferente da medicina, a fisioterapia ainda está em fase de construção de estudos com bom nível de evidência e diretrizes de prática clínica (*guidelines*), o que tem acontecido de forma progressiva na última década, e já tem se tornado fato em algumas especialidades.

No entanto, não tem sido muito comum a busca da PBE em Fisioterapia na APS, talvez pelo recente histórico de sua inserção, como falado anteriormente e, principalmente, pela dificuldade de adequação à saúde coletiva com base em evidência, que é fundamentada na população e não no indivíduo, o que reserva fatores contextuais normalmente mais complexos. Atualmente percebem-se esforços para a sistematização de evidências para práticas de promoção da saúde com base em evidências.[87, 88] Há críticas a esse modelo, particularmente no sentido de reducionismo da clínica ou dos fatores contextuais, que interferem na visão integral do indivíduo. Sabe-se também que persiste a carência de uma base sólida para a utilização na APS, mas o fisioterapeuta pode lançar mão de alguns princípios e buscar evidências para melhores práticas, sempre com as ressalvas necessárias.

Um bom exemplo a ser tomado é a prevenção de quedas em idosos. Os atuais *guidelines* apontam para aquelas intervenções com maior nível de evidência e efetividade. Neste caso, preconiza-se que: os idosos devem ser avaliados quanto à ocorrência de qualquer evento de quedas, bem como classificados quanto ao grau do risco para indicar o nível de intervenção a ser prescrita; a avaliação deve ser multifatorial, incluindo o equilíbrio, a marcha e busca sistematizada de fatores etiológicos. É preferível a promoção de intervenções multidimensionais, com maior efeito em relação àquelas isoladas. Programas multidimensionais bem-sucedidos incluem avaliação e aconselhamento de profissionais da saúde (destaque para intervenções multidisciplinares com grupos de idosos); mudança em fatores ambientais, principalmente o doméstico; revisão da prescrição medicamentosa (atenção aos psicotrópicos, e suplementação de vitamina D e cálcio para idosos com maior risco de quedas); exercícios físicos com ênfase em treino para aumento de força, equilíbrio e treino de marcha (*Tai Chi Chuan* apresenta bom nível de evidência), tendo a atividade em grupo com outros efeitos benéficos, respeitando-se ainda as individualidades; estratégias educacionais visando à diminuição de comportamentos de risco. É importante, também, o manejo da hipotensão postural, problemas de visão, problemas nos pés e calçados.[89-93]

As evidências devem nortear a ação do profissional fisioterapeuta ao planejar suas ações e servem de base para contribuições com a produção de novos conhecimentos acerca do tema.

> **SAIBA MAIS**
>
> Dias RC, Dias JMD. Prática baseada em evidências: uma metodologia para a boa prática fisioterapêutica. *Fisioterapia em Movimento* (Curitiba) 2006;19(1):11-16.
> Shiwa SR, Costa LOP, Moser ADL et al. Pedro: a base de dados de evidências em fisioterapia. *Fisioter Mov* (Curitiba) 2011;24(3): 523-533.

CONSIDERAÇÕES FINAIS

A inserção da Fisioterapia na APS pode ser considerado um fenômeno recente e que vem sendo incorporado ao longo dos anos nos currículos formadores da graduação, porém observam-se ainda dificuldades no profissional para desconstruir o entendimento da ciência fisioterapêutica reabilitadora e tecnicista para uma ampliação de saberes e fazeres que permitam a efetiva atuação nos três níveis de atenção, em especial na APS, amplificando a resolutividade no primeiro nível de contato para a comunidade e aumentando o acesso em saúde para uma clientela de pessoas com deficiência, domiciliados e acamados.

O capítulo apresenta as múltiplas inserções do fisioterapeuta na APS (NASF-AB, eSF, eAB, EMAD, EMAP, parceria ensino-serviço entre outras), a diversidade de ações comuns da Clínica Ampliada nos diferentes ciclos de vida e as especificidades da prática do fisioterapeuta na APS, tendo o modelo biopsicossocial como norteador.

O capítulo buscou apresentar as principais ferramentas de apoio matricial, dando ênfase à construção do PTS como um potencializador do planejamento do cuidado centrado no sujeito, além de apresentar a criação de grupos de promoção da saúde a partir de problemas comuns identificados entre comunitários, a importância das PICS e a relevância do trabalho em equipe multidisciplinar como um valor inegociável na atuação do fisioterapeuta na APS.

Além de fazer parte do tratamento, a adesão do usuário aos exercícios prescritos funciona como um indicador indireto de resolutividade no plano terapêutico do fisioterapeuta. Os indicadores de saúde e de adesão norteiam as ações, buscando a reflexão sobre as potências e limites da prática com base em evidência na APS. Desta maneira, tanto o programa proposto pelo fisioterapeuta e/ou equipe, quanto a informação de adesão ao proposto devem estar contemplados no prontuário e registros do usuário em atendimento domiciliar ou em grupo na APS.

Uma das fragilidades apontadas é a ausência de um perfil de funcionalidade da população que possibilite a geração de indicadores que corroborem para o planejamento fisioterapêutico e suas ofertas de cuidado com base em diagnósticos cinético-funcionais, possibilitando a integralidade sob a ótica da funcionalidade e da mobilização de recursos comunitários, potencializando a vivência do sujeito em seu território.

Ferramentas objetivas para medir adesão na APS ainda precisam ser desenvolvidas. Enquanto isso pode-se lançar mão de aspectos subjetivos e monitoramento dos exercícios prescritos, bem como de outras mudanças na rotina dos usuários, buscando consolidar e ampliar a prática do fisioterapeuta na APS.

> **PARA LEMBRAR**
>
> O fisioterapeuta atua na APS como parte da equipe multiprofissional do NASF-AB, eAB e ePMC (EMAD e EMAP), bem como em outros modelos assistenciais coletivos e campos de atuação de acordo com o município, demandas locais, convênios firmados e de como se desenvolveu a política de construção e desenvolvimento da APS em cada local.
> O fisioterapeuta responde às demandas na APS por meio de ações de promoção à saúde, vigilância à saúde funcional, grupos de cinesioterapia, atendimento individual e/ou atendimento domiciliar.
> Para a organização e o desenvolvimento do processo de trabalho na APS existem ferramentas, como o apoio matricial, a Clínica Ampliada (CA), o Projeto Terapêutico Singular (PTS) e o Projeto de Saúde no Território (PST).
> Os indicadores de saúde são medidas-síntese que contêm informação relevante sobre determinados atributos e dimensões de contextos sociais.

REFERÊNCIAS BIBLIOGRÁFICAS

1. Bispo Junior JP. Fisioterapia e saúde coletiva: desafios e novas responsabilidades profissionais. *Ciên Saúde Coletiva* (Rio de Janeiro) 2010;15(supl. 1):1627-1636. Acesso em 08 abr. 2019. Disponível em: <http://www.scielo.br/scielo.php?script=sci_arttext&pid=S1413-81232010000700074&lng=en&nrm=iso>.
2. Coutinho BD. Atenção primária e fisioterapia na saúde musculoesquelética. In: Silva MF, Barbosa RI (organizadores). PROFISIO Programa de Atualização em Fisioterapia Traumato-Ortopédica: ciclo 1, vol. 3. Porto Alegre: Artmed Panamericana; 2018. p. 9-3.
3. Borges AMP et al. A contribuição do fisioterapeuta para o programa de saúde da família - uma revisão de literatura. *UNIciências* 2010;14(1):69-82.
4. Brasil. Ministério da Saúde. Portaria nº 154/GM, de 24 de janeiro de 2008. Cria os Núcleos de Apoio à Saúde da Família – NASF. Diário Oficial da União 25 jan de 2008. Seção 1, p. 47-49.
5. Brasil. Ministério da Saúde (MS). Portaria 2.488, de 21 de outubro de 2011. Aprova a Política Nacional de Atenção Básica, estabelecendo a revisão de diretrizes e normas para a organização da Atenção Básica, para a Estratégia Saúde da Família (ESF) e o Programa de Agentes Comunitários de Saúde (PACS). Diário Oficial da União 22 out de 2011.
6. Brasil. Ministério da Saúde. Portaria nº 3.124, de 28 de dezembro de 2012. Redefine os parâmetros de vinculação dos Núcleos de Apoio à Saúde da Família (NASF): modalidades 1 e 2 à s Equipes Saúde da Família e/ou Equipes de Atenção Básica para populações específicas, cria a Modalidade NASF 3, e dá outras providências. Brasília: Ministério da Saúde; 2012.
7. Conselho Federal de Fisioterapia e Terapia Ocupacional. Resolução n° 80. Baixa atos complementares a resolução COFFITO-8, relativa ao exercício profissional do fisioterapeuta, e à Resolução COFFITO-37, relativa ao registro de empresas nos Conselhos Regionais de Fisioterapia e Terapia Ocupacional, e dá outras providências. Diários Oficial da União 21 maio de 1987. Seção I, p. 7609.
8. Portal do Departamento de Atenção Básica. Acesso em 14 maio 2018. Disponível em <https://aps.saude.gov.br/>.
9. Brasil. Ministério da Saúde. Secretaria de Vigilância em Saúde. Departamento de Vigilância de Doenças e Agravos não Transmissíveis e Promoção da Saúde. Panorama nacional de implementação do Programa Academia da Saúde: monitoramento do Programa Academia da

Saúde: ciclo 2017 / Ministério da Saúde, Secretaria de Vigilância em Saúde, Departamento de Vigilância de Doenças e Agravos não Transmissíveis e Promoção da Saúde – Brasília: Ministério da Saúde, 2018.
10. Brasil. Ministério da Saúde. Secretaria de Atenção à Saúde. Departamento de Atenção Básica. Núcleo de Apoio à Saúde da Família / Ministério da Saúde, Secretaria de Atenção à Saúde, Departamento de Atenção Básica – Brasília: Ministério da Saúde, 2014. 112 p.: il. – (Cadernos de Atenção Básica, n. 39)
11. Brasil. Ministério da Saúde. Secretaria de Vigilância em Saúde. Departamento de Vigilância Epidemiológica. Guia de apoio para grupos de autocuidado em hanseníase / Ministério da Saúde, Secretaria de Vigilância em Saúde, Departamento de Vigilância Epidemiológica – Brasília: Editora do Ministério da Saúde, 2010.
12. Brasil. Ministério da Saúde. Portaria nº 2.527, de 27 de outubro de 2011. Redefine a atenção domiciliar no âmbito do sistema único de saúde. Diário Oficial da União 28 out. de 2011.
13. Brasil. Ministério da Saúde. Portaria n 963, de 27 de maio de 2013. Redefini a atenção domiciliar no âmbito do Sistema Único de Saúde (SUS). Diário Oficial da União 28 maio 2013.
14. Brasil. Ministério da Saúde. Manual Instrutivo do melhor em casa. Disponível em http://189.28.128.100/dab/docs/geral/cartilha_melhor_em_casa.pdf.
15. Shimocomaqui GB. Caracterização dos indivíduos assistidos pela equipe multiprofissional de atenção domiciliar (EMAD) do município de Ribeirão Preto, SP. Tese (Doutorado). Universidade de São Paulo; 2014
16. Silva ICB et al. Processo de trabalho entre a Equipe de Atenção Básica e o Núcleo de Apoio à Saúde da Família. *Rev Bras Med Fam* 2017;2(39):1-10.
17. Merhy EE, Franco TB. Por uma composição técnica do trabalho em saúde centrada no campo relacional e nas tecnologias leves: apontando mudanças para os modelos tecno-assistenciais. *Saúde Debate* 2003;7(65):316-23.
18. Coelho MO, Jorge MSB. Tecnologia das relações. *Ciênc Saúde Coletiva* [online] 2009;14(suppl. 1):1523-1531.
19. Campos GW, Domitti AC. Apoio matricial e equipe de referência: uma metodologia para gestão do trabalho interdisciplinar em saúde. *Cad Saúde Pública* (Rio de Janeiro) 2007;23(2):399-407. Acesso em 2019. Disponível em <http://www.scielo.br/scielo.php?script=sci_arttext&pid=S0102-311X2007000200016&lng=en&nrm=iso>.
20. Chiaverini DH. (Org.). Guia prático de matriciamento em saúde mental / [et al.]. [Brasília, DF]: Ministério da Saúde: Centro de Estudo e Pesquisa em Saúde Coletiva; 2011. 236 p
21. Agreli HF, Peduzzi M, Silva MC. Atenção centrada no paciente na prática interprofissional colaborativa. *Interface* (Botucatu) 2016;20(59):905-916. 2016. Acesso em 26 Apr. 2019. Disponível em:< <http://www.scielo.br/scielo.php?script=sci_arttext&pid=S1414-32832016000400905&lng=en&nrm=iso>.
22. Brasil. Ministério da Saúde. Secretaria de Atenção à Saúde. Política Nacional de Humanização da Atenção e Gestão do SUS. Clínica ampliada e compartilhada / Ministério da Saúde, Secretaria de Atenção à Saúde, Política Nacional de Humanização da Atenção e Gestão do SUS. – Brasília: Ministério da Saúde, 2009.
23. Reeves S, Pelone F, Harrison R, Goldman J, Zwarenstein M. Interprofessional collaboration to improve professional practice and healthcare outcomes. Cochrane Database Syst Rev 2017 Jun 22;6:CD000072.
24. Merhy EE, Feuerwecker L, Gomes MPC. Da repetição à diferença: construindo sentidos com o outro no mundo do cuidado. In: Franco TB. (Org.). Semiótica, afecção & cuidado em saúde. São Paulo: Hucitec; 2010. p. 60-75.
25. Coutinho DH, Ferreira PM, Nascimento AAP. O genograma como instrumento de avaliação familiar: uma revisão integrativa. Cadernos de Educação. *Saúde e Fisioter* 20163(6):20-28.
26. Agostinho M. Ecomapa. *Rev Portuguesa Med Geral e Familiar* 2007;23(3):327-30. Acesso em 28 abr. 2019. Disponível em <http://www.rpmgf.pt/ojs/index.php/rpmgf/article/view/10366>.

27. Brasil. Ministério da Saúde. Secretaria de Atenção à Saúde. Departamento de Atenção Básica. Política Nacional de Atenção Básica / Ministério da Saúde. Secretaria de Atenção à Saúde. Departamento de Atenção Básica. – Brasília: Ministério da Saúde, 2012.
28. Feuerwerker L. A cadeia do cuidado em saúde. In: Marins JJN, Rego S. (Org.). Educação, Saúde e Gestão. São Paulo: Hucitec; 2011. p. 99-113.
29. RIPSA. http://www.ripsa.org.br
30. Reiners AAO, Azevedo RCS, Vieira MA, Arruda ALG. Produção bibliográfica sobre adesão/ não-adesão de pessoas ao tratamento de saúde. *Ciência & Saúde Coletiva* 2008;13(Sup 2):2299-2306.
31. Silveira LMC, Ribeiro VMB. Compliance with treatment groups: a teaching and learning arena for health care professionals and patients. *Comunic Saúde Educ* 2004;9(16):91-104.
32. Costa JÁ, Balga RSM, Alfenas RCG, Cotta RMM. Promoção da saúde e diabetes: discutindo a adesão e a motivação de indivíduos diabéticos participantes de programas de saúde. *Ciência Saúde Coletiva* 2011;16(3):2001-2009.
33. Jack K et al. Barriers to treatment adherence in physiotherapy outpatient clinics: a systematic review. *Manual Ther* 2010;15(3):220-22810.
34. McLean S, Burton M, Bradley L, Littlewood C. Interventions for enhancing adherence with physiotherapy: a systematic review. *Manual Ther* 2010;15:514-21.
35. Jordan JL et al. Interventions to improve adherence to exercise for chronic musculoskeletal pain in adults. *Cochrane Datab Systemat Rev* 2010;1.
36. Beinart NA, Goodchild CE, Weinman JA, Ayis S, Godfrey EL. Individual and intervention-related factors associated with adherence to home exercise in chronic low back pain: A systematic review. *Spine J* 2013;13(12):1940-1950.
37. Palazzo C, Klinger E, Dorner V, Kadri A, Thierry O, Boumenir Y et al. Barriers to home-based exercise program adherence with chronic low back pain: Patient expectations regarding new technologies. *Ann Phys Rehabil Med* 2016;59(2):107-13.
38. Medeiros PA, Pivetta HMF, Mayer MS. Contribuições da visita domiciliar na formação em fisioterapia. *Trab Educ Saúde* 2012;10(3):407-26
39. Santana ML, Carmagnani MI. Programa Saúde da Família no Brasil: um enfoque sobre seus pressupostos básicos, operacionalização e vantagens. *Rev Saúde e Sociedade* (São Paulo) 2001;10(1):1-25.
40. Brasil. Ministério da Saúde – Fiocruz. Vivendo o mundo do trabalho - o trabalho humano e os coletivos. In: Trabalho e Relações na Produção do Cuidado em Saúde; 2005.
41. Ceccim RB. Equipe de saúde: a perspectiva entre-disciplinar na produção dos atos terapêuticos. In: Pinheiro R, Mattos RA (org.) Cuidado: as fronteiras da integralidade. Rio de Janeiro: Hucitec; 2004. p. 259.
42. Ellery AEL, Pontes RJS, Loiola FA. Campo comum de atuação dos profissionais da Estratégia Saúde da Família no Brasil: um cenário em construção. *Physis* (Rio de Janeiro)2013;23(2):415-437. Acesso em 29 Apr. 2019 Disponível em <http://www.scielo.br/scielo.php?script=sci_arttext&pid=S0103-73312013000200006&lng=en&nrm=iso.
43. Véras MMS, Pinto, VPT, Oliveira ENO, Quinderé PH. O fisioterapeuta na Estratégia Saúde da Família: primeiros passos na construção de um novo modelo de atenção. *SANARE-Revista de Políticas Públicas* 2004;5(1).
44. Guerrieri Barbosa E. et al. Experiência da Fisioterapia no Núcleo de Apoio à Saúde da Família em Governador Valadares, MG. Fisioterapia em Movimento, [S.l.], v. 23, n. 2, set. 2017. ISSN 1980-5918.
45. Ribeiro Rodriguez, M. Análise histórica da trajetória do profissional do fisioterapeuta até sua inserção nos Núcleos de Apoio a Saúde da Família (NASF). / Historicalanalysisofthephysicaltherapistcareerand its inclusion in the Center for Supportto Family Health (NASF). *Comun Ciênc Saúde* 2001;21(3): 261-266.
46. Boas MLC V Shimizu, H. E. Tempo gasto por equipe multiprofissional em assistência domiciliar: subsídio para dimensionar pessoal. *Acta Paul Enferm* (São Paulo)

2015;28(1):32-40. Acesso em 28 abr. 2019. Disponível em <http://www.scielo.br/scielo.php?script=sci_arttext&pid=S0103-21002015000100032&lng=pt&nrm=iso>.

47. Reis KS, Cavalcante PGL, Aguiar DF, Santos FDCV, Hazime FA. Georreferenciamento e políticas públicas de acesso à fisioterapia na atenção primária na cidade de Parnaíba-PI. *Rev Pesq Fisioter* 2019;9(2):237-242.

48. Formiga NFB, Ribeiro KSQS. Inserção do fisioterapeuta na atenção básica: uma analogia entre experiências acadêmicas e a proposta dos Núcleos de Apoio à Saúde da Família (NASF). *Rev Bras Ciências Saúde* 2012;16(2):113-122.

49. Costa LR *et al*. Distribuição de fisioterapeutas entre estabelecimentos públicos e privados nos diferentes níveis de complexidade de atenção à saúde. Rev Bras Fisioter2012;16(5);422-430. Disponível em: <http://www.scielo.br/scielo.php?script=sci_arttext&pid=S1413-35552012000500002&lng=en&nrm=iso>.

50. Braghini CC, Ferretti F, Ferraz L. The role of physical therapists in the context of family health support centers. *Fisioter Mov* (Curitiba) 2017 Dec;30(4): Acesso em: 28 Abr 2019. Disponível em: < <http://www.scielo.br/scielo.php?script=sci_arttext&pid=S0103-51502017000400703&lng=en&nrm=iso>.

51. Rezende MDE *et al*. A equipe multiprofissional da "Saúde de Família": uma reflexão sobre o papel do fisioterapeuta. Ciência Saúde Coletiva 2009;14(1):1403-1410.

52. Projeto Pedagógico do Curso (PPC) Fisioterapia. Faculdade de Ciências Médicas de Minas Gerais, 2017. Acesso em 29 jul 2019. Disponível em: <http://www.cmmg.edu.br/wp-content/uploads/2017/06/20170612_PPC_Fisioterapia_2017-FINAL.pdf>.

53. Mei AE, Augusto NA, Gomes RJ, Junqueira V, Frutuoso MFP, Tomás C. A residência multiprofissional e sua integração com as atividades de ensino, pesquisa e extensão universitárias. In: Uchôa-Figueiredo LR, Rodrigues TF, Dias IMAV. Percursos Interprofissionais: Formação em serviços no Programa Residência Multiprofissional em Atenção à Saúde. 1. ed. – Porto Alegre: Rede UNIDA, 2016.459 p.: il. – (Série Vivências em Educação na Saúde)

54. Dias, IMAV, Devincenzi MU, Silva ER, Uchôa-Figueiredo LR, Thomaz SMT. Residência Multiprofissional em Saúde e suas normativas. In: Uchôa-Figueiredo LR, Rodrigues TF, Dias IMAV. Percursos Interprofissionais: Formação em serviços no Programa Residência Multiprofissional em Atenção à Saúde. 1. ed. – Porto Alegre: Rede UNIDA, 2016.459 p.: il. – (Série Vivências em Educação na Saúde)

55. Campos, G.W.S. Saúde pública e saúde coletiva: campo e núcleo de saberes e práticas. *Ciência Saúde Coletiva* 2000;(2):219-230.

56. Souza MC De *et al*. Fisioterapia, cuidado e sua práxis no núcleo de apoio à saúde da família. Espaç Saúde (Online) 2015;16(2):67-76.

57. Souza MC. De *et al*. Fisioterapia e Núcleo de Apoio à Saúde da Família: um estudo sob a ótica dos gestores, profissionais e usuários de saúde da família. *Rev APS* 2014;17(2).

58. David M LO *et al*. Proposta de atuação da fisioterapia na saúde da criança e do adolescente: uma necessidade na atenção básica. *Saúde Debate (*Rio de Janeiro) 2013;37(96):120-129. Acesso em 28 abr 2019. Disponível em: <http://www.scielo.br/scielo.php?script=sci_arttext&pid=S0103-11042013000100014&lng=en&nrm=iso>.

59. Linhares JH *et al*. Análise das ações da Fisioterapia do NASF através do SINAI no município de Sobral-CE. *Cadernos ESP* 2010;4(2):32-41.

60. Barbosa EG, Ferreira DLS, Furbino SAR. Experiência da fisioterapia no Núcleo de Apoio à Saúde da Família em Governador Valadares, MG. *Fisioter Mov* 2010;23(2):323-330.

61. Organização Mundial de Saúde (OMS)/Organização Panamericana de Saúde (OPAS). CIF classificação internacional de funcionalidade, incapacidade e saúde. Universidade de São Paulo; 2003.

62. Araújo ES. Uso da CIF em fisioterapia: uma ferramenta para a obtenção de dados sobre funcionalidade. Faculdade de Saúde Pública da USP [Tese de doutorado]. São Paulo, SP. 2012.

63. Araújo ES. Uso da CIF no SUS: a experiência no município de Barueri/SP. *Rev CIF Brasil* 2014;1(1).

64. Araújo ES, Neves SFP. Classificação Internacional de Funcionalidade, Incapacidade e Saúde, e-SUS e Tabwin: as experiências de Barueri e Santo André, São Paulo. *Rev Baiana Saúde Púb* 2015;39(2):470-477.
65. Castro SS, Castanedall L, Araújo ES, Buchala CM. Aferição de funcionalidade em inquéritos de saúde no Brasil: discussão sobre instrumentos baseados na Classificação Internacional de Funcionalidade, Incapacidade e Saúde (CIF). *Rev Bras Epidemiol* 2016;19(3):679-687.
66. Somekawa AS, Cockell FF, Bordon LB, Araújo NNP, Esperança GTM, Pires AS. Saúde na escola: o que é certo ou errado quando se trata de postura? Em Extensão 2013;12(2):195-204.
67. Araújo NNP, Cockell FF, Somekawa AS, Bordon LB, Esperança GT da M, Pires AS. A ressignificação do corpo: uma proposta interdisciplinar com crianças em fase escolar. *Rev Ciência Extensão* 2013;9(3):135-147. Acesso em 08 abr 2019. 2013. Disponível em: <http://ojs.unesp.br/index.php/revista_proex/article/view/795>.
68. Badaró AFV, Basso DBA. A saúde do escolar por um olhar da Fisioterapia. 2012. 1o Convibra - Gestão, Educação e Promoção da Saúde - 2012. Acesso em 31 jul 2019. Disponível em: < http://webcache.googleusercontent.com/search?q=cache:QR-o5Rrdo9kJ:www.convibra.com.br/artigo.asp%3Fev%3D24%26id%3D4123+&cd=1&hl=pt-BR&ct=clnk&gl=br>.
69. Aveiro MC, Cockell FF. Abrace se mundo: acolhimento de gestantes em sala de espera. In: 1°Encontro de Experiências Exitosas de Fisioterapeutas, 2017, São Paulo. 1°Encontro de Experiências Exitosas de Fisioterapeutas; 2017.
70. Strassburguer SZ, Dreher DZ. A fisioterapia na atenção a gestantes e familiares: relato de um grupo de extensão universitária. *Scientia Medica* 2006;16(1):23-26.
71. Fonseca J, Radmann C, Silva D, Guimaraes A, Oliveira M. Contribuições da fisioterapia para educação em saúde e grupo de autocuidado em hanseníase. *Rev Eletr Gestão Saúde*; 1:770-777. Acesso em 23 ago 2019. Disponível em <http://periodicos.unb.br/index.php/rgs/article/view/2713>.
72. Neves JMO. Grupo Operativo Com Idosas: O Papel Da Fisioterapia Coletiva. Trabalho de Conclusão de Curso. Universidade Federal de São Paulo; 2012.
73. Araújo KPS, Toniolli TR, Drummond A. A fisioterapia em pacientes hipertensos da Estratégia Saúde da Família no Recanto das Emas – Distrito Federal. *Rev Eletr Gestão Saúde* 2012;3(2):494-509.
74. Viana SO *et al*. Saúde em movimento: uma experiência com grupos na atenção primária à saúde na percepção dos usuários e extensionistas. VII Seminário de Extensão Universitária, 2010. Acesso em: 26/04/2019. Disponível em: < http://portal.pucminas.br/documentos/forext_29.pdf>.
75. Borges RG *et al*. Efeitos da participação em um Grupo de Coluna sobre as dores musculoesqueléticas, qualidade de vida e funcionalidade dos usuários de uma Unidade Básica de Saúde de Porto Alegre – Brasil. *Motriz* 2011;17(4):719-727.
76. Bartz PT, Vieira A, Noll M, Candotti CT. Efetividade do programa back school para a realização de atividades de vida diária em usuários de uma unidade básica de saúde em Porto Alegre, Brasil. *J Fisioter Ciência* 2016;28(9):2581-2586.
77. Brasil. Ministério da Saúde. Secretaria de Atenção à Saúde. Departamento de Atenção Básica. Política Nacional de Práticas Integrativas e Complementares no SUS – PNPIC-SUS. Brasília: Ministério da Saúde; 2006.
78. Brasil. Ministério da Saúde. Secretaria de Atenção à Saúde. e-SUS Atenção Básica: Manual do Sistema com Coleta de Dados Simplificada: CDS – Versão 3.0 [recurso eletrônico] / Ministério da Saúde, Secretaria de Atenção à Saúde, Secretaria-Executiva. – Brasília: Ministério da Saúde; 2018.
79. Contator OA *et al*. Uso, cuidado e política das práticas integrativas e complementares na Atenção Primária à Saúde. Ciênc Saúde Coletiva 2015;20(10):3263-3273. Acesso em 28 abr 2019. Disponível em <http://www.scielo.br/scielo.php?script=sci_arttext&pid=S1413-81232015001003263&lng=en&nrm=iso>.
80. Souza LA *et al*. Acupuntura no Sistema Único de Saúde - uma análise nos diferentes instrumentos de gestão. *Ciência Saúde Coletiva* 2017;22(1):301-310.

81. Marques LAM et al. Atenção farmacêutica e práticas integrativas e complementares no SUS: conhecimento e aceitação por parte da população são joanense. *Physis* 2011;21(2):663-674. Acesso em 29 abr 2019. Disponível em: <http://www.scielo.br/scielo.php?script=sci_arttext&pid=S0103-73312011000200017&lng=en&nrm=iso>.
82. Nogueira, Roberto P. Higiomania: obsessão com a saúde na sociedade contemporânea. In: Vasconcelos, Eymard M. (org.). A saúde nas palavras e nos gestos: reflexões da rede educação popular e Saúde. São Paulo: Hucitec; 2001. p. 63-72.
83. Organização Mundial da Saúde (OMS). Estrategia de la OMS sobre medicina tradicional. Genebra: OMS; 2002.
84. Qaseem A, Wilt TJ, Mclean RM, Forciea MA. Clinical Guidelines Committee of the American College of Physicians. Noninvasive Treatments for Acute, Subacute, and Chronic Low Back Pain: a clinical practice guideline from the American College of Physicians. Ann Intern Med 2017;166(7):514-530.
85. Foster NE, Anema JR, Cherkin D, Chou R, Cohen SP, Gross DP et al. Prevention and treatment of low back pain: evidence, challenges, and promising directions. *Lancet* 2018;391(10137):2368-2383.
86. Filippin LI, Wagner MB. Fisioterapia baseada em evidência: uma nova perspectiva. *Rev Bras Fisioter* 2008;12(5):432-3.
87. Juneau Carl-Etienne et al. Evidence-based health promotion: an emerging field. *Global Health Promotion* 2011;18(1):79-89.
88. Harris JR, Cheadle A, Hannon PA, Forehand M, Lichiello P, Mahoney E et al. A Framework for Disseminating Evidence-Based Health Promotion Practices. CDC – Preventing Chronic Disease: Volume 9; 2012 Disponível em: http://www1.saude.rs.gov.br/dados/Manual_Operativo_para_Dispensacao_Orteses_RS.pdfoutro modelo
89. Gillespie LD, Robertson MC, Gillespie W, Sherrington C, Gates S, Clemson LM, Lamb SE. Interventions for preventing falls in older people living in the community. Cochrane Database of Systematic Reviews. Issue 9.
90. Tricco AC, Thomas SM, Veroniki AA, Hamid JS, Cogo E, Strifler L et al. Comparisons of Interventions for Preventing Falls in Older Adults: A Systematic Review and Meta-analysis. *JAMA* 2017;318(17):1687-1699.
91. Moncada LVV, Mire LG. Preventing Falls in Older Persons. *Am Fam Physician* 2017;96(4):240-247.
92. Kim KI, Jung HK, Kim CO, Kim SK, Cho HH, Kim DY et al. Korean Association of Internal Medicine. The Korean Geriatrics Society. Evidence-based guidelines for fall prevention in Korea. *Korean J Int Med* 2017;2(1):199-210.
93. Cheng P, Tan L, Ning P, Li L, Gao Y, Wu Y et al. Comparative Effectiveness of Published Interventions for Elderly Fall Prevention: A Systematic Review and Network Meta-Analysis. *Int J Environ Res Public Health* 2018;15(3).

RESPONSABILIDADES E LIMITES DA FISIOTERAPIA NAS REDES DE ATENÇÃO À SAÚDE

Paulo Henrique dos Santos Mota ▪ Flávia Rúpolo Berach
Ana Carolina Basso Schmitt ▪ Aylene Emilia Moraes Bousquat

Os capítulos anteriores apresentaram, ao leitor, como e em qual contexto o profissional fisioterapeuta se insere no Sistema Único de Saúde (SUS). Em seguida o foco descrito foi a Atenção Primária à Saúde (APS), principalmente nas questões relacionadas com o processo de ensino-aprendizagem em diferentes conjunturas e nas suas práticas profissionais. Com essa compreensão, podemos, agora, determinar o trabalho do fisioterapeuta não mais isoladamente dentro da APS, mas dentro de uma Rede de Atenção à Saúde (RAS), compartilhando o cuidado entre diferentes equipamentos.

Neste capítulo, nosso objetivo é extrapolar o cuidado realizado isoladamente pela APS, buscando compreender como a fisioterapia se conecta às RAS, como ocorrem os processos de trabalho e fluxos de cuidado, quais podem ser os limites da atuação da fisioterapia nos diferentes serviços das redes, quais as corresponsabilidades desenvolvidas entre eles e quais expectativas de aprendizagem devem ser desenvolvidas pelos estudantes nestas situações.

Propõe-se organizar este capítulo em três partes: a primeira apresentará breve levantamento conceitual sobre as RAS, com enfoque no Brasil; a segunda irá enfatizar a fisioterapia dentro da lógica dos serviços; e por fim serão discutidos os limites na atuação.

REDES DE ATENÇÃO À SAÚDE

Redes são definidas como "... um conjunto de pontos ou nós conectados entre si por segmentos – arcos – que viabilizam o intercâmbio de fluxos – de bens, pessoas, ideias ou informações – entre os diversos pontos da estrutura, cada nó representando o ponto em que uma curva se entrecorta". A formação de redes é uma nova forma de organização estatal e da sociedade em uma conjuntura histórica onde existem amplo acesso à informação, falta de recursos e necessidade de cooperação entre diferentes atores.[1]

Em outras palavras as redes representam dois tipos de fluxos: os abstratos e os concretos. O primeiro traduz-se em redes sociais, de pessoas, mecanismos pelas quais dialogam com valores pessoais ou de um coletivo. Já os concretos são representados pelas redes de transportes, serviços, comunicações, comércio entre outros. Pode ainda ser visível ou invisível (redes de informação e telecomunicações), mas a rede também pode ser social e política (fluxo de pessoas, mensagens, valores).[2]

A possibilidade de organização dos sistemas de saúde em rede é discutida desde 1920 com o Relatório Dawson, elaborado pelo Ministério da Saúde do Reino Unido. Este trouxe uma perspectiva de organização sistêmica regionalizada e hierarquizada de serviços de saúde, por nível de complexidade e sob uma base geográfica definida.

As Redes de Atenção à Saúde (RAS) propõem-se a promover melhor integração entre os equipamentos de saúde e os profissionais componentes dos sistemas de saúde com a intenção de solucionar os problemas enfrentados no cuidado em saúde.[3,4]

Em 2008, a Organização Mundial da Saúde (OMS) definiu RAS como "gestão e oferta de serviços de saúde de forma que as pessoas recebam um contínuo de serviços preventivos e curativos, de acordo com suas necessidades ao longo do tempo e por meio de diferentes níveis de atenção à saúde".[5] A Organização Pan-Americana de Saúde (OPAS) indicou as RAS como diretriz a ser introduzida para potencializar a efetividade e integração dos sistemas de saúde da América Latina. Definiu RAS como "rede que presta serviços de saúde equitativos e integrais a uma população definida e que está disposta a prestar contas por seus resultados clínicos e econômicos e pelo estado de saúde de sua população".[6]

Mendes (2010)[7] apresentou a concepção de que as RAS devem ser organizações poliárquicas de conjuntos de serviços de saúde, vinculados entre si. Para sua coerente vinculação estes serviços devem ser norteados por uma missão única, objetivos comuns e por uma ação cooperativa e interdependente. Isto permitirá a existência de serviços que deem conta de ofertar saúde de formas contínua e integral à determinada população, coordenada pela Atenção Primária à Saúde (APS). A RAS deve proporcionar serviços que prestem a atenção "no tempo certo, no lugar certo, com o custo certo, com a qualidade certa e de forma humanizada, e com responsabilidades sanitárias e econômicas por esta população". Devem ser efetivas, oportunas e seguras[3] buscando garantir a integralidade do cuidado sem estabelecer uma hierarquia entre os serviços. Ressalta-se que não devem ser simplesmente interações informais e vinculadas à tecnologia burocrática.

> O Brasil atravessa um momento histórico onde a atenção à saúde torna-se complexa por causa de fatores que foram se aglutinando desde o século XX e as primeiras duas décadas do século XXI. Houve a diminuição das doenças infectocontagiosas[8] e diminuição da mortalidade materno-infantil[9] por meio do controle por políticas públicas e esforços governamentais e de outros atores da sociedade. Por outro lado, existe aumento do número de pessoas com doenças crônicas não transmissíveis (DCNT), no ano de 2007 com 72% das mortes,[10] e desafio no controle de doenças transmissíveis relacionadas com os ambientes social e econômico transmitidas por vetores.[8]
> As taxas de vacinação que se mantinham estáveis, desde 2000, tiveram queda de 21% para poliomielite, por exemplo, com 22 unidades da federação sem alcançar a meta estabelecida pelo Ministério da Saúde.[11] Assim, é essencial que o sistema de atenção à saúde acabe passando por processos de ajustes em seus parâmetros de estrutura e composição, de maneira a enfrentar os grandes desafios existentes nas organizações legislativa e regulatória para prover cuidado custo-efetivo,[10] com apoio e engajamento da sociedade.[12] Bengoa e Nuño (2008)[13] apontam fortes evidências que a atual forma de organização, financiamento e prestação dos serviços não é compatível com o controle misto de DCNT e doenças transmissíveis.

Mendes (2011),[3] ao abordar a fragmentação do sistema de saúde, relata que a organização ocorria por meio de diversos pontos de atenção, em geral, isolados, incomunicáveis e incapazes de prestar atenção contínua à população usuária. As fragmentações existentes podem ser identificadas em lacunas assistenciais, financiamento, incoerência entre oferta e necessidades, gestão frágil, pulverização dos serviços municipais, baixa inserção da APS e da Vigilância à Saúde na APS. Para o autor, a estrutura hierárquica dividida por níveis de complexidade, com ordens e graus de importância estabelecidos entre eles, é um fator que ajuda a fragmentação do sistema, principalmente quando se utiliza um conceito de complexidade equivocado, Ao estabelecer que a APS é menos complexa que os serviços secundários e terciários.[14]

No ano de 2010 o Ministério da Saúde lançou a Portaria 4.279/10, implementando as RAS, que apresenta como principais objetivos a integração sistêmica de ações e equipamentos de saúde com provisão de atenção contínua, integral, de qualidade, responsável e humanizada, e ainda a ampliação do desempenho do Sistema em termos de acesso, equidade, eficácia clínica e sanitária, bem como da eficiência econômica.[15] A portaria embasa a orientação pelas RAS por meio dos seguintes argumentos:

> "O modelo de atenção à saúde vigente, fundamentado nas ações curativas, centrado no cuidado médico e estruturado com ações e serviços de saúde dimensionados a partir da oferta, tem se mostrado insuficiente para dar conta dos desafios sanitários atuais e, insustentável para os enfrentamentos futuros... Experiências têm demonstrado que a organização da RAS, tendo a APS como coordenadora do cuidado e ordenadora da rede, se apresenta como um mecanismo de superação da fragmentação sistêmica; são mais eficazes, tanto em termos de organização interna (alocação de recursos, coordenação clínica etc..), quanto em sua capacidade de fazer face aos atuais desafios do cenário socioeconômico, demográfico, epidemiológico e sanitário".[15]

Os critérios principais para a configuração da RAS consideram as necessidades, preferências e grau de risco dos indivíduos, concebendo a área geográfica e sua população sob responsabilidade das redes, do rol de ações e serviços ofertados (pontos de níveis de atenção primária, secundária e terciária, sistemas de apoio e logístico), acessibilidade e escala para a conformação dos serviços e das linhas de cuidado. No caso da definição da abrangência, a RAS pode incluir uma ou mais regiões de saúde e deve ser levada em conta a base populacional, bem como as pactuações entre o estado e o município para o processo de regionalização e os parâmetros de escala e acessibilidade.

SAIBA MAIS

O modo de organização das RAS irá definir seus processos de forma singular, ou seja, a estruturação dos serviços deve ser feita em uma rede formada por diversos pontos de atenção compostos por equipamentos de diferentes densidades tecnológicas.[3]

A portaria 4.279/10 traz que para a operacionalização da RAS deverão se integrar três elementos constitutivos: população/região de saúde definidas, estrutura operacional e por um sistema lógico de funcionamento determinado pelo modelo de atenção à saúde.

A população e Região de Saúde são componentes que buscam identificar claramente a área geográfica e a população sob a responsabilidade da RAS. A região de saúde deverá ser definida com base em parâmetros espaciais e temporais que permitam assegurar tempo/resposta adequados e viabilidade operacional.[10]

A estrutura operacional das RAS é composta por cinco componentes: 1. APS representa a coordenação dos fluxos e contrafluxos do sistema; 2. pontos de atenção especializada ofertam serviços com maior densidade tecnológica; 3. sistemas de apoio são instituições que prestam serviços comuns a todos os pontos de atenção da rede, sejam eles para diagnóstico e tratamento, assistência farmacêutica e dos sistemas de informação à saúde; 4. sistemas logísticos compõem soluções e estratégias tecnológicas, que, com base em tecnologias de informação, devem garantir a organização dos fluxos de informações, pessoas, referências e contrarreferência, por prontuário clínico, acesso regulado à atenção especializada e sistema de transporte efetivo e 5. sistema de governança adequado, possuindo ações fundamentais com desenho institucional, sistemas gerencial e de financiamento.

Modelo de atenção à saúde é o sistema que organiza o funcionamento da RAS. Deve buscar compreender a população e as subpopulações estratificados por risco, as intervenções do sistema e as situações demográficas e epidemiológicas e dos determinantes sociais da saúde, vigentes em determinados tempo e sociedade.[15]

O PAPEL DO FISIOTERAPEUTA DENTRO DA LÓGICA DAS RAS

Estabelecida a lógica das RAS, partimos para o entendimento do espaço do fisioterapeuta nesta lógica de trabalho. Historicamente o profissional fisioterapeuta assume uma posição inicial, dentro do SUS e no setor privado brasileiro, de reabilitador, técnico, com espaço de trabalho principalmente nas clínicas de especialidades e hospitais.[16, 17] A sua lógica de trabalho restringia-se, inicialmente, à atenção ao indivíduo doente, carente de reabilitação, de forma isolada dos demais cuidados ofertados pelos serviços e profissionais de saúde. A lógica existente era a da especialidade e da doença. Exemplos concretos desse raciocínio são encontrados até hoje em currículos de cursos que mantêm a organização curricular tradicional, focada no aprendizado pela doença ou por especialidade (Fisioterapia em Ortopedia, Fisioterapia em Cardiologia, Fisioterapia em Neurologia Infantil entre outros) e em diferentes modalidades de aprimoramentos, especializações e residências multiprofissionais ofertadas.

O profissional é formado sob uma perspectiva especialista. A especialidade e o conhecimento técnico aprofundado de uma determinada doença ou agravo são fundamentais para o cuidado do usuário, entretanto, esse foco em um campo de trabalho isolado e não conectado em rede restringe a visão do fisioterapeuta a seu local de trabalho, seja ele um centro de reabilitação, um hospital especializado, seja uma clínica ou uma empresa.

Esse olhar para a formação e para o processo de trabalho distingue-se daquele proposto pelas Diretrizes Curriculares Nacionais propostas para os cursos de Fisioterapia que propõem "os profissionais de saúde... devem estar aptos a desenvolver ações de prevenção, promoção, proteção e reabilitação da saúde, tanto em nível individual, quanto coletivo. Cada profissional deve assegurar que sua prática seja realizada de forma integrada e contínua com as demais instâncias do sistema de saúde, sendo capaz de pensar criticamente, de analisar os problemas da sociedade e de procurar soluções para os mesmos."

Dentro da lógica das RAS o profissional deve entender qual seu papel no sistema de saúde, os limites de sua atuação (seja ela técnica seja em equipe) e quais suas corresponsabilidades com os demais membros da equipe.

Essa mudança de paradigma começa a ser introduzida, em 2008, com a criação dos Núcleos de Apoio à Saúde da Família (NASF) pelo Ministério da Saúde por meio da Portaria Nº 153 de 24 de Janeiro de 2008, regulamentada pela Portaria nº 2.488, de 21 de outubro de 2011 e se configuravam como equipes multiprofissionais que atuam de forma integrada com as equipes de Saúde da Família (eSF), as equipes de atenção básica para populações específicas (consultórios na rua, equipes ribeirinhas e fluviais) e com o Programa Academia da Saúde. A partir da publicação da mais recente Política Nacional de Atenção Básica (PNAB) de 2017, o NASF passou a se chamar Núcleo Ampliado de Saúde da Família e Atenção Básica (NASF-AB), podendo ser incorporado a qualquer modalidade de equipe de APS sem a necessidade de vínculo com a eSF.[18, 19]

Com essa primeira política pública da participação do fisioterapeuta na APS, em nível federal, abre-se espaço para uma mudança de paradigma no processo de trabalho deste profissional, não mais somente focada em especialidades e a reabilitação, mas agora pensado para todo um complexo arranjo de cuidado voltado à promoção, proteção e recuperação da saúde, em especial a funcionalidade, com foco em condições de saúde mais prevalentes da população, atuando em assistência fisioterapêutica na APS, ações de matriciamento junto às equipes de APS e encaminhamento adequadamente os usuários para outros equipamentos da rede, quando for necessário. Surge para os fisioterapeutas, ou avança em alguns casos, a lógica de necessidade de articulação entre e dentro dos serviços na perspectiva da RAS.

Instituir o fisioterapeuta na APS foi e continua sendo um processo necessário ainda que complexo. Este é um campo de atuação central para as RAS, por ser a modalidade de atenção e de serviço de saúde com maior capilaridade dentro da comunidade, contendo a participação no cuidado como elemento essencial. A APS deve ainda ser resolutiva, identificando riscos, necessidades e demandas de saúde, utilizando e articulando diferentes tecnologias de cuidados individual e coletivo, por meio de uma clínica ampliada (ver Capítulo 4). Deve coordenar o cuidado e ordenar a RAS ao elaborar, acompanhar e gerir projetos terapêuticos singulares, bem como acompanhar e organizar o fluxo dos usuários entre os pontos de atenção das RAS, sendo assim o centro de comunicação entre os diversos pontos de atenção, ordenando fluxos e contrafluxos de usuários, produtos e informações. Por fim, atua responsabilizando-se pelo território sanitário e sua população adscrita, ou seja, conhecendo e se relacionando com eles.[3]

Starfield (2002)[20] condiciona a existência de uma APS de qualidade, quando seus atributos forem operacionalizados em totalidade. O Quadro 5-1 apresenta os atributos essenciais e derivados da APS.

Ao integrar uma APS que deseja ser resolutiva e operacionalizada com base nesses atributos, o fisioterapeuta deve, junto aos demais profissionais de saúde, orientar sua prática para alcançar tais objetivos com ações de promoção e proteção de saúde, bem como de reabilitação e cuidados paliativos, utilizando ferramentas de gestão do cuidado (ver Capítulo 4).

A APS, orientada para o atendimento das necessidades de saúde das pessoas, deve prestar ampla variedade de serviços com alto desempenho, tanto para reconhecer os problemas da população, como para efetivamente atuar sobre eles. A variedade de problemas encontrados é maior do que em outros tipos de serviços, apesar de estes ocorrerem com maior prevalência, logo reconhecer os serviços e ações necessários é um desafio que não se restringe somente aos usuários, mas a todos os profissionais de saúde. Como a APS é com base em atenção continuada próxima ao dia a dia do usuário, acaba por aproximar-se a um conjunto maior de preocupações para além da saúde, principalmente os contextos social, econômico e ambiental que está inserida.[20]

A seguir discutiremos propostas como o fisioterapeuta pode contribuir para o desenvolvimento dos atributos da APS a partir de sua experiência de trabalho.

Quadro 5-1. Atributos da APS

Essenciais	Derivados
Porta de entrada	Enfoque familiar
Longitudinalidade	Orientação comunitária
Integralidade	Competência cultural
Coordenação do cuidado	

Fonte: Starfield (2002).[20]

Porta de Entrada

O Ministério da Saúde com a Lei 7.508/11 estabeleceu a APS como uma das quatro portas de entrada preferenciais ao SUS. As demais seriam a atenção de urgência e emergência, a atenção psicossocial e serviços especiais de acesso aberto. Ainda que não seja formalmente estabelecido que o fisioterapeuta seja um profissional de primeiro contato, sua atuação em conjunto pode potencializar a resolutividade do cuidado e das ações da APS.[21]

Ao ser parte integrante de equipes do NASF-AB, o projeto de matriciamento entre os profissionais e a existência de reuniões de equipes multiprofissionais podem facilitar o acesso e integração do usuário ao cuidado prestado na APS. O fisioterapeuta pode ser chave para acolher e incentivar os usuários para o autocuidado saudável em grupos abertos com práticas integrativas e complementares ou práticas atrativas para o cuidado da funcionalidade. Além de contribuição importante na definição de protocolos e linhas de cuidados direcionados à funcionalidade, como em casos de acometimentos musculoesqueléticos, entre as maiores demandas de procura por assistência na APS com cuidados fisioterapêuticos às necessidades em grupo focado para a queixa funcional ou ainda personalizado na APS ou em outro serviço especializado. Diferentes podem ser os exemplos aqui apresentados, este não é o foco neste momento, adiante neste capítulo serão abordados alguns com maior profundidade, tentando apresentar uma delimitação do trabalho na APS e nas especialidades.[22]

O enfoque clínico não deve ser dado necessariamente com ações que visem somente ao cuidado individual, mas ampliar para as reais necessidades de saúde da população. Para tanto, o olhar epidemiológico é essencial (mas não único), pois profissionais e gestores podem compreender as demandas existentes na população de referência e organizar ações propositivas às necessidades encontradas.

O atual padrão epidemiológico e demográfico brasileiro é de queixas relacionadas com doenças crônicas não transmissíveis (DCNT) em detrimento a doenças infectocontagiosas, aumento da incidência de acidentes automobilísticos e por violência, aumento da expectativa de vida, concentração populacional nas grandes metrópoles e em centros urbanos. Diferentes estudos mostram altas prevalências de dor musculoesquelética crônica em diferentes populações, este é, portanto, um campo essencial para a assistência do fisioterapeuta como profissional na APS.[23-25] Ações de acolhimento e seguimento a esses usuários são do escopo do fisioterapeuta, assim como o atendimento de agudizações de queixas musculoesqueléticas crônicas e posterior encaminhamento para especialidade, grupos terapêuticos ou atendimentos na própria APS, quando necessário.

Estando sempre em consonância com as ações de vigilância em saúde, a identificação e o acolhimento de usuário e famílias em situação de risco para novas enfermidades que surjam no território também podem ser parte das ações de porta de entrada do fisioterapeuta à rede de serviços. Exemplos de ações concretas, ainda que pouco estudadas se efetivas, são apresentados pela Portaria n.º 793, de 24 de abril de 2012 que instituiu a Rede de Cuidado à Pessoa com Deficiência no âmbito do SUS, entre eles estão:

I. Identificação precoce das deficiências.*
II. Qualificação do pré-natal e da atenção na primeira infância.
III. Implantação de estratégias de acolhimento.
IV. Implementação de classificação de risco e análise de vulnerabilidade.

---

* A Portaria n.º 793, de 24 de abril de 2012 que institui a Rede de Cuidado à Pessoa com Deficiência no âmbito do SUS, considera apta a utilização da rede qualquer indivíduo com deficiência temporária ou permanente; progressiva, regressiva, ou estável; intermitente ou contínua.

Longitudinalidade

A longitudinalidade é característica central e exclusiva da APS e constitui a existência do aporte regular de cuidados pela equipe de saúde e seu uso consistente ao longo do tempo, num ambiente de relação mútua de confiança e humanizada entre equipe de saúde, indivíduos e famílias.[20] Para essa autora, trata-se do acompanhamento do paciente ao longo do tempo pela equipe de APS, para os múltiplos episódios de doença e cuidados preventivos. Nesse acompanhamento, está implícita uma relação terapêutica caracterizada por responsabilidade por parte do profissional de saúde e confiança por parte do paciente. O atendimento a tal atributo tende a produzir diagnósticos e tratamentos mais precisos, além da redução dos encaminhamentos desnecessários para especialistas e para a realização de procedimentos de maior complexidade tecnológica.

Cunha (2011)[26] aponta que nas literaturas internacional e nacional muitas vezes a longitudinalidade e continuidade do cuidado são usados como sinônimos, discute que esse é um uso impreciso pois a continuidade do cuidado está vinculado ao tratamento de uma determinada doença/patologia enquanto o vínculo longitudinal seria "relação terapêutica estabelecida entre paciente e profissionais da equipe de APS, que se traduz no reconhecimento e utilização da unidade básica de saúde como fonte regular de cuidado ao longo do tempo".

O fisioterapeuta deve estabelecer, assim como os demais membros das equipes de APS, o vínculo longitudinal para o cuidado do usuário e agir como profissional integrado a outros serviços prestados na Unidade Básica de Saúde (UBS). Deve estar capacitado ao acompanhamento de casos em seguimento pelos serviços de especialidades, desenvolver e coordenar grupos terapêuticos abertos, com participação livre de indivíduos estáveis clinicamente e com baixa dificuldade funcional, além de grupos e atendimentos voltados para processos reabilitadores em si. Grupo de educação em saúde são ferramentas importantes para o cuidado longitudinal, desde que formulados com foco nas necessidades de saúde da população.

> **PARA REFLETIR**
> Em diversas realidades, há formação de grupos com o objetivo de dar vazão a uma demanda reprimida. Você julga ser esta uma boa solução? Qual a real potência de um grupo de cuidado aberto à população ou para populações específicas, com abordagem terapêutica ou de promoção de saúde? Qual sua consideração na realidade que vivencia?

O cuidado fisioterapêutico longitudinal deve ocorrer principalmente para pessoas com risco ou comprometimento cinético funcional, desde a intervenção oportuna para o desenvolvimento neuropsicomotor em crianças até a assistência aos idosos com dificuldades de locomoção e que para ter acesso aos serviços ofertados pela APS necessitem de visitas domiciliares (VD), ou seja, compreende todos os ciclos de vida, da prevenção ao terapêutico e do coletivo ao individual. O olhar ampliado para a família também faz parte deste processo longitudinal de cuidado.

Pode-se pensar o cuidado longitudinal por meio de ações territoriais, com a identificação das características geográficas, ambientais, políticas, econômicas e institucionais do local, elaborando-se um plano de ação multidisciplinar para abordar os componentes multifatoriais de risco, vulnerabilidade e potencialidade em longo prazo para o cuidado dos indivíduos que mantém ligação com a unidade de saúde.

Integralidade

O conceito de integralidade pode ser entendido a partir de diferentes pontos de vista não excludentes entre si, mas que abordam aspectos diversos da mesma questão.

Uma das interpretações de integralidade é a articulação entre ações de prevenção de doenças e agravos; promoção, proteção, cura, reabilitação da saúde; e cuidados paliativos, colocadas para realizar o cuidado em saúde por meio de ações que se estruturam em um mesmo espaço, com a constituição de saberes e de ações que se interpenetram. Nele coexistem os saberes técnicos e as práticas dos diferentes profissionais que atuam diretamente no cuidado em saúde. Outro ângulo considera a rede de serviços com diferentes níveis de complexidade e de competências em que com integração entre eles se realiza o conjunto de cuidados demandados por um determinado indivíduo.

Do ponto de vista da organização dos serviços de saúde o conceito de integralidade busca romper com a polaridade entre saúde pública e assistência médica, ou entre as ações de prevenção e as curativas da saúde. Pressupõe uma organização do trabalho nos serviços de saúde que considere a relação assimétrica entre profissional e usuário do serviço, com necessidades não redutíveis ao conhecimento técnico do profissional. Mais recentemente, Mendes (2015)[27] apresenta o conceito de integralidade como "a prestação, pela equipe de saúde, de um conjunto de serviços que atendam as necessidades da população adstrita nos campos da promoção, da prevenção, da cura, do cuidado, da reabilitação e dos cuidados paliativos, a responsabilização pela oferta de serviços em outros pontos de atenção à saúde e o reconhecimento adequado dos problemas biológicos, psicológicos e sociais que causam as doenças".

Dentro do conceito apresentado acima por Mendes, o fisioterapeuta, no contexto da APS, para atuar de forma integral junto à população adstrita deve ofertar ações de promoção, proteção, cura, cuidado, reabilitação e cuidados paliativos.

O Quadro 5-2 apresenta alguns exemplos de ações que traduzem essa ideia.

Coordenação do Cuidado

A coordenação de cuidados considera uma articulação harmoniosa entre diferentes profissionais e serviços de saúde, que tem por objetivo comum garantir a atenção integral e de qualidade aos usuários, de acordo com suas necessidades. Portanto, evoca a capacidade de garantir a continuidade da atenção, por meio das equipes de saúde, com o reconhecimento dos problemas que requerem seguimento constante e se articulando com a RAS de maneira a ser o seu centro coordenador. Uma coordenação do cuidado efetiva se sustenta em três pilares de coordenação: a da informação, a clínica e a administrativa/organizacional. A primeira compreende as diversas ações que garantem que as informações sobre o usuário estejam disponíveis em todos os pontos de atenção e para todos os profissionais envolvidos. A coordenação clínica parte de uma APS robusta e fortalecida, que permite a provisão do cuidado sequencial e complementar entre os níveis de atenção. A administrativa corresponde aos fluxos e processos organizativos da RAS que permitem a integração entre os distintos níveis do sistema de saúde.[28]

Nesse contexto, apontamos alguns papéis passíveis a ser executado pelo fisioterapeuta:

1. Acesso à informação e à coordenação administrativa/organizacional:
    - A menos que esteja vinculado a ações de gestão e organização das unidades de saúde, o fisioterapeuta tem pouco contato com estas ações. Entretanto é essencial que preencha as evoluções clínicas, referências e contrarreferências de maneira completa e sucinta, além de fazer relatórios de caso entre outras ações que visam à comunicação clara e formal entre os profissionais (informatizada ou manual).

Quadro 5-2. Ações e Exemplos de Intervenção do Fisioterapeuta na APS

	Tipo de ação	Exemplos
Promoção	Grupos	Grupos com foco em práticas corporais e hábitos saudáveis funcionais
	Educação em saúde	Rodas de conversa sobre uma temática de interesse da população/serviço (febre amarela)
	Acesso à informação	Disponibilização de *folders*, cartazes e informações sobre temas em saúde
Prevenção	Atividades laborais	Melhoras posturais no ambiente domiciliar ou do trabalho
	Grupos	Grupos com foco em práticas corporais e hábitos saudáveis funcionais
	Vigilância de distúrbios cinético-funcionais	Vigilância quanto a distúrbios que podem vir a deixar sequelas motoras (HAS com evolução para AVC, DM etc.)
Reabilitação	Atendimentos individuais	Voltados para casos específicos
	Assistência em grupo	Seguimento do cuidado de usuários com limitações funcionais correlatas
	Visitas domiciliares	Para pessoas com restrição à casa
Cuidados paliativos	Prevenção de agravos	Cuidados cardiorrespiratórios Mobilização evitando escaras
	Cuidado do cuidador	Indicações de melhores hábitos para o cuidador da pessoa doente

2. Coordenação administrativa:
   - O estabelecimento e a correta adequação a fluxos de encaminhamento, atendimento, solicitação de órteses, próteses e meios auxiliares (OPM) entre outras ações devem ser realizados de acordo com o normatizado entre os equipamentos de saúde envolvidos no processo (seja ela uma secretaria municipal de saúde, a UBS ou outra).
3. Coordenação clínica:
   - Executada em conjunto com a equipe de saúde responsável pelo usuário, deverá enfocar na provisão sequencial e complementar do cuidado isoladamente ou em conjunto com os demais níveis de atenção para que exista a possibilidade da produção de um Projeto Terapêutico Singular (PTS) conjunto e focalizado para as necessidades de saúde do usuário. Em contrapartida, sabe-se que a coordenação clínica é um objeto complexo para sua execução. Ainda que existam dificuldades para construção de caminhos a serem tomados, a facilitação deste processo é o intenso contato e comunicação entre os profissionais de diferentes níveis de atenção. O contato pode ocorrer por meio de oficinas e fóruns de discussões em que as ações realizadas por cada prestador de serviço são discutidas e exemplificadas, visando ao entendimento geral das responsabilidades de cada nó da rede e pactuadas em conjunto de forma a estabelecer a coordenação efetiva.
   - Redes e ações como essas, focalizadas em grupos de profissionais de reabilitação, já existem e ocorrem ainda que de forma discreta, em regiões do município de São

Paulo, visando a fortalecer os fluxos e as ações de reabilitação. A organização de encontros entre trabalhadores dos diferentes pontos de atenção visa à elaboração e implementação de fluxos e acordados, assim como os fortalecimentos dos fluxos já estabelecidos. Resulta na discussão e entendimento do processo de regulação, das filas de espera dos serviços de referência e na pactuação entre os profissionais e os gestores de acordos com vistas a melhorar a gestão do cuidado dos usuários.

Enfoque Familiar

Este princípio altera a perspectiva do cuidado do sujeito individual para o seu contexto familiar, ou seja, impõe a consideração da família como o sujeito da atenção, exigindo a interação da equipe de saúde com esta unidade, o conhecimento integral de seus problemas de saúde e das formas singulares de abordagem familiar. Traz o fisioterapeuta para dentro da "casa" do usuário ao fazê-lo reconhecer os problemas e demandas do coletivo e de todos os sujeitos dessa relação. Cria a oportunidade de ação em Vigilância em Saúde, priorizando o espaço, população, família e comunidade. Sua visão deixa de ser exclusiva no paciente que está recebendo os cuidados específicos de reabilitação, mas volta-se também às necessidades de saúde dos demais, que podem ser influenciadas pelo usuário que iniciou o contato.

Cuidados de idosos, pacientes com grandes incapacidades e outros que dependam de cuidadores, em geral, são "momentos próprios" para o cuidado familiar, uma vez que geralmente resultam em demandas físicas, corporais e mentais importantes.

Orientação Comunitária

A orientação comunitária tem como significado o reconhecimento das necessidades das famílias em função dos contextos espacial, econômico e social, exigindo uma análise situacional das necessidades de saúde das famílias numa perspectiva populacional e a sua integração com ações de enfrentamento dos determinantes sociais da saúde.[20]

Competência Cultural

A competência cultural evoca relação horizontal entre as equipes de saúde e a população de seu território de forma a respeitar as particularidades culturais e as preferências individuais e coletivas daquele grupo de indivíduos.[20]

É fato que a fisioterapia tem diferentes elementos, propostas e atuação no âmbito da APS. Sua crescente área de atuação possibilita sempre a expansão dos horizontes de ação e de atividades. Tanto os gestores, quanto profissionais e graduandos devem ter em mente que a configuração atual, induzida pelo Ministério da Saúde para atuação na APS por meio dos atuais NASF-AB, impõe ações com

> "...o objetivo de ampliar a abrangência e o escopo das ações da atenção básica, bem como sua resolubilidade, o NASF deve buscar contribuir para a integralidade do cuidado aos usuários do SUS, principalmente por intermédio da ampliação da clínica, auxiliando no aumento da capacidade de análise e de intervenção sobre problemas e necessidades de saúde, tanto em termos clínicos, quanto sanitários e ambientais dentro dos territórios".[18]

Isto significa que visando a alcançar os atributos da APS o fisioterapeuta que atua no NASF-AB apresenta papel não apenas técnico, mas torna-se imprescindível sua atuação profissional voltado para alcançar a resolutividade do problema de saúde do indivíduo, da família e do território por meio de ações de matriciamento, discussões, atividades em grupo entre outros, "...auxiliando a capacidade de análise e de intervenção..." das equipes.[18]

OS LIMITES DA ATUAÇÃO FISIOTERAPÊUTICA NOS SERVIÇOS DE ATENÇÃO À SAÚDE

Foram apresentadas perspectivas de atuação do fisioterapeuta dentro da APS, com enfoque nas necessidades de saúde e resolutividade dos problemas, em seguida serão discutidas possibilidades de limites de atuação entre cada nível assistencial da rede, assim colocamos alguns questionamentos reflexivos:

- Existe uma linha divisória entre a atuação fisioterapêutica nos serviços de APS e Atenção Especializada (AE)?
- Quais seriam os critérios para os usuários do SUS transitarem entre os níveis de atenção à saúde?
- A organização dos serviços é determinada pelo perfil atual de distribuição dos profissionais ou pelas demandas de saúde da população? Ou seja, os gestores devem organizar os serviços e ações de Fisioterapia com base na disponibilidade de fisioterapeutas para assistência ou nas necessidades de saúde da população?

A discussão a seguir pretende responder a tais perguntas, obviamente sem esgotar tais assuntos, mas trazendo a discussão para a agenda do debate da assistência fisioterapêutica. Ao compreender os limites e potências de atuação do profissional nos diferentes níveis assistenciais, é possível aprofundar a discussão dentro dos serviços e das universidades visando a aumentar a resolutividade e eficiência da atuação nos serviços e aprimorar a formação profissional do discente.

Para Solla e Chioro (2017),[29] os limites entre APS, a AE e alta complexidade não são precisos dentro do sistema de saúde como um todo. A definição do espaço do papel das diferentes áreas profissionais nos níveis de atuação é sempre tênue, levando a ações imbricadas entre si. Estes afirmam que a abrangência da APS irá depender de definições políticas adotadas em função das circunstâncias sociais e econômicas. Infelizmente, a atual lógica limita cada uma das áreas de responsabilidade que ocorrem de forma heterogênea, sendo a mais explícita a do financiamento federal, pois estabelece diferentes critérios de alocação de recursos pelo SUS entre a APS, as especialidades e a alta complexidade.

Ainda que a alocação de recursos financeiros possa dimensionar a oferta de serviços e ações, pode não definir o fluxo e os caminhos dos usuários dentro da rede para a obtenção de seu cuidado.

O Fisioterapeuta na Rede

A APS conta com uma estrutura permanente e capilarizada pelo território, em vistas de se aproximar e estar à disposição da população e inserida com maior intensidade no território, facilitando o acesso dos usuários. Existe uma concepção corrente, em que a APS tem como responsabilidade resolver os problemas sanitários mais comuns encontrados em seu território de atuação, de aproximadamente 80% dos motivos que levam o sujeito a buscar serviços de saúde.

O modelo proposto por White et al. (1961)[30] mostra como as ações no planejamento da saúde, na educação e na pesquisa podem ser orientadas para responderem às demandas da população. Green et al. (2001)[31] encontraram que de cada 1.000 pessoas que procuram o serviço de saúde por mês, 800 apresentam sintomas; dessas 800 pessoas,

327 procuram cuidados, 217 chegam a um serviço de saúde, 21 a um ambulatório hospitalar, 13 a um serviço de urgência e emergência, 14 recebem atenção domiciliar, 8 são hospitalizadas e 1 interna-se num hospital de ensino. Tais números podem se refletir para o cuidado fisioterapêutico?

Essa discussão deve ser tratada com atenção especial pelos formuladores e implementadores de políticas públicas, e pelos profissionais fisioterapeutas por meio de associações, instituições de ensino e pelo sistema COFFITO/CREFITOs (Conselho Federal de Fisioterapia e Terapia Ocupacional e Regionais). Pela estratégia induzida pelo Ministério da Saúde com o NASF, é pouco provável que se alcance uma ampla atuação do fisioterapeuta, uma vez que a baixa oferta de profissionais se contrapõe à elevada demanda de usuários com queixas relacionadas com distúrbios funcionais, principalmente com a dor musculoesquelética, por exemplo. A estratégia do NASF é um bom início para a assistência integral na APS, entretanto mais de dez anos após sua implantação, eles ainda cobrem no máximo 8% da população brasileira, com 3.797 equipes. Na média complexidade, há em torno de 139 Centros Especializados de Reabilitação com 3.483 profissionais de várias categorias profissionais capacitados para a assistência a pessoas com deficiência.[32] E na alta complexidade, apenas temos garantia assistencial fisioterapêutica nas Unidades de Terapia Intensiva.[33] Com isso, há gargalos e vazios assistenciais fisioterapêuticos importantes no SUS, ainda dependendo da filantropia ou da caridade (tal qual na época pré-SUS) e substituídos por clínicas escolas.

Na série Cadernos de Atenção Básica, no de número 39[34] são discutidas atribuições e processos de trabalho dos profissionais do NASF, agora NASF-AB, incluindo o fisioterapeuta. É destacado que NASF tem dois "públicos-alvo" diretos: as equipes Saúde da Família e os usuários. Torna-se fundamental que o NASF-AB crie mecanismos próprios de identificação das demandas das equipes e dos usuários.

Em contrapartida, as equipes apoiadas também devem identificar os profissionais como um coletivo, mas que possuem singularidades em cada profissional. Ou seja, é necessária a clareza de que "o objeto comum de intervenção é o (apoio ao) cuidado à saúde da população, mas as singularidades/especificidades de saberes também devem ser identificadas e potencializadas".[35]

O fisioterapeuta precisa construir, então, o diálogo com diferentes pontos de atenção a fim de buscar responsabilização coletiva na condução do plano de cuidado do usuário. Relações com serviços de saúde, equipamentos sociais, família e território devem ser consideradas. O Quadro 5-3 apresenta ações do fisioterapeuta na APS com diferentes equipamentos de saúde.

A resolutividade deve ser o foco do fisioterapeuta neste contexto, seus limites de atuação devem ser voltados às necessidades de saúde da população e dependem de uma formação adequada (formações universitária e continuada) para compreensão das noções de prognóstico, necessidades de saúde e do território.

O Ministério da Saúde propõe ações voltadas para os profissionais de saúde da APS que devem ser realizadas na APS com foco a determinados grupos populacionais na Portaria nº 793, de 24 de abril de 2012 (Quadro 5-4).

Por outro lado, o estudo publicado por Shimizu e Fragelli (2016)[36] apresenta competências necessárias para o processo de trabalho do NASF, essas competências não são destrinchadas por ações específicas para o profissional fisioterapeuta, mas apresentam uma interessante noção das que poderiam ser desempenhadas (Quadro 5-5).

Quadro 5-3. Síntese de Perspectivas de Ações do Fisioterapeuta do NASF

UBS

- Educação permanente
- Ações de promoção e proteção à saúde
- Atendimento individual
- Atendimento compartilhado
- Reuniões de equipe, discussões de caso e construção de Projeto Terapêutico Singular e Projeto Saúde no Território
- Grupos
- Visitas domiciliares

Academia da Saúde

- Grupos
- Ações de promoção e prevenção à saúde
- Encontros comunitários

Escola

- Ações de educação em saúde
- Apoio às ações do PSE

Adaptado de DAB/SAS/MS, 2014.[37]

Quadro 5-4. Ações da APS para as Pessoas com Deficiência

Ação ofertada à APS	Grupo específico
Promoção da identificação precoce das deficiências, por meio da qualificação do pré-natal e da atenção na primeira infância	Saúde da criança
Acompanhamento dos recém-nascidos de alto risco até os dois anos de vida, tratamento adequado das crianças diagnosticadas e o suporte às famílias conforme as necessidades	Saúde da criança
Educação em saúde, com foco na prevenção de acidentes e quedas	Saúde do idoso
Criação de linhas de cuidado e implantação de protocolos clínicos que possam orientar a atenção à saúde das pessoas com deficiência	-
Incentivo e desenvolvimento de programas articulados com recursos da própria comunidade, que promovam a inclusão e a qualidade de vida de pessoas com deficiência	-
Implantação de estratégias de acolhimento e de classificação de risco e análise de vulnerabilidade para pessoas com deficiência	-
Acompanhamento e cuidado à saúde das pessoas com deficiência na atenção domiciliar	-
Apoio e orientação às famílias e aos acompanhantes de pessoas com deficiência; e	-
Apoio e orientação, por meio do Programa Saúde na Escola, aos educadores, às famílias e à comunidade escolar, visando à adequação do ambiente escolar às especificidades das pessoas com deficiência	Saúde da criança

Fonte: Portaria Nº 793, de 24 de abril de 2012/Ministério da Saúde.[35]

Quadro 5-5. Competências Necessárias ao Processo de Trabalho do NASF

Competências	
Domínio	**Subdomínio**
Coordenar o cuidado	Proporcionar cuidado integral
	Articular ações de reabilitação entre APS, Atenção Especializada e Alta Complexidade
	Organizar ações de promoção, proteção, reabilitação e cuidados paliativos em especial de funcionalidade
Realizar diagnóstico da comunidade	Identificar necessidades funcionais de saúde locais
	Identificar equipamentos sociais
	Realizar diagnóstico de funcionalidade da comunidade com base na epidemiologia
	Diagnosticar riscos de funcionalidade de saúde, ambientais e sociais
	Conhecer os demais equipamentos de atenção à saúde
Planejar as ações na comunidade	Estabelecer estratégias para facilitar o acesso à RAS, principalmente os serviços de reabilitação
	Planejar ações que promovam mudanças funcionais de estilo de vida em conjunto com a comunidade
	Desenvolver projetos e ações considerando os recursos disponíveis
Desenvolver ações intersetoriais e educativas	Planejar ações para ampliar ou manter a funcionalidade e inclusão social em conjunto com equipamentos sociais
	Planejar ações para ampliar ou manter a funcionalidade e inclusão social em conjunto com equipamentos da educação
	Integrar o conhecimento da população nas práticas educativas, com comunicação acessível
	Realizar ações de educação à funcionalidade
	Realizar treinamentos com profissionais da rede de serviços
	Utilizar espaços comunitários
Atuar com diferentes coletividades	Reconhecer determinantes sociais, especialmente os que interfiram na funcionalidade
	Respeitar diversidade e a cultura comunitária

Fonte: Adaptado de Shimizu e Fragelli (2016).[36]

    Algumas das ações anteriormente apresentadas podem ainda ser pouco evidentes para o leitor, assim apresentamos a seguir aproximações com o campo da Fisioterapia na APS.

    Já a atenção especializada, de forma geral, é conceituada e demarcada pelo lócus em que são realizadas ações, conhecimentos técnico-assistenciais e pela incorporação de processos de trabalho que envolvam maior densidade tecnológica. Dentro da lógica das RAS esses serviços devem ser ofertados preferencialmente de forma hierarquizada e regionalizada, visando à economia de escala, para assegurar uma boa relação custo-benefício para a qualidade da atenção prestada.

Serviços de atenção especializada são espaços de saber-fazeres profissionais, onde se concretiza o encontro das tecnologias leves e leves-duras ofertadas sobre a infraestrutura tecnológica dura.[38] É compreendida por um conjunto de ações e serviços que visam a atender aos principais problemas de saúde e agravos da população e cujo nível de complexidade da prática clínica demande a disponibilidade de profissionais especializados e a utilização de recursos tecnológicos de apoios diagnóstico e terapêutico.[29]

No Brasil, a oferta de serviços de média complexidade constitui-se em um dos maiores pontos de estrangulamento do sistema e tem sido organizada e financiada, historicamente, com base na lógica de oferta de procedimentos, desconsiderando as necessidades e o perfil epidemiológico da população.

Desta forma, a demanda é determinada pelo padrão de oferta existente e não a oferta de serviços diante das necessidades de saúde, como deveria ocorrer na lógica de cuidado centrado no usuário. O acesso a serviços de fisioterapia de atenção especializada torna-se por muitas vezes restritivo a determinadas condições de saúde, com longas filas de espera por causa da baixa capacidade de regulação, poucos profissionais e serviços.[16, 17]

Os limites de atuação entre a atenção especializada e a APS não são precisos. A abrangência de ações da APS depende, normalmente, do processo de tomada de decisão e implementação de uma política. Essas podem ser adotadas em função das circunstâncias sociais, econômicas conjunturais e de interesses específicos de forma diferente. A circunscrição das áreas de responsabilidade de uma e de outra se dá, atualmente, de forma muito heterogênea, determinada por diferentes lógicas. A mais explícita é a do financiamento, pois há diferentes critérios de valoração e de alocação de recursos físicos e humanos pelo SUS entre a APS e as ditas especializadas.

Um limite mais adequado para as áreas de responsabilidade seria o fundamentado nas necessidades de saúde da população assistida dentro de um determinado território. Para isto o conhecimento epidemiológico realizado pela APS, definição dos fluxos de encaminhamento, fórmulas de manejo clínico integrados, realizados em conjunto entre APS e atenção especializada e a disponibilidade de serviços, ofertados pela gestão são elementos centrais.

Com os itens definidos anteriormente, busca-se melhor delimitar a zona de encontro de ações entre APS e atenção especializada (Fig. 5-1).

Na Figura 5-2 apresenta-se identificação propositiva para ações do fisioterapeuta entre diferentes serviços de atenção à saúde, com base na necessidade de saúde do usuário.

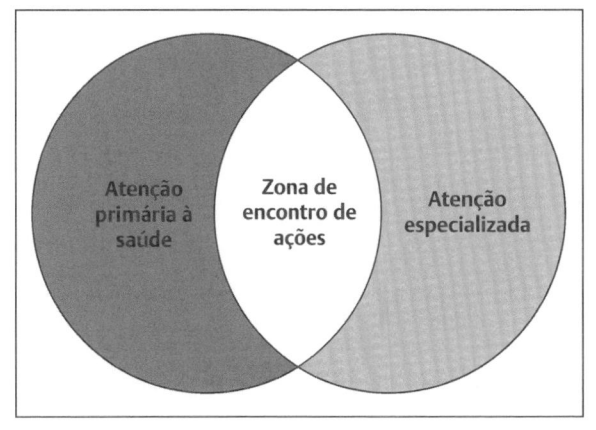

Fig. 5-1. Zona de encontro de ações da APS e atenção especializada.

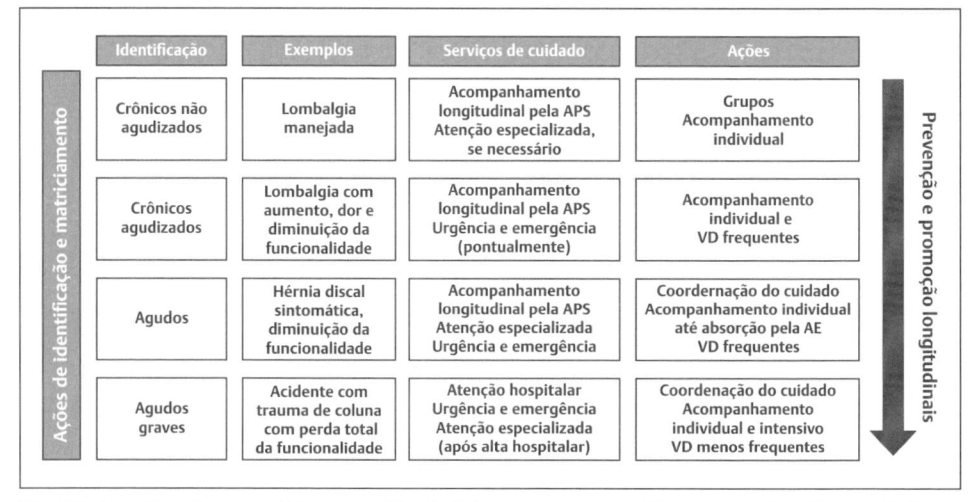

	Identificação	Exemplos	Serviços de cuidado	Ações	
Ações de identificação e matriciamento	Crônicos não agudizados	Lombalgia manejada	Acompanhamento longitudinal pela APS Atenção especializada, se necessário	Grupos Acompanhamento individual	**Prevenção e promoção longitudinais**
	Crônicos agudizados	Lombalgia com aumento, dor e diminuição da funcionalidade	Acompanhamento longitudinal pela APS Urgência e emergência (pontualmente)	Acompanhamento individual e VD frequentes	
	Agudos	Hérnia discal sintomática, diminuição da funcionalidade	Acompanhamento longitudinal pela APS Atenção especializada Urgência e emergência	Coordernação do cuidado Acompanhamento individual até absorção pela AE VD frequentes	
	Agudos graves	Acidente com trauma de coluna com perda total da funcionalidade	Atenção hospitalar Urgência e emergência Atenção especializada (após alta hospitalar)	Coordenação do cuidado Acompanhamento individual e intensivo VD menos frequentes	

Fig. 5-2. Identificação propositiva para ações do fisioterapeuta entre diferentes serviços de atenção à saúde, com base na necessidade de saúde do usuário.

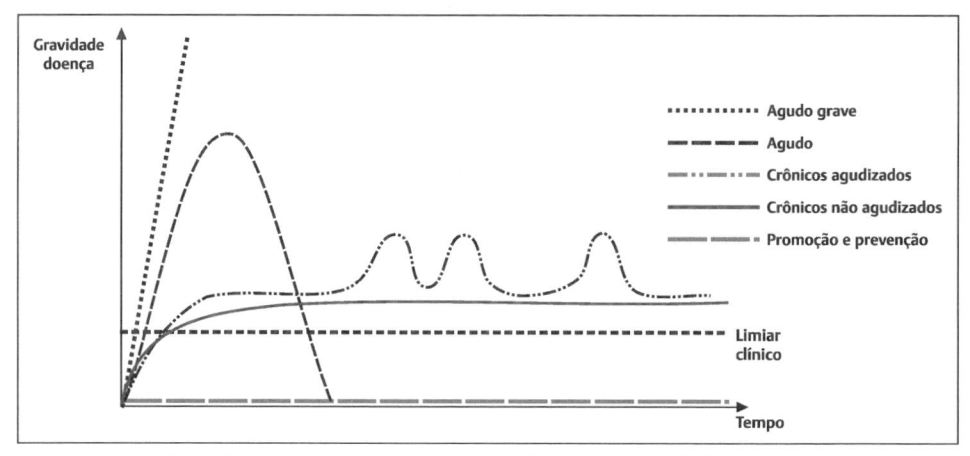

Fig. 5-3. Gravidade da doença e tempo em relação à agudização e cronicidade dos acometimentos.

A Figura 5-3 mostra uma representação gráfica esquematizada com base nas necessidades de saúde ao longo do tempo. As ações iniciais de cuidado a serem realizadas são a identificação das condições de saúde dos usuários, acompanhamento longitudinal, incentivo aos hábitos de vida saudáveis e a realização de práticas de matriciamento entre membros da equipe multiprofissional da APS – interação estratégica da saúde da família e NASF ou demais profissionais da unidade. As necessidades podem ser classificadas em quatro tipo distintos:

1. *Casos crônicos não agudizados:* seguimento do cuidado pode ocorrer na APS pelos diferentes profissionais da equipe multiprofissional e desde que não resultem em limitações funcionais para tarefas do dia a dia, ações oferecidas podem ser estruturadas como atividades em grupos terapêuticos, grupos de promoção e proteção à saúde e práticas de educação em saúde.

2. *Casos crônicos agudizados:* com a agudização de um caso crônico, a resposta inicial após a identificação do problema e planejamento da ação para acompanhamento individualizado do caso até o controle, visando à independência funcional do usuário.
3. *Casos agudos:* ocorrem no momento e há a necessidade de intervenção com resposta rápida, visando a diminuir as incapacidades relacionadas com o caso. Os profissionais da APS devem, portanto, estar cientes da possibilidade de ajuste para assistência individual na APS ou encaminhamento para a AE, caso a demanda extrapole suas possibilidades de atuação na APS. Ao mesmo tempo, o simples encaminhamento não resolve as necessidades do usuário e sua família. Existe a necessidade de manutenção da coordenação do cuidado pela APS e acompanhamento longitudinal do caso, principalmente quando existem serviços especializados que não contam com filas de espera reguladas.
4. *Casos agudos graves:* tratam-se dos acometimentos em que, inicialmente, os fisioterapeutas da APS têm menor poder de manejo, uma vez que os profissionais da AE e atenção hospitalar estejam na linha de frente para o reestabelecimento da funcionalidade. Usuários com perda importante da funcionalidade são mantidos em acompanhamento fisioterapêutico na AE, mas a APS também colabora com a coordenação do cuidado pela realização dos encaminhamentos pertinentes à condição de saúde dos usuários, na facilitação do manejo e realização das adaptações domiciliares necessárias e mantendo o cuidado longitudinal.

Apresenta-se abaixo exemplos para os quatro tipos de necessidades.

A usuária Ana Maria, de 65 anos, vive próxima à UBS de referência. É acompanhada pela equipe de saúde da família há 10 anos, desde que se mudou para o bairro, por causa do antecedente pessoal de hipertensão arterial sistêmica. Nunca praticou atividade física, mesmo com a insistência dos profissionais da equipe de saúde e ao longo destes anos relatou dor bilateral em região de coluna lombar que surge em dias de maior demanda laboral, que não a restringe das atividades de vida diária. (1) Foi indicada ao grupo de caminhadas e alongamento com o intuito de promover uma prática corporal e manejar sua condição de saúde, prevenindo doenças e agravos. Iniciou sua participação com frequência esporádica.

Sra. Ana Maria sentiu dores em região de coluna lombar com maior intensidade em um fim de semana, ao carregar seu neto de 5 anos. Compareceu à UBS para passar por consulta médica na mesma semana. Após a conduta médica inicial, foi agendado retorno e, em reunião entre a equipe de Saúde da Família e os profissionais do NASF-AB, proposto oferecer à Ana Maria a realização de intervenções individualizadas pelo fisioterapeuta. (2) O número de intervenções, frequência e duração dependerão do entendimento clínico do profissional para a resolução do problema de saúde. Tal caso é típico em que o usuário pode estar na intersecção entre as práticas da APS e da AE, como apresentado na Figura 5-1.

Com as intervenções individualizadas realizadas pelo fisioterapeuta, Ana Maria conseguiu manejar a intensificação de suas dores e atravessou longo período sem piora da dor lombar, mantendo dores mínimas constantes, mas que não afetavam sua funcionalidade. (1) Após as intervenções individuais, o fisioterapeuta pactuou com Ana Maria a participação mais frequente nas práticas corporais em grupo oferecidas pela UBS, ao qual a usuária adere.

Na manhã de certo dia, Ana Maria resolveu ajudar sua vizinha Claudia em uma mudança. Ao levantar uma cômoda sentiu uma dor em pontada muito intensa em coluna lombar, dificultando o retorno a posição neutra e uma dor que "descia" para o membro inferior esquerdo. Ana Maria permaneceu deitada em repouso o resto do dia, sem conseguir se mexer, por conta da dor. Não conseguiu buscar seu neto na escola e nem preparar o jantar. À noite, sua filha retornou do trabalho e observou que a mãe não apresentou melhora da dor. Prontamente a levou para a UPA (Unidade de Pronto Atendimento) mais próxima. Após atendimento clínico e exames de imagem, Ana Maria foi diagnosticada com duas hérnias de disco lombares (L3-L4/L4-L5) e orientada a retornar à UBS para continuar o acompanhamento.

Diante do relato da agente comunitária de saúde sobre a situação de saúde de Ana Maria durante a reunião de equipe, foi realizada visita domiciliar do enfermeiro e do fisioterapeuta para avaliação. (3) Na visita domiciliar, constatou-se que Ana Maria manteve diminuição da funcionalidade, com dificuldades para realizar as atividades de vida diária. Foi realizado encaminhamento prioritário de Ana Maria para os atendimentos de fisioterapia na AE, porém a mesma só foi chamada para atendimento após três semanas. Neste intervalo qual seria o papel do fisioterapeuta do NASF?

Em um dos atendimentos que Ana Maria vinha realizando com o fisioterapeuta da UBS, a mesma comentou de um acidente de carro que sofrera aos 12 anos. Enquanto voltava das férias na casa da avó, no interior de São Paulo, o carro dirigido por seu tio se chocou com outro na rodovia estadual e capotou. (4) Imediatamente foi acionado o serviço móvel de urgência e emergência e, após imobilização, Ana Maria foi levada ao pronto-socorro mais próximo. Após avaliação e exames de imagem foi diagnosticada fissura vertebral em L1, sem indicação cirúrgica. No momento da alta hospitalar, Ana Maria foi encaminhada para a reabilitação em seu município de origem e realizou quatro meses de fisioterapia para retomada da mobilidade de coluna vertebral e manejo da dor.

Outra forma de identificação de casos e matriciamento entre os diferentes níveis de atenção à saúde é a classificação de prognóstico do problema conforme a necessidade de saúde do usuário. Sugerimos, na Figura 5-4, uma forma de classificação.

Em situações identificadas como **estável ou melhora com acompanhamento longitudinal**, os casos devem ser seguidos com cuidado da equipe multiprofissional da APS com ofertas de ações em grupos terapêuticos, atividades de promoção de saúde e prevenção de agravos e eventuais atendimentos individuais ou visitas domiciliares.

Exemplo autêntico é o grupo de dança circular, geralmente liderado ou com coparticipação do fisioterapeuta. Tal prática tem a capacidade de melhorar a saúde e reduzir

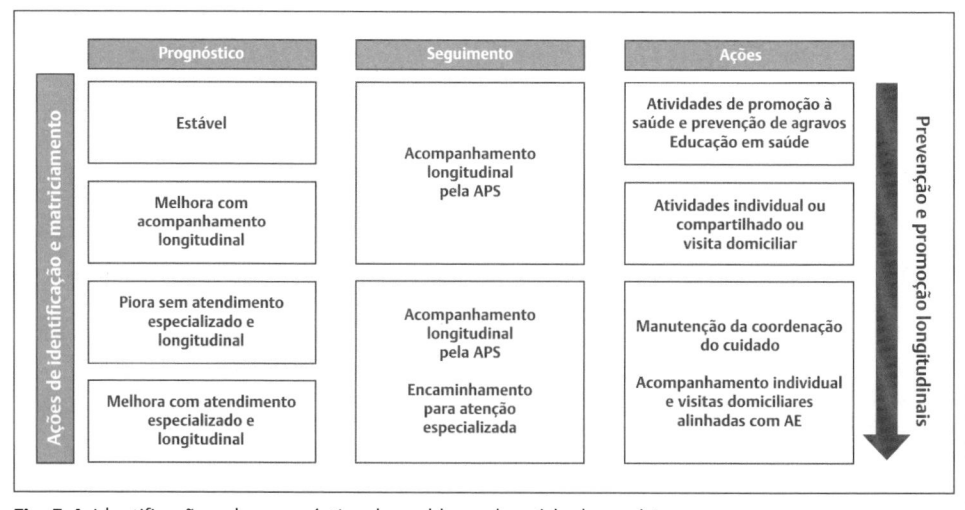

Fig. 5-4. Identificação pelo prognóstico do problema de saúde do usuário.

iniquidades, agregar pessoas para sensibilizar e influenciar opinião a favor da saúde corporal para o bem-estar e de informações práticas para manter e otimizar a saúde no dia a dia. Ainda para aumentar o impacto e a sustentabilidade das ações de promoção à saúde, parceria com colaboração e troca de conhecimento dos equipamentos sociais locorregionais, como praça, igreja, supermercado, associação de bairro, outros equipamentos de saúde, gestão local entre outros, pode potencializar a saúde. Para tanto, é primordial que o fisioterapeuta com os demais profissionais envolvidos proporcione comunicação efetiva entre os envolvidos, além de contribuir para desenvolvimento de lideranças para proporcionar empoderamento e participação social. Assim, promover saúde a partir da reunião frequente de pessoas para formação de um grupo de dança circular pode ser muito mais que uma prática corporal. Além de tudo, diagnóstico das necessidades e potencialidades dos determinantes políticos, social, cultural, ambiental, comportamental e biológico (técnico que os fisioterapeutas são experientes) é fundamental para mobilizar, apoiar e envolver os participantes do grupo de dança circular na implementação sustentável e agradável de tal prática. Por fim, avaliar constantemente as ações e melhorar ou redefinir a prática da dança circular também faz parte do processo definido para desenvolver promoção de saúde.[39]

Também é possível proporcionar tais competências de promoção de saúde elencadas anteriormente em casos individuais com agravos.[39] Um exemplo ilustrativo e real é o da Sra. Flor, de 32 anos, com diagnóstico de polineuropatia não específica e fibromialgia, que teve suas atividades de vida diária reduzidas por não deambular, não conseguindo desempenhar sua atividade de inspetora de alunos na escola particular há dois quilômetros da casa onde mora (é do ex-marido). A partir do projeto terapêutico para a singularidade do caso, recebe assistência da equipe com frequência em visita domiciliar (muitas vezes compartilhada), voltou à marcha social de um quarteirão, reduzindo a iniquidade em saúde. Claro que o fisioterapeuta da unidade foi essencial para essa conquista com incentivo a retornar sua atividade laboral com adaptação. Evidente que o receio de possível demissão após seu retorno ao trabalho (três anos afastada com auxílio da previdência social como única renda familiar para a família) foi concreto para Flor e para nós da equipe. No entanto, o trabalho colaborativo e de mediação de interesses entre a Flor, a escola e equipe promoveu comunicação de ações concretas para adaptação de outra função administrativa e criação de uma rede de apoio de duas colegas de trabalho para transporte diário de sua casa à escola. Atualmente, a assistência à Sra. Flor continua e é até difícil por conta do horário de funcionamento da unidade e da escola.

A prevenção ou controle de agravos é normatizada pela Lei 8080/90 com vigilância epidemiológica de ações que proporcionem conhecimento, detecção de mudança nos determinantes e condicionantes de saúde individual ou coletiva.[40] Para tanto ter indicadores de excelência, com validade e confiabilidade, proporcionam análise, interpretação e ação em saúde. Porém ainda estamos distantes de indicadores de funcionalidade, apesar de já termos uma Classificação Internacional de Funcionalidade, Incapacidade e Saúde,[41] pois ademais é necessário ter a frequência da vigilância, a definição de instrumento de coleta, bem como a equipe para obtenção e análise dos achados e implementação da mudança. Podemos refletir sobre possibilidades de indicadores que direcionam melhor o cuidado fisioterapêutico em cada ciclo de vida:

- Taxa de prevalência de crianças em risco de alteração de desenvolvimento neuropsicomotor com avaliação *General Movements* em crianças que nasceram prematuras.[42]
- Taxa de prevalência de dor musculoesquelética com questionário Nórdico Musculoesquelético em pessoas com 18 anos ou mais.[43]

- Taxa de prevalência de incapacidade com WHODAS em pessoas com 55 anos ou mais.[44]
- Taxa de prevalência de incontinência urinária com *Incontinence Questionnaire – Short Form* em mulheres com 65 anos ou mais.[45]
- Taxa de prevalência de risco de quedas com *TIMED UP AND GO* em pessoas com 65 anos ou mais.[46]

Quando a necessidade de saúde envolve a **piora do quadro sem o atendimento especializado**, o cuidado ao usuário demanda ações com assistência específica ou de maior densidade tecnológica. Mesmo assim, os profissionais da APS, inclusive o fisioterapeuta, precisa manter o contato com os usuários e assim acompanhá-lo longitudinalmente e fazer a coordenação do cuidado. Em uma situação de uma criança com distrofia muscular de Duchenne, existe clara necessidade de acompanhamento longitudinal e atendimento em serviços que possuam profissionais especialistas, recursos e estrutura para assistência específica e adequada, por causa do caráter progressivo e incapacitante da doença. Os profissionais da APS devem, portanto, estar cientes da necessidade de encaminhamento para a AE. A continuidade e manutenção do cuidado desta pessoa pela APS, inclusive quando estiver em assistência nos serviços de reabilitação na AE, são constantes e em articulação de corresponsabilidade de cuidado próximo à residência com visita domiciliar quando fundamental e promovendo saúde com grupos de terapia corpo mente.

Por fim, situações em que a melhora do usuário é essencial com atendimento especializado, na mesma lógica das anteriores há o acompanhamento longitudinal com visita domiciliar ou participação em grupos na APS. Exemplo clássico e cotidiano é o acidente vascular cerebral com melhora comprovada da recuperação motora e funcional com tratamento específico e frequente o quanto antes. A visita domiciliar do fisioterapeuta ou profissional com capacitação para o caso trabalha na melhora da funcionalidade à realidade na "nova vida" e ações para evitar riscos a outros acidentes e agravos, como quedas, por exemplo. Estímulo à participação com adaptação e inclusão em grupos terapêuticos é imprescindível para a continuidade do cuidado de forma saudável, sempre alinhada à AE.

Destaca-se aqui que, na maioria das vezes, a decisão dos prognósticos das diferentes situações são decisões clínicas eleitas pelos profissionais da APS, por esse motivo salientamos que atitude ética, habilidade e conhecimento são fundamentais.

Ainda assim, é compreensível a dificuldade em adotar na prática fisioterapêutica do dia a dia estas, por vezes, pequenas variações que irão definir o tratamento do sujeito. O cenário acima descreve um fluxo ideal dentro da RAS, em que o acesso à AE é garantido tanto pela infraestrutura do local; pelos meios de transporte, de informação e capacidade de atendimento; e pela força de trabalho e especificidade da capacitação dos profissionais envolvidos.

> **PARA REFLETIR**
>
> Como ocorre a diferenciação dos usuários encaminhados à especialidade e os atendidos pela APS no seu município?

Saraiva e Cremonese (2008)[47] em exemplo tido para a saúde mental, mas que pode ser associado ao cuidado fisioterapêutico, descrevem a construção de projetos terapêuticos singulares em conjunto entre a ESF, NASF e equipe do CAPS (Centro de Atenção Psicossocial). Para tal, o NASF faz a articulação entre as UBS e os CAPS, organizando o fluxo e o processo de trabalho. Para facilitar esse fluxo, contam com a existência dos espaços de discussão entre os profissionais. Viabilizando a construção de projetos terapêuticos singulares, realizada em conjunto nas diversas esferas da rede, e a conexão dos serviços e profissionais em uma linha de cuidado em saúde mental.

Em pesquisa realizada em João Pessoa (PB) por Souza e Ribeiro (2011),[48] os investigadores identificaram que as demandas mais frequentes para avaliação e atendimento clínico fisioterapêutico foram sequelas de AVC, artroses, dores crônicas na coluna, paralisia cerebral e deficiências físicas congênitas. Muitos dos casos identificados, sobretudo as sequelas mais agudas, encontravam limitações em sua reabilitação na APS, visto que demandavam certa densidade tecnológica e necessidade de frequência de atendimento, não disponíveis neste nível de atenção à saúde, cabendo aos profissionais a realização de orientações e o devido encaminhamento para os serviços especializados de Fisioterapia. Por outro lado, a realidade do município em relação à existência destes serviços especializados se configurava por um restrito número de clínicas e ambulatórios com características e critérios próprios de inclusão, que de fato excluíam parte da população.

CONCLUSÃO

Com um papel essencial no cuidado e por consequência dentro das RAS, o profissional fisioterapeuta ainda hoje tem seu campo de atenção fortemente influenciado pelo histórico profissional voltado ao tecnicismo e às questões estritamente biológicas dos indivíduos. Consequentemente, a compreensão da sociedade em relação a sua atuação ainda se restringe a estas concepções, sendo fundamental esta desconstrução pelos profissionais em exercício na APS.

As mudanças no paradigma da assistência à saúde, inicialmente com a implementação do SUS e posteriormente com sua reorganização com as redes de atenção com o foco na APS como coordenadora e organizadora do cuidado, incluíram o fisioterapeuta neste cenário de atuação, expandindo suas ações da reabilitação para a prevenção de doenças e agravos; a promoção, proteção e recuperação da saúde e os cuidados paliativos. Novos campos de trabalho têm-se aberto e por consequência inquietações e formas de organizar a atuação.

As intersecções entre a atuação da APS e dos serviços de especialidade em fisioterapia são diversas, e a falta de critérios claros ao mesmo tempo em que dificultam o processo de trabalho e geram dúvidas também favorece a ações espontâneas por parte do profissional. Aqui exploramos exemplificar tais questões, entretanto, essa é ainda longa discussão.

REFERÊNCIAS BIBLIOGRÁFICAS

1. Albagli S. Território e territorialidade. In: Lages V, Braga C, Morelli G (Org.). *Territórios em movimento: cultura e identidade como estratégia de inserção competitiva*. Rio de Janeiro: SEBRAE; 2004.
2. Castells M. A Sociedade em Rede. A Era da Informação: economia, sociedade e cultura. *Paz e Terra* (São Paulo) 1999.
3. Mendes EV. *As Redes de Atenção à Saúde*. Brasil: [s.n.]; 2011.
4. Suter E *et al*. Ten key principles for successful health systems integration. *Healthcare Quarterly* (Toronto, Ont.) 2009 jan. [acesso em 15 mar 2015];13 Spec No: 16-23. Disponível em: http://www.pubmedcentral.nih.gov/articlerender.fcgi?artid=3004930&tool=pmcentrez&rendertype=abstract.
5. WHO. Integrated health services: what and why? - Technical Brief no1. Geneve: [s.n.] 2008.
6. Opas. Inovação nos sistemas logísticos: resultados do laboratório de inovação sobre redes integradas de atenção à saúde baseadas na APS. Brasília: [s.n.]; 2010.

7. Mendes EV. As redes de atenção à saúde. *Ciência & Saúde Coletiva* 2010 ago. [acesso em 22 set 2014];15 (5):2297-2305. Disponível em: http://www.scielo.br/scielo.php?script=sci_arttext&pid=S1413-81232010000500005&lng=en&nrm=iso&tlng=pt.
8. Barreto ML et al. Successes and failures in the control of infectious diseases in Brazil: social and environmental context, policies, interventions, and research needs. *Lancet* 2011 maio. [acesso em: 8 jun. 2017];377(9780):1877-1889. Disponível em: http://www.ncbi.nlm.nih.gov/pubmed/21561657.
9. Victora CG, Aquino EM et al. Maternal and child health in Brazil: progress and challenges. *Lancet* 2011 maio 28;377(9780):1863-1876.
10. Schmidt MI et al. Chronic non-communicable diseases in Brazil: burden and current challenges. *Lancet* 2011;377(9781):1949-1961.
11. Tauil MC. Cobertura vacinal e fatores associados à vacinação incompleta em município de médio porte, Estado de São Paulo, Brasil. 2017. Biblioteca Digital de Teses e Dissertações da Universidade de São Paulo, São Paulo, 2017. Disponível em: <http://www.teses.usp.br/teses/disponiveis/6/6132/tde-25042017-140059/>. Acesso em: 12 maio 2019.
12. Victora CG, Barreto ML et al. Health conditions and health-policy innovations in Brazil: the way forward. *Lancet* 2011 jun 11;377(9782):2042-2053.
13. Bengoa R, Nunõ RS. *Curar y cuidar: innovación en la gestión de enfermedades crónicas: una guía práctica para avanzar.* Barcelona: Elsevier Masson; 2008.
14. Tanaka OY. Primary health care evaluation: a new approach. *Saúde e Sociedade* 2011. [acesso em 12 maio 2019]; 20(4):927-934. Disponível em: http://www.scielo.br/scielo.php?script=sci_arttext&pid=S0104-12902011000400010.
15. Brasil. Gabinete do Ministro (Brasil). Portaria nº 4.279, de 30 de dezembro de 2010. Estabelece diretrizes para a organização da Rede de Atenção à Saúde no âmbito do Sistema Único de Saúde (SUS). Brasília; 2010.
16. Costa LR et al. Distribution of physical therapists working on public and private establishments in different levels of complexity of health care in Brazil. *Braz J Phys Ther* 2012 out. [acesso em: 14 mar 2017];16(5):422-430. Disponível em: http://www.scielo.br/scielo.php?script=sci_arttext&pid=S1413-35552012000500002&lng=en&nrm=iso&tlng=en.
17. Rodes CH et al. O acesso e o fazer da reabilitação na Atenção Primária à Saúde. *Fisio Pesq* 2017 mar. [acesso em 12 maio 2019];24(1):74-82. Disponível em: http://www.scielo.br/scielo.php?script=sci_arttext&pid=S1809-29502017000100074&lng=pt&tlng=pt.
18. Brasil. Gabinete do Ministro (Brasil). Portaria nº 2.436, de 21 de setembro de 2017. Aprova a Política Nacional de Atenção Básica, estabelecendo a revisão de diretrizes para a organização da Atenção Básica, no âmbito do Sistema Único de Saúde (SUS). Brasília: [s.n.]; 2017.
19. Brasil. Gabinete do Ministro (Brasil). Portaria nº 2.488, de 21 de outubro de 2011. prova a Política Nacional de Atenção Básica, estabelecendo a revisão de diretrizes e normas para a organização da Atenção Básica, para a Estratégia Saúde da Família (ESF) e o Programa de Agentes Comunitários de Saúde (PACS). Brasília; 2001.
20. Starfield B. *Atenção Primaria à Saúde: equilíbrio entre as necessidades de saúde, serviços e tecnologia.* Brasília: Unesco, Ministério da Saúde; 2002.
21. Brasil. Decreto nº 7.508, de 28 de junho de 2011. Regulamenta a Lei nº 8.080, de 19 de setembro de 1990, para dispor sobre a organização do Sistema Único de Saúde - SUS, o planejamento da saúde, a assistência à saúde e a articulação interfederativa, e dá outras providências. Diário Oficial da União 29 jun 2011.
22. Trindade KMC, Schmitt ACB, Casarotto RA. Queixas musculoesqueléticas em uma Unidade Básica de Saúde: implicações para o planejamento das ações em saúde e fisioterapia. *Fisio Pesq* 2013 set. [acesso em 14 mar 2017];20(3):228-234. Disponível em: http://www.scielo.br/scielo.php?script=sci_arttext&pid=S1809-29502013000300006&lng=pt&nrm=iso&tlng=en.
23. Dellaroza MSG et al. Dor crônica em idosos residentes em São Paulo, Brasil: prevalência, características e associação com capacidade funcional e mobilidade (Estudo SABE). *Cadernos de Saúde Pública* 2013 fev; 29(2): 325-334. Disponível em: <http://www.scielo.br/scielo.

php?script=sci_arttext&pid=S0102-311X2013000200019&lng=en&nrm=iso&tlng=pt>. Acesso em: 2 out. 2014.
24. Malta DC et al. Fatores associados à dor crônica na coluna em adultos no Brasil. *Rev Saude Publ* 2017[acesso em 5 jun 2017];51. Disponível em: http://www.scielo.br/scielo.php?script=sci_arttext&pid=S0034-89102017000200309&lng=pt&nrm=iso&tlng=pt.
25. Mota PHS et al. Prevalence of musculoskeletal pain and impact on physical function and health care services in Belterra/PA. *Fisio Mov* 2016 mar. [acesso em 14 maio 2017];29(1):103-112. Disponível em: http://www.scielo.br/scielo.php?script=sci_arttext&pid=S0103-51502016000100103&lng=en&tlng=en.
26. Cunha EM; Giovanella L. Longitudinalidade/continuidade do cuidado: identificando dimensões e variáveis para a avaliação da Atenção Primária no contexto do sistema público de saúde brasileiro. Ciênc Saúde Coletiva 2011;16(Supl 1):1029-1042.
27. Mendes EV. A construção social da Atenção Primária à Saúde. Brasília: CONASS; 2015.
28. Almeida PF, Santos AM. Primary Health Care: care coordinator in regionalized networks? *Rev Saude Publ* 2016 dez 22;50(0):80.
29. Solla J, Chioro A. Atenção Ambulatorial Especializada. In: Giovanella L et al. (Org.). *Política e Sistema de Saúde no Brasil*. 3. ed. Rio de Janeiro: Fiocruz; 2017.
30. White KL, Greenberg BG. The ecology of medical care. N Eng J Med 1961;265:885-92.
31. Green LA, Fryer GE Jr, Yawn BP, Lanier D, Dovey SM. The ecology of medical care revisited. N Engl J Med 2001;344(26):2021-5.
32. Brasil. Sage - Sala de apoio à gestão estratégica. Disponível em: <http://sage.saude.gov.br/#>. Acesso em: 13 maio 2019.
33. Brasil. Agência Nacional de Vigilância Sanitária (Brasil). Resolução nº 7, de 24 de fevereiro de 2010. Dispõe sobre os requisitos mínimos para funcionamento de Unidades de Terapia Intensiva e dá outras providências. Brasília; 2010b.
34. Brasil. Ministério da Saúde. Cadernos de Atenção Básica 39 - Núcleo de apoio à saúde da família. Brasília: [s.n.]; 2008.
35. Brasil. Gabinete do Ministro (Brasil). Portaria nº 793, de 24 de abril de 2012. Institui a Rede de Cuidados à Pessoa com Deficiência no âmbito do Sistema Único de Saúde. Brasília; 2012.
36. Shimizu HE, Fragelli TB. O. Competências Profissionais Essenciais para o Trabalho no Núcleo de Apoio à Saúde da Família. *Rev Bras Educ Med* 2016 jun. [acesso em 16 maio 2018]; 40(2):216-225. Disponível em: http://www.scielo.br/scielo.php?script=sci_arttext&pid=S0100-55022016000200216&lng=pt&tlng=pt.
37. Brasil. Ministério da Saúde. Secretaria de Atenção à Saúde. Departamento de Atenção Básica. Núcleo de Apoio à Saúde da Família / Ministério da Saúde, Secretaria de Atenção à Saúde, Departamento de Atenção Básica. – Brasília: Ministério da Saúde, 2014. 116 p.: il. – (Cadernos de Atenção Básica, n. 39).
38. Merhy EE. Em busca do tempo perdido: a micropolítica do trabalho vivo em saúde. In: Merhy EE, Onocko R (Org.). *Agir em saúde: um desafio para o público*. São Paulo: Hucitec; 1997.
39. Dempsey C, Battel-Kirk B, Barry MM. The *CompHP Core Competencies Framework for Health Promotion Handbook*. Galway; 2011.
40. Brasil. Lei nº 8.080, de 19 de setembro de 1990. Lei Orgânica da Saúde. Diário Oficial da União 20 set 1990.
41. WHO. Como usar a CIF Um Manual Prático para o uso da Classificação Internacional de Funcionalidade, Incapacidade e Saúde. Genebra: [s.n.] 2013.
42. Darsaklis V et al. Predictive validity of Prechtl's Method on the Qualitative Assessment of General Movements: a systematic review of the evidence. *Dev Med Child Neurol* 2011 oct;53(10):896-906.
43. Pinheiro FA, Tróccoli BT, Carvalho CV. Validação do Questionário Nórdico de Sintomas Osteomusculares como medida de morbidade. *Rev Saude Publ* 2002; 36(3):307-312.
44. Moreira A. Tradução e validação para português do WHODAS 2.0 - 12 itens em pessoas com 55 ou mais anos. *Rev Portuguesa Saude Publ* 2015 jul 1.[acesso em 12 maio 2019];33(2):179-182. Disponível em: https://www.sciencedirect.com/science/article/pii/S0870902515000358.

45. Tamanini JTN et al. Validação para o português do questionário International Consultation on Incontinence Questionnaire - Short Form; (ICIQ-SF). *Rev Saude Publ* 2004 jun. [acesso em 12 maio 2019];38(3):438-444. Disponível em: http://www.scielo.br/scielo.php?script=sci_arttext&pid=S0034-89102004000300015&lng=pt&tlng=pt.
46. Alexandre TS et al. Accuracy of Timed Up and Go Test for screening risk of falls among community-dwelling elderly. *Braz J Phys Ther* 2012 out. [acesso em: 12 maio 2019];16(5):381-388. Disponível em: <http://www.scielo.br/scielo.php?script=sci_arttext&pid=S1413-35552012000500008&lng=en&nrm=iso&tlng=en>.
47. Saraiva SAL, Cremonese E. Implantação do modelo de apoio matricial em saúde mental no município de Florianópolis – SC. In: Brasil. Ministério da Saúde (MS). Secretaria de Atenção à Saúde. (Org.). III Concurso Nacional de Experiências em Saúde da Família: trabalhos premiados Brasília. Brasília: Ministério da Saúde; 2008. p. 39-50.
48. Sousa ARB, Ribeiro KSQS. A Rede Assistencial em Fisioterapia no Município de João Pessoa: uma Análise a Partir das Demandas da Atenção Básica. *Rev Bras Ciencias Saude* 2011;15(3):357-368.

FORMAÇÃO DO FISIOTERAPEUTA NA ATENÇÃO PRIMÁRIA À SAÚDE ALÉM DA MATRIZ CURRICULAR

CAPÍTULO 6

Fernanda Flávia Cockell ▪ Kátia Suely Queiroz Silva Ribeiro ▪ Mariana Chaves Aveiro

Este capítulo tem como tema central a "Extensão Universitária", destacando outras possibilidades para a formação do fisioterapeuta além da matriz curricular, como a pesquisa, o Programa de Educação Tutorial (PET) e o Programa de Educação pelo Trabalho para a Saúde (PET-Saúde) que se articulam com a Extensão. A proposta do capítulo é compreender como a Extensão Universitária contribui para a formação do fisioterapeuta para atuação na Atenção Primária à Saúde (APS).

A definição de Extensão Universitária adotada foi a do Fórum Nacional de Pró-Reitores de Extensão das Universidades Públicas Brasileiras (FORPROEX). As diretrizes também foram exploradas por meio dos conceitos adotados pelo FORPROEX, e são apresentados exemplos para uma melhor compreensão. Em seguida, a partir da literatura e da experiência dos autores, discute-se como a Extensão pode interferir na formação do fisioterapeuta. Para finalizar serão apresentados o Estado da Arte da Fisioterapia e a Extensão Universitária.

> **PARA REFLETIR**
>
> Antes de iniciar a leitura do capítulo procure refletir sobre as seguintes questões:
> - O que é Extensão?
> - Que diretrizes podem nos orientar para construir a Extensão Universitária?
> - Qual o papel da Extensão na Universidade?

INTRODUÇÃO

O estudante de Graduação em Fisioterapia pode ser protagonista em sua formação profissional, uma vez que a política da Universidade deve favorecer sua participação não só nas atividades de ensino, pesquisa e extensão, mas também de gestão. A Figura 6-1 apresenta essas possibilidades de percursos que a Instituição de Ensino Superior (IES) pode possibilitar ao estudante de graduação para além da matriz curricular.

Há variações nos percursos, dependendo dos tipos de instituições de ensino (públicas, privadas ou filantrópicas/comunitárias) ou natureza (universidades, centros universitários, institutos, faculdades integradas, faculdades ou escolas). Mesmo em instituições do mesmo tipo ou natureza, como, por exemplo, universidades públicas federais, a autonomia das instituições de ensino cria uma diversidade de formações e experiências ao graduando de Fisioterapia.

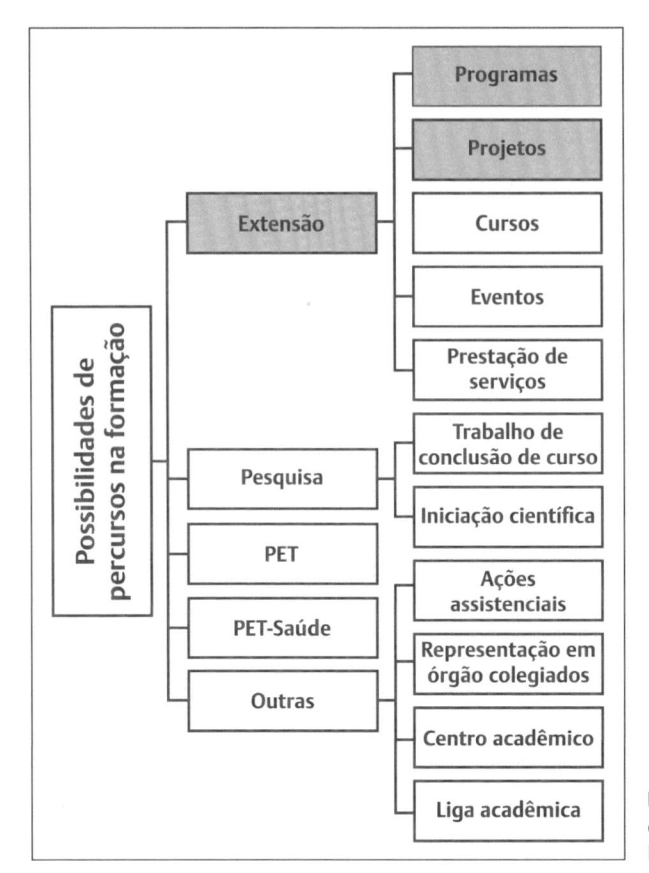

Fig. 6-1. Algumas possibilidades de Percursos de Formação além da Matriz Curricular.

Cabe, portanto, ao estudante definir seu percurso profissional, além da matriz curricular básica, a partir de suas perspectivas profissionais, anseios e desejos. Esse protagonismo tem-se ampliado com a flexibilização curricular, definida e defendida pelas políticas educacionais na construção dos Projetos Pedagógicos dos Cursos (PPC).

Conforme apontado por Trajman et al.,[1] a formação dos profissionais em saúde com as competências para o cuidado integral deve considerar a APS "não apenas um campo de práticas, mas também um corpo de conhecimentos que exige abordagens disciplinares e pedagógicas inteiramente novas".

Como apontado na Figura 6-1, diversas são as atividades que propiciarão ao estudante desenvolver-se como profissional, contribuindo para a sua atuação na APS, dentre elas: Extensão, Pesquisa, PET e PET-Saúde.

A Extensão Universitária por meio dos seus Programas e Projetos Sociais representou e ainda representa em algumas instituições de ensino a única ou primeira aproximação do estudante com a APS e com práticas interdisciplinares e interprofissionais. Dessa forma, a Extensão Universitária será abordada em toda sua complexidade no decorrer do capítulo para a melhor compreensão do impacto na formação do Fisioterapeuta, especialmente dos Programas e Projetos Sociais de Extensão.

EXTENSÃO UNIVERSITÁRIA

Previamente à discussão sobre a contribuição das experiências extensionistas no processo de (trans)formação do fisioterapeuta para a realidade brasileira da APS, faz-se necessário compreender o que é Extensão Universitária e suas diretrizes.

A definição de extensão e suas diretrizes serão detalhadas ao longo do capítulo, apontando, quando for o caso, leituras complementares e exemplos de projetos de extensão encontrados na literatura. Para iniciar essa discussão precisamos nos remeter ao Fórum Nacional de Pró-Reitores de Extensão das Universidades Públicas Brasileiras (FORPROEX)*, que, a partir de sua criação em novembro de 1987, propiciou à comunidade acadêmica as condições para definir a Extensão Universitária. No I Encontro Nacional de Pró-Reitores de Extensão das Universidades Públicas Brasileiras pactuou-se o primeiro conceito de Extensão a partir da realidade acadêmica das Instituições Públicas brasileiras.

Entretanto, com os avanços institucionais, políticos e sociais nacionais, a definição de extensão foi atualizada a partir de debates amplo e aberto, desenvolvidos nos XXVII e XXVIII Encontros Nacionais do FORPROEX, realizados em 2009 e 2010, respectivamente. Em 2012, durante o XXXI Encontro Nacional, o FORPROEX aprovou e apresentou às Universidades Públicas e à sociedade brasileira a Política Nacional de Extensão Universitária, oferecendo materialidade ao compromisso das Universidades signatárias, estabelecido por meio de seus Pró-Reitores de Extensão, com a transformação da Universidade Pública, de forma a torná-la um instrumento de mudança social em direção à justiça, à solidariedade e à democracia, assumindo na mesma a definição de Extensão:[2]

> *A Extensão Universitária, sob o princípio constitucional da indissociabilidade entre ensino, pesquisa e extensão, é um processo interdisciplinar, educativo, cultural, científico e político que promove a interação transformadora entre Universidade e outros setores da sociedade.*

Dessa forma, será adotada no capítulo essa definição defendida pelo FORPROEX para compreender o lugar ocupado pela extensão na APS, bem como suas diretrizes e suas classificações.

As ações são classificadas em programa, projeto, curso, evento e prestação de serviços e obedecem às seguintes definições:[3]

A) **Programa:** "Conjunto articulado de projetos e outras ações de extensão (cursos, eventos, prestação de serviços), preferencialmente integrando as ações de extensão, pesquisa e ensino. Tem caráter orgânico-institucional, clareza de diretrizes e orientação para um objetivo comum, sendo executado em médio e longo prazos".

B) **Projeto:** "Ação processual e contínua de caráter educativo, social, cultural, científico ou tecnológico, com objetivo específico e prazo determinado. O projeto pode ser: Vinculado a um programa (forma preferencial – o projeto faz parte de uma nucleação de ações); não vinculado a um programa (projeto isolado)."

---

* O Fórum de Pró-Reitores de Extensão das Instituições de Educação Superior Brasileiras é uma entidade voltada para a articulação e definição de políticas acadêmicas de extensão, comprometida com a transformação social para o pleno exercício da cidadania e o fortalecimento da democracia. São membros natos do Fórum de Pró-Reitores de Extensão das Universidades Públicas Brasileiras, com direito a voz e voto, os Pró-Reitores de Extensão e titulares de órgãos congêneres das Instituições de Ensino Superior Públicas Brasileiras.

C) **Curso:** "Ação pedagógica, de caráter teórico e/ou prático, presencial ou a distância, planejada e organizada de modo sistemático, com carga horária mínima de 8 horas e critérios de avaliação definidos".
D) **Evento:** "Ação que implica na apresentação e/ou exibição pública, livre ou com clientela específica, do conhecimento ou produto cultural, artístico, esportivo, científico e tecnológico desenvolvido, conservado ou reconhecido pela Universidade".
E) **Prestação de Serviço:** "Realização de trabalho oferecido pela Instituição de Educação Superior ou contratado por terceiros (comunidade, empresa, órgão público etc.); a prestação de serviços se caracteriza por intangibilidade, inseparabilidade processo/produto e não resulta na posse de um bem".

As ações de extensão são classificadas por áreas temáticas, de maneira a favorecer os estudos e relatórios sobre a produção da Extensão Universitária brasileira. A classificação por área deve observar o objeto ou assunto que é enfocado na ação. Mesmo que não se encontre no conjunto das áreas uma correspondência absoluta com o objeto da ação, a mais aproximada, tematicamente, deverá ser a escolhida. Atualmente, as ações de Extensão Universitária são classificadas nas seguintes áreas temáticas: Comunicação, Cultura, Direitos Humanos e Justiça, Educação, Meio Ambiente, Saúde, Tecnologia e Produção e Trabalho.

As diretrizes devem orientar a formulação e implementação das ações de Extensão Universitária, de forma ampla e aberta. São elas: Interação Dialógica, Interdisciplinaridade e Interprofissionalidade, Indissociabilidade Ensino-Pesquisa-Extensão, Impacto na Formação do Estudante e, finalmente, Impacto e Transformação Social, apresentadas na Figura 6-2 e descritas em detalhes nos subitens a seguir (Interação Dialógica a Impacto na Formação do Estudante).[2]

Interação Dialógica

A diretriz *Interação Dialógica,* inicialmente, parece simples, uma vez que nos remete ao diálogo e troca de saberes, entretanto, ela orienta a superação da hegemonia acadêmica, ou seja, não se trata de estender à sociedade o conhecimento acumulado, mas de produzir

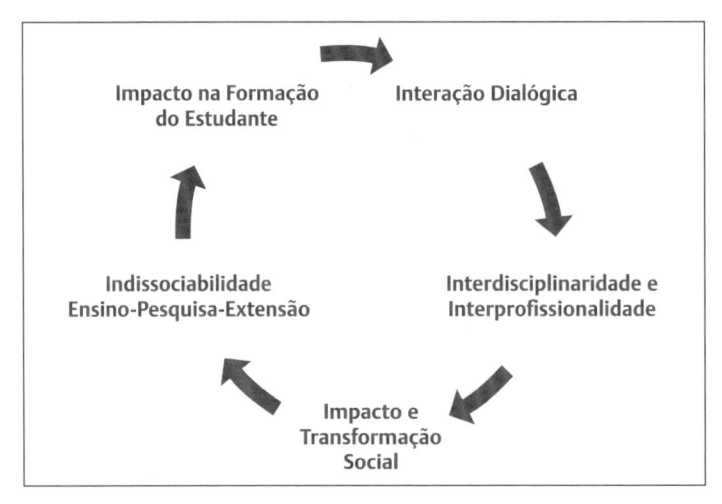

Fig. 6-2. Diretrizes extensionistas pactuadas na Política Nacional de Extensão Universitária.

junto, em interação com a sociedade, de forma que responda às suas necessidades e contribua para a superação da desigualdade e exclusão social.[2]

Como exemplo, algumas estratégias utilizadas pelo projeto de extensão universitária VIVER SUS Recôncavo, da Universidade Federal do Recôncavo da Bahia (UFRB) para cumprir e potencializar a **Interação Dialógica**. No projeto os autores buscaram a valorização dos diferentes saberes:[4]

> [...] valorização dos diferentes saberes - A inserção dos estudantes, o conhecimento da realidade e a implementação de intervenções educativas são concebidos como parte de um processo permeado pela valorização dos saberes dos diferentes atores sociais que se relacionam e constroem cotidianamente as ações e os serviços de saúde: gestores, trabalhadores, profissionais de saúde, usuários e demais sujeitos individuais e coletivos, que atuam na realidade local e regional. Assim, são valorizados o saber popular e saber científico.

Outra estratégia para promover a *Interação Dialógica* são as metodologias participativas de atuação.

> *Metodologias participativas de atuação* - A atuação dos estudantes deveria primar pelo desenvolvimento de intervenções de cunho educativo e participativo. Portanto, o planejamento e a implementação das diversas ações de educação em saúde enfatizaram formas coletivas e colaborativas de aprendizado, investigação e intervenção, pautadas no envolvimento e na participação dos sujeitos implicados nas ações, superando uma visão fragmentada do processo ensino-aprendizagem e da realidade [...].[4]

Destacam-se entre os projetos de extensão iniciativas de Educação Popular (EP), cuja aproximação se deu, sobretudo, a partir de vivências de profissionais de saúde que trouxeram para suas práticas a educação dialógica e problematizadora freireana. Os educadores que se aproximam da EP sistematizada por Paulo Freire concebem, em sua maioria, como uma práxis comprometida com as classes populares e a transformação social. Buscam contribuir para que as pessoas fiquem mais fortes e construam relações sociais mais justas. O adjetivo popular se refere à perspectiva política dessa concepção de educação, ou seja, à construção de uma sociedade em que as classes populares deixem de ser atores subalternos e explorados, e passem a ser sujeitos ativos e importantes na definição de suas diretrizes culturais, políticas e econômicas.[5] Mais do que uma modalidade de educação, "a EP se apresenta como uma perspectiva, uma metodologia, uma ferramenta de apreensão/compreensão, interpretação e intervenção propositiva, de produção e reinvenção de novas relações sociais e humanas".[6]

Ao optar pelo modo de atuar da EP, os educadores trabalham no sentido da construção de relações educativas dialógicas. Um diálogo que possibilita ao saber técnico uma relação com o saber popular que não se dê de forma unidirecional, vertical e autoritária, mas de forma horizontal, bidirecional e participativa. O diálogo, enquanto princípio fundante da EP, traz implícitos outros importantes constituintes dessa práxis, a partir dos quais se estabelece, e com base nos quais se faz diálogo verdadeiro. É assim que ao diálogo subjaz a concepção de respeito ao saber do outro, à diversidade; a compreensão de que o educador também se educa ao educar; o compromisso com a libertação da condição de opressão. O diálogo remete à ideia de participação e representa um lócus de desenvolvimento de uma consciência solidária.

De acordo com Freire,[7] o diálogo é encontro das pessoas, mediatizadas pelo mundo, para pronunciá-lo. Requer uma intensa fé nos seres humanos, no seu poder de fazer e refazer, de criar e recriar. Exige um pensar crítico que, não aceitando a dicotomia mundo-seres humanos, reconhece entre eles uma inquebrantável solidariedade. Constata-se, assim, que o diálogo não é uma estratégia ou tão somente uma metodologia de trabalho. É uma base conceitual, sobre a qual se constrói a práxis da EP.

À medida que projetos de extensão com base nos princípios da EP foram se expandindo no Brasil, sobretudo a partir do ano de 2005, extensionistas de diversas universidades brasileiras se integram em um movimento que buscava apontar caminhos para uma relação transformadora entre universidade e sociedade, constituindo o que passou a ser chamado de Extensão Popular. Origina-se, assim, a Articulação Nacional de Extensão Popular (ANEPOP), reunindo estudantes, professores, técnicos e educadores populares alimentados pela utopia de formar pensadores críticos, buscadores de uma sociedade amorosa, libertária, diversa e equânime.[8]

Interdisciplinaridade e Interprofissionalidade

O pressuposto da diretriz *Interdisciplinaridade* e *Interprofissionalidade* é que a combinação de especialização e visão holísticas pode ser materializada pela interação de modelos, conceitos e metodologias oriundos de várias disciplinas e áreas do conhecimento, assim como pela construção de alianças intersetoriais, interorganizacionais e interprofissionais.[2]

A Interprofissionalidade diz respeito à esfera da prática profissional onde se desenvolve o trabalho em equipe de saúde, e a Interdisciplinaridade à esfera das disciplinas, ciências ou áreas de conhecimento.[9] Em relação à Interprofissionalidade, Zwarenstein, Goldman e Reeves,[10] na revisão Cochrane, assumiram como definição de Prática Interprofissional Colaborativa o processo em que diferentes profissionais trabalham juntos em grupo, buscando um impacto positivo no cuidado à saúde. Envolve a negociação de um acordo entre os profissionais, em que se valoriza a especialidade e as contribuições que todos os profissionais podem trazer para o cuidado do usuário.[10]

Peduzzi *et al.*[9] e Câmara *et al.*[11] destacam o predomínio da educação uniprofissional no Brasil, pautada no modelo de ensino por disciplinas e na racionalidade biomédica, onde não há interação com estudantes de outras profissões. Entretanto, este modelo não responde mais aos desafios e à complexidade das necessidades de saúde. Oportunidades de Educação Interprofissional podem contribuir para a formação de profissionais de saúde mais bem preparados para uma atuação integrada em equipe, em que a colaboração e o reconhecimento da interdependência das áreas predominam frente à competição e à fragmentação.[9]

Nos Programas e Projetos de Extensão é possível encontrar esse ambiente para desenvolvimento de competências para a prática interprofissional, quando o currículo tradicional da Fisioterapia não permite a integração com as demais áreas de conhecimento. A prática da Educação Interprofissional foi, por exemplo, um método oportuno de estímulo à prática da interdisciplinaridade e do multiprofissionalismo no projeto de extensão "Atenção às famílias dos proprietários de cavalos de carroça do município de Passo Fundo (RS)". Professores e alunos dos cursos de Fisioterapia, Enfermagem, Psicologia, Medicina Veterinária, Nutrição e Odontologia proporcionaram atendimentos social e de saúde às famílias envolvidas, contemplando a formação de um profissional ético, humanista, crítico e consciente do seu papel como cidadão.[12]

O fortalecimento das Redes de Atenção à Saúde (RAS) é central para cumprir esse princípio, já que as necessidades de cuidado integral podem não se concentrar em um mesmo serviço, seja este da saúde, assistência social, educação, ou outro. A Política Nacional de Promoção de Saúde (PNaPS) de 2014[13] remete-nos às RAS, quando define nove eixos operacionais, ou seja, estratégias para concretizar ações de promoção de saúde, respeitando os valores, os princípios, os objetivos e as diretrizes da PNaPS, dentre eles, o eixo RAS que busca:

> *Transversalizar a promoção na Rede de Atenção à Saúde, favorecendo práticas de cuidado humanizadas, pautadas nas necessidades locais, na integralidade do cuidado, articulando-se com todos os equipamentos de produção da saúde do território, como atenção básica, redes prioritárias, vigilância em saúde entre outros. Articular a Rede de Atenção à Saúde com as demais redes de proteção social, vinculando o tema a uma concepção de saúde ampliada, considerando o papel e a organização dos diferentes setores e atores, que, de forma integrada e articulada por meio de objetivos comuns, atuem na promoção da saúde.[13]*

Indissociabilidade Ensino-Pesquisa-Extensão

A diretriz *Indissociabilidade Ensino-Pesquisa-Extensão* reafirma a Extensão Universitária como processo acadêmico. Nessa perspectiva, o suposto é que as ações de extensão adquirem maior efetividade se estiverem vinculadas ao processo de formação de pessoas (Ensino) e de geração de conhecimento (Pesquisa).[2] Defende-se um princípio que, uma vez implementado, impede os reducionismos que se verifica na prática universitária: ou se enfatiza a produção do novo saber, ou a intervenção nos processos sociais, ou ainda a transmissão de conhecimentos na formação profissional.[14]

No que se refere à relação Extensão e Ensino, a diretriz de indissociabilidade coloca o estudante como protagonista de sua formação técnica e de sua formação cidadã. Na relação entre Extensão e Pesquisa, abrem-se múltiplas possibilidades de articulação entre a Universidade e a sociedade.[2] Pesquisa, ensino e extensão articulam-se, portanto, na formação acadêmica, de modo a promover competências profissionais eticamente fundamentadas e empiricamente atualizadas.[14]

A Política Nacional de Extensão Universitária propugna fortemente o desenvolvimento de dois processos na vida acadêmica: incorporação de estudantes de pós-graduação em ações extensionistas e a produção acadêmica a partir das atividades de Extensão no formato de teses, dissertações, livros ou capítulos de livros, artigos em periódicos e cartilhas, apresentações em eventos, filmes ou outros produtos artísticos e culturais.[2]

O exemplo de Moita e Andrade[14] demonstra como construíram a indissociabilidade ensino-pesquisa-extensão:

> *[...] preparamos um projeto de extensão que, propondo uma articulação entre nossas investigações doutorais e aquela de nossa orientadora, constituía-se de três dimensões: a pesquisa, com que começaríamos nossa intervenção, a fim de sabermos o que pensavam professorado e alunado acerca da temática que propúnhamos; o ensino, em torno do qual se organizariam as oficinas pedagógicas (como uma das atividades concernentes à primeira parte de nosso estágio de docência doutoral); e a extensão, caracterizada não só pela natureza extramuros universitários da atividade como pela proposta de prestação de um serviço demandado pelo professorado daquela escola – e, a partir dele, útil ao aluna-*

do e à comunidade escolar. Buscávamos, acima de tudo, o diálogo com aqueles alunos e professores, de modo a fazê-los mais participantes de seu cotidiano.

Como políticas indutoras do Ministério da Saúde (MS) e do Ministério da Educação (MEC) que garantem a indissociabilidade Ensino-Pesquisa-Extensão, tem-se os PET, PET--Saúde e o Programa Nacional de Reorientação da Formação Profissional em Saúde (Pró--Saúde) que desenvolvem ações articuladas de Ensino-Pesquisa-Extensão, e possibilitam a aproximação do aluno aos indivíduos e famílias em seu contexto comunitário ou territorial.

O PET desenvolve ações de ensino, pesquisa e extensão de maneira articulada, sob orientação de um tutor. Tem como objetivo promover a formação ampla e de qualidade acadêmica dos alunos de graduação envolvidos direta ou indiretamente com o programa, estimulando a fixação de valores que reforcem a cidadania e a consciência social de todos os participantes e a melhoria dos cursos de graduação. O PET é um programa de longo prazo, vinculado à Pró-reitoria de Graduação que visa a realizar dentro da universidade brasileira, um modelo de indissociabilidade de ensino, pesquisa e extensão, estimulando um modelo pedagógico para a universidade de acordo com princípios estabelecidos na Constituição e na Lei de Diretrizes e Bases da Educação.[15]

O PET-Saúde, por iniciativa dos Ministérios da Saúde e da Educação, foi instituído pela Portaria Interministerial nº 421 de 3 de março de 2010 (revoga a Portaria Interministerial nº 1.802 de 26 agosto de 2008), é destinado a fomentar grupos de aprendizagem tutorial em áreas estratégicas para o Sistema Único de Saúde (SUS), em implementação no país desde 2005, demandando uma integração estreita entre os serviços de saúde e academia:[16]

> *art. 2º O PET Saúde tem como pressuposto a educação pelo trabalho, caracterizando-se como instrumento para qualificação em serviço dos profissionais da saúde, bem como de iniciação ao trabalho, dirigidos aos estudantes dos cursos de graduação e de pós-graduação na área da saúde, de acordo com as necessidades do SUS, tendo em perspectiva a inserção das necessidades dos serviços como fonte de produção de conhecimento e pesquisa nas instituições de ensino.*

Dentre os objetivos do PET-Saúde estão: indução e apoio ao desenvolvimento dos processos formativos necessários em todo o País, de acordo com características sociais e regionais; estimular a formação de profissionais e docentes de elevada qualificação técnica, científica, tecnológica e acadêmica, bem como a atuação profissional pautada pelo espírito crítico, pela cidadania e pela função social da educação superior, orientados pelo princípio da indissociabilidade entre ensino, pesquisa e extensão; desenvolver atividades acadêmicas em padrões de qualidade de excelência, mediante grupos de aprendizagem tutorial de natureza coletiva e interdisciplinar; sensibilizar e preparar profissionais de saúde para o adequado enfrentamento das diferentes realidades de vida e de saúde da população brasileira; fomentar a articulação ensino-serviço-comunidade na área da saúde.[16]

É importante mencionar que apenas IES públicas ou privadas sem fins lucrativos puderam participar dos editais PET-saúde. No caso das privadas sem fins lucrativos para concorrer teriam que participar do Programa de Reorientação da Formação do Profissional de Saúde (Pró-saúde)* ou desenvolver atividade curricular em serviço na Estratégia Saúde da Família (ESF), atestada pelo respectivo gestor municipal ou estadual ao qual se vincular o

---

* O Pró-saúde foi uma das políticas indutoras de mudança na formação dos profissionais de saúde e teve como objetivo incentivar transformações do processo de formação, geração de conhecimentos e prestação de serviços à população, para abordagem integral do processo de saúde-doença.[17]

serviço. Desde 2011, o Programa Nacional de Reorientação da Formação Profissional em Saúde, o Pró-Saúde e o PET-Saúde passam a ser articulados, com expansão do número de cursos de Fisioterapia entre as propostas selecionadas, apresentando como "convergência estruturante a integração ensino-serviço como um dispositivo fundamental da formação em saúde".[18] O processo de reorientação estruturou-se em três eixos: orientação teórica; cenários da prática e orientação pedagógica, corroborando, entre os diversos objetivos, com a maior ênfase no nível básico com possibilidade de referência e contrarreferência, interação com a comunidade e alunos e com o trabalho conjunto das equipes multiprofissionais e com a pesquisa clínica-epidemiológica com base em evidências para uma avaliação crítica do processo de Atenção Primária à Saúde.[19]

Reconhece-se ainda, como um desafio, a ampliação das ações de extensão à participação de todos os estudantes, em um processo de flexibilização na formação acadêmica, com a devida integralização de créditos curriculares em Programas e Projetos Sociais de Extensão. Politicamente, alguns avanços podem ser percebidos, especialmente a partir da publicação da meta 12 do Plano Nacional de Educação,[20] que se refere ao ensino superior, que em sua Estratégia 12.7 define:

> Assegurar, no mínimo, 10% (dez por cento) do total de créditos curriculares exigidos para a graduação em programas e projetos de extensão universitária, orientando sua ação, prioritariamente, para as áreas de grande pertinência social.

Tradicionalmente, as atividades de extensão eram validadas no âmbito das Atividades Complementares. Com a institucionalização de 10% da carga horária dos cursos em Programas e Projetos de Extensão, o discente de Fisioterapia "deixa de ser mero receptáculo de um conhecimento validado pelo professor para se tornar participante do processo".[20] Na graduação em Fisioterapia ainda identificamos uma desarticulação entre Ensino-Pesquisa-Extensão. Temos, como exemplo, projetos aprovados como de extensão, cuja centralidade está na pesquisa ou no levantamento epidemiológico na APS. Outro exemplo é o atendimento clínico em fisioterapia/multiprofissional ou ações assistenciais realizadas na comunidade como prática de ensino, desarticuladas com a pesquisa e descumprindo as diretrizes da extensão.

No estudo realizado por Castro et al.[21] em que foram avaliados os PPC da Fisioterapia nas IES Públicas identificou-se que a inserção das ações de extensão, programas e projetos sociais apareciam na maioria dos currículos apenas sob a forma de Atividades Complementares juntamente com outras opções, como participação em eventos, monitorias, cursos extracurriculares e Iniciação Científica, de forma que o aluno tem a escolha de participar ou não dos programas e projetos sociais. Em termos de porcentagem, nenhuma Instituição atingiu 10% do total do curso em atividades Programas e Projetos de Extensão Universitária.

Impacto e Transformação Social

A diretriz *Impacto e Transformação Social* reafirma a Extensão Universitária como o mecanismo por meio do qual se estabelece a inter-relação da Universidade com os outros setores da sociedade, com vistas a uma atuação transformadora, voltada para os interesses e necessidades da maioria da população e propiciadora dos desenvolvimentos social e regional, assim como para o aprimoramento das políticas públicas. Essa diretriz imprime à Extensão Universitária um caráter essencialmente político. É importante ter clareza de que não é apenas sobre a sociedade que se almeja produzir impacto e transformação com a Extensão Universitária. A própria Universidade Pública, enquanto parte da sociedade, também, deve sofrer impacto, ser transformada.[2]

Em 2003, o então presidente do FORPROEX reconhecia grandes potencialidades da extensão, inserida no seu tempo e espaço.

> [...] em sua indissociabilidade com o ensino e a pesquisa, a extensão universitária poderá contribuir e participar significativamente em processos de desenvolvimentos regional e nacional, de construção das políticas públicas, do sistema social, dos direitos humanos, da democracia, da vida e da paz.[22]

Transformar é, portanto, transformar-se. Em vários relatos extensionistas, observam-se três formas distintas de transformação: a primeira ocorrida nas pessoas-organizações-universidade que se modificam após a ação. A segunda, nos extensionistas que vivenciam a diferença entre assistencialismo e uma prática extensionista. O extensionista passa agregar o conhecimento do outro, ampliando sua potencialidade como profissional, em direção ao exercício do seu papel social, buscando a autonomia da própria comunidade da qual se insere, evitando a dependência e o assistencialismo; a terceira seria a (auto)transformação dos atores.[23]

Além das experiências de EP em saúde, projetos extensionistas com jovens, bem como ações de "terapia comunitária", são exemplos encontrados na literatura que aprofundam o debate do potencial de transformação social da Extensão Universitária, demonstrando a continuidade da ação, sua demanda social e o tecer das redes.

O Projeto de Extensão de Oficinas de Atividades com jovens no interior de escolas públicas trabalhou as temáticas situações de violência, sexualidade, drogas, cidadania, política, trabalho, questões históricas sobre violações e conquistas de direitos, educação, projetos futuros, por meio de diferentes Oficinas de atividades. Os recursos utilizados foram jogos interativos, rodas de conversa, músicas, criação de paródias, leitura de imagens, fotografia, vídeo (elaboração e/ou fruição de documentários), construção de textos, esquetes, apresentações culturais, debates, dinâmicas de trocas de informações entre outros. Segundo os autores, as metodologias empregadas criaram oportunidade de vínculos importantes com os jovens que potencializaram a ampliação das redes de suporte social; produziram espaços de convivência que possibilitaram o respeito e a discussão, apresentando um novo referencial de como podem ser pautadas as relações dentro do espaço escolar. Isto porque, por um lado, promoveu-se a transferência de vínculos positivos para a escola, uma vez que eles, estimulados pelas vivências nas oficinas e pelos conhecimentos ali acessados e/ou construídos, ressignificaram os processos e as experiências formais da escola. Por exemplo, os alunos passaram a questionar, desde a perspectiva do direito, a formas de tratamento que lhes são conferidas por alguns professores e funcionários.[24]

Giffoni[25] demonstrou que a experiência de construção de saberes coletivos realizados pela Terapia Comunitária promove a interação entre diversas práticas complementares de cura e a formação de uma extensa rede com outras instituições sociais, como Alcoólicos Anônimos, ONGs, participantes de diversas igrejas, universidades e lideranças comunitárias, compondo "uma teia sistêmica de apoio social voltada para o autocuidado e valorização da vida". O projeto Quatro Varas no Pirambu relatado pela autora, inicia em julho de 1987, conjuntamente entre comunidade e academia, quando alunos de medicina da Universidade Federal do Ceará (UFC) – sob supervisão docente – e 26 pessoas da comunidade da favela do Pirambu (Fortaleza, CE) passam a se reunir. Tais encontros, posteriormente, passariam a ser denominados "Terapia Comunitária". O projeto iniciado em um movimento social somente foi institucionalizado pelo Departamento de Saúde Comunitária, em 1988, sendo, em seguida, vinculado a uma ONG, sem fins lucrativos. Dos encontros, foi-se desenhando a "Terapia Comunitária", transformando gradativamente a comunidade do Pirambu, bem como o saber-fazer-ser dos profissionais de saúde da UFC. O projeto rompeu os limites do seu entorno, pois trata-se de uma abordagem terapêutica e preventiva, nacionalmente difundida, de construção de autonomia, difundida na APS, por sua visão ampliada do processo saúde-doença e desenvolvimento da dimensão política do homem.

> **SAIBA MAIS**
> Projeto de extensão Quatro Varas: http://www.repositorio.ufc.br/handle/riufc/3162

Os relatos anteriores são exemplos potentes da ação da extensão na APS, auxiliando os proponentes de novos projetos a vislumbrar possíveis articulações com a comunidade, com os movimentos sociais e com outros atores sociais. É preciso superar a cultura de projetos pontuais, desarticulados, não vinculados a programas e de pequena contribuição conceitual ou de pouca contribuição à transformação e à inclusão social. Segundo Corrêa,[22] do ponto de vista da atuação deliberada e planejada, deve atuar segundo linhas programáticas estratégicas, representadas por programas de extensão que nucleiem projetos e outras ações (cursos, eventos, prestação de serviços, elaboração e difusão de produtos) segundo suas diretrizes.[22]

Para Santos,[26] ainda existe um hiato entre as concepções e práticas de extensão em algumas universidades brasileiras, fruto dos conflitos de interesses existentes entre agentes universitários, setores sociais e Estado, o que impede que se tenha uma relativa unanimidade entre as universidades sobre o que é extensão e seu papel. Faz-se necessário ter conhecimento de que o compromisso da universidade com a sociedade nunca se dará de forma autônoma e voluntarista, mas estará articulado a um movimento de gestão por meio de políticas e diretrizes institucionais que podem criar condições para a promoção de uma dinâmica de atuação e compreensão, as quais são forças mobilizadoras para a transformação da prática pedagógica docente, da atividade discente e da própria comunidade onde a universidade se encontra inserida.[26]

Impacto na Formação do Estudante

Em relação ao *Impacto na Formação do Estudante*, as atividades de Extensão Universitária constituem aportes decisivos, seja pela ampliação do universo de referência que ensejam, seja pelo contato direto com as grandes questões contemporâneas que possibilitam. Esses resultados permitem o enriquecimento da experiência discente em termos teóricos e metodológicos, ao mesmo tempo em que abrem espaços para reafirmação e materialização dos compromissos éticos e solidários da Universidade Pública brasileira.[2]

Rodrigues *et al.*[27] dizem que a mudança da Universidade em relação à Sociedade acontece por meio da aproximação e troca de conhecimentos e experiências entre professores, alunos e população, pela possibilidade de desenvolvimento de processos de ensino-aprendizagem, a partir de práticas cotidianas, juntamente com o ensino e pesquisa e, especialmente, pelo fato de propiciar o confronto da teoria com o mundo real de necessidade e desejos. Define e possibilita a apreensão dos conteúdos absorvidos entre professor e aluno e beneficia-se com isso a partir do momento em que há o contato com o mundo real.

Essa diretriz remete ao objetivo central deste capítulo, compreender o papel da contribuição das experiências extensionistas no processo de (trans)formação do Fisioterapeuta para a realidade brasileira da APS com ênfase na relação teórico-prática, numa perspectiva dialógica entre universidade e sociedade, como oportunidade de troca de saberes. Dessa forma, será aprofundada a formação do Fisioterapeuta em Programas e Projetos Sociais de Extensão Universitária, em seção à parte.

IMPACTO DA EXTENSÃO NA APS NA FORMAÇÃO DO FISIOTERAPEUTA

> Uma das melhores contribuições que adquiri do projeto foi conseguir vencer a minha timidez, conquistando a minha autonomia e o empoderamento mediante as coisas do quotidiano, perdendo o medo de participar, questionar (...) A menina antes tímida, introspectiva e desmotivada, atualmente continua a florescer e se mantém autônoma, fortalecida, motivada a seguir em frente. Me vejo como uma constante defensora do Sistema Único de Saúde e de uma atuação em saúde mais humanizada (acadêmica do curso de Fisioterapia, extensionista popular).

No ano de 2001, foi concluída a dissertação de Mestrado intitulada "Fisioterapia na Comunidade: buscando caminhos na atenção primária à saúde a partir de um projeto de extensão universitária".[28] Esse trabalho evidenciou a contribuição da experiência em um projeto de extensão popular para a formação de acadêmicos de Fisioterapia, apontando que a vivência possibilita ao acadêmico uma visão diferenciada do adoecimento humano e das possibilidades de intervenção profissional, direcionando-o no sentido de ações com caráter mais preventivo e relações mais humanizadas. Destacou-se, ainda, o entendimento de que, embora tendo uma atuação historicamente construída na recuperação da função, é perfeitamente possível ao fisioterapeuta atuar na direção da promoção e manutenção da saúde, a partir de uma compreensão mais alargada sobre os determinantes sociais do processo saúde-doença e da necessidade de uma atuação comprometida com conquistas sociais.

No ano seguinte, com a publicação das DCN para os cursos de Fisioterapia, tem-se que os projetos pedagógicos destes cursos devem possibilitar a formação de um profissional generalista, humanista, crítico e reflexivo, capacitado a atuar em todos os níveis de atenção à saúde.[29] Vale salientar que o movimento de mudanças na formação dos profissionais de saúde é bem anterior à publicação das DCN, tendo destaque a participação da Rede Unida, que desde sua criação, no ano de 1985, busca, com a participação social, potencializar a capacidade de produzir mudanças na formação em saúde.[30]

No decorrer destes 15 anos, tem havido um movimento das IES no sentido de adequar seus projetos pedagógicos de curso ao que as DCN estabelecem, porém, isso não tem ocorrido de forma homogênea e tampouco alcançado a integralidade do que está previsto neste documento. Verificam-se dificuldades no que tange à formação humanista, crítica e reflexiva, pelo predomínio das metodologias tradicionais de ensino que não favorecem estas dimensões da formação, como também à inserção dos estudantes nos três níveis de atenção à saúde, particularmente na rede básica de serviços.

Nesse contexto, a experiência em projetos de extensão universitária, especialmente aqueles que atuam extramuros e inserem os estudantes na realidade social, apresenta-se como um espaço de grande relevância para a formação acadêmica. Todavia, em muitos casos essas experiências tendem a transportar para o trabalho na comunidade a lógica de atuação predominante na universidade, onde os estudantes vão depositar seus conhecimentos na população, prescrevendo normas de comportamento descontextualizadas, consideradas capazes de promover saúde em um processo de invasão cultural.[31]

Em outra perspectiva, os projetos de extensão comunitária inserem os estudantes na realidade, buscando compreender suas contradições, problematizar e atuar no sentido de contribuir para transformá-la, se baseiam na concepção de complementaridade entre saber acadêmico/científico e o saber popular, com abertura ao diálogo. A fala a seguir de um estudante de Fisioterapia, extensionista, ilustra essa compreensão ampliada:

> Acho que o que eu tenho de ensinamento desse trabalho é você aprender a conhecer a realidade das pessoas, a ver as pessoas como um todo, não como uma doença, mas como uma pessoa inserida na sociedade, numa realidade de condição social, de cultura.

Nesses projetos, em geral, os estudantes desenvolvem ações de promoção da saúde, prevenção e reabilitação em uma perspectiva geradora de autonomia e empoderamento, tanto para os extensionistas, quanto para as pessoas do território onde as atividades são realizadas.

As pessoas fazem "parte de sistemas complexos e interconectados que abarcam os fatores individuais, familiares e extrafamiliares, os amigos, a escola, o trabalho e a comunidade".[32] Repensar a formação em saúde, a partir de projetos de extensão no território, propicia pensar a prática a partir de uma realidade, diminuindo a visão mecanicista do sujeito e fragmentada do corpo. O território é o lugar, "o espaço organizado para análise e intervenção", que permite ao aluno identificar na singularidade de cada contexto, "as relações entre as condições de saúde e seus determinantes culturais, sociais e ambientais, dentro de ecossistemas modificados pelo trabalho e pela intervenção humana".[33] Na visão ampliada à saúde é:

> Um constructo que possui as marcas de seu tempo. Reflete a conjuntura econômica, social e cultural de uma época e lugar. Reconhecer sua historicidade significa compreender que sua definição e o estabelecimento de práticas dependem do grau de conhecimento disponível em cada sociedade. O fato de o conceito de saúde ser impreciso, dinâmico e abrangente não impede que seja possível tomá-lo como eixo para a reorientação das práticas de saúde. Pelo contrário: sua importância é fundamental para a superação de um modelo de atenção biologicista, medicalizante e prescritivo.[34]

É no encontro realizado no território que o extensionista pode extrapolar sua aptidão específica de seu campo de atuação profissional, propiciando diversidade de experiências e um enriquecimento contínuo dos saberes, desenvolvendo **conhecimentos**, **habilidades** e **atitudes** (pessoais e sociais) para o cuidado integral às necessidades individuais e coletivas. De acordo com o Relatório da Comissão Internacional sobre Educação para o Século XXI, uma educação criativa apresenta quatro pilares: saber conhecer, saber fazer, saber ser e saber conviver:[35]

- **Aprender a conhecer**, combinando uma cultura geral, suficientemente ampla, com a possibilidade de estudar, em profundidade, um número reduzido de assuntos, ou seja: aprender a aprender, para beneficiar-se das oportunidades oferecidas pela educação ao longo da vida.

- **Aprender a fazer,** a fim de adquirir não só uma qualificação profissional, mas, de uma maneira mais abrangente, a competência que torna a pessoa apta a enfrentar numerosas situações e a trabalhar em equipe. Além disso, aprender a fazer no âmbito das diversas experiências sociais ou de trabalho, oferecidas aos jovens e adolescentes, seja espontaneamente na sequência do contexto local ou nacional, seja formalmente, graças ao desenvolvimento do ensino alternado com o trabalho.
- **Aprender a conviver,** desenvolvendo a compreensão do outro e a percepção das interdependências. Realizar projetos comuns e preparar-se para gerenciar conflitos – no respeito pelos valores do pluralismo, da compreensão mútua e da paz.
- **Aprender a ser,** para desenvolver, o melhor possível, a personalidade e estar em condições de agir com uma capacidade cada vez maior de autonomia, discernimento e responsabilidade pessoal. Com essa finalidade, a educação deve levar em consideração todas as potencialidades de cada indivíduo: memória, raciocínio, sentido estético, capacidades físicas, aptidão para comunicarse.

A vivência extensionista contribui, inclusive, para vivificar no estudante de Fisioterapia o exercício da cidadania com pressão e mobilização política na luta pelo direito à saúde integral e pela defesa das Políticas Públicas, participando na formulação, acompanhamento, avaliação e vigilância. Moraes Freire[36] analisa os desafios da contemporaneidade em relação à extensão universitária e os direitos humanos e afirma que a luta "não se dá apenas no plano formal, no plano das leis. Para ela, faz-se mister compreender a necessidade destes direitos no contexto em que estão inseridos".

A saúde não é um direito social isolado, requisitando conhecimentos sobre todos os direitos sociais (educação, saúde, alimentação, trabalho, moradia, transporte, lazer, segurança, previdência social, proteção à maternidade e à infância, assistência aos desamparados etc.) e, principalmente, compromisso e a solidariedade com o bem-estar do conjunto da população do qual o aluno de Fisioterapia também faz parte.

A prática extensionista mostra a relevância dos valores democráticos de igualdade de direitos e o papel de todos no cumprimento dos princípios das políticas públicas pelos gestores, seja participando dos conselhos e conferências, seja aproximando-se dos movimentos sociais na luta pela conquista de direitos sociais. Assim, a construção do fazer e fazer-se sociedade pela prática extensionista demanda não só o conhecimento formal dos direitos humanos, mas também situar-se e reconhecer-se como parte de uma sociedade que, em tempos de perda de direitos, requer a mobilização de todos pela garantia das conquistas.

A formação em saúde, mediada pela extensão universitária, propicia igualmente "experiências ampliadas de atuação em cenários do trabalho em saúde", segundo Biscarde, Pereira-Santos e Silva.[4] Os cenários de aprendizado precisam ser diversificados, "no sentido de se formarem profissionais de saúde críticos, sensíveis às mudanças requeridas para implementação dos princípios do SUS".[4] Os autores apresentam depoimentos dos discentes para ressaltar as repercussões pessoais e profissionais desencadeadas pela extensão no percurso e no processo formativo, entre elas:

> *Aprendizagem através do contato com a realidade do SUS e do trabalho em equipe; associação teórico-prática; troca de experiências entre discentes, docentes, profissionais, gestores e usuários; desenvolvimento de atividades de pesquisa articuladas à vivência extensionista; apresentação da vivência e de produtos desenvolvidos em eventos acadêmicos; ampliação da visão crítica acerca das ações de saúde; autonomia e desenvolvimento pessoal e profissional.*[4]

De maneira semelhante, Cardoso *et al.*[12] citam que as avaliações dos discentes apontam como contribuições à formação profissional:

> *A ampliação do conhecimento e experiência; a experimentação do trabalho interdisciplinar e humanizado em imersão na comunidade; o estreitamento de laços entre a universidade e a comunidade; assim como formação técnico-científica humanizada. Algumas aprendizagens durante a permanência no projeto, conforme afirmado pela equipe, foram a interdisciplinaridade; a melhora no comportamento interprofissional; a interação com outras áreas de conhecimento; a educação popular e, acima de tudo, a experiência que só pode ser percebida pelo contato com as famílias, proporcionado pela extensão.*

Um acadêmico de Fisioterapia fala sobre a contribuição da experiência na extensão para o trabalho interprofissional:[31]

> *É outra coisa também que a gente não vê durante o curso: a interação com outras profissões. Porque a gente não trabalha sozinho, a gente trabalha com médico, trabalha com nutricionista. E lá foi a oportunidade que a gente teve de vivenciar tudo isso, já que a universidade não proporciona isso para a gente. (...), que é vivenciar o atendimento à comunidade junto com outros profissionais.*

Em relação à Educação Popular (EP), é importante detalhar algumas dimensões específicas da experiência e seu potencial de produzir transformações na formação de Fisioterapeutas. Uma das características mais marcantes da EP é a sua inserção e vinculação com a comunidade. Essa inserção na realidade social permite aos extensionistas ressignificar o conhecimento acadêmico e reorientar suas práticas, fazendo-lhes reconhecer que as ações específicas de sua profissão são insuficientes para dar conta dos problemas que comprometem a saúde das coletividades. Isto não significa que a intervenção profissional seja inócua, mas que ela precisa ser adaptada àquela realidade e, também, que a ela devem ser acrescidas ações interprofissionais e intersetoriais visando a abordar os problemas de saúde de forma mais ampla.

A convivência com a pobreza e as dificuldades que ela impõe gera nos estudantes um sentimento de indignação, necessário à problematização das condições de opressão ainda predominantes na sociedade. Isto contribui para impelir um compromisso com a transformação dessas relações, que tem início na própria relação docentes/acadêmicos e extensionistas/pessoas da comunidade, superando o autoritarismo que ainda predomina nestas relações.

Coloca-se, assim, a supremacia do diálogo nesse processo. O diálogo na concepção freireana, anteriormente mencionada, é um pressuposto básico para a extensão e requer dos diversos atores sociais (docentes/acadêmicos, extensionistas/pessoas da comunidade e equipe interna/profissionais da rede) uma abertura para acolher o diferente e para a construção de um novo saber, que tem como ponto de partida o saber popular, ou, no dizer de Paulo Freire, os saberes feitos da experiência.

Outra dimensão da experiência extensionista, que produz impacto na formação, diz respeito à construção/ampliação da autonomia do discente e, consequentemente, seu empoderamento. Muitos estudantes ingressam na universidade sentindo-se muito inseguros, receosos de expressar suas opiniões e dúvidas. A convivência com docentes que reproduzem as relações educativas bancárias, opressoras, não contribui para mudar esse cenário. Os componentes curriculares de formação humana que poderiam estimular a reflexão e a criticidade, em geral, são descontextualizados da realidade e da profissão que estes acadêmicos escolheram, gerando desinteresse pelos mesmos. Nesse cenário, a problematização da realidade, aliada à responsabilização e autonomia que é dada aos estudantes no planejamento e execução das atividades extensionistas, estimula a formação de profissionais mais críticos e reflexivos. Refletindo acerca da extensão popular, Cruz *et al.*[8] assinalam que "uma singularidade nessa pedagogia expressa marcantemente na capacidade de inserir os estudantes em espaços de protagonismo com repercussões de amplitude nacional e com interfaces de ordem conjuntural".

> **PARA REFLETIR**
> - Você participa de algum Projeto/Programa Social de Extensão? Ou tem um colega que participa?
> - O Projeto/Programa de Extensão mudou a sua forma de pensar o cuidado em saúde? Por que?
> - Você aconselharia seus colegas participarem de Projetos/Programas de Extensão? Por que?
> - Como o Projeto/Programa de Extensão modifica(ou) sua formação?

ESTADO DA ARTE – EXTENSÃO E FISIOTERAPIA

Um dos desafios atuais é favorecer o desenvolvimento de Programas e Projetos Sociais de Extensão, garantindo a interação dialógica, a interdisciplinaridade e interprofissionalidade, indissociabilidade Ensino-Pesquisa-Extensão, impacto na formação do estudante, bem como impacto e transformação social. Romper com o modelo assistencialista, paternalista e clínico das ações extensionistas não é um desafio apenas para a Fisioterapia, ou mesmo para as demais profissões de saúde,[37] trata-se de um processo recente de (des)construção, demandando novas reflexões sobre o conceito e o papel atual das IES nos contextos nacional e internacional.

Cada IES possui autonomia para determinar os fluxos de aprovação dos projetos, bem como os itens mínimos a serem contemplados. Entre os modelos propostos, o guia do coordenador da Unifesp[38] determina onze itens obrigatórios, trazendo em cada um dos tópicos informações detalhadas norteadoras a respeito da: 1. Natureza acadêmica; 2. Relação com a sociedade; 3. Fundamentação teórica; 4. Objetivos; 5. Metodologia; 6. Inclusão social; 7. Cronograma de execução; 8. Acompanhamento e Avaliação; 9. Equipe executora; 10. Infraestrutura e 11. Área temática.

Castro, Souza e Lima[21] citam algumas experiências de extensão no campo da fisioterapia, trazendo a diversidade de áreas possíveis, citando projetos com idosos, gestantes, educação em saúde e cuidados domiciliares e afirmando que o campo de saúde é um "terreno fértil" para os projetos de extensão. Contudo, cabe uma reflexão dos desafios atuais, pois, embora a extensão venha se expandindo nas últimas décadas em IES com cursos de fisioterapia, ainda há projetos de extensão considerados como referências "bem-sucedidas" pelos autores, cuja visão é totalmente assistencialista, uniprofissional, sem um compromisso efetivo de aproximação com a realidade da população assistida.

Uma abordagem ampliada encontra dificuldades para sua fundamentação teórico-prática, graças à lacuna de conhecimento existente sobre os projetos de extensão, escassez de publicações específicas e referências norteadoras para área cujos projetos foram fundamentados e executados, segundo todos os princípios extensionistas.[12,31,39-42]

Desta maneira, uma das propostas foi avaliar os anais do Fórum Nacional de Ensino em Fisioterapia (Abenfisio),[43-45] do Congresso Brasileiro de Saúde Coletiva (Abrasco)[46,47] e do Congresso Brasileiro de Extensão Universitária (CBEU).[48-51] A busca foi feita pelos títulos dos resumos com alguma menção à "Fisioterapia e Extensão" ou trabalhos de extensão com pessoa com deficiência, reabilitação, funcionalidade, desenvolvimento motor, postura e que tinham relação com a Fisioterapia no texto apresentado. Os resumos foram lidos e classificados de acordo com o público-alvo (Quadro 6-1), independente dos projetos ou programas apresentados cumprirem ou não os princípios extensionistas. Projetos vinculados à fisioterapia podem não ter sido identificados pela falta de clareza entre a profissão e a extensão proposta, mostrando que um dos pontos que podem contribuir com maior visibilidade das ações é a citação ou menção à Fisioterapia no título ou no corpo dos resumos enviados aos anais.

O CBEU é o maior encontro brasileiro de extensão universitária, com trabalhos de professores, técnicos e alunos que integram o quadro de ações extensionistas nas mais diversas áreas temáticas. Foram avaliados os resumos publicados nos anais de 2012, 2014 e 2016, sendo encontrados ao todo 13, 3 e 7 resumos respectivamente. Observa-se uma redução ao longo da década do número de trabalhos vinculados à Fisioterapia no CBEU. Em 2012, crianças (3 projetos) e pessoas com deficiência (6 projetos) foram os grupos principais das ações transformadoras, muitos com o foco na comunidade, educação em saúde e na promoção à saúde. O projeto "Arquitetura e Saúde: arquitetura para PcD" tinha o objetivo de conhecer, promover e integrar a Pessoa com Deficiência (PcD) na comunidade, tendo como pontos importantes o trabalho interprofissional de Fisioterapeutas, Arquitetos e Engenheiros, bem como a busca pela autonomia e independência das PcD, relatando o processo de transformação social e melhoria da qualidade de vida na comunidade.[52]

No CBEU 2014 foram apenas três resumos identificados correlacionados com a Fisioterapia, por vezes, apresentando o objetivo simplista de tornar ciente os envolvidos, assumindo um caráter informativo e não transformador, como palestras ou aulas. Na última edição, em 2016, foram sete resumos apresentados, com algumas mudanças positivas que sinalizam gradualmente o desencadeamento e sustentação de projetos de extensão com impactos transformadores, como, por exemplo, dois projetos de educação permanente com profis-

Quadro 6-1. Públicos-alvo dos Projetos Extensionistas Vinculados à Área da Fisioterapia

Linhas	Abrasco 2012	CBEU 2012	Abenfisio 2013	Abenfisio 2014	CBEU 2014	Abenfisio 2015	Abrasco 2015	CBEU 2016
Crianças	2	3	4	3	1	6	-	3
Jovens	-	-	2	2	-	3	1	1
Mulheres	1	-	3	4	-	2	1	-
Trabalhadores	-	-	2	4	-	1	-	-
Idosos	-	1	3	8	1	1	1	1
Atletas	-	1	-	-	-	1	1	-
Pessoa com deficiência	1	6	-	1	1	1	1	1
Geral (mais de um perfil)	4	2	18	3	-	3	2	1
Total	8	13	32	25	3	18	7	7

sionais da APS para detecção precoce de alterações neuromotoras infantis e um projeto de promoção à saúde com indivíduos saudáveis, buscando melhora da funcionalidade humana.

Nos últimos dois Congressos Brasileiros de Saúde Coletiva, realizados em 2012 e 2015, foram encontrados oito e sete resumos respectivamente. Os resumos apresentados na Abrasco tinham maior preocupação com os princípios extensionistas e traziam para discussão ferramentas pedagógicas facilitadoras, como recursos lúdicos e interativos, vídeos, cinema, fantoches, mídias sociais, rodas de conversa, dramatização e peças teatrais. Entre os trabalhos, o resumo "Fisioterapia Coletiva: do empoderamento comunitário à reorientação da prática profissional" delineia a proposta de atuar na prevenção e promoção à saúde da população em vulnerabilidade social, transformando os atores sociais em agentes ativos deste processo, com ênfase na vigilância dos distúrbios cinesiofuncionais e na melhora da funcionalidade. Foram priorizadas a didática construtiva, grupos operativos e as ações problematizadoras com a adesão local de 400 escolares, 40 trabalhadores em curso técnico profissionalizante, 200 frequentadores da lagoa e 40 munícipes/mês do grupo de diabéticos. Os benefícios gerados são observados tanto para comunidade da Nova Cintra em Santos (SP), com a melhora da saúde funcional e autonomia, quanto para os extensionistas dos cursos de Fisioterapia, Nutrição e Psicologia. As dificuldades e riquezas do trabalho interprofissional e intersetorial também foram debatidas no resumo "Intersetorialidade, interdisciplinaridade, formação e trabalho profissional: uma experiência a partir do projeto de extensão comunitária – Intersossego, em Porto Alegre". O projeto utilizou atividades educativas integradas entre os setores de saúde, assistência social e educação, envolvendo reuniões-dialogadas, visitas às residências, seminários, construção de jornal, vídeos e *Facebook* para a construção de vínculos voltada para vigilância em Saúde Urbana. A extensão permitiu identificar a distância existente entre a formação e prática profissionais (setorial, burocratizada, de baixo poder de resposta e despolitizada) e as necessidades daqueles em desvantagem social.[47]

Em 2012, destaca-se na Abrasco o trabalho "Jornada Universitária da Saúde: a prática colaborativa na extensão universitária", realizado por acadêmicos de seis cursos da Universidade de São Paulo em uma cidade de pequeno porte, durante três anos consecutivos. No primeiro ano, alunos conhecem o contexto, para que no segundo ano possam aplicar a ação, e no terceiro ano multiplicar. Cabe citar também o resumo "Extensão Popular: prevenção e promoção às gestantes e puérperas na comunidade". Com o referencial teórico-metodológico à EP, o projeto atua na promoção da saúde e qualidade de vida de gestantes e puérperas na comunidade Vila Saúde. Evidencia a contribuição para formação humanista e crítica dos estudantes envolvidos, ampliando a visão sobre gestação e puerpério e potencializando suas práticas em saúde comprometidas com o social no campo da Saúde Coletiva.[46]

Os anais do Fórum Nacional de Fisioterapia (Abenfisio) concentram o maior número de relatos de experiência e projetos de pesquisa sobre extensão, tanto por ser um evento da Fisioterapia, quanto por incentivar os relatos de experiência. Foram encontrados em 2013, 2014 e 2015, respectivamente, 32, 25 e 18 resumos. Diante da diversidade encontrada, optou-se por apresentar as ações específicas por ciclos de vida, qualificando a diversidade de possibilidades existentes.

Na saúde da criança foram apresentados resumos sobre corpo-mente, com ênfase em ações na saúde da escola, voltadas para a psicomotricidade, comunicação e expressões corporais, *habitus* e educação sensorial. A escola, pelo Programa de Saúde na Escola do Ministério da Saúde e da Educação, foi um dos cenários das práticas extensionistas, com projetos sobre DST – HIV, sobre postura corporal, sobre sexualidade e corpo. Em alguns casos, as visões eram prescritivas, centradas em normas de comportamento (certo × errado), sem apresentar a visão ampliada de saúde e a perspectiva da postura corporal a partir do modelo biopsicossocial. Vários autores colocam a importância de projetos de extensão para intervenção sensório-motora de bebês de risco, sendo as orientações aos pais e cuidadores de bebês de risco uma alternativa para a continuidade do cuidado no domicílio. Um dos projetos trabalhou a erradicação do trabalho infantil, com ações de sensibilização dos responsáveis e ações de educação em saúde. A música e a dança foram consideradas Instrumentos de Apoio e Inclusão Social também, denominado TALT. Entre os projetos descritos como extensão com crianças, a proposta é o "atendimento na clínica escola" ou o "atendimento em domicílio" na comunidade. Um dos resumos refere-se à extensão como "intervenção fisioterapêutica precoce" de recém-nascidos de risco na clínica-escola até dois anos de idade, tendo como métodos "tratamento fisioterapêuticos neuroevolutivos".

No caso dos adolescentes, foram relatados projetos com metodologias ativas de ensino para romper com o modelo tradicional de ensino da anatomia humana, sendo o uso de videoconferência um dos caminhos de educação e informação. Uma das ações propõe transformar adolescentes em agentes multiplicadores em suas famílias e na comunidade, com temas relevantes para o entorno. Um resumo foca nas atividades de ensino-pesquisa-extensão centradas no conceito ampliado de saúde, preocupados com a integralidade, produção de cidadania e autonomia da comunidade escolar sobre o HPV. Em vários trabalhos, ações de combate ao HIV, promoção da saúde sexual e reprodutiva, abuso de álcool e outras drogas foram abordadas no contexto escolar. Outro projeto trouxe ações promotoras da saúde voltadas à prevenção e manejo da violência sexual contra a mulher, realizada com adolescentes em cumprimento de medidas socioeducativas de privação de liberdade na cidade de Fortaleza (CE). Um dos relatos é sobre o *Watsu* – técnica de terapia aquática para relaxamento muscular, utilizada com jovens em situação de vulnerabilidade social. As ações com jovens tiveram, na equipe, fisioterapeutas, médico, enfermeiros, nutricionistas, biomédicos e gestores dos serviços.

Entre as propostas voltadas à saúde da mulher, há a experiência de uma oficina na comunidade problematizando em grupos a prática em ambientes do domicílio (dormitório, lavanderia, sala de estar, jardim) e experimentando a simulação de uma residência. Outro projeto relata a validação de material educativo na promoção da saúde de mulheres jovens em situação de conflito sobre câncer de mama e de colo de útero. O apoio interdisciplinar foi uma das estratégias apresentadas por três projetos de extensão com mulheres com câncer de mama. Como exemplo, pode-se citar o projeto "um *click* sobre o câncer de mama", visando a esclarecer e facilitar o entendimento da doença, melhorar a qualidade de vida e promover apoios psicológico e social. Mães de adolescentes, em três centros educacionais de cumprimento de medidas socioeducativas de internação, participaram de ações sobre autopercepção sobre posturas na realização de atividades de vida diárias e, em outro projeto, fortalecimento dos músculos do assoalho pélvico. Dois trabalhos abordam o aleitamento materno, averiguando os fatores associados ao desmame precoce para estratégias e ações de promoção, apontando os Agentes Comunitários de Saúde (ACS) como multiplicadores.

Foram levantados sete projetos extensionistas com trabalhadores. Umas das propostas foi um grupo de encontro de trabalho com professores orientado pela ergologia, buscando responder a demanda dos sujeitos para um determinado problema. A importância da EP em saúde na reorientação ao cuidado ao trabalhador aparece entre os resumos. Outra ação descreve o uso das práticas integrativas com os trabalhadores da instituição, sem incluir a comunidade externa. Há relato de um minicurso de primeiros socorros com trabalhadores da construção civil. Um dos trabalhos busca o empoderamento de mulheres agricultoras de uma cooperativa de horteiras, por uma prática dialógica e emancipatória, com ações de promoção à saúde e controle de riscos por meio de educação em saúde para autocuidado, assim como saúde ambiental e do trabalho. Dois resumos afirmam ser um projeto de extensão, porém um relata somente a pesquisa realizada sobre medidas antropométricas e estilo de vida de trabalhadoras, e em outro os métodos para determinar os riscos cardiovasculares. Nenhum dos projetos distingue os profissionais que compuseram as práticas extensionistas.

Vários projetos tiveram como públicos-alvo idosos, como propostas de abordar a sexualidade na terceira idade e os seus benefícios. Um dos projetos busca diminuir o imobilismo agregando práticas de educação em saúde duas vezes por semana com idosos que realizam atividades de pilates e informática. A importância do exercício físico foi a proposta para melhorar a qualidade de vida e funcionalidade de idosos diabéticos do município de Lagarto e para idosos de um centro de convivência, como parte das atividades práticas da disciplina "Fisioterapia na atenção básica" de uma IES. Uma das práticas extensionistas busca ações nos níveis terciário e primário, ao promover orientações e "Dicas Práticas de Posicionamento no Leito e Exercícios Domiciliares" na alta hospitalar e durante a visita domiciliar para idosos em condições de restrição ao leito. O aprendizado na terceira idade coloca a universidade com um espaço contínuo de formação, com vários resumos diferentes propostos por IES em todo o país. Oficina de Habilidades foi utilizada para promover saúde física e mental com idosos da Universidade Aberta, permitindo o resgate de habilidades (canto, dança, artesanato entre outras). Na grade curricular, disciplinas de autonomia do idoso, psicologia da mulher, pilates, ginástica para terceira idade, concentração e memória, informática, língua estrangeira, fisioterapia: corpo em movimento, dança, educação nutricional, música e estudo da realidade brasileira. Um dos relatos fala da experiência dos extensionistas para o "desenvolvimento da integralidade da assistência ao idoso em diversos cenários da prática". Jogos, intitulados exergames, foram uma das estratégias para o desenvolvimento do envelhecimento ativo e a melhora dos elementos psicomotores dos idosos. Ações na comunidade sobre prevenção de doenças e manutenção da saúde no processo de envelhecimento foram frequentes entre os resumos, sendo que alguns autores trouxeram práticas sobre o corpo em seus níveis biopsicossociais, energéticos e culturais.

Apenas um projeto descreve ações com atletas, trazendo a vivência de assistência imediata no momento do trauma ou lesão a atletas de futebol americano. Vários resumos foram classificados como geral, por ter como público-alvo pessoas de diferentes idades com alguma alteração na estrutura ou função corporal, com doenças crônicas (diabetes, hipertensão, cardiopatias, lombalgias, cervicalgias, cefaleias), doenças neurodegenerativas, lesões cutâneas ou com deficiências motoras. Em alguns casos classificados como gerais, os resumos abordaram ações de promoção à saúde, de prevenção de doenças, educação popular em saúde e/ou educação em saúde, respondendo a demandas dos sujeitos a determinados problemas, tendo como estratégias escola de coluna, grupos de insulinodependentes, oficinas corporais ou vivências. Foram apresentadas também ações voltadas para os cuidadores/pais, buscando, por exemplo, subsidiar a construção de novas possibilidades de realização das atividades cotidianas e retomar desejos e vontades, abrindo um espaço saudável na rotina de "quem cuida", incluindo o projeto "PalhaSUS" com equipe de palhaços que desenvolvem intervenções nos três níveis de atenção. Em outros resumos, a proposta única era o atendimento de crianças, adolescentes, adultos e idosos; em ambulatório ou domicílio, não diferenciando o projeto proposto do atendimento clínico.

Vários resumos avaliaram a extensão e a percepção dos diversos atores sociais envolvidos, refletindo também sobre o desenvolvimento de competências na formação do extensionista e suas trajetórias até o cuidado fisioterapêutico, trazendo os impactos sociais ou análise reflexiva sobre as metodologias empregadas. Vários cenários de aprendizagem foram citados, como praças, igrejas, centros de convivência, escolas, centros de detenção, clínicas escola, domicílio, piscinas, antessala, espaços nas unidades de saúde, hospitais, abrigos, casas de apoio, bancos de leite entre outros. Alguns resumos trazem, como equipe da extensão, profissionais e acadêmicos da Fisioterapia, Psicologia, Nutrição, Biomedicina, Medicina Veterinária, Enfermagem e Educação Física, todas profissões da saúde.

A revisão realizada mostrou que alguns projetos tinham propostas centralizadas no "atendimento fisioterapêutico", sem descrição dos impactos e participação social para a comunidade, numa simples transferência linear de conhecimento prático-científico. Seja pela construção histórica da profissão ou pela concentração de atividades em determinadas áreas de atuação, os projetos de extensão analisados, em alguns casos, passam ainda a visão paternalista e assistencialista, restritos à simples prestação de serviços para a comunidade.

Independente do público-alvo, alguns termos recorrentes, como "conscientização", "tratamento" e "reabilitação", foram utilizados para justificar a prática extensionista. Ao trabalharmos educação em saúde ou educação popular em saúde, o objetivo proposto não é "conscientizar", pelo contrário, a ação precisa sensibilizar e construir com os envolvidos práticas favoráveis à saúde. Cabe ainda a ressalva que se as ações são com base em fatores de risco ou comportamentos de risco, a "conscientização" vem carregada de um sentimento de "culpabilização" do indivíduo, por não ser capaz de cumprir com as regras a ele transferidas unidirecionalmente pela visão biologicista. É preciso pensar práticas qualificadas, para responder às necessidades dos grupos sociais diante da diversidade de vulnerabilidades existentes (social, econômica, jurídica, ambiental, política, técnica entre outras), em que todos os atores, da universidade e da sociedade, são responsáveis pelas ações desenvolvidas e participativos em todas as etapas dos projetos.

Por fim, vários projetos tinham na equipe apenas Fisioterapeutas. Ainda que uma das justificativas para projetos uniprofissionais possa ser a ausência de cursos correlatos na IES proponente, o princípio deverá ser alcançado com uma articulação possível entre os diversos atores sociais da rede de serviços. A extensão na APS deve ser apoiada na compreensão que a estratégia **intersetorial** é o caminho para sua efetivação. Apenas o diálogo entre a comunidade, instituições, organizações, serviços e academia permite construir um conjunto de ações integradas, capazes de responder com maior eficiência aos desafios encontrados e olhar para as diversas dimensões de um indivíduo biopsicossocial e espiritual.

LEITURA COMPLEMENTAR

Coelho (2014) identificou no Brasil 29 revistas multidisciplinares dedicadas à extensão universitária: COELHO, G. C. Revistas acadêmicas de extensão universitária no Brasil. Revista Brasileira de Extensão Universitária, v. 5, n. 2, p. 69-75, 2014. Disponível em:
https://www.ufmg.br/proex/renex/images/documentos/Coelho_2014_Revistas_Brasileiras_de_Extens%C3%A3o_Universit%C3%A1ria.pdf
Anais do Fórum Nacional de Ensino em Fisioterapia foram publicados nos Cadernos de Saúde e Fisioterapia de 2014 a 2017. Nos resumos, é possível conhecer mais sobre os projetos/programas sociais de extensão universitária com fisioterapeutas na equipe. Acesso aos anais no link:
http://revista.redeunida.org.br/ojs/index.php/cadernos-educacao-saude-fisioter

ORIENTAÇÕES GERAIS PARA A ELABORAÇÃO DE PROGRAMAS E PROJETOS SOCIAIS DE EXTENSÃO UNIVERSITÁRIA NA APS

Cada instituição de ensino superior busca criar manuais para elaboração de um projeto de extensão para que os proponentes construam a ação segundo as diretrizes extensionistas. Não há um modelo rígido a ser seguido, mas alguns tópicos podem ser norteadores, como os propostos na Figura 6-3.

> **SAIBA MAIS**
>
> https://proext.ufba.br/sites/proext.ufba.br/files/manual_proext_versao_web_0.pdf
> http://www.foar.unesp.br/Home/Extensao/manualdinamicoproex2017.pdf
> http://coral.ufsm.br/ccr/images/Roteiro_para_elabora%C3%A7%C3%A3o_de_projetos_de_extens%C3%A3o_-_PRE.pdf

A estruturação de projetos ou programas sociais de extensão universitária, principalmente inseridos ou articulados com APS, não se resume a etapa de redação do texto, nem mesmo a descrição criteriosa dos itens necessários para o desenvolvimento da ação, pois deve surgir em resposta a uma situação-problema concreta.

Neste caso, elaborar um projeto na APS é, antes de tudo, contribuir para a solução de problemas e demandas reais. Conforme os exemplos anteriores, um dos maiores desafios enfrentados é evitar desde a concepção do projeto/programa práticas assistencialistas, uniprofissionais, focadas na doença, desconectadas das diretrizes extensionistas e sem articulações com o território, serviços, movimentos sociais e/ou políticas públicas.

Para evitar que os projetos/programas de extensão desloquem a clínica para a comunidade ou a pesquisa para o território é preciso refletir desde a sua concepção. A potência

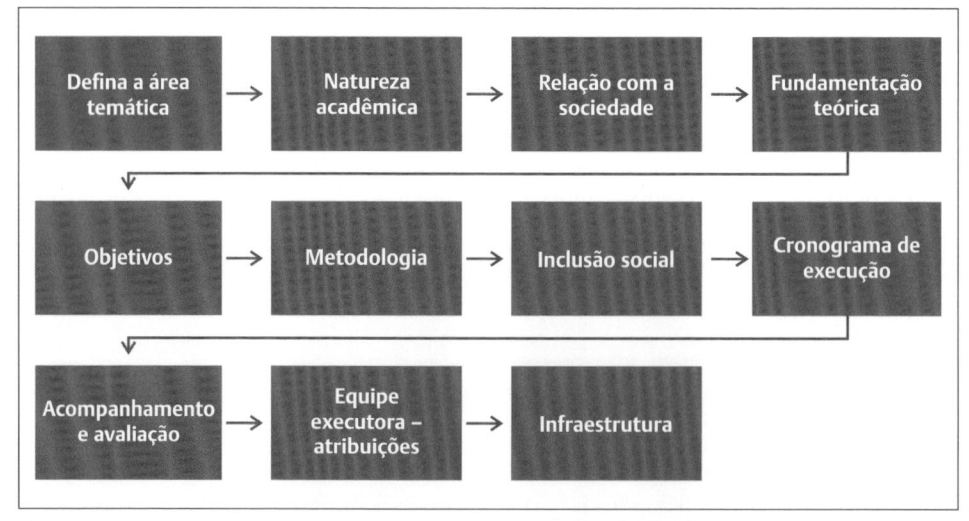

Fig. 6-3. Fluxo para Elaboração de um Projeto Social de Extensão Universitária. Fonte: Elaboração própria a partir do manual da Unifesp/PROEX (Disponível em: https://www.unifesp.br/reitoria/proex/images/PROEX/pps/documentos/Guia_Coordenador_atualizado_03-2018.pdf. Acesso em: 19 abr 2018).

do projeto/programa dependerá das reflexões feitas e das articulações construídas para transformar, primeiramente, **ideias em ações**, para que após o início das **ações** seja possível a **transformação social**.

> **PARA REFLETIR**
>
> - A proposta é da comunidade/território? Se sim, como potencializar a participação dos usuários? Se não, como articular com a comunidade/território?
> - A proposta surge de um projeto de pesquisa ou de aproximações no território durante as práticas de ensino? Se sim, é uma demanda real da comunidade ou capaz de impulsionar a transformação local?
> - É possível aproximar das ações dos movimentos sociais atuantes na região potencializando a intersetorialidade? Se sim, como garantir a continuidade da ação e a efetiva transformação social?
> - Como e quando haverá participação e envolvimento direto do grupo social?
> - A proposta é uma ação integrada com Políticas Públicas Sociais (iniciativas de órgãos municipais, estaduais e/ou federais) e, em caso negativo, quais as possibilidades de aproximação aos órgãos para que desde a concepção os distintos saberes possam ser ouvidos e confrontados?
> - A demanda vem dos serviços? Se sim, quais são os interesses, desejos e expectativas dos profissionais? Quais são as pessoas-chave dos serviços para compor a equipe? Quais são os possíveis empecilhos da articulação ensino-serviço e como minimizá-los na elaboração?
> - Para cada objetivo, há um procedimento claro? Como o projeto vai atingir os objetivos?
> - A equipe executora tem papéis claros definidos? Pessoas-chave fazem parte?
> - A gestão do projeto caberá apenas à equipe multiprofissional da universidade? Se sim, como envolver os demais atores sociais desde a concepção, gestão e avaliação?
> - É possível articular a ação na RAS? Se sim, quais são os facilitadores e possíveis barreiras?
> - Como serão avaliadas as ações? Indicadores quantitativos e qualitativos como adesão/continuidade serão considerados?
> - Há questões específicas do projeto/programa proposto que precisam ser conjuntamente debatidas antes da redação do projeto?

CONSIDERAÇÕES FINAIS

A proposta do capítulo foi pensar as potências da extensão para atuação da Fisioterapia na APS, como um dos cenários de aprendizado qualificado para romper com os paradigmas pedagógicos e curriculares tradicionais, "num verdadeiro processo de mudança do método formativo tradicional".[54]

A reflexão sobre a importância da atividade extensionista para o desenvolvimento de conhecimentos, essencialmente emancipadores, do futuro profissional da Fisioterapia, demandou o levantamento dos anais de congressos para preencher lacunas na literatura existente, buscando caminhos para subsidiar e estimular a práxis extensionista nas IES de Fisioterapia. Por isso, foi valorizado o crescimento dos projetos de extensão na última década, compreendendo que parte das ações assistencialistas pode ter ocorrido, em um primeiro momento, como estratégia para demandas não absorvidas pela rede de saúde ou pelo desconhecimento das possibilidades de inserções e diversidades de visões.

É preciso dar visibilidade às práticas extensionistas qualificadas, auxiliando os proponentes na construção de projetos ou programas de extensão na APS comprometidos com a Política Nacional de Extensão Universitária. O debate sobre a importância de uma visão ampliada de saúde, capaz de identificar os determinantes sociais do processo saúde-doença-cuidado, facilita a compreensão que a atuação do extensionista precisa ser comprometida com as conquistas sociais, políticas, econômicas e culturais. O conhecimento prático-dialógico do conjunto das políticas públicas e direitos sociais corrobora com a transformação social, autonomia e empoderamento de todos os atores sociais envolvidos.

As discussões apresentadas, bem como o estado da arte sobre o tema, trazem novas possibilidades para a formação do Fisioterapeuta e para a profissão, subsidiando a formação de competências (habilidades, conhecimentos e atitudes) para problematizar, refletir coletivamente e propor ações capazes de intervir e despertar autonomia, evitando transferir a "clínica de Fisioterapia" para a comunidade ou as pesquisas clínicas para o território, com os pseudônimos de "projetos de extensão". É preciso superar o paradigma da inserção da Fisioterapia na extensão restrita ao "olhar biomédico", a assistência clínica, a "reabilitação" e/ou as "palestras educativas", sem uma interação dialógica com impactos na formação do profissional e com transformação social e autonomia dos envolvidos.

Todo projeto e/ou programa social envolvendo alunos de Fisioterapia como parte integrante da equipe ou Fisioterapeuta como proponente principal deve ser elaborado de maneira que as ações possam ser contínuas ao longo de um período definido, cujos autores sociais não sejam "pacientes" ou "agentes passivos" das intervenções. A proposta deve ser integrada com entidades parceiras, coletivos e/ou grupos que participem de todo o processo, da concepção inicial até as avaliações parciais e finais.

Em outras palavras, o desafio é construir coletivamente projetos de extensão na APS com Fisioterapeutas na equipe executora ou proponente, sem que as atividades de extensão continuem a "estender a universidade sem a transformar"; resumindo-se em "aplicações técnicas e não em aplicações edificantes da ciência".[51] A extensão é, portanto, uma estratégia para a educação interprofissional para áreas de grande pertinência social e para a vivência da visão ampliada de saúde, proporcionando maior permeabilidade em relação às transformações que ocorrem no mundo científico e nos processos sociais e a formação sintonizada com as realidades social, econômica e cultural. Entretanto, como atividade complementar, a extensão pode não fazer parte da formação dos acadêmicos de Fisioterapia, pois depende da oferta e da qualidade dos projetos e programas de extensão nas IES, bem como da escolha individual do aluno sobre sua trajetória acadêmica. A reformulação do PPC, com a inserção mínima de 10% na matriz curricular, possibilita a vivência ao longo da formação para todos, desenvolvendo competências potencializadoras para a formação para o trabalho no SUS, ampliando os conhecimentos, habilidades e atitudes do Fisioterapeuta para saber conhecer, saber fazer, saber ser e saber conviver.

REFERÊNCIAS BIBLIOGRÁFICAS

1. Trajman A, Assunção N, Venturi M et al. A preceptoria na rede básica da Secretaria Municipal de Saúde do Rio de Janeiro: opinião dos profissionais de Saúde. *Rev Bras Educ Med* (Rio de Janeiro) 2009 mar;33(1):24-32. Disponível em: http://www.scielo.br/scielo.php?script=sci_arttext&pid=S0100-55022009000100004&lng=en&nrm=iso. Acesso em: 30/Nov/2017.
2. Forproex, Fórum de Pró-Reitores de Extensão das Universidades Públicas Brasileiras. Política Nacional de Extensão Universitária, 2012. Disponível em: https://www.ufmg.br/proex/renex/images/documentos/2012-07-13-Politica-Nacional-de-Extensao.pdf Acesso em: 01 nov 2017.
3. Forproex, Fórum de Pró-Reitores de Extensão das Universidades Públicas Brasileiras. Extensão Universitária: organização e sistematização/ Fórum de Pró-Reitores de Extensão das Universidades Públicas Brasileiras; organização: Edison José Corrêa. Coordenação Nacional do FORPROEX. Belo Horizonte: Coopmed; 2007. p. 112. Disponível em: https://www.ufmg.br/proex/renex/images/documentos/Organizacao-e-Sistematizacao.pdf Acesso em: 07 nov 2017.
4. Biscarde DGS, Pereira-Santos M, Silva LB. Formação em saúde, extensão universitária, e Sistema Único de Saúde (SUS): conexões necessárias entre conhecimento e intervenção centradas na realidade e repercussões no processo formativo. *Interface* (Botucatu) 2014;18(48):177-186.

Disponível em: http://www.scielo.br/scielo.php?pid=S1414-32832014000100177&script=sci_abstract&tlng=pt Acesso em: 08/abr/2019
5. Vasconcelos EM. Educação popular: de uma prática alternativa a uma estratégia de gestão participativa das políticas de saúde. *Physis* (Rio de Janeiro) 2004 June;14(1):67-83. Disponível em: http://www.scielo.br/scielo.php?script=sci_arttext&pid=S0103-73312004000100005&lng=en&nrm=iso. Acesso em: 09 Ago. 2018.
6. Calado AJF. Educação popular nos movimentos sociais no campo: potencializando a relação macro-micro no cotidiano como espaço de exercício da cidadania. In: Scocuglia AC, Melo Neto JF (Orgs.). Educação Popular – outros caminhos. João Pessoa: Editora Universitária – UFPB; 2001. p. 135-152.
7. Freire P. *Pedagogia do oprimido*. 5. ed. Rio de Janeiro: Paz & Terra; 1978.
8. Cruz PJSC. Extensão popular: a pedagogia da participação estudantil em seu movimento nacional. *Interface* (Botucatu) 2014;18(supl 2):1591-1592. Disponível em: http://www.scielo.br/pdf/icse/v18s2/1807-5762-icse-18-s2-1591.pdf Acesso em: 09 ago 2018.
9. Peduzzi M, Norman IJ, Germani ACCG *et al*. Educação interprofissional: formação de profissionais de saúde para o trabalho em equipe com foco nos usuários. *Rev Esc Enferm* (USP) 2013;47(4):977-983. Disponível em: http://www.scielo.br/scielo.php?script=sci_arttext&pid=S0080-62342013000400977&lng=pt&nrm=iso. Acesso em 09 ago. 2018.
10. Zwarenstein M, Goldman J, Reeves S. Interprofessional collaboration: effects of practice-based interventions on professional practice and healthcare outcomes. *Cochrane Database Syst Rev* 2009;8(3):CD000072.
11. Câmara AMCS, Cyrino AP, Cyrino EG *et al*. Educação interprofissional no Brasil: construindo redes formativas de educação e trabalho em saúde. *Interface* (Botucatu) 2016;20(56):5-12. Disponível em: http://www.scielo.br/scielo.php?script=sci_arttext&pid=S1414-32832016000100005&lng=pt&nrm=iso&tlng=pt Acesso em: 11 nov 2017.
12. Cardoso AC, Corralo DJ, Krahl M, Alves LP. O estímulo à prática da interdisciplinaridade e do multiprofissionalismo: a Extensão Universitária como uma estratégia para a educação interprofissional. *Revista da ABENO* 2015;15(2):12-19. Disponível em: https://revabeno.emnuvens.com.br/revabeno/article/view/93 Acesso em: 09 ago 2018.
13. Brasil. Ministério da Saúde. Secretaria de Vigilância à Saúde. Secretaria de Atenção à Saúde. Política Nacional de Promoção da Saúde :PNaPS: revisão da Portaria MS/GM nº 687, de 30 de março de 2006 / Ministério da Saúde, Secretaria de Vigilância à Saúde, Secretaria de Atenção à Saúde. – Brasília: Ministério da Saúde, 2014. Disponível em: http://bvsms.saude.gov.br/bvs/publicacoes/politica_nacional_promocao_saude_pnaps.pdf Acesso em: 11 nov 2017.
14. Moita FMGSC, Andrade FCB. Ensino-pesquisa-extensão: um exercício de indissociabilidade na pós-graduação. *Rev Bras Educ* 2009 Aug;14(41): 269-280. Disponível em: http://www.scielo.br/scielo.php?pid=s1413-24782009000200006&script=sci_abstract&tlng=pt Acesso em: 09 Ago. 2018.
15. Brasil. Ministério da Educação. Secretaria de Educação Superior. Programa de Educação Tutorial – PET, Manual de orientações básicas. Brasília, 2006. Disponível em: http://portal.mec.gov.br/pet/manual-de-orientacoes Acesso em: 19 nov 2017.
16. Brasil. Ministério da Saúde. Ministério da Educação. Portaria Interministerial nº 421, de 03 de março de 2010. Institui o Programa de Educação pelo Trabalho para a Saúde (PET-Saúde) e dá outras providências. *DOU* (Brasília) 2010 mar 5;1:53. Disponível em: http://pesquisa.in.gov.br/imprensa/jsp/visualiza/index.jsp?data=05/03/2010&jornal=1&pagina=53&totalArquivos=192 Acesso em: 08/abr/2019
17. Brasil. Ministério da Saúde. Ministério da Educação. Pró-saúde: Programa Nacional de Reorientação da Formação Profissional em Saúde / Ministério da Saúde, Ministério da Educação. – Brasília: Editora do Ministério da Saúde, 2007. Disponível em: http://bvsms.saude.gov.br/bvs/publicacoes/07_0323_M.pdf Acesso em: Acesso em 28/mar/2019.
18. Batista SHSS, Jansen B, Assis EQ *et al*. Education in Health: reflections from the Pro-Health and PET-Health Programs. *Interface* (Botucatu) 2015;19(19):743-752.

19. Brasil. Ministério da Saúde. Pró-Saúde e PET-Saúde. Brasília, DF: Ministério da Saúde; 2013. Disponível em: http://bvsms.saude.gov.br/bvs/folder/pro_saude_pet_saude.pdf Acesso em: 30 nov 2017.
20. Brasil. Ministério da Educação / Secretaria de Articulação com os Sistemas de Ensino (MEC/SASE). Planejando a próxima década: conhecendo as 20 Metas do PNE, 2014. Disponível em: http://pne.mec.gov.br/images/pdf/pne_conhecendo_20_metas.pdf Acesso em: 04 dez 2017.
21. Castro SS, Sousa AI, Lima MCPB. Curricular intersections of university extension and teaching in Physical Therapy programs. *Fisioter Mov* 2015;28(1):127-139, 2015. Disponível em: http://www.scielo.br/scielo.php?script=sci_arttext&pid=S0103-51502015000100127 Acesso em: 10 out 2017.
22. Corrêa EJ. Extensão Universitária, política institucional e inclusão social. *Rev Bras Extensão Universitária* 2003;1(1):12-15. Disponível em: https://periodicos.uffs.edu.br/index.php/RBEU/article/view/864 Acesso em: 09 ago 2018.
23. Gandolfi PE, Guimaraes AL, Tavares C *et al.* Quem transforma se transforma? Formação e transformação de extensionistas no exercício da extensão. In: 7º Congresso Brasileiro de Extensão Universitária, 2016, Ouro Preto. Anais... Ouro Preto: Universidade Federal de Ouro Preto; 2016. Disponível em http://www.cbeu.eventsystem.com.br/anais. Acesso em: 05 ago 2018.
24. Lopes RE, Borba PLO, Trajber NKA *et al.* Oficinas de atividades com jovens da escola pública: tecnologias sociais entre educação e terapia ocupacional. *Interface* (Botucatu) 2011 jan/mar;15(36):277-88. Disponível em: http://www.scielo.br/scielo.php?script=sci_arttext&pid=S1414-32832011000100021&lng=en&nrm=iso&tlng=pt Acesso em 09 ago 2018.
25. Giffoni FAO. *Saber ser, saber fazer: terapia comunitária, uma experiência de aprendizagem e construção da autonomia*. 2008. 235f. Tese (Doutorado em Educação) – Universidade Federal do Ceará, Faculdade de Educação, Programa de Pós-Graduação em Educação Brasileira, Fortaleza-CE. Disponível em: http://www.repositorio.ufc.br/handle/riufc/3162 Acesso em: 08/abr/2019.
26. Santos MP. Contributos da Extensão Universitária brasileira à formação acadêmica docente e discente no Século XXI: um debate necessário. *Revista Conexão* (UEPG) 2010;6(1):10-15. Disponível em: http://www.revistas2.uepg.br/index.php/conexao/article/view/3731/2622 Acesso em: 09 ago 2018.
27. Rodrigues ALL, Prata MS, Batalha BS *et al.* Contribuições da Extensão Universitária na Sociedade. *Cadernos de Graduação - Ciências Humanas e Sociais* (Aracaju) 2013 mar;1(16):141-148. Disponível em: https://periodicos.set.edu.br/index.php/cadernohumanas/article/viewFile/494/254 Acesso em: 09 ago 2018.
28. Ribeiro KSQS. Fisioterapia na comunidade: buscando caminhos na atenção primária à saúde a partir de um projeto de extensão universitária. 2001. Dissertação (Mestrado em Educação) – Universidade Federal da Paraíba, João Pessoa.
29. Brasil. Ministério da Educação. Resolução CNE/CES 4, de 19 de fevereiro de 2002. Institui as Diretrizes curriculares nacionais do curso de graduação em fisioterapia. Disponível em: http://portal.mec.gov.br/cne/arquivos/pdf/CES042002.pdf Acesso em: 05 jul 2018.
30. Batista CB. Movimentos de reorientação da formação em saúde e as iniciativas ministeriais para as universidades. *Barbaroi* 2013 Jun;38:97-125. Disponível em: https://online.unisc.br/seer/index.php/barbaroi%20/article/view/2567/%202%20734 Acesso em: 08 abr 2019.
31. Ribeiro KSQS. A experiência na extensão popular e a formação acadêmica em fisioterapia. *Cad CEDES Campinas* 2009;29(79):335-346.
32. Brasil. Ministério da Saúde. Secretaria de Atenção à Saúde. Núcleo Técnico da Política Nacional de Humanização. Humaniza SUS: visita aberta e direito a acompanhante / Ministério da Saúde, Secretaria de Atenção à Saúde, Núcleo Técnico da Política Nacional de Humanização. – 2. ed. – Brasília: Ministério da Saúde, 2007. Disponível em: http://bvsms.saude.gov.br/bvs/publicacoes/visita_acompanhante_2ed.pdf Acesso em:11nov 2017.
33. Minayo MCS. Enfoque ecossistêmico de saúde e qualidade de vida. In: Minayo MCS, Miranda AC. *Saúde e Ambiente Sustentável: estreitando nós*. Rio de Janeiro: Editora Fiocruz; 2002.

Disponível em: http://books.scielo.org/id/xkvy4/pdf/minayo-9788575413661-10.pdf Acesso em: 08/abr/2019.
34. Batistella C. Abordagens contemporâneas do conceito de saúde. In: Fonseca AF, Corbo AD (Orgs.). *O território e o processo saúde-doença*. Rio de Janeiro: EPSJV, Fiocruz; 2007. p. 51-86. Disponível em: https://www.arca.fiocruz.br/handle/icict/26572 Acesso em: 04 abr 2019.
35. Delors J (Org.). *Educação: um tesouro a descobrir*. 8. ed. Paulo: Cortez; 2003. [Relatório para a UNESCO da Comissão Internacional sobre Educação São para o Século XXI]. Disponível em: http://www.dhnet.org.br/dados/relatorios/a_pdf/r_unesco_educ_tesouro_descobrir.pdf Acesso em: 08/abr/2019.
36. Moraes SF. Extensão Universitária e Direitos Humanos: Desafios na Contemporaneidade. *Extensão em Foco* 2008;2:133-142. Disponível em: https://revistas.ufpr.br/extensao/article/view/24728/16566 Acesso em: 05 ago 2018.
37. Nascimento DM, Souza CFLS. Política Nacional de Extensão Universitária: análise da experiência do Instituto de Ciências da Saúde da UFPA. *Extensão: Revista Eletrônica de Extensão* (Florianópolis) 2017 nov;14(26):23-44. Disponível em: https://periodicos.ufsc.br/index.php/extensio/article/view/1807-0221.2017v14n26p23. Acesso em: 08 dez. 2017.
38. Universidade Federal de São Paulo, Pró-reitoria de Extensão e Cultura -PROEC. *Orientações Gerais aos Coordenadores de Programas e Projetos De Extensão Universitária, 2017*. São Paulo, 2017. 3p. Disponível em: http://www2.unifesp.br/proex/novo/pps/docs/Orientacoes_Gerais_PPS.pdf Acesso em: 01 dez 2017.
39. Somekawa AS, Cockell FF, Bordon LB et al. Saúde na escola: o que é certo ou errado quando se trata de postura? *Em Extensão* (Uberlândia) 2013;12(2):195-204. Disponível em: http://www.seer.ufu.br/index.php/revextensao/article/view/20872/13560 Acesso em: 09 ago 2018.
40. Araújo NNP, Cockell FF, Somekawa AS et al. A ressignificação do corpo: uma proposta interdisciplinar com crianças em fase escolar. *Rev Ciênc Ext* 2013;9(3):135-147. Disponível em: http://ojs.unesp.br/index.php/revista_proex/article/view/795 Acesso em: 08 abr 2019.
41. Torres CKD, Estrela JFM, Ribeiro KSQS. Contribuição da educação popular no atendimento fisioterapêutico domiciliar. *Ciênc Saúde Coletiva* (Rio de Janeiro) 2009;14(5):1877-1879. Disponível em: http://www.scielo.br/scielo.php?script=sci_arttext&pid=S1413-81232009000500029&lng=en&nrm=iso. Acesso em: 09 Ago. 2018.
42. Strassburger SZ, Dreher DZ. A fisioterapia na atenção a gestantes e familiares: relato de um grupo de extensão universitária. *Sci Med* 2006;16(1):23-26. Disponível em: https://doaj.org/article/39c582d4e133441aae5b578466a235b3 Acesso em: 09 ago 2018.
43. Anais do XIII Fórum Nacional de Ensino em Fisioterapia no XVII Encontro Nacional de Coordenadores de Curso de Fisioterapia, VII Encontro Nacional de Discentes de Fisioterapia, VIII Encontro de Fisioterapia em Saúde Coletiva de Curitiba. *Fisioterapia Brasil*. 2013 Set/Out;14(4). Disponível em: https://docplayer.com.br/32580298-Fisioterapiab-r-a-s-i-l.html Acesso em: 08/abr/2019.
44. Anais do XXIV Fórum Nacional de Ensino em Fisioterapia e I Congresso Brasileiro de Educação em Fisioterapia *CAD EDU SAUDE E FIS* 2014;1(1)(Supl.). Disponível em: http://revista.redeunida.org.br/ojs/index.php/cadernos-educacao-saude-fisioter/issue/view/v1-n1-2014-suplemento/showToc. Acesso em: 05 de ago 2018.
45. Anais do XXV Fórum Nacional de Ensino em Fisioterapia e II Congresso Brasileiro de Educação em Fisioterapia *CAD EDU SAUDE E FIS* 2015;2(3)(SUPL). Disponível em: http://revista.redeunida.org.br/ojs/index.php/cadernos-educacao-saude-fisioter/issue/viewIssue/v2-n3-2015-suplemento/pdf_11. Acesso em: 05 de ago 2018.
46. Anais de Saúde Coletiva do 10º Congresso Brasileiro de Saúde Coletiva, ABRASCO; 2012 nov. 14-18. Porto Alegre: Associação Brasileiro de Pós-Graduação em Saúde Coletiva; 2012. Disponível em: http://abrasco.org.br/saudecoletiva2012/ Acesso em: 08/dez/2017.
47. Anais de Saúde Coletiva do 11º Congresso Brasileiro de Saúde Coletiva, ABRASCO; 2015 jul-ago. 18-01. Disponível em: http://www.saudecoletiva.org.br/2015/anais/index.php#topo Acesso em: 08/dez/2017.

48. Anais do 5º Congresso Brasileiro de Extensão Universitária. Rio Grande do Sul: Universidade Federal do Rio Grande do Sul; 2012. Disponível em http://ebooks.pucrs.br/edipucrs/Ebooks/Web/978-85-397-0173-5/Index.html Acesso em: 08 ago 2018.
49. Anais do 6º Congresso Brasileiro de Extensão Universitária. Diálogos de Extensão: saberes tradicionais e inovação. Belém: Universidade Federal do Pará; 2014. [E-book] Disponível em: http://www.6cbeu.ufpa.br/ebook/ficha.html Acesso em: 08 abr 2019
50. Anais do 7º Congresso Brasileiro de Extensão Universitária. Minas Gerais: Universidade Federal de Ouro Preto; 2016. Disponível em: http://www.cbeu.eventsystem.com.br/anais. Acesso em: 08 abr 2019.
51. Anais do 5º Congresso Brasileiro de Extensão Universitária. (Org.) Sandra de Deus. Porto Alegre: EDIPUCRS; 2012. Disponível em: http://editora.pucrs.br/Ebooks/Web/978-85-397-0173-5/Index.html Acesso em: 30 de jul 2019
52. Kuhn E, Backes RJ, Roveda PO *et al*. Arquitetura e saúde: arquitetura para PCD (Pessoas com deficiência). Anais do 5º Congresso Brasileiro de Extensão Universitária. Sandra de Deus (Org.) EDIPUCRS (Porto Alegre) 2012. Disponível em: http://editora.pucrs.br/Ebooks/Web/978-85-397-0173-5/Sumario/6.1.7.pdf Acesso em: 30 de jul 2019
53. Santos BS. Pela mão de Alice: o social e o político na Pós-Modernidade. 7. ed. Porto, Portugal: Afrontamento; 1999.
54. Fadel CB *et al*. O impacto da extensão universitária sobre a formação acadêmica em Odontologia. *Interface* (Botucatu) 2013 Dec;17(47):937-946. Disponível em: http://www.scielo.br/scielo.php?script=sci_abstract&pid=S1414-32832013000400017&lng=en&nrm=iso&tlng=pt Acesso em: 05 Dez 2017.

Parte II Experiências de Formação em Fisioterapia na Atenção Primária à Saúde

CAMINHOS PARA A FORMAÇÃO DE FISIOTERAPEUTAS EM APS – UMA EXPERIÊNCIA NA REGIÃO NORTE

CAPÍTULO 7

Tatiane Bahia do Vale Silva ▪ Soanne Chyara Soares Lira
Rodolfo Gomes do Nascimento

No território da Atenção Primária à Saúde (APS) a proporção do profissional fisioterapeuta no Estado do Pará constitui-se de uma razão de 0,03 para cada 1.000 habitantes, segundo dados disponibilizados pelo Cadastro Nacional de Estabelecimentos de Saúde (CNES), estando a maioria dos profissionais concentrados na capital e região metropolitana de Belém.[1] Atualmente, esses profissionais encontram-se lotados em Unidades Básicas de Saúde (UBS) como membros da equipe multiprofissional da APS e nos Núcleos Ampliados de Saúde da Família e Atenção Básica (NASF-AB).

BREVE HISTÓRICO DA CONSTRUÇÃO DE FORMAÇÃO NA APS NO PARÁ

O estabelecimento e o fortalecimento da inserção do fisioterapeuta na APS da região de saúde metropolitana I, que é composta por cinco municípios (Ananindeua, Belém, Benevides, Marituba e Santa Bárbara), foram historicamente permeados pela busca constante das instituições de ensino públicas e privadas locais pela inserção de acadêmicos nos cenários de prática em unidades básicas de saúde, com ou sem equipes de saúde da família, fundamentando-se em experiências exitosas, como em Sobral (CE), que mostravam resultados promissores.[2]

Esta trajetória acompanhou também os desafios que, de acordo com a história, permeiam a formação em que se caracterizava a assistência fisioterapêutica com o caráter predominantemente curativo e reabilitador.[3] Com empenho para se definir a atuação e construção desse profissional na APS, as universidades realizaram adequações nas matrizes curriculares e na formação ofertada nos cursos de graduação. Buscava-se na vivência com as peculiaridades do contraste da realidade do promover saúde na Amazônia, a construção e formação de atores sociais, que pudessem ser capacitados e habilitados para as reais demandas da população. Antecedendo-se até mesmo a existência dos profissionais nos cenários de práticas, assim por muitas vezes a universidade tornou-se "serviço" disponível à população sem acesso à Fisioterapia.

Nos anos de 2011 a 2015 houve uma expansão do quadro de fisioterapeutas na APS, com a realização de concurso público e criação de 12 NASF-AB na região metropolitana de Belém. O que permitiu a absorção de egressos dos cursos no contexto de serviço, e também a possibilidade de ampliação do escopo de ações a partir da integração ensino-serviço e de maiores possibilidades de cenários de prática.

As Diretrizes Curriculares Nacionais do curso de graduação em Fisioterapia estabeleceram que o egresso em fisioterapia deveria ter uma "[...] formação generalista, humanista, crítica e reflexiva, capacitado a atuar em todos os níveis de atenção à saúde, com base no rigor científico e intelectual" e ter competências e habilidades quanto à atenção à saúde para "[...] desenvolver ações de prevenção, promoção, proteção e reabilitação da saúde, tanto em nível individual, quanto coletivo".[4] Tais proposições mostram que se almejava formar um profissional não somente reabilitador, mas capaz de atuar em todos os níveis de atenção, incluindo a promoção e prevenção, vertentes bem vivenciadas na APS.

Historicamente, experiências exitosas quanto à inserção da Fisioterapia na APS foram alcançadas a partir da articulação ensino-serviço-comunidade. No que concerne ao ensino, algumas instituições superiores foram pioneiras no processo. Em 1985, com o intuito de dar uma resposta às consequências da hanseníase na população paraense, implantou-se o curso de bacharelado em Fisioterapia na Universidade do Estado do Pará (UEPA). Atualmente, a prevenção de incapacidades é uma das atribuições bastante vivenciadas pelo fisioterapeuta na APS,[5] por meio da avaliação neurológica simplificada nos usuários com hanseníase. Percebe-se que a atuação da UEPA na APS vem em um crescente e, desde 2011, esteve presente no processo de criação e formulação do NASF Águas Lindas, que, desde então, é cenário de visitas técnicas e estágios supervisionados em território adscrito.[6]

A partir de um contexto de instituição privada, em 2004, houve a implantação do curso de Fisioterapia no Centro Universitário do Pará (CESUPA), que, com um projeto pedagógico inovador na Fisioterapia no Norte, inseriu o Acadêmico de Fisioterapia nas UBS, com um eixo transversal vivenciado do primeiro ao sexto semestre, denominado de Interação Comunitária que perpassava por enfoque a todas as faixas etárias, condições de vida e saúde do contexto amazônico. O relevante é que a inserção se deu onde sequer o serviço existia, propiciando novas possibilidades para um curso até então veementemente reabilitador.

A partir da expansão de novos cenários de práticas, os cursos mais novos, como o da Universidade Federal do Pará (UFPA), puderam iniciar o Estágio Supervisionado em Fisioterapia em Saúde Comunitária com parceria preestabelecida com o serviço, a partir de então se avançou a um cenário em que o aluno experenciava a prática multidisciplinar nos NASF-AB adscritos ao território da universidade, onde este compunha as ações sob a supervisão docente e do fisioterapeuta do serviço com os demais profissionais das equipes, sejam estas atuações na perspectiva do apoio matricial, em ações assistenciais, em visitas domiciliares, ações de educação em saúde e/ou técnico-pedagógicas nos projetos desenvolvidos pelas equipes e análise conjunta Estratégia Saúde da Família (ESF) e NASF-AB.

O principal desafio à formação local se deu a partir da necessidade de esta adequar-se diante da alta rotatividade de profissionais nesta área do serviço público, que por vezes muda significativamente a dinâmica dos processos de trabalho, que são cruciais para a boa integração ensino-serviço, aliada à pressão assistencial, agravada pelas iniquidades do acesso à saúde nessa região, reforçando a necessidade de garantir qualidade de ensino e experiências com aprendizagem significativa, formando profissionais no SUS para o SUS.

Além da baixa cobertura da Fisioterapia na região metropolitana, o vínculo da maior parte, isto é 75%, dos fisioterapeutas na APS na capital Belém, se dá em regime de contrato, segundo dados disponíveis no CNES.[7] Fato este que contribui para o aumento da rotatividade, que segundo Gonçalves et al.[8] influenciam na postura profissional, comprometem a assistência à saúde, sendo então, os vínculos estáveis os supostamente mais benéficos por possibilitar geração de vínculos, o planejamento em longo prazo e gestão nas Redes de Atenção à Saúde (RAS).

ESTRUTURA DOS CURSOS DE FISIOTERAPIA NO CONTEXTO DA APS
Universidade Estadual do Pará (UEPA)

O percurso acadêmico na UEPA passou por mudanças significativas, pois o Projeto Político Pedagógico (PPP) de 2004 foi reformulado, em 2016. Sendo assim, será descrito o percurso inicial do currículo atual que ainda está em implantação, e na sequência o percurso vivenciado no estágio do currículo do PPP de 2004.

No PPP de 2016, em que a concepção do curso se dá por metodologias ativas, o percurso acadêmico na UEPA se dá por meio de um currículo por eixos temáticos (Fig. 7-1), tendo uma duração de cinco anos, e uma carga horária total de 5.025 horas. Por ser um currículo integrado, os conhecimentos da saúde coletiva não estão destacados, como em outros currículos, mas são abordados em todos os eixos, como o de habilidades profissionais no primeiro que traz os aspectos teóricos introdutórios das políticas públicas, o eixo de tutoria que, durante três anos, desenvolve em suas temáticas os aspectos relacionados com a saúde coletiva de forma contextualizada. Estes dois eixos citados têm como suporte/prática o eixo de atividade integrada, que a partir do primeiro ano já prevê integração com a comunidade na compreensão da vida e saúde da população, e a partir do segundo ano amplia para a Unidade Básica de Saúde e NASF-AB. Tal trajetória culmina no estágio preliminar, no 4º ano, que envolve todas as vertentes da APS. Neste projeto, já se prioriza a vivência na APS, sobretudo onde se tem o serviço implementado, ou minimamente o suporte da residência multiprofissional em saúde, ou de outros projetos, como o Programa de Educação pelo Trabalho para a Saúde (PET-Saúde).

No Projeto Político Pedagógico de 2004, os conhecimentos envolvendo a APS estão presentes em praticamente todos os anos da trajetória curricular, e diferente do currículo de 2016 está destacado dos demais conteúdos, tendo uma carga horária de aproximadamente 400 horas de um total de 4.128 horas. Do primeiro ao terceiro ano se vivenciam teoricamente as políticas públicas de saúde, a fisioterapia preventiva, a saúde coletiva, culminando com a prática nos estágios em saúde da família e saúde coletiva.

No quarto e quinto ano, do projeto anterior que acompanhará os formandos até 2019, a formação profissional do estudante é sustentada pela Prática Supervisionada Ambulatorial e Hospitalar em Fisioterapia. Neste, de modo a que este vivencie de modo prático os fundamentos abordados nos anos anteriores, é ressaltada a necessidade de assistência integral à saúde a partir de realidades concretas para o fortalecimento da visão do profissional na sociedade.

Assim, no quarto ano, os alunos vivenciam o estágio preliminar na disciplina de Fisioterapia em Saúde Coletiva, que tem característica teórico-prática e envolve a avaliação contínua do discente e ministração do conteúdo priorizando a indissociabilidade teórico-prática, com carga horária de 90 horas. No quinto ano a prática supervisionada subdividida nas áreas Ambulatorial e Hospitalar em Fisioterapia, com 424 horas cada, totalizando 848 horas. A APS está contemplada com 212 horas sendo dissociada da área ambulatorial tendo como eixos: Saúde Comunitária, Saúde da Família e Saúde do Trabalhador.

A prática supervisionada em Saúde Comunitária é realizada no contexto de UBS no Centro Saúde Escola do Marco (CSE-Marco), com enfoque às demandas de prevenção de incapacidades decorrentes de doenças endêmicas do Pará, como a Hanseníase e doenças crônicas não transmissíveis (DCNT). A prática supervisionada em Saúde da Família, que é o enfoque do relato de experiência nesse capítulo, ocorre no NASF Águas Lindas, no município de Ananindeua, abrangendo as demandas e contextos de duas ESF, Águas Lindas I e II, que compõem o montante das seis equipes apoiadas por este núcleo.

UNIVERSIDADE DO ESTADO DO PARÁ
CENTRO DE CIÊNCIAS BIOLÓGICAS E DA SAÚDE
CURSO DE FISIOTERAPIA

INTEGRALIZAÇÃO MÍNIMA: 5 anos
INTEGRALIZAÇÃO MÁXIMA: 8 anos
CARGA HORÁRIA TOTAL: 5.025 horas (hora-relógio)

1º ANO – 920 horas		2º ANO – 1.040 horas		3º ANO – 1.080 horas		4º ANO – 720 horas	5º ANO – 1.005 horas
1º Semestre	2º Semestre	3º Semestre	4º Semestre	5º Semestre	6º Semestre	7º Semestre / 8º Semestre	9º Semestre / 10º Semestre
MÓDULO I Bases conceituais da fisioterapia — M O R F	MÓDULO III Nascimento Crescimento e Desenvolvimento — M O R F	MÓDULO V Percepção Consciência e Dor — M O R F	MÓDULO VII Alcance, Preensão e Manipulação — M O R F	MÓDULO IX Paresia, Disestesia e Disautonomia — M O R F	MÓDULO XI Dispneia, Dor torácica e Fadiga — M O R F	ATENÇÃO INTEGRAL À SAÚDE (ESTÁGIO PRELIMINAR) 1. Saúde do idoso 2. Saúde da mulher 3. Saúde do homem 4. Saúde do trabalhador 5. Saúde da criança e do adolescente	ESTÁGIO CURRICULAR OBRIGATÓRIO 1. Fisioterapia traumato-ortopédica, Reumatológica e Esportiva 2. Fisioterapia neurológica 3. Fisioterapia cardiorrespiratória 4. Fisioterapia em terapia intensiva e urgência e emergência 5. Fisioterapia em oncologia 6. Eletiva 7. Estudo de caso interdisciplinar
MÓDULO II Concepção e Formação do ser humano — O I	MÓDULO IV Vida adulta e Envelhecimento — O II	MÓDULO VI Mecanismos de agressão e defesa — O III	MÓDULO VIII Mobilidade e Locomoção — O IV	MÓDULO X Trauma, Edema e Reparo — O V	MÓDULO XII Incontinência, Dor pélvica e Gestação — O VI		

ATIVIDADE INTEGRADA

OPTATIVA – 60 horas

HABILIDADES PROFISSIONAIS

ATIVIDADES COMPLEMENTARES – 200 horas

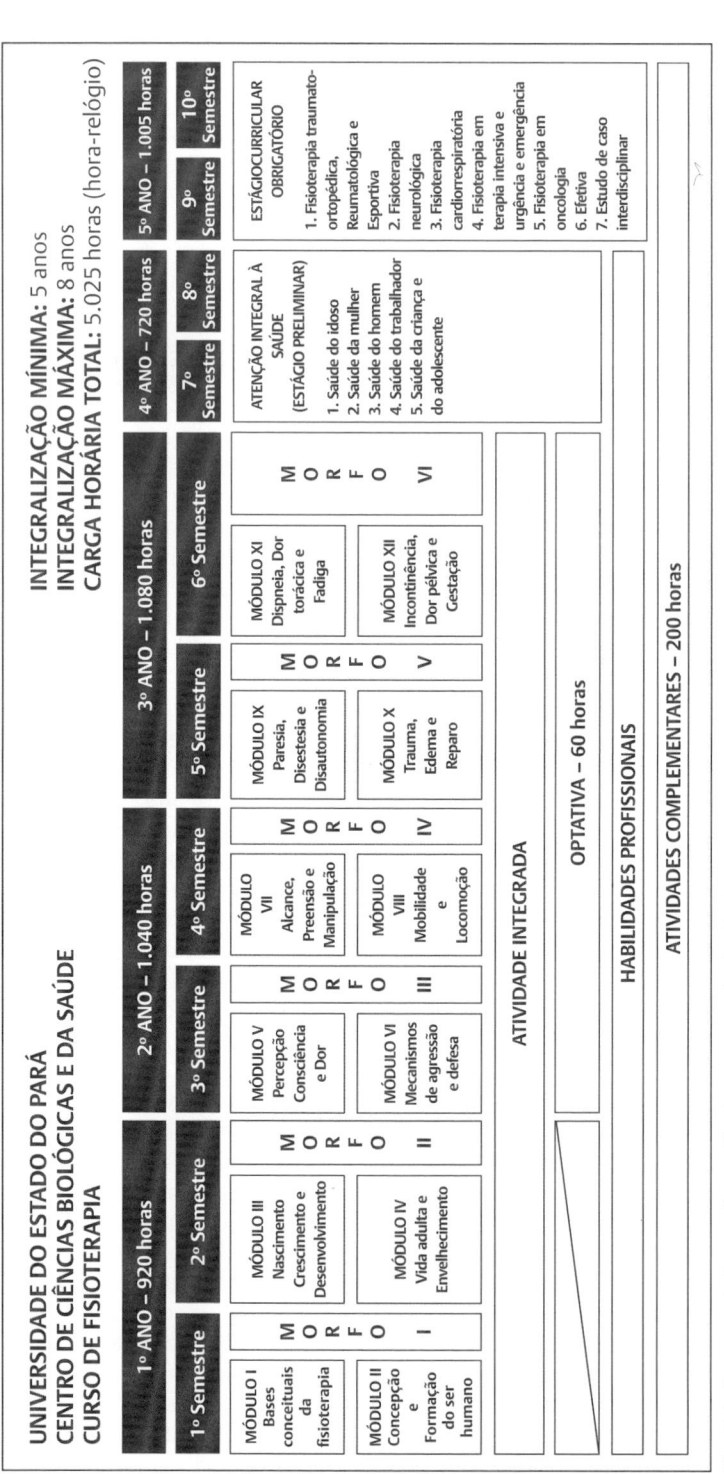

Fig. 7-1. Percurso da formação acadêmica na UEPA desde 2016.

A principal diferença entre o currículo de 2004 e 2016 está na concepção. O Projeto Pedagógico de Curso saiu de conteúdos para temáticas e, atualmente, considera o aluno ativo no processo de ensino-aprendizagem. Sendo assim, para se tornar significativo, os eixos se articulam de forma que o conteúdo é visto na teoria e na prática dentro de uma lógica construtivista. Dessa forma, não é possível destacar o conteúdo de APS, mas somente nortear de que está previsto e é trabalhado de modo contínuo.

Universidade Federal do Pará (UFPA)

A trajetória para a aprendizagem teórica sobre a APS do acadêmico do curso de Fisioterapia da UFPA ocorre de forma gradual, transcorrendo, especialmente, a abordagem dos princípios filosóficos e organizacionais do SUS no Módulo 2 "Fundamentos em Saúde I" e as novas políticas de organização do Sistema de Saúde e estratégias de gestão e atenção no Módulo 6 "Fundamentos em Saúde II". Considerando a necessidade de inserção de atividades práticas voltadas à atenção básica nos módulos temáticos, ainda que de forma gradual, no decorrer do curso fomentam-se metodologicamente as atividades práticas aplicativas (APA), em que os alunos acadêmicos têm a oportunidade da aproximação da realidade prática por visitas técnicas em cenários de referência voltados ao atendimento da criança, do adulto e do idoso na APS do município de Belém.

Quando chegam ao quarto ano do curso, os acadêmicos vivenciam em profundidade os estágios supervisionados, alcançando diversos cenários de práticas dispostos em oito eixos, como ilustrado na Figura 7-2. Considerando a totalidade da matriz curricular proposta pelo curso, destaca-se nesta etapa da formação o envolvimento da APS em somente um eixo "Fisioterapia em Saúde Comunitária: NASF-AB" com a carga horária de 100 horas. Vê-se, portanto, que ainda é necessário integrar o currículo de uma forma mais equânime, pois além de os eixos estarem centrados nos níveis secundários e terciários de atenção à saúde, todo o período de estágio dedicado à APS restringe-se ao NASF, mais precisamente ao NASF D'ÁGUA (Distrito do Guamá), vinculado à Secretaria Municipal de Saúde da Prefeitura Municipal de Belém (SESMA/PMB), não sendo possível alcançar diretamente outros importantes cenários de atuação do fisioterapeuta na APS, como as Unidades Básicas de Saúde.

No estágio supervisionado em Saúde Comunitária tem-se por objetivo trabalhar especialmente a aplicabilidade prática dos pressupostos teóricos abordados nos eixos temáticos anteriores, visando a desenvolver as habilidades e competências necessárias ao exercício profissional, dentro da área de saúde comunitária. No módulo os acadêmicos são estimulados a redirecionarem sua práxis no sentido de adotar tecnologias leves, pautadas pelo acolhimento, escuta qualificada, diálogo, vínculo e responsabilização, além de compreender e agir frente à complexidade das necessidades dos usuários atendidos, proporcionando um cuidado integral.

O estágio é realizado em quatro unidades da Estratégia Saúde da Família (ESF) em que há atuação de fisioterapeuta, a saber: ESF Riacho Doce, ESF Radional II, ESF Parque Amazônia II e ESF Condor. Na Figura 7-3, estão detalhadas as principais atividades desenvolvidas por essas equipes do NASF, os cenários e o público-alvo das atividades.

Conforme ilustrado na Figura 7-3, são várias as atividades desenvolvidas ao longo dos anos pelos estagiários nos cenários descritos, o que merece um direcionamento mais detalhado sobre as estratégias pedagógicas utilizadas.

Cabe a ressalva que, durante o curso, o caminho de formação nesse âmbito também tem avançado na oportunidade de participação dos acadêmicos em PET-Saúde, que tam-

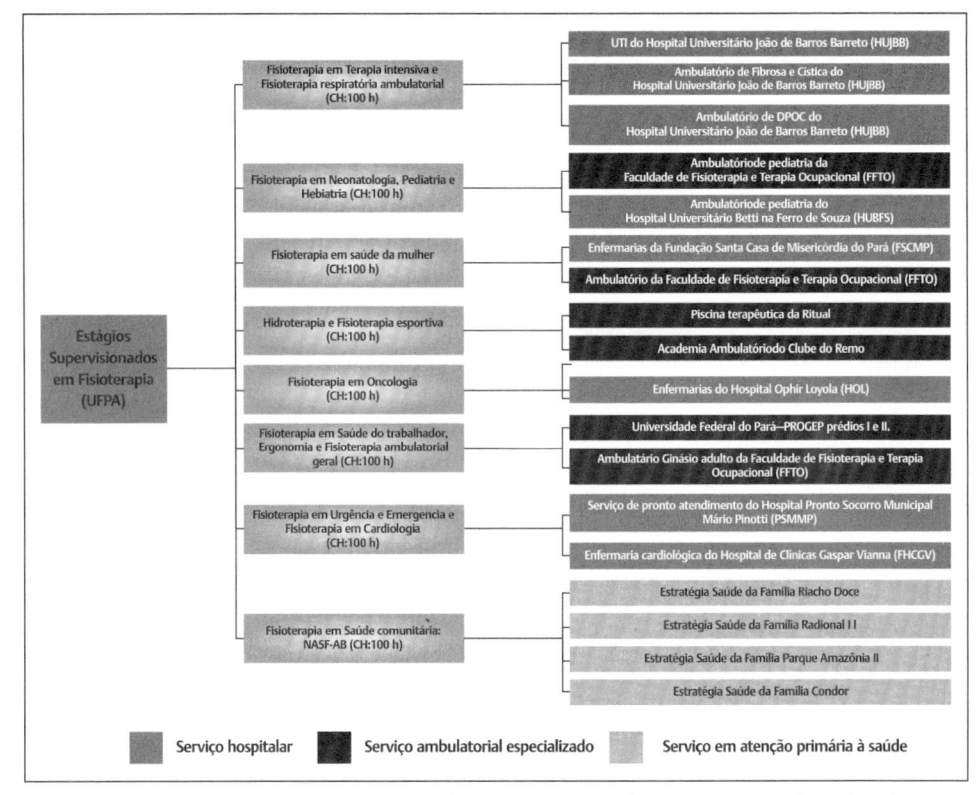

Fig. 7-2. Fluxograma dos Estágios supervisionados em Fisioterapia da UFPA e seus cenários da prática.

Estágios Supervisionados em Fisioterapia (UFPA)

- **Fisioterapia em Terapia intensiva e Fisioterapia respiratória ambulatorial (CH:100 h)**
  - UTI do Hospital Universitário João de Barros Barreto (HUJBB)
  - Ambulatório de Fibrose e Cística do Hospital Universitário João de Barros Barreto (HUJBB)
  - Ambulatório de DPOC do Hospital Universitário João de Barros Barreto (HUJBB)

- **Fisioterapia em Neonatologia, Pediatria e Hebiatria (CH:100 h)**
  - Ambulatório de pediatria da Faculdade de Fisioterapia e Terapia Ocupacional (FFTO)
  - Ambulatório de pediatria do Hospital Universitário Betti na Ferro de Souza (HUBFS)

- **Fisioterapia em saúde da mulher (CH:100 h)**
  - Enfermarias da Fundação Santa Casa de Misericórdia do Pará (FSCMP)
  - Ambulatório da Faculdade de Fisioterapia e Terapia Ocupacional (FFTO)

- **Hidroterapia e Fisioterapia esportiva (CH:100 h)**
  - Piscina terapêutica da Ritual
  - Academia Ambulatório do Clube do Remo

- **Fisioterapia em Oncologia (CH:100 h)**
  - Enfermarias do Hospital Ophir Loyola (HOL)

- **Fisioterapia em Saúde do trabalhador, Ergonomia e Fisioterapia ambulatorial geral (CH:100 h)**
  - Universidade Federal do Pará–PROGEP prédios I e II.
  - Ambulatório Ginásio adulto da Faculdade de Fisioterapia e Terapia Ocupacional (FFTO)

- **Fisioterapia em Urgência e Emergência e Fisioterapia em Cardiologia (CH:100 h)**
  - Serviço de pronto atendimento do Hospital Pronto Socorro Municipal Mário Pinotti (PSMMP)
  - Enfermaria cardiológica do Hospital de Clínicas Gaspar Vianna (FHCGV)

- **Fisioterapia em Saúde comunitária: NASF-AB (CH:100 h)**
  - Estratégia Saúde da Família Riacho Doce
  - Estratégia Saúde da Família Radional II
  - Estratégia Saúde da Família Parque Amazônia II
  - Estratégia Saúde da Família Condor

Legenda: Serviço hospitalar | Serviço ambulatorial especializado | Serviço em atenção primária à saúde

Estratégia Saúde da Família Riacho Doce	Estratégia Saúde da Família Radional II	Estratégia Saúde da Família Parque Amazonia II	Estratégia Saúde da Família Condor
• Atividades: Educação popular em saúde, educação permanente em saúde, capacitação dos agentes comunitários de saúde, atendimentos e encaminhamentos para serviços especializados em reabilitação e visitas domiciliares. • Cenários: Sala de espera e consultórios da ESF e domicílios do território. • Público-alvo: ACS, usuários da ESF em geral, idosos, pessoas com deficiências físicas, acamados, cadeirantes etc.	• Atividades: Educação popular em saúde, capacitação dos agentes comunitários de saúde, atendimentos e encaminhamentos para serviços especializados em reabilitação, visitas domiciliares e grupos terapêuticos. • Cenários: Sala de espera , consultórios e espaço externo da ESF, domicílios do território, creches, escolas, centros comunitários, ONG's. • Público-alvo: Usuários da ESF em geral, idosos, pessoas com deficiências físicas, acamados, cadeirantes, crianças, adultos hipertensos e diabéticos etc.	• Atividades: Educação popular em saúde, capacitação dos agentes comunitários de saúde, atendimentos e encaminhamentos para serviços especializados em reabilitação, visitas domiciliares e grupos terapêuticos. • Cenários: Sala de espera e consultórios da ESF, domicílios, escola, centros comunitários e outros espaços do território (igreja, feira e praça). • Público-alvo: ACS, usuários da ESF em geral, idosos, pessoas com deficiências físicas, adultos hipertensos e diabéticos etc.	• Atividades: Ações em saúde, educação popular em saúde, capacitação dos agentes comunitários de saúde, atendimentos e encaminhamentos para serviços especializados em reabilitação, visitas domiciliares e grupos terapêuticos. • Cenários: Sala de espera , consultórios e espaço externo da ESF e domicílios do território. • Público-alvo: ACS, usuários da ESF em geral, idosos hipertensos e diabéticos , pessoas com deficiências físicas, acamados, cadeirantes etc.

Fig. 7-3. Atividades desenvolvidas, cenários de prática e público-alvo envolvido em cada ESF do NASF Guamá.

bém estimulam sobremaneira a aprendizagem gradual, buscando a integração ensino-serviço-comunidade de forma articulada entre o SUS e a UFPA, a exemplo do que já ocorreu no PET Saúde Redes de Atenção à Saúde na rede temática prioritária Rede Cegonha e no que ocorre no PET-Saúde/GraduaSUS.

METODOLOGIAS NO ENSINO EM APS NO PARÁ

O cenário da APS mostrou-se ao longo desse processo como inspirador e adequado à adoção das metodologias ativas de ensino e aprendizagem (MAEA), o que veio a ser fortalecido pelos novos projetos pedagógicos da UEPA e UFPA, na busca de possibilitar um solo fecundo ao aprendizado, e que possibilitasse a aprendizagem significativa e em consonância com a educação permanente em serviço, em que a educação para o trabalho é acatada como base qualificadora para a assistência à saúde.[9]

Neste sentido, na UEPA e UFPA, foi priorizado o ensino com enfoque centrado no aluno, em suas necessidades e peculiaridades, na busca da associação dos componentes ensino e aprendizagem. Na perspectiva do ser humano que está em constante avanço em um processo de construção e em formação, a partir do entendimento do exercício do ensino como algo que perpassa por inúmeras competências, que se sobrepõem às do conhecimento técnico e que possibilitem a formação profissional com excelência para o SUS, que compreendam que o mais importante nesse sistema é o usuário.

METODOLOGIAS NO ENSINO EM APS NA UEPA

Para o ensino a esses discentes no contexto do Estágio supervisionado em Saúde Coletiva no Eixo Saúde da Família do PPP de 2004 e também no PPP com base em competências de 2016 da UEPA, são utilizadas importantes MAEA. Uma das mais utilizadas no contexto da saúde pública é a problematização que é empregada com referência no Método do Arco de Charles Marguerez.[10] Tal método estabelece cinco etapas subsequentes: observação da realidade que leva à definição de um problema contextualizado da saúde coletiva, pontos-chave, teorização, hipóteses de solução e aplicação à realidade. É importante salientar que tal metodologia prevê não somente o aprendizado significativo do aluno, mas pode influenciar positivamente na mudança da realidade observada na APS. No contexto do estágio, por exemplo, na UBS de Águas Lindas há o envolvimento não somente da academia, mas também dos profissionais, uma vez que as hipóteses de soluções levem em consideração todos os atores da APS. Exemplos resultantes dessa construção conjunta já foram experienciados, tais como: "Como a integração dos serviços de saúde influencia na gravidade de pacientes oncológicos", "Como o acesso influencia na gravidade de lesões e/ou sequelas na recuperação em pacientes pós-traumas diversos?", que se propunham facilitar a visualização das RAS locais.

Na busca de ampliar a compreensão e possibilitar maior imersão reflexiva na APS, no último ano em que uma das autoras deste capítulo foi docente supervisora ampliaram-se as estratégias de MAEA com uso de recursos, como Cineviagem, Preceptoria em um minuto e Aprendizagem com Base em Problemas (ABP). E a partir destas, as inúmeras competências e demandas da realidade do ensino em serviço eram discutidas como a perspectiva do apoio matricial para a realização das ferramentas do NASF, incluindo o Projeto Terapêutico Singular (PTS) e Projeto Saúde no Território (PST), atuação em grupos operativos, processos de trabalho em equipe, a integralidade e necessidade de intersetorialidade, educação popular em saúde e planejamento em saúde.

Nos encontros teóricos semanais, a estratégia do "Cineviagem", que compreende a apresentação de vídeos curtos com enfoque em situações instigadoras do cotidiano da APS, versa em temáticas para discussões desde o acolhimento à compreensão de análise do território. A partir disso, o discente deve traçar soluções práticas e viáveis ao cenário da realidade a partir de uma experiência fictícia. Nesse processo de aprendizagem considera-se que o "Cineviagem" foi uma das ferramentas que mais trouxe benefícios na prática.

Barros, Girasole e Zanella[11] apontam que o uso do cinema é uma estratégia pedagógica fundamental, como forma eficaz e frequente se bem planejada. Perante a imersão no estágio, observa-se como fato recorrente que intriga e instiga constantemente aos discentes a inexistência do personagem fisioterapeuta nos vídeos, de séries e de instituições de referência, o que culmina na ampliação e motivava as discussões a respeito da necessidade de afirmação dessa categoria profissional na APS.

Os estudos de caso, bem como o retorno para devolutiva de cada visita domiciliar, foram conduzidos a partir do recurso "Preceptoria em um minuto" proposto por Chemello, Manfrói e Machado,[12] que visa além de sempre ter o zelo e o cuidado com os discentes sobre o que pode ser feito além do que fizemos, quais as possibilidades na rede ou nos diversos setores para esse usuário, com o foco na construção do cuidado integral. Essa discussão, bem como as visitas foram realizadas em conjunto com discentes de outros cursos, frequentemente do curso de Terapia Ocupacional e demais profissionais da Residência Multiprofissional em Saúde da Família (UEPA) e equipe NASF Águas Lindas.

Para realização das avaliações na perspectiva da concepção de avaliação por competências adotou-se a metodologia ABP ou Problem-based Learning (PBL),[13] em que o problema era elaborado pela docente e a partir de experiências inspiradas no campo de prática que contivessem a necessidade do uso de atributos pessoais (atitudinais); resultados observáveis nas tarefas realizadas (habilidades) e capacidade de versar sobre os a combinação de atributos pessoais aos contextos experenciados (conhecimento), em momentos distintos eram realizados a abertura e fechamento com os discentes para que o educando tenha uma visão ampla e abrangente de potencialidades e dificuldade no processo de ensino-aprendizagem.

Considerando os caminhos percorridos para o ensino aos discentes no contexto do Estágio supervisionado em Saúde Comunitária na UFPA, durante o período vivenciado por um dos autores deste capítulo destacam-se outras duas importantes ferramentas das MAEA: simulação e estudos de casos.

Antes vale a ressalva que, previamente à ida dos discentes ao campo, os docentes-supervisores faziam a pactuação com a equipe NASF Guamá, para melhor organização da agenda e construção da proposta pedagógica do período, além das demais articulações legais para que o estágio acontecesse.

Mediante um cronograma de atividades preestabelecido, o momento inicial do estágio era destinado à discussão sobre o território, equipamentos sociais, determinantes sociais da saúde na realidade onde os usuários estavam inseridos com fins de subsidiar o planejamento coletivo das ações com base nas necessidades da comunidade e do território. Então, os alunos eram estimulados a planejarem as demandas de acordo com a proposta de atuação fisioterapêutica, considerando os principais eixos de trabalho que poderiam envolver grupos terapêuticos, educação popular em saúde, capacitação dos Agentes Comunitários de saúde (ACS), visitas domiciliares etc. Cabe destacar que, durante todo o período de estágio, o processo de planejamento se repetia sempre no último dia letivo da semana em reunião nas dependências da Faculdade para que as ações efetuadas fossem problematizadas e as que fossem ser desenvolvidas na semana seguinte fosse idealizadas.

Sobre a "Simulação", como método de ensino, tem ganhado espaço nas universidades, tornando-se frequente nos cursos de graduação na área de saúde. De acordo com González et al.[14] e Araya et al.[15] pode ser definida como "situação ou lugar criado para permitir que um grupo de pessoas experimente a representação de um acontecimento real, com o propósito de praticar, aprender, avaliar ou entender sistemas ou ações humanas".

Na vivência dos estágios na UFPA foi utilizada para que antes das ações educativas ou condução de grupos terapêuticos, os discentes pudessem desenvolver suas práticas e competências, favorecendo uma formação crítica, criativa e responsável. Para isso, eles deveriam simular a atividade proposta junto à subturma, utilizando a tecnologia educativa elaborada para tal, com a postura e linguagem coloquial adequada para favorecer o entendimento dos usuários, além de responder os questionamentos com segurança considerando, por exemplo, o contexto sociocultural dos usuários do território. Ou então, simular os exercícios das práticas corporais chinesas, como o *Lian Gong*, propostos nos grupos de exercício físico para idosos, exemplificando o sequenciamento, a postura, o ritmo, os comandos verbalizados e a habilidade em readequar os mesmos diante de condições motoras específicas.

Cabe destacar que essa ferramenta além de ter sido bem-aceita pelos discentes, pois os despertava para a resolutividade de situações didáticas e práticas reais, também contribuiu para que as ações fossem realizadas com maior segurança, com tomadas de decisões mais ágeis, engendrando melhor postura e maior autonomia profissional.

Em relação à modalidade de ensino "estudo de caso", esta foi direcionada às ações referentes às visitas domiciliares. De acordo com Galdeano, Rossi e Zago,[16] esta tem por finalidade realizar um estudo profundo dos problemas e necessidades do paciente, família e comunidade, com a possibilidade de elaborar estratégias para solucionar ou reverter os problemas encontrados.

Durante todo o período do estágio os alunos realizavam visitas domiciliares, uma das atividades mais frequentes nas ESF. As demandas eram referenciadas pelos profissionais das equipes NASF, em especial, pelos ACS, envolvendo adultos jovens e idosos restritos ao leito ou ao lar ou, ainda, com mobilidade prejudicada por causa da sequela de acidente vascular encefálico; doença de Alzheimer ou outras doenças que levam à demência; idosos vítimas de fratura do colo do fêmur; usuários com lesão medular ou traumatismo cranioencefálico; usuários com sequelas sensório-motoras decorrentes de hanseníase ou diabetes melito e crianças com paralisia cerebral ou com retardo do desenvolvimento neuropsicomotor.

Com relação à organização pedagógica, os alunos eram agrupados em duplas e selecionavam semanalmente um caso para a elaboração do estudo. O roteiro deveria abranger a descrição da situação-problema desde as características sociais, clínicas, funcionais até a abordagem realizada pelos mesmos juntamente com os profissionais da equipe NASF.

A importância e o êxito das discussões travadas no decorrer dessa proposta metodológica ficaram evidenciados a partir do protagonismo do discente, que ao se reconhecer no processo ensino-aprendizagem incrementava seu desempenho teórico-prático, buscando embasamentos científicos para justificar suas ações terapêuticas, bem como elaborando tecnologias e recursos para o estabelecimento de planos terapêuticos domiciliares, que eram incrementados e reelaborados em futuras visitas.

Por fim, para garantir que os alunos fossem avaliados de forma global, as técnicas de avaliação elencadas pelos docentes-supervisores envolviam além de seminários e provas escritas, envolvendo casos/situações a partir da realidade vivenciada durante o estágio; a avaliação de competências, habilidades e atitudes éticas por meio de um instrumento elaborado pelo corpo docente. Desta forma, considera-se que esta estratégia representa uma melhor integração avaliativa, coerente com um modelo de educação mais participativo, denotando de fato a qualidade da experiência educacional.

PROCESSO FORMATIVO: EXPECTATIVAS DE APRENDIZAGEM
Aos discentes na UEPA espera-se desenvolver o conhecimento prático de avaliar e estabelecer condutas adequadas de acordo com os níveis de prevenção, promoção e de reabilitação da saúde em nível de ambulatório geral e de saúde coletiva. Com a proposta gradual de alcançar o modelo de assistência integral à saúde, onde as ações em saúde permeiam a promoção, prevenção, proteção, manutenção e de recuperação da saúde, e desse modo, seja viabilizado o diagnóstico precoce e tratamento de doenças, acidentes e danos de toda a natureza, a limitação da invalidez e a reabilitação, afastando-se do modelo assistencial centrado na doença.[17]

De modo efetivo, no eixo de prática supervisionada em saúde coletiva, pretende-se desenvolver uma formação profissional humanista, crítica e reflexiva, com senso de responsabilidade social e atuação voltada para a assistência integral à saúde do ser humano. E também, que o aprendizado adquirido alcance tais competências não somente restritos ao espaço acadêmico, mas também auxilie na prática profissional responsável, ética, competente, devidamente ajustada às necessidades e realidades locais de saúde.

Uma vez que o cenário de prática em Saúde da Família, NASF Águas Lindas, abrange seis Estratégias Saúde da Família (Águas Lindas I e Águas Lindas II, Estratégias Nova Águas Lindas, Palmeira do Açaí, Moara e São Raimundo), e até 2017, compunha o único NASF ativo do município, o que prediz uma pressão assistencial de longa data, em que o ensino é também ator de resolutividade.

Neste sentido, o aluno inserido no cenário de prática deveria ao fim do mês de imersão na APS compreender os processos de trabalhos, a gestão do serviço e principalmente como otimizar e viabilizar o funcionamento dos itinerários de saúde, da intersetorialidade numa esfera de complexidade em que este pudesse ser capaz de ser o mais resolutivo possível frente às demandas da comunidade, perante a realização dos grupos operativos, da educação popular em saúde, participações nos projetos desenvolvidos em cooperação NASF, ESF e UEPA, nas visitas domiciliares e educação permanente em saúde.

O Estágio atua em conformidade a agenda pactuada de ações do serviço, na perspectiva de Clínica Ampliada, as visitas são previamente estabelecidas com reunião com as ESF apoiadas, e direcionados os profissionais alocados que irão atuar com os discentes além do docente supervisor. Desse modo, todo o plano de cuidados é estabelecido em conjunto com todos que realizaram a visita, bem como ajustes de necessidades e demandas agendadas para os profissionais de saúde e se necessário nos casos mais complexos e peculiares, o Projeto Terapêutico Singular (PTS). Enfatiza-se a avaliação multidimensional e rastreio adequado acerca da vulnerabilidade em idosos e nos demais grupos populacionais, por meio de georreferenciamento para análise posterior das informações (Fig. 7-4).

Os grupos operativos de responsabilidade do serviço eram compostos de públicos previamente determinados, e com foco pactuado com usuário. Desse modo o discente vivenciava grupos dos vários ciclos de vida, e adequava sua proposta às necessidades relatadas pelo usuário em momentos anteriores à sua atuação. Para o exercício desse importante recurso, todo o planejamento das ações era realizado em equipe de discentes dos cursos

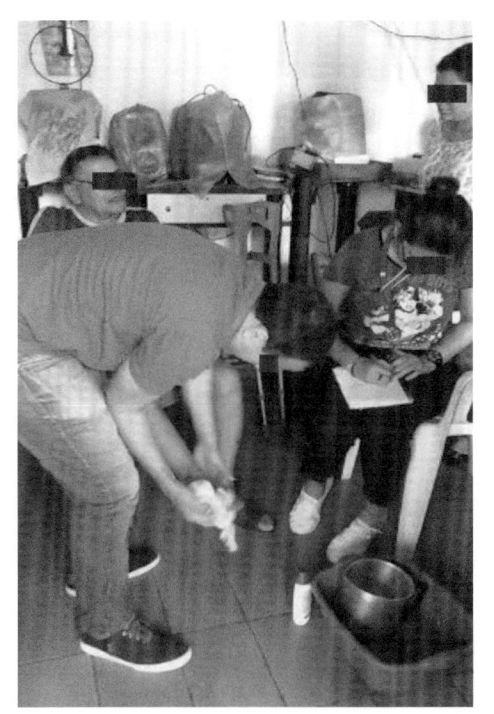

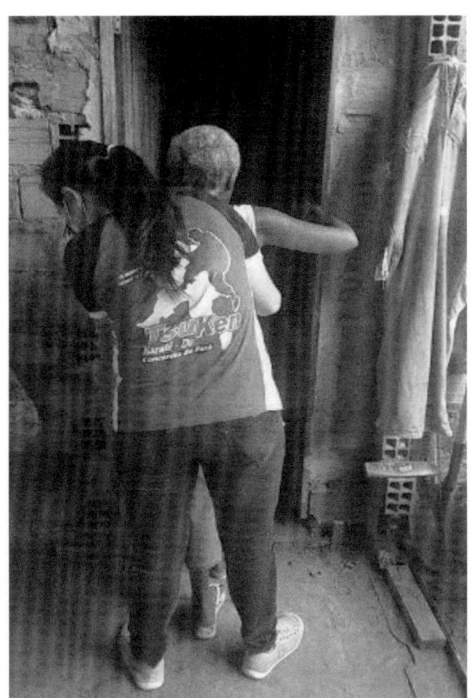

Fig. 7-4. Visita domiciliar. Discente avaliando usuário idoso com amputação de metatarso, no exercício da clínica ampliada com equipe de referência e apoio matricial à esquerda. Registros fotográficos: Tatiane Bahia.

de Fisioterapia e Terapia Ocupacional da UEPA e serviço, com a abordagem centrada no usuário e com objetivos de educação em saúde, empoderamento, o desenvolvimento da autonomia, a participação e a corresponsabilização em saúde.

A educação popular em saúde constitui-se do principal desafio aos alunos e foi território frutífero à criatividade dos mesmos, pois alcançar o objetivo proposto de aprendizagem significativa da população exigiu habilidades que muitas vezes não haviam sido experenciadas, pois a abordagem de ensino era centrada na valorização do usuário no contexto da SUS, o que ele dispunha de conhecimento prévio, criando um ambiente propício e suficiente disponível ao que este trazia de experiência em saúde, como um instrumento de conscientização e superação das vulnerabilidades sociais e de saúde de um território (Fig. 7-5).

A educação permanente em saúde se fez nos vários espaços disponíveis não dependendo de um espaço e calendário para reuniões com os ACS para tal, os discentes são estimulados à vivência e aprendizagem no trabalho, para que de forma natural desde a chegada do ACS ao término da visita, o conhecimento deste profissional de função única e essencial a nossa atuação seja valorizado e acolhidas as demandas deste frente ao entendimento do quadro clínico, riscos do usuário por eles assistidos.

Considerando a diversidade das atividades desenvolvidas ao longo dos períodos nos cenários de prática envolvendo a APS na UFPA, cabe um direcionamento mais detalhado sobre as expectativas de aprendizagem mais específicas. Assim, foram construídas três

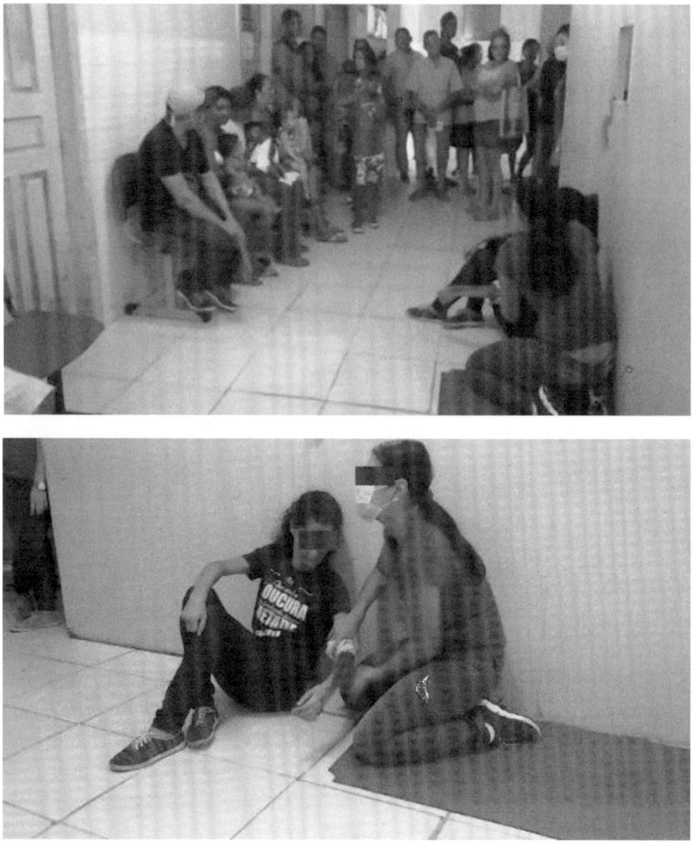

Fig. 7-5. Educação em Saúde com participação da comunidade estratégia Teatro em Ação com tema "Primeiros Socorros: o que fazer?" Registros fotográficos: Tatiane Bahia.

categorias consideradas como pilares na atuação fisioterapêutica na APS/NASF, sendo denominadas de atividades educativas, visitas domiciliares, grupos terapêuticos e processo de trabalho em Redes.

Com relação às atividades educativas, ilustradas na Figura 7-6, almejava-se que o discente inserido no cenário de prática pudesse compreender o importante papel da informação no processo saúde-doença no âmbito do território. Em outras palavras, perceber quão importante é a cooperação do profissional fisioterapeuta no trabalho educativo em equipe.

No papel de docente-supervisor, a mediação pedagógica ocorria no sentido de desenvolver habilidades desde a escolha sensível das temáticas abordadas de acordo com a agenda pactuada; o compartilhamento das informações com outros profissionais que participavam das mesmas atividades, geralmente terapeutas ocupacionais, nutricionistas e psicólogos, o que aperfeiçoava o senso de responsabilidade; a elaboração de tecnologias educativas que fossem mais dinâmicas e interativas e que pudessem despertar o usuário para o entendimento das informações prestadas; as estratégias para a condução das atividades de acordo com a modalidade de escolha (sala de espera, oficina, roda de conversa, palestra etc.); até a utilização da linguagem coloquial/popular, aproximando-se do cotidiano dos usuários do território.

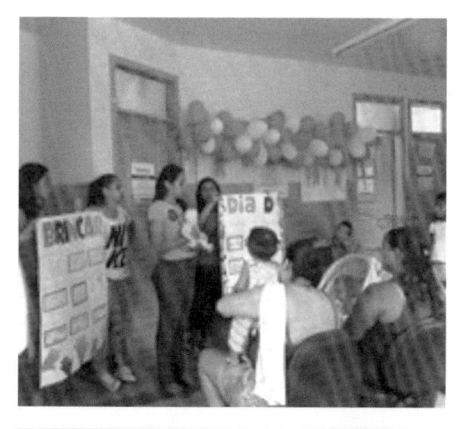

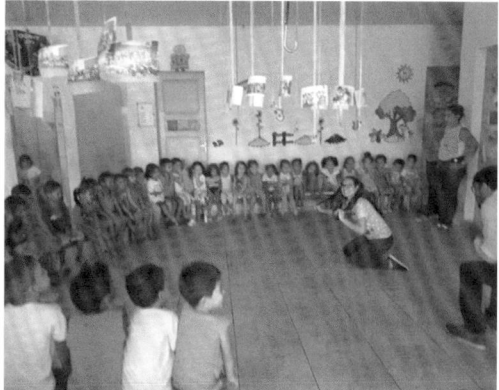

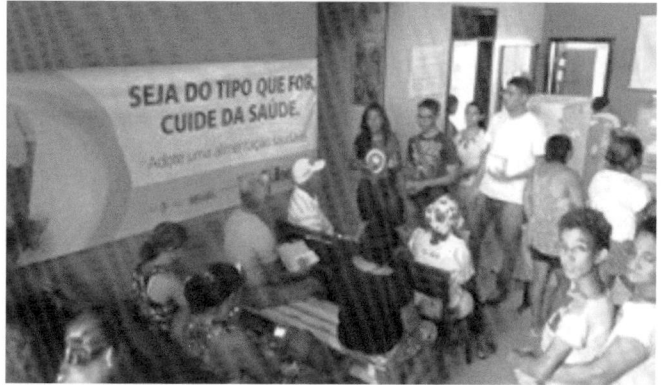

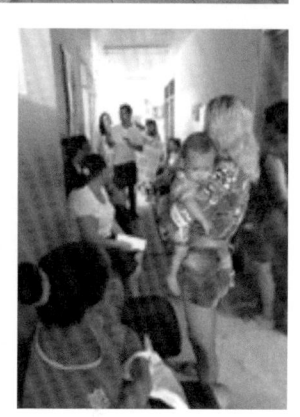

Fig. 7-6. Atividades de Educação em Saúde desenvolvidas pelos alunos da UFPA.
Registros fotográficos: Rodolfo Nascimento.

Vale destacar que nas vivências realizadas, em diversos momentos, os alunos puderam refletir sobre o forte papel dos aspectos socioculturais amazônicos no processo saúde-doença dos usuários dos serviços, como, por exemplo, nas atividades que envolviam aspectos nutricionais, em que era imprescindível dar destaque aos alimentos mais popularmente ingeridos, como o açaí, farinha de mandioca e de tapioca, camarão salgado etc., heranças culturais das populações tradicionais e amplamente difundidas nas periferias da capital. Da mesma forma, os alunos também deveriam desenvolver o senso de sensibilidade ao abordarem terapêuticas em geral, uma vez que nesses territórios também eram utilizadas muitas formas tradicionais de tratamento/cura por meio de fitoterápicos, envolvendo chás, óleos, banhos com ervas naturais.

Ainda na categoria de atividades educativas, destacam-se as capacitações dirigidas aos ACS (Fig. 7-7), como peças-chave na integração da equipe e na constituição de uma rede de cuidados. Cabe destacar que esses atores têm papel fundamental no processo de trabalho dos fisioterapeutas dos NASF e sempre que possível contribuem para a ampliação da atuação do fisioterapeuta na APS, auxiliando na captação de usuários do serviço, bem como na divulgação dos espaços e serviços prestados pelo profissional. As capacitações propostas para os agentes são oportunidades únicas de trocas de conhecimento. Por

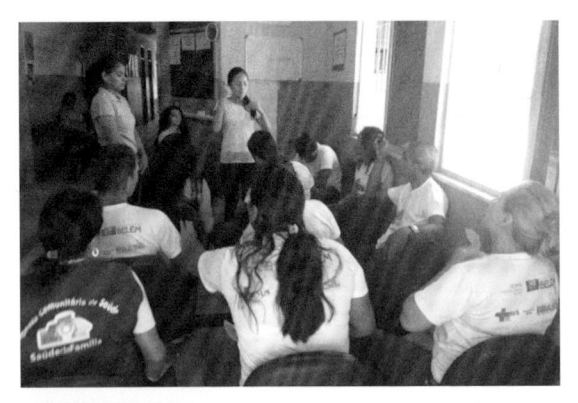

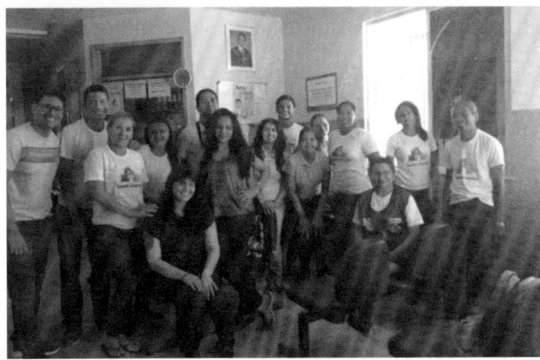

Fig. 7-7. Capacitação dos ACS da ESF Riacho Doce, abordagem discente sobre Primeiros Socorros. Registros fotográficos: Rodolfo Nascimento.

serem parte da comunidade, a expectativa de aprendizagem central envolve o reconhecimento por parte dos alunos que os mesmos cuidados adotados para a comunidade geral também devem ser estabelecidos nessas ações, no entanto, com o propósito de estimular a construção participativa do conhecimento, por meios de experiências já vivenciadas em situações anteriores junto ao cuidado da comunidade inserida no território.

Com relação ao engajamento dos alunos nas visitas domiciliares tínhamos como expectativa que esses alunos pudessem (re)modelar suas responsabilidades e habilidades (Fig. 7-8), uma vez que adentrar o espaço da família seja uma característica diferenciada ao que tradicionalmente é vivenciado nos cenários da atenção secundária e terciária à saúde. Portanto, essas práticas favoreciam claramente a ampliação da visão das condições reais de vida da família, possibilitando aos alunos uma intensa interação em ambientes familiares e sociais, por meio do conhecimento do cotidiano, da cultura, dos costumes e das crenças desses usuários, o que tornava essas vivências enriquecedoras.

Sobre o processo de trabalho, ao final dos períodos dos estágios esperava-se que os alunos conseguissem desenvolver as habilidades de escuta e atendimento interdisciplinar; que fossem capazes de elaborar estratégias para os atendimentos no espaço domiciliar envolvendo a escolha ou indicação de recursos de baixo custo, assim como a elaboração de tecnologias educativas auxiliares no processo de recuperação dos usuários.

Além disso, durante as visitas para além de compreender o cenário ambiental onde o usuário está inserido, era imprescindível que os alunos abordassem a estrutura familiar a fim de estabelecer a corresponsabilização de todos os seus membros para alcançar resolutividade e fortalecer a rede de cuidados. Foi visto que, por muitas vezes, o fato de delegar à família a responsabilidade de cuidar era delicado, requerendo habilidades éticas e de senso de sensibilidade, negociação e de espírito crítico, uma vez que deveriam ser consideradas para o cuidado de forma integral, além do tempo necessário para cuidar, as alterações ocorridas no cotidiano, envolvendo renda, estresse físico, emocional etc.

Sobre os grupos operativos (Fig. 7-9), estes eram conduzidos em parceria com os educadores físicos e terapeutas ocupacionais e dirigidos a adultos hipertensos e diabéticos e pessoas idosas. Nesse campo, em especial, as perspectivas de aprendizado envolviam a capacidade de organização e planejamento; a habilidade prática coletiva para a condução dos exercícios de modo interativo, criativo e motivador; além da competência em utilizar recursos auxiliares de baixo custo.

Cabe a ressalva que dentre as propostas terapêuticas estabelecidas, destacavam-se as práticas corporais da medicina tradicional chinesa, como recomendado pelo Ministério da Saúde, no âmbito dos NASF. Para a efetivação das práticas eram realizadas oficinas para capacitação dos alunos, mediadas pelo docente-supervisor, que tinha formação e experiência na condução desse tipo de prática. Assim, no decorrer do estágio, de acordo com o amadurecimento do grupo, eram realizadas as práticas dos exercícios, em especial do *Lian Gong*, com a condução exclusiva dos próprios alunos.

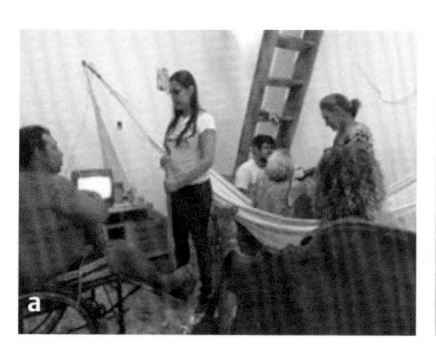

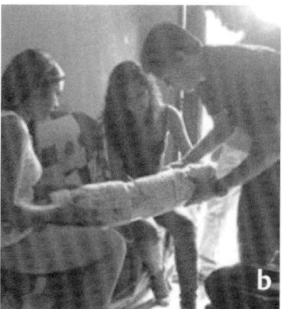

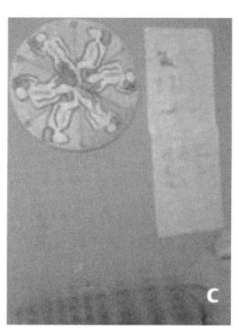

Fig. 7-8. Visita domiciliar. (**a**) Discentes realizando as orientações preventivas e terapêuticas aos membros da família assistida, (**b**) elaborando coxins de baixo custo para auxiliar posicionamento de usuário acamado. (**c**) Tecnologia educativa elaborada para auxiliar usuário na mudança de decúbito e na realização dos exercícios terapêuticos domiciliares. Registros fotográficos: Rodolfo Nascimento.

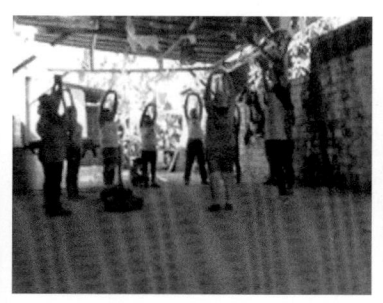

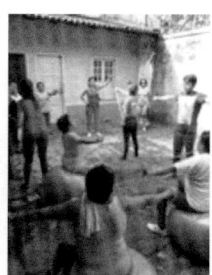

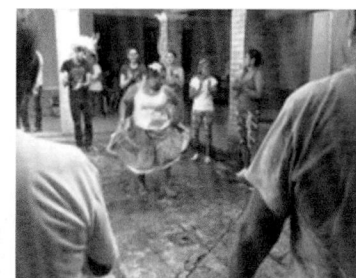

Fig. 7-9. Grupos operativos conduzidos pelos alunos nas ESF Parque Amazônia II e ESF Condor. Registros fotográficos: Rodolfo Nascimento.

Por último, porém não menos importante, o processo de trabalho em RAS era abordado durante o período do estágio, especialmente durante as discussões e encaminhamento dos usuários aos serviços especializados, de acordo com as demandas prioritárias. Considerando a enorme dificuldade de acesso aos serviços especializados em reabilitação, nos dias de atuação das equipes NASF nas ESF, os alunos também realizavam atendimentos individuais que eram direcionados às condições específicas e que necessitariam de resolutividade nos níveis secundários. Assim, a expectativa era que o aluno pudesse identificar a situação-problema e estabelecer referências para o caso, considerando a rede de atenção disponível no município. Dessa forma, conseguiam estabelecer um olhar ampliado das redes de atenção, até mesmo fortalecendo os vínculos entre a APS e a própria Universidade que por meio de serviços especializados absorviam algumas demandas, especialmente em fisioterapia traumato-ortopedia, neurofuncional adulto e pediátrica e em terapia ocupacional para avaliação e confecção de órtese e prótese.

PROCESSO FORMATIVO: EU PROFISSIONAL

O intuito de favorecer o ensino na região Norte, no que se refere à inserção do fisioterapeuta no contexto de atenção primária, surge principalmente a partir da noção prática do quanto o entender e conhecer determinantes em saúde podem beneficiar a população com a geração de posteriores projetos de intervenção adequados e a melhor utilização dos serviços de saúde a partir do entendimento das reais necessidades locais. Para tal, é ferramenta necessária e fundamental o ensino com o foco no aluno para favorecer o entendimento e a compreensão dos fenômenos em uma população inserida no contexto de atenção primária à saúde, podendo se ter subsídios para a compreensão e adequação na distribuição de recursos, serviços e profissionais diante das reais necessidades.

O percorrer desta inserção alcança resultados prévios satisfatórios no que se refere ao aumento da demanda de interesse nesta área, na ampliação das vagas de fisioterapeuta nas residências multiprofissionais em saúde na região com foco a APS, e das possibilidades de vivência da prática profissional interdisciplinar desde a graduação nas etapas de planejamento e execução de ações em saúde.

Almeja-se também alcançar como próximos desafios a inserção do ensino nas áreas remotas peculiares ao estado e região amazônica que demandam necessidade de saúde e estratégias de promoção em saúde.

RFERÊNCIAS BIBLIOGRÁFICAS

1. Costa LR *et al*. Distribution of physical therapists working on public and private establishments in different levels of complexity of health care in Brazil. *Braz J Phys Ther* 2012 out;16(5):422-430.
2. Véras MMS *et al*. A fisioterapia no programa de saúde da família de Sobral CE. *Fisioter Bras* 2005;6(5):345-348.
3. David MLO *et al*. Proposta de atuação da fisioterapia na saúde da criança e do adolescente: uma necessidade na atenção básica. *Saúde em Debate* 2013 mar;37:120-129.
4. Brasil. Ministério da Educação. Resolução CNE/CES 4/2002. Institui as Diretrizes Curriculares Nacionais do Curso de Graduação em Fisioterapia. Diário Oficial da União, Poder Executivo, Brasília, DF, 4 mar. 2002.
5. Brasil. Ministério da Saúde. Série A. Normas e Manuais Técnicos Cadernos de prevenção e reabilitação em hanseníase. Secretaria de Vigilância em Saúde Departamento de Vigilância Epidemiológica, Brasília, DF, 2008.

6. Ananindeua. Prefeitura Municipal de Ananindeua. Secretaria Municipal de Saúde: Coordenação de Atenção Primária. Projeto de implantação do Núcleo de Apoio a Saúde da Família - NASF Águas Lindas. Pará. Brasil, 2009.
7. Brasil. Ministério da Saúde. Cadastro Nacional de Estabelecimentos de Saúde. Extração de dados de profissional. Disponível em: <http://cnes.datasus.gov.br/pages/consultas.jsp>. Acesso em: 14 abr. 2018.
8. Gonçalves CR *et al*. Human resources: critical factor for primary health networks. *Saúde em Debate* 2014; 38(100).
9. Cardoso MLM *et al*. A Política Nacional de Educação Permanente em Saúde nas Escolas de Saúde Pública: reflexões a partir da prática. *Ciência & Saúde Coletiva* 2017;22(5):1489-1500.
10. Cyrino EG, Villardi ML, Berbel NAN. *A problematização em educação em Saúde: percepções dos professores tutores e alunos*. S.l.: SciELO Books - Editora UNESP; 2015.
11. Barros MDM, Girasole M, Zanella PG. O uso do cinema como estratégia pedagógica para o ensino de ciências e de biologia... O que pensam alguns professores da região metropolitana de Belo Horizonte. *Rev Práxis* 2013 dez 13;5(10).
12. Chemello D, Manfrói WC, Machado CLB. O papel do preceptor no ensino médico e o modelo Preceptoria em um Minuto. *Rev Bras Educ Méd* 2009 mar 24;33(4):664-669.
13. Barrows HS, Tamblyn RM. *Problem-Based Learning: an approach to medical education*. New York: Springer; 1980.
14. González GJM, Chaves VJ, Ocete HE, Calvo MC. Nuevas metodologías en el entrenamiento de emergencias pediátricas: simulación medica aplicada a pediatría. *An Pediatr* 2008;68(6):12-20.
15. Araya SB, Apip MPM, Cook MP. Educación en salud: en la búsqueda de metodologías innovadoras. *Cienc Enferm* 2011;17(1):57-69.
16. Galdeano LE, Rossi LA, Zago MMF. Roteiro instrucional para a elaboração de um estudo de caso clínico. *Rev Latino-Am Enfermagem* (Ribeirão Preto) 2003 jun;11(3):371-375.
17. Pará, Universidade Estadual do Pará. *Projeto pedagógico do curso de Fisioterapia*. UEPA: 2004.

UNIVERSIDADE FEDERAL DE SERGIPE – *CAMPUS* LAGARTO E A CONSTRUÇÃO DE NOVAS PRÁTICAS NA COMUNIDADE

CAPÍTULO 8

Ana Catarina Leite Véras Medeiros • Andréa Costa de Oliveira
Elizabeth Leite Barbosa • Guilherme Rodrigues Barbosa
Neidimila Aparecida Silveira • Ricardo Goes de Aguiar

HISTÓRICO

No contexto de ampliação do acesso ao ensino superior público no país, por meio do programa de apoio a planos de Reestruturação e Expansão das Universidades Federais (REUNI), a Universidade Federal de Sergipe (UFS) implantou, no ano de 2010, um *campus* focado na área da saúde, localizado no município de Lagarto – o campus Universitário Professor Antônio Garcia Filho.

> **SAIBA MAIS**
>
> O que é o REUNI: Programa de Apoio a Planos de Reestruturação e Expansão das Universidades Federais. Brasília: Ministério da Educação, 2019. Disponível em: <http://reuni.mec.gov.br/o-que-e-o-reuni>. Acesso em: 26 abril 2019.

Lagarto está localizada a 75 Km da capital do estado de Sergipe, Aracaju, e é sede da região Centro-Sul do estado, sendo referência para outros cinco municípios (Poço Verde, Riachão do Dantas, Salgado, Simão Dias e Tobias Barreto) na regional, além de municípios da região Nordeste do estado vizinho, Bahia. O município apresenta a extensão territorial de 969 Km² e contava com 94.861 habitantes, densidade demográfica de 97,84 habitantes/Km² e Índice de Desenvolvimento Humano (IDH) de 0,625 em 2010[1] e índice de Gini de 0,5069.[2,3]

A posição geográfica, o papel de influência para os outros municípios da região, associados à carência de profissionais e à baixa resolutividade dos serviços de saúde na região, colaboraram na escolha do município para sede do *campus*, que tinha o objetivo de contribuir na busca de soluções para os problemas locais de saúde e no processo de consolidação da Reforma Sanitária em Sergipe. Tendo sido fundamental a parceria com o governo do estado de Sergipe, que reformou e cedeu uma escola estadual que foi utilizada como sede provisória, doou o terreno de aproximadamente 170 mil m² para construção da sede definitiva do campus e construiu e cedeu um hospital regional. Além das prefeituras de Lagarto e outros municípios que disponibilizaram unidades da rede de saúde.

O *campus* em Lagarto foi planejado com o compromisso de uma nova visão na formação de profissionais de saúde, tendo o diferencial de utilizar métodos ativos de ensino-aprendizagem, em especial a Aprendizagem Baseada em Problemas (ABP) e a Problematização pelo Arco de Maguerez, e formação integrada nos oito cursos na área da saúde (Enfermagem, Farmácia, Fisioterapia, Fonoaudiologia, Medicina, Nutrição, Odontologia e Terapia Ocupacional).

A opção pelos métodos ditos inovadores se deu, além da exigência de utilização nos novos cursos de medicina por parte do Ministério da Educação, ao reconhecimento desses enquanto estratégias que favorecem a formação de profissionais com o perfil generalista, humanista, crítico e reflexivo proposto nas Diretrizes Curriculares Nacionais (DCN) para os cursos na área da saúde. As DCN para os cursos de Fisioterapia sugerem que o projeto pedagógico deve ser construído coletivamente, com o aluno como centro e sujeito da aprendizagem, e o professor como facilitador e mediador do processo ensino-aprendizagem".[4]

Assim como os outros cursos do *campus*, o curso de Fisioterapia da UFS/Lagarto foi construído buscando formar profissionais capazes de articular ensino, pesquisa, extensão e assistência com a realidade vivenciada e com a valorização de uma formação que atendesse ao modelo de atenção à saúde proposto pelo Sistema Único de Saúde (SUS).

Inicialmente, foi criado pela reitoria um grupo de trabalho responsável pela implantação do *campus*, composto por coordenadores e professores dos cursos do *campus*-sede. Desse grupo, um núcleo ficou responsável pelo levantamento do referencial teórico e por realizar visitas técnicas, em que foram buscadas as experiências dos pioneiros na implantação de cursos com base na ABP, como a Universidade de McMaster, no Canadá, Universidade Federal de São Carlos (UFSCar), Universidade Estadual de Londrina (UEL), Faculdade de Medicina de Marília (FAMEMA), Universidade Estadual de Santa Cruz (UESC), em Ilhéus (BA) entre outras que utilizavam o método no curso de medicina. Merecem ser destacadas as orientações do professor veterano de McMaster, Richard Butler, a inspiração dos projetos pedagógicos e arquitetônicos da UFSCar e, especialmente, a consultoria da professora Mércia Margotto e outros professores do curso de medicina da UESC, que capacitaram e acompanharam a equipe inicial de 44 professores do *campus* de Lagarto. Posteriormente, buscou-se também a experiência do curso de Fisioterapia da Faculdade Pernambucana de Saúde (FPS), em Recife (PE).

A maior parte dos currículos com base em métodos ativos de ensino-aprendizagem consultados trazia o foco na comunidade como essencial no desenvolvimento de competências para o futuro profissional de saúde, seguindo as manifestações da comunidade acadêmica, sintetizadas em Cox (2006).[5]

ESTRUTURA DO CURSO

A matriz curricular foi estruturada em ciclos anuais, sendo o primeiro comum aos oito cursos do *campus*, em que as atividades são desenvolvidas em grupos com cerca de dez estudantes dos diferentes cursos, em distintos cenários de ensino-aprendizagem (sessões tutoriais; laboratórios de práticas e de habilidades e atitudes em saúde; e práticas de ensino na comunidade (PEC) que se transformam em práticas de inserção da Fisioterapia na comunidade (PIFISIO) a partir do terceiro ciclo. Desde os primeiros momentos no campus, os estudantes têm contato com a comunidade por meio das PEC, possibilitando o reconhecimento do território e a construção do conhecimento a partir da realidade local, desenvolvendo dessa forma ações com foco nos princípios e diretrizes do SUS e Atenção Primária à Saúde (APS). Nos ciclos seguintes, transitam pelos três níveis da atenção à saúde, vivenciando diferentes graus de densidade tecnológica, em grupos formados apenas por estudantes do seu curso, mas em contato com grupos de estudantes dos outros sete cursos.[6]

A organização curricular buscou substituir o modelo disciplinar por um desenho integrado que valorizasse os conhecimentos prévios dos estudantes e a articulação entre teoria e prática a partir das necessidades de saúde da região, de forma a tornar o processo ensino-aprendizagem significativo. Mitre *et al.* (2008),[7] ao discutirem sobre o perfil dos profissionais na área de saúde, apontam como essencial pensar em uma metodologia para uma prática de educação libertadora, com abordagens pedagógicas progressivas de ensino-aprendizagem, implicando na formação de profissionais como sujeitos sociais com competências éticas, políticas e técnicas e dotados de conhecimento, raciocínio, crítica, responsabilidade e sensibilidade para as questões da vida e da sociedade, capacitando-os para intervirem em contextos de incertezas e complexidades.

Assim, o curso de Fisioterapia possui carga horária total de 4.515 horas, das quais 900 horas são dedicadas ao estágio supervisionado e 390 horas às práticas na comunidade, que são desenvolvidas quase que totalmente na APS, mas também em outros pontos da rede de atenção à saúde (RAS) do município. Essas práticas estão distribuídas em quatro ciclos: 120 horas no primeiro ciclo e 90 horas em cada um dos seguintes ciclos: segundo, terceiro e quarto ciclos.

Nas práticas de ensino na comunidade (PEC) o processo ensino-aprendizagem é disparado por meio do método da Problematização pelo Arco de Maguerez, fundamentado em Paulo Freire e descrito por Charles Maguerez como "Método do Arco", que se baseia na capacidade de o estudante buscar soluções originais para problemas observados na realidade local, tornando-se um agente de transformação social. Segundo Berbel (2011),[8] o método é composto por cinco etapas: observação da realidade, definição de problema(s) e pontos-chave, teorização, hipóteses de solução e aplicação à realidade. Sendo um componente curricular prioritariamente prático, os momentos de identificação dos problemas, para eleição dos pontos-chave e de teorização, ocorrem de maneira contextualizada com a prática, possibilitando um planejamento das ações ou hipóteses de solução próximas à realidade, favorecendo uma intervenção que gere mudanças na realidade social e uma aprendizagem significativa para os educandos (Fig. 8-1).

Sobre a construção da aprendizagem por meio desse método, foi realizado um estudo qualitativo na referida instituição, que teve como objetivo descrever a percepção dos estudantes sobre os métodos ativos utilizados. Assim, por meio de Grupo Focal obtiveram-se as seguintes categorias temáticas e subcategorias: fortalezas (empoderamento do aluno, associação entre teoria e prática, inserção precoce na comunidade), fragilidades (sobrecarga, restrita interação entre os cursos nos ciclos específicos, avaliação com base no modelo tradicional), dificuldades (transição do método tradicional para o ativo).[9] Essas informações foram fundamentais para definir o perfil crítico reflexivo dos egressos, como também serviram de base para formulação de estratégias relacionadas com as fragilidades encontradas conforme foi observado nas falas dos estudantes, que serão identificados pela letra "E", seguida por um número (E1, E2, ...):

- "O método usado para discussão do assunto é muito facilitador, o arco de Maguerez em sua divisão de ordem e pontos a serem discutidos acaba deixando mais simples a forma de trabalhar com a realidade, levando em consideração os pontos mais importantes, estudando sobre eles, pensando em possíveis soluções para determinado "problema" e posteriormente aplicando na comunidade. Na realidade da nossa turma o arco foi de extrema importância" (E1).

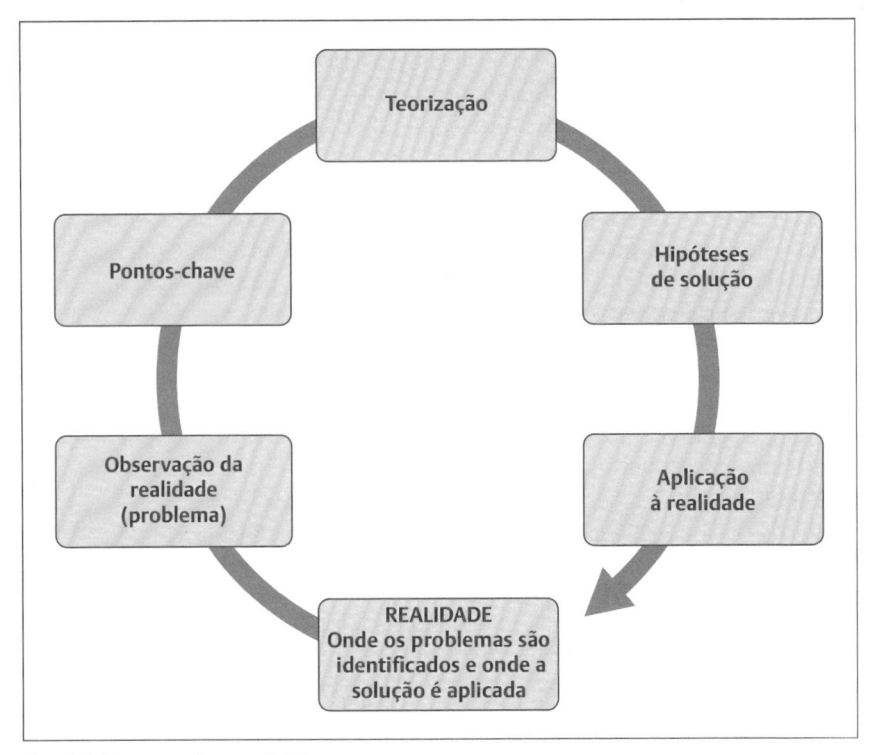

Fig. 8-1. Esquema do arco de Maguerez.

- "A facilidade com que o arco demonstra como é simples resolver os problemas é reconfortante, pois não deixa os alunos se sentirem presos a livros. Com essa nova experiência posso dizer que estou mais preparada para resolver as adversidades que vão poder surgir em determinada hora (E2)."

Entre as estratégias pedagógicas utilizadas para potencializar esses momentos destacam-se o uso da tempestade cerebral, estudos dirigidos, recursos como vídeos, dinâmicas, simulações, estudos de casos e problemas da realidade, elaboração de mapas conceituais e o Grupo de Observação e Grupo de Verbalização (GO/GV).[10] O papel dos docentes é o de mediador do processo ensino-aprendizagem com respeito aos saberes dos educandos e estímulo à reflexão crítica sobre sua própria prática, além de abertura ao novo, favorecimento da autonomia individual de investigação e produção de saberes.

Associado ao método, a multiplicidade de cenários de aprendizado e a utilização de situações ligadas à realidade em que o estudante está inserido possibilitam a aproximação da universidade com a comunidade, por meio do trabalho coletivo, pactuado e integrado de estudantes e professores com trabalhadores que compõem as equipes dos serviços de saúde, incluindo-se os gestores, permitindo uma compreensão da estrutura dos serviços de atenção à saúde e dos aspectos de trabalho desenvolvidos nesse espaço, além de aspectos sociais e culturais da comunidade relacionados com o processo saúde-doença.[11]

Sobre a relação entre os métodos utilizados e a integração com a comunidade, os estudantes relataram que:

- "A dinâmica em sala de aula era muito interessante, eu particularmente gostava bastante, nos fazia refletir sobre nós quanto ser humano, quanto profissionais da área da saúde em que abrangia também a importância de se trabalhar em grupo, e de manter as boas relações com os colegas de trabalho, de conhecer o limite do outro e o nosso também" (E3).
- "As intervenções são a parte que mais instigam o aluno e o proporcionam experiências. A visita a cada local, o contato com a população, a organização da atividade nos faz amadurecer muito como acadêmicos e pensar como profissionais da saúde" (E4).

Dessa forma, essa integração ensino-serviço-comunidade favorece o desenvolvimento de ações, com a participação ativa dos profissionais de saúde e da população, em uma relação criativa e construtiva para a produção do cuidado, estimulando a educação permanente dos profissionais com foco na resolutividade dos problemas de saúde do usuário e do coletivo e, ainda, proporciona aos estudantes vivenciar os desafios para se alcançarem os princípios e diretrizes do SUS, reforçando a necessidade de formação de recursos humanos para a atuação na rede de atenção à saúde. Além disso, é importante saber que essas ações devem ser desenvolvidas em equipe multiprofissional, com atuação interdisciplinar, com base na compreensão da influência dos determinantes sociais no estado de saúde da população, propiciando o desenvolvimento de habilidades na vivência de situações que envolvam não somente a cura, mas também a promoção da saúde e a prevenção de doenças e agravos, percebendo e interferindo no processo de produção e atenção à saúde.[12, 13]

> **PARA LEMBRAR**
>
> A educação permanente é uma educação que se dá a partir da prática do serviço de saúde, constitui-se como uma possibilidade dos profissionais transformarem seu modo de agir, de forma integrada com a equipe, por meio de rodas de conversa, diálogos e reflexões sobre as dificuldades enfrentadas a fim de propor um novo agir em saúde.

A realidade de saúde da comunidade constitui o eixo articulador do processo ensino-aprendizagem, sendo importante a identificação dos problemas e necessidades de saúde da população em um dado território (Fig. 8-2). Tendo em vista que o processo saúde-doença está relacionado com fenômenos complexos que incluem fatores biológicos, psicológicos, sociais, culturais, econômicos e ambientais, é necessário que se complementem saberes, como a clínica, a epidemiologia, as ciências sociais entre outros, para poder compreender as características do território, ampliando a capacidade explicativa de fenômenos que interferem no estado de saúde e, consequentemente, a capacidade de formular alternativas de solução para os problemas e necessidades de saúde da população.[14]

Portanto, a formação dos estudantes precisa ser baseada em competências para reconhecer as principais questões no âmbito da saúde pública atual e para analisar o perfil demográfico e epidemiológico da população adscrita, conseguindo elaborar o diagnóstico da situação de saúde ao nível local, identificar e utilizar recursos sociais disponíveis, articulando e promovendo ações integradas a outros setores da sociedade. Além de articular o conhecimento em Fisioterapia e sua atuação profissional com conhecimentos e experiências de outros campos de atuação profissional e propor e realizar ações e práticas de promoção à saúde e prevenção de agravos com base nas necessidades de saúde dos

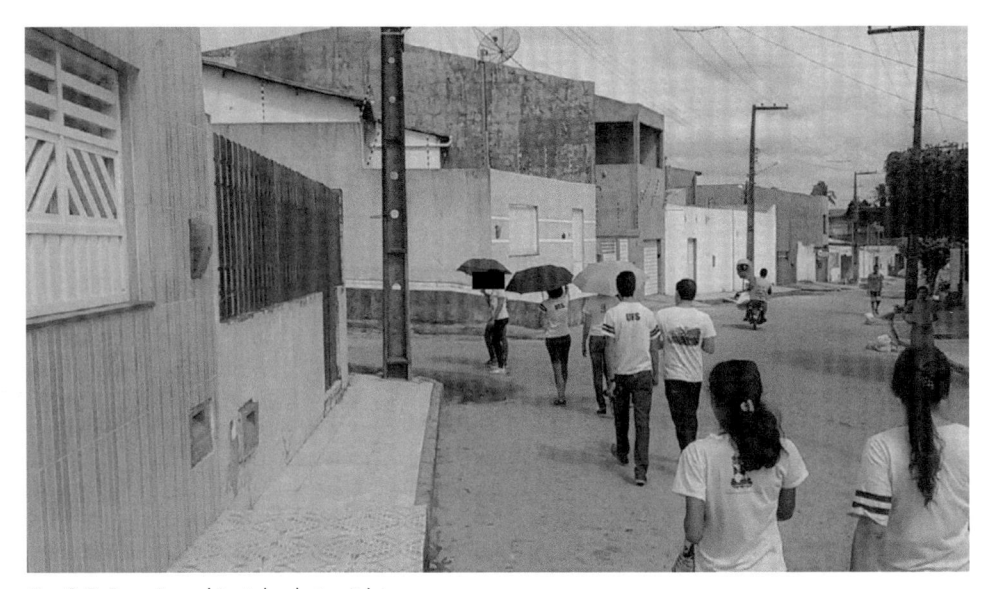

Fig. 8-2. Passeio ambiental pelo território.

usuários e na produção de autonomia dos sujeitos, estimulando o fortalecimento do controle social e a organização do serviço de saúde local, promovendo um diálogo entre os diferentes sujeitos responsáveis pelo cuidado em saúde, como os profissionais de saúde, gestores, coletivos, famílias e usuários.

Além disso, é preciso manter coerência entre a proposta pedagógica de um curso e o sistema de avaliação praticado. Com certa frequência ocorre a implementação de métodos de ensino-aprendizagem ditos inovadores, centrados no estudante, mas que carregam uma prática avaliativa ultrapassada, docente-centrada e associada a: exame, nota, sucesso e fracasso, promoção e repetência. Para Braccialli e Oliveira (2012)[15] a aposta deve ser em um processo avaliativo em que o professor deixa de ser fiscalizador, testador, medidor e julgador (Fig. 8-3), para mediar o processo ensino-aprendizagem, pautado em novas formas de ensinar e de avaliar que incentivem a reflexão, a proatividade e a construção do conhecimento.

Esse desafio parte do pressuposto de que o momento da avaliação é de grande relevância para a identificação de aspectos do desenvolvimento do aluno que necessitam maior atenção por parte do professor, da mesma forma, é por meio da avaliação da aprendizagem que novas metodologias e estratégias de ensino são desenvolvidas.[16] Segundo esses autores, cabe-se então refletir não apenas na didática utilizada durante a sala de aula, mas também nas formas de avaliação empregadas no processo ensino-aprendizagem.

> **PARA REFLETIR**
>
> Você já parou para pensar na importância da avaliação do processo de ensino-aprendizagem para o perfil profissional desejado para o fisioterapeuta?
> Será que a avaliação tem sido considerada parte integrante do processo de ensino-aprendizagem? Ou algo aplicado apenas ao finalizar o conteúdo a ser ensinado?
> E como a avaliação tem sido realizada? Quais os tipos de avaliação utilizados no seu curso?

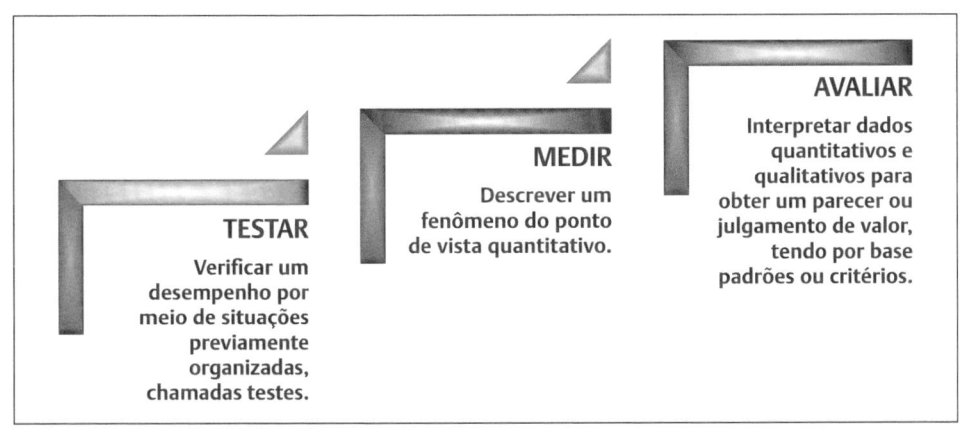

TESTAR
Verificar um desempenho por meio de situações previamente organizadas, chamadas testes.

MEDIR
Descrever um fenômeno do ponto de vista quantitativo.

AVALIAR
Interpretar dados quantitativos e qualitativos para obter um parecer ou julgamento de valor, tendo por base padrões ou critérios.

Fig. 8-3. Definições de Testar, Medir e Avaliar. (Adaptada de Haydt, 2008.)

Dentre os inúmeros conceitos de avaliação, optou-se por selecionar o seguinte:

A avaliação educativa é um processo complexo, que começa com a formulação de objetivos e requer a elaboração de meios para obter evidência de resultados, interpretação dos resultados para saber em que medida os objetivos foram alcançados e formulação de um juízo de valor.[17]

Nesse contexto, considerando que objetivos educacionais estão essencialmente relacionados com mudanças em seres humanos, uma vez que tendem a produzir modificações nos padrões de comportamento do estudante e do professor, em última análise, a avaliação poderá determinar em que grau e de que maneira essas mudanças de comportamento estão realmente ocorrendo, o que influenciará diretamente no perfil do egresso. Assim, podem ser elencados alguns princípios elementares da avaliação:

- Deve ser um processo contínuo e sistemático, que necessariamente integra o processo ensino-aprendizagem.
- Deve ser funcional, ou seja, realizada em função dos objetivos de aprendizagem. Daí a importância da clareza e coerência na construção desses objetivos.
- Deve ser orientadora no processo ensino-aprendizagem para atingir os objetivos.
- Deve ser integral: contempla todas as dimensões do comportamento: aspectos cognitivos, afetivos e psicomotores.

Há diferentes modalidades de avaliação do processo ensino-aprendizagem, com diferentes funções, propósitos e época de realização, conforme sintetizado no Quadro 8-1. Considerando a complexidade de um sistema de avaliação, o uso conjugado dessas modalidades, com suas respectivas particularidades, tende a garantir não só a eficiência e a eficácia da avaliação, mas sua efetividade, gerando impactos diretos no processo ensino-aprendizagem do educando e com isso fortalecer o aprender a aprender e a aprendizagem significativa.

Portanto, nos componentes curriculares de práticas de ensino na comunidade utilizam-se três tipos de avaliação:

1. Diagnóstica, com a utilização das Tecnologias da Informação e Comunicação (TIC) por meio do Sistema Integrado de Gestão de Atividades Acadêmicas (SIGAA), além de dinâmicas e jogos em sala de aula para captar os conhecimentos prévios.

Quadro 8-1. Modalidades e Funções da Avaliação do Processo Ensino-Aprendizagem

Tipos e funções da avaliação			
Tipo	Função	Propósito (para que usar)	Época (quando aplicar)
Diagnóstica	Diagnosticar	Verificar a presença ou ausência de pré-requisitos para novas aprendizagens Detectar dificuldades específicas de aprendizagem, buscando identificar as causas	Início do período letivo ou da unidade de ensino
Formativa	Controlar	Monitorar se os objetivos de aprendizagem preestabelecidos foram atingidos pelos estudantes Fornecer dados para aprimorar o processo ensino-aprendizagem	Durante o período letivo, ou seja, no decorrer do processo ensino-aprendizagem
Somativa	Classificar	Classificar os resultados de aprendizagem alcançados pelos estudantes, de acordo com os níveis de aproveitamento preestabelecidos	Ao final do período letivo ou de uma unidade de ensino

Adaptado de Haydt, 2008.[18]

2. Formativa, pelo uso de três fichas, com o objetivo de desenvolver a autocrítica, construir vínculos entre estudantes e professores, e proporcionar aprendizado. As fichas são as seguintes: autoavaliação do grupo ou equipe de estudantes, realizada com todos da turma; a autoavaliação do estudante em que cada estudante preenche de forma individual e que o possibilita a avaliar seu processo de evolução, suas fortalezas e fragilidades ao longo do ciclo; e a avaliação do instrutor, que garante o diálogo entre estudante e professor de forma a possibilitar o acompanhamento e o desenvolvimento de aprendizagem de cada estudante. Essas três fichas são compostas pelos tópicos: discussão; atuação na comunidade; relação interpessoal e comportamento. Em cada tópico são feitas afirmações que devem ser respondidas dentro de uma escala de concordância do tipo Likert com cinco pontos (concordo totalmente, concordo parcialmente, não concordo nem discordo, discordo parcialmente e discordo totalmente). Além disso, é utilizado um fórum de discussão no SIGAA em que é feito o registro do diário de campo com o objetivo de estimular o registro das atividades realizadas, com reflexões críticas, caracterizando-se como uma extensão da sala de aula e das atividades realizadas, permitindo que os mesmos possam revisitar as vivências e reforçar os aprendizados, além de registrar as referências utilizadas. Há rodízio para registro do diário com um estudante responsável pela organização a cada semana a partir das contribuições de todo o grupo.

Esse aspecto da utilização do fórum, parte do entendimento do poder das TIC como potencializadoras do ensino-aprendizagem, como sinalizam Moraes, Dias e Fiorentini (2006)[16] ao afirmarem que a presença das novas tecnologias nos processos educativos – presenciais ou a distância – vem-se difundindo amplamente nos últimos anos, pois essas tecnologias são capazes de trazer melhorias e transformações para a educação em geral visto que são meios pedagógicos e instrumentos dialógicos de interação e mediação de saberes, conferindo significado à comunicação. Abrem-se, assim, novos processos de ensino-aprendizagem que oferecem possibilidades de renovar ou mesmo romper com a práxis do modelo tradicional da educação.

3. Somativa, com os componentes escrito, oral (GO/GV) e oficinas de socialização realizadas no meio e ao final do ciclo. Essas oficinas podem ser construídas entre os acadêmicos de um mesmo ciclo ou entre os ciclos, de forma dinâmica, trazendo a construção do aprendizado e uma "retrospectiva" do que foi trabalhado e como aprenderam. Dessa forma, podem trazer o aprendizado para o âmbito da comunidade, apresentando o que foi desenvolvido, seja por mostras na instituição, nos serviços de saúde e na comunidade, favorecendo a integração ensino-serviço-comunidade (Fig. 8-4). São também aproveitados esses momentos para a construção de artigos científicos e resumos de relatos de experiência para apresentação em eventos. Além disso, durante o terceiro ciclo, busca-se unir a questão da avaliação, integrando com o conceito trabalhado de avaliação em saúde, seja no âmbito da pesquisa ou do trabalho em saúde, por exemplo, no Programa de Melhoria do Acesso e da Qualidade da Atenção Básica (PMAQ).

Ao final de cada um dos ciclos aplica-se um instrumento de avaliação dos métodos utilizados e de possíveis sugestões, facilitando um processo de construção centrada no educando e na produção de novos significados.

Durante aplicação do relatório individual de construção do aprendizado aplicado com todas as turmas dos três ciclos (2º, 3º, 4º), destacam-se duas falas sobre o modo como os estudantes veem algumas das avaliações utilizadas:

- "Temos pontos positivos, a GO/GV (...), na maneira como discutimos e abordamos as palavras-chave, mostra a nossa interação com o assunto e a chance do outro grupo enriquecer a discussão falando a opinião e como também temos chances de acrescentar após o outro grupo falar deixa a prova oral bastante rica de conhecimento" (E5).

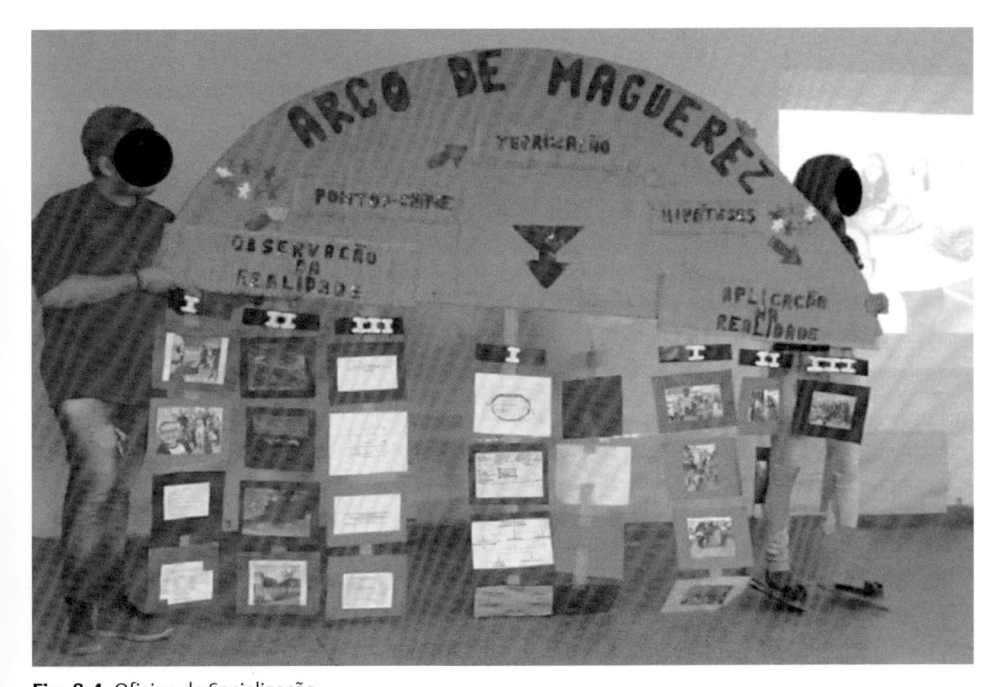

Fig. 8-4. Oficina de Socialização.

- "A oficina de PEC nos possibilita compartilhar tudo que vivemos nas nossas intervenções com alunos de outros ciclos do nosso curso, assim nos dá a chance de aprender o que as outras turmas tiveram de experiência. Não posso esquecer das avaliações pessoal/individual e em grupo onde temos perguntas autocríticas sobre nosso desempenho (...) eu gosto pois comparamos com a opinião da professora o que nos faz refletir sobre nosso desempenho em aula já que comparamos as opiniões" (E6).

Provavelmente, os principais desafios na implementação das práticas de ensino na comunidade nesse formato sejam a necessidade de capacitação dos professores e o pequeno número de experiências em que possam se basear, pois todos tiveram seu processo de formação atrelado aos métodos ditos tradicionais de ensino, sendo necessário transpor essa barreira. Esse desafio é trazido por Wall, Prado e Carraro (2008),[20] quando colocam que a implementação de métodos ativos nos cursos de graduação implica o enfrentamento de múltiplos desafios, desde os estruturais até os de concepções pedagógicas de professores e estudantes. Corroborando essa ideia, Mesquita, Meneses e Ramos (2016)[21] apontaram a resistência de professores em implementar metodologias ativas de ensino/aprendizagem e dificuldade de compreensão da aplicabilidade dessas metodologias na prática docente.

No curso de Fisioterapia, além de transpor essas barreiras, há ainda o desafio quanto à ampliação do olhar sobre o processo saúde-doença, muitas vezes advindo de uma formação biomédica, com foco reabilitador dos fisioterapeutas. Para tanto, o colegiado do curso tem promovido espaços de educação permanente, em que são abordados e discutidos sobre a metodologia utilizada no curso. Além desse espaço, a Divisão Pedagógica (DIPE), a Comissão de Formação Docente (CFD) e a Direção do *Campus* de Lagarto realizam fóruns de formação docente, para todos os cursos, no início de cada semestre com o objetivo de possibilitar momentos de reflexões, buscando desenvolvimento docente.

PROCESSO FORMATIVO – EXPECTATIVAS

Para a atuação dos estudantes nos cenários de prática propostos, os métodos de ensino--aprendizagem ativos contribuem com o desenvolvimento da comunicação entre os estudantes, estudantes-professores, estudantes-equipes e estudantes-usuários, além de viabilizar o conhecimento sobre o sistema de saúde vigente, a estrutura de saúde locorregional, os sistemas de informação em saúde, o conhecimento do campo de atuação em comum com outros profissionais e o papel de cada um de forma a conhecer, compreender e aplicar os conceitos de transdisciplinaridade, interdisciplinaridade e multidisciplinaridade.

A multidisciplinaridade e a interdisciplinaridade são vistos como graus sucessivos de cooperação entre as disciplinas e entre as profissões dela decorrentes. A primeira é vista como uma justaposição de disciplinas em torno de um mesmo objeto, e a última como uma maneira complexa de entendimento e enfrentamento de problemas do cotidiano, instrumento e expressão de uma crítica do saber.[22] Já a transdisciplinaridade sugere haver a coordenação de todas as disciplinas e interdisciplinas, tendo como referência a mesma axiomática geral.[23]

Tendo em vista os conceitos supracitados e a ênfase na APS que, segundo Paim (2015),[24] tem capacidade resolutiva de 80% dos problemas de saúde, o curso de Fisioterapia tem como objetivos nesse nível de atenção capacitar o estudante para conhecer as características físicas, sociais, geográficas e epidemiológicas locorregionais e para reconhecer as possibilidades de intervenções fisioterapêuticas na comunidade atuando junto às equipes de Saúde da Família (ESF) e ao Núcleo Ampliado de Saúde da Família e Atenção Básica (NASF-AB).

Portanto, busca-se na APS desde o primeiro ciclo do curso um aprendizado em serviço, onde corroborando com Garcia (2001),[25] no **quem** e no **para quem** se ensina estariam não só os docentes, como também os profissionais de saúde, os demais funcionários do serviço, as pessoas em cuidado, além dos estudantes. E no **o que** se ensina se incluiriam os conhecimentos técnicos informativos, mas também e, principalmente, as habilidades técnicas, a interdisciplinaridade, o participar, o ser cidadão, o ser sujeito, ou seja, conteúdos técnicos, políticos e éticos.

Partindo da necessidade da formação do fisioterapeuta estar condizente com as DCN como citado anteriormente, sendo esse capaz de atuar com um olhar integral e em todos os níveis de atenção em saúde, é imprescindível que eles conheçam e entendam como a APS atua e se comunica dentro das Redes de Atenção à Saúde (RAS) e com redes de apoio. Além disso, com o uso do método do Arco de Maguerez, os estudantes devem planejar e realizar intervenções na comunidade a partir da realidade local, garantindo a aprendizagem significativa e o estímulo à transformação social.

Sendo assim, desde o primeiro ano do curso os estudantes têm a oportunidade de conhecer a realidade local de uma determinada comunidade no município de Lagarto, a estrutura de saúde, os equipamentos sociais e com isso, minimamente, identificar os problemas e as necessidades de saúde da comunidade. Paralelamente, têm contato por meio de diferentes estratégias com as normas, princípios e diretrizes do Sistema Único de Saúde (SUS), da APS e da Estratégia de Saúde da Família; os fundamentos da epidemiologia; a territorialização; as ações programáticas na saúde do adulto, criança e mulher e o Sistema de Informação da Atenção Básica (SIAB).

No segundo ciclo (ano) do curso parte-se da APS, conhecendo-se o território adscrito de determinadas unidades de saúde, com o apoio do Agente Comunitário de Saúde (ACS) e da equipe de saúde, sendo esse ator fundamental para a prática na comunidade. Nesse ciclo busca-se o desenvolvimento de competências no âmbito da APS, do conhecimento do atuar do fisioterapeuta na saúde coletiva e na atenção básica, entendimento e conhecimento do território de saúde e seus Determinantes Sociais de Saúde (DSS), trabalhando com a Classificação Internacional de Funcionalidade, Incapacidade e Saúde (CIF) a partir do olhar do território e do coletivo. Além disso, busca-se apropriação do modelo de atenção com foco na vigilância em saúde, entendendo-a como um conceito amplo e que aborde todas as vigilâncias (epidemiológica, nutricional, sanitária, saúde do trabalhador e ambiental) e do planejamento em saúde como forma de potencializar o desenvolvimento das ações no território. Para isso, são desenvolvidas ações no território de saúde, com foco na educação em saúde, dentro da microrregião do ACS que está dando suporte às ações, seja em escolas ou em locais de apoio da comunidade, ou na própria Unidade de Saúde, visando à transformação da realidade social. Introduz-se a discussão sobre campo e núcleo de saberes e práticas da equipe e do fisioterapeuta.

No terceiro ciclo do curso, após terem contato com conceito ampliado do processo saúde-doença, há o foco no papel do fisioterapeuta na APS nos NASF-AB. Trabalha-se todo o Caderno de Atenção Básica nº 39 (CAB 39)[26] durante esse ano, associando ao território de saúde, com apoio dos ACS e das equipes de saúde das unidades já trabalhadas, permitindo a simulação do trabalho no NASF, desenvolvendo todo o processo do Arco de Maguerez algumas vezes ao longo do ano, propondo ações que gerem modificações no contexto onde estão inseridas. Para tanto, os estudantes desenvolvem ações junto às equipes de saúde, na lógica do apoio matricial, seja por meio de visitas domiciliares, atendimentos individuais e compartilhados, atividades em grupo, reuniões de educação permanente, atividades educativas e, ainda, desenvolvem trabalho articulado com outros setores que apoiam e fortalecem o trabalho na atenção básica, como o Programa Saúde na Escola (PSE). Além disso, dão início ao trabalho em alguns serviços das RAS, conforme a necessidade e o trabalho desenvolvido e ao conhecimento e atenção no âmbito dos domicílios dos usuários da área do ACS e passam a conhecer serviços como o programa Melhor em Casa com o Serviço de Atendimento Domiciliar (SAD).

Esse entendimento da atuação no NASF-AB e no Melhor em Casa possibilita a preparação dos egressos para atuar em áreas com crescente demanda nos anos mais recentes, considerando a ampliação da oferta de serviços, proporcionando o acesso ao mercado de trabalho. Pelos dados do DATASUS (2018) existiam 5.632 equipes do NASF-AB no Brasil, das quais 69 são em Sergipe. A análise desses dados aponta para um incremento no número de unidades para a atuação na atenção primária à saúde da família que pode levar à redução do número de encaminhamentos para os ambulatórios e hospitais, que pode proporcionar uma melhor organização do sistema de referência e contrarreferência e gerenciamento financeiro do SUS.

O programa Melhor em Casa com o Serviço de Atendimento Domiciliar possibilita a desinstitucionalização de pacientes que se encontram internados nos serviços hospitalares, além de evitar hospitalizações desnecessárias a partir de serviços de pronto atendimento e de apoiar as equipes de atenção básica no cuidado aos pacientes restritos ao domicílio.[27] A Atenção Domiciliar (AD) constitui-se como uma "modalidade de atenção à saúde substitutiva ou complementar às já existentes, caracterizada por um conjunto de ações de promoção à saúde, prevenção e tratamento de doenças e reabilitação prestadas em domicílio, com garantia de continuidade de cuidados e integrada às Redes de Atenção à Saúde".[28] Dessa forma, por ser realizada no domicílio do paciente, permite o conhecimento da realidade social em que a família está inserida, a sua rotina, seus valores e as formas de cuidar. Além de permitir, ao profissional, a ampliação do olhar e do cuidado, não se restringindo somente aos aspectos biológicos, superando a lógica médico-hegemônica.[27]

No quarto ciclo do curso, para compreensão da relação entre as RAS e a APS, seguindo o Arco de Maguerez, procura-se pensar possibilidades de atuação em cada uma das RAS a partir da realidade encontrada no território. Na fase de teorização, o grupo busca experiências e evidências sobre a atenção fisioterapêutica, além da legislação pertinente, sem perder de vista o território de atuação (Fig. 8-5). Entre as redes trabalhadas, estão a rede cegonha (a partir da estratégia amamenta Brasil, com as gestantes atendidas na unidade de saúde ou maternidade), a rede de urgência e emergência (atuação junto ao Serviço de Atendimento Móvel de Urgência – SAMU com atividades educativas na comunidade), a rede de atenção psicossocial (CAPS transtorno e CAPS álcool e drogas – AD com atividades educativas e coletivas), rede de cuidados com a pessoa com deficiência (na associação dos Pais e Amigos dos Excepcionais de Lagarto – APAE com atividades coletivas) e a rede de atenção às pessoas com doenças crônicas não transmissíveis (realizadas pelas visitas domiciliares junto a esse público, centro comunitário de idosos, centros de referência ao tabagismo, desenvolvendo atividades individuais e coletivas com vistas a potencializar o cuidado e a participação social desses usuários).

Uma questão relevante destacada por Silva (2008)[29] é a importância do aperfeiçoamento das RAS, que têm ocupado uma posição de destaque na agenda do SUS, pois há muito a ser feito para integração e articulação sistemática das ações e serviços para melhorar a qualidade da atenção à saúde. Nessa perspectiva, Mendes (2010; 2015)[30,31] salienta que a APS deve coordenar as RAS e ser a norteadora do cuidado dentro das redes a partir da longitudinalidade que favorece que o cuidado seja ofertado de modos integral e contínuo à população. Entre alguns dos exemplos que fazem parte desse olhar em rede, estão a rede cegonha, rede de atenção psicossocial, rede de cuidados à pessoa com deficiência, rede de urgência e emergência e a rede de cuidados à pessoa com doenças crônicas não transmissíveis.

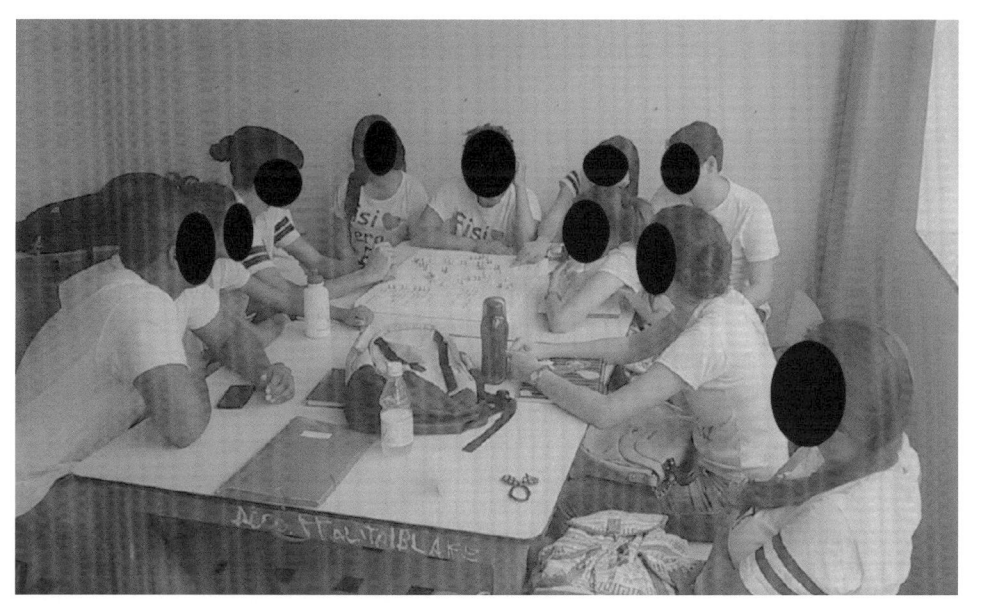

Fig. 8-5. Teorização a partir da análise do observado no território.

Aliada a tais práticas, a Classificação Internacional de Funcionalidade, Incapacidade e Saúde (CIF)[32] foi inserida como forma de ampliar o conceito de saúde. A CIF baseia-se no modelo biopsicossocial, que inclui os aspectos biológicos, individuais e sociais em sua compreensão de saúde e multidirecional, em que um determinado problema de saúde pode ser influenciado por qualquer um de seus componentes e, não necessariamente, que uma doença consequentemente irá ocasionar uma incapacidade (Fig. 8-6). Assim, diante da condição ampliada de saúde, a doença deixa de ser o foco nas estratégias de cuidado, e o indivíduo, em sua integralidade, considerando todos os componentes da CIF, passa a ser o centro do cuidado. O modelo da OMS é dividido em duas partes 1) funcionalidade e

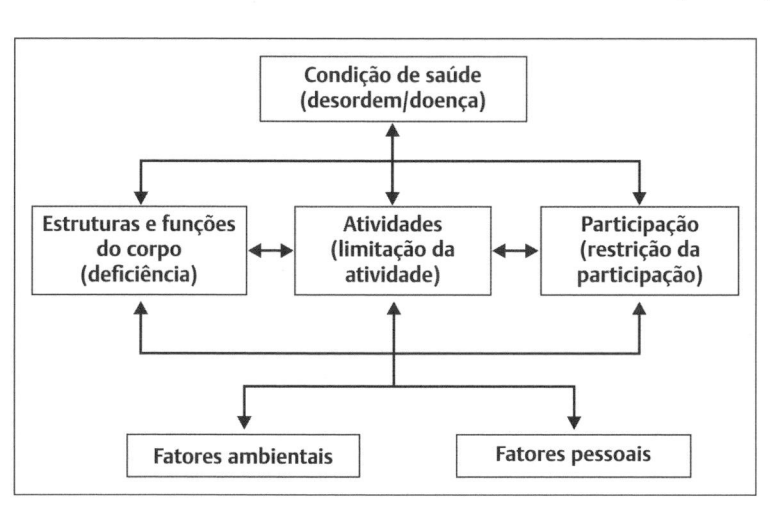

Fig. 8-6. Interações entre os componentes da CIF. (OMS, 2015).[33]

incapacidade, que inclui os componentes de funções e estruturas do corpo e atividade e participação, e 2) os fatores do contexto, que fazem parte os fatores ambientais e pessoais que também atuam como moduladores da funcionalidade humana.

> **SAIBA MAIS**
>
> Classificação Internacional de Funcionalidade, Incapacidade e Saúde [Centro Colaborador da Organização Mundial da Saúde para Família de Classificações Internacionais em Português, org.; coordenação da tradução Cassia Maria Buchalla]. São Paulo: editora da universidade de São Paulo; 2015.
> Implantando a CIF: o que acontece na prática?/Organizadores Eduardo Santana Cordeiro e Maria Cristina Pedro Biz. Rio de Janeiro: Wlak Editora; 2017.

Por meio da inserção nas redes de atenção à saúde os estudantes podem vivenciar na prática a APS atuando como norteadora do cuidado, cumprindo o papel de referência e contrarreferência. Assim, as vivências descritas anteriormente permitem um olhar ampliado e humanizado em saúde, ao lidar com situações e perfis de indivíduos distintos, promovendo estratégias de intervenção para cada realidade vivenciada associadas a uma visão ampliada do processo saúde-doença, indo além do olhar meramente reabilitador, tão próximo, muitas vezes e, ainda muito atual, do ensino da Fisioterapia. É preciso transpor essa concepção e se aproximar o máximo possível da formação preconizada nas DCN a fim de formar profissionais para a realidade social do SUS (Figs. 8-7 e 8-8).

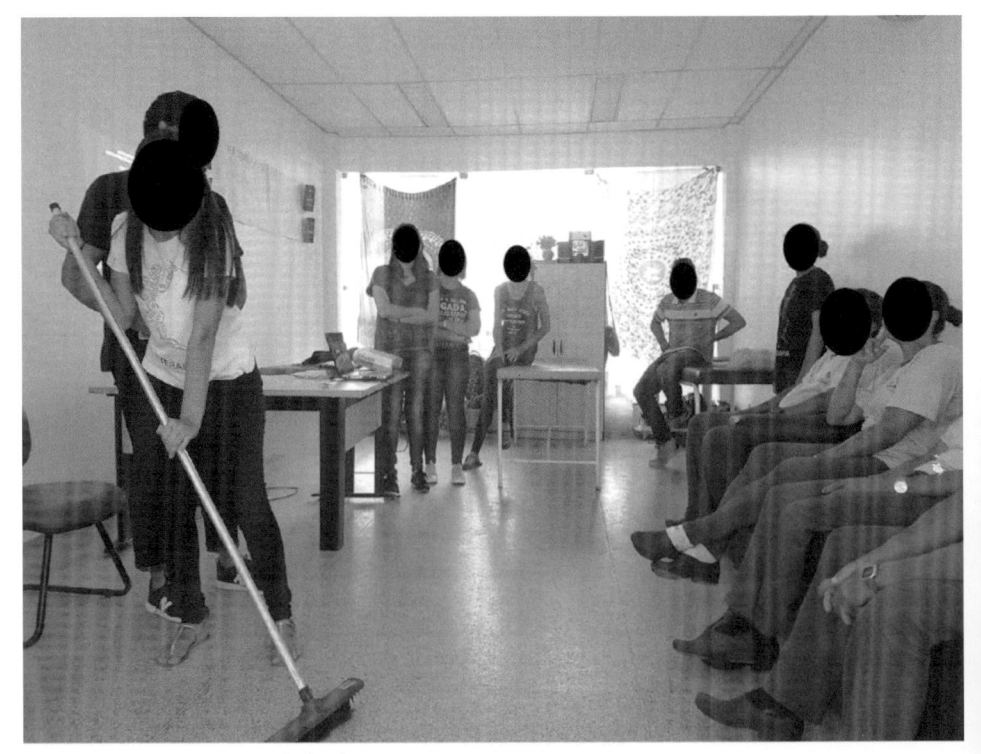

Fig. 8-7. Intervenção com trabalhadores.

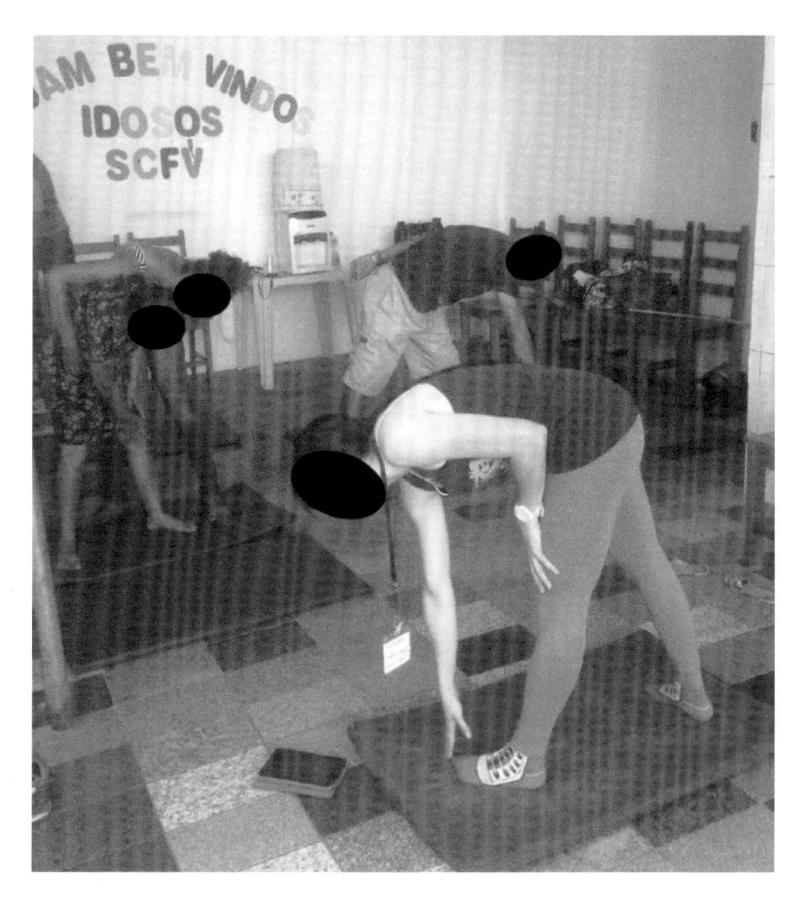

Fig. 8-8.
Intervenção com idosos.

PROCESSO FORMATIVO – EU PROFISSIONAL

Corroborando com o avanço, o surgimento de novos campos de trabalho e com as novas diretrizes curriculares, o curso de Fisioterapia da UFS – *campus* Lagarto tem ido ao encontro de uma formação voltada para o atual cenário do SUS com a inserção dos estudantes em espaços da RAS (UBS, maternidade, hospital, clínicas) e com a integração da clínica-escola nessa rede redirecionando o fluxo de referências e contrarreferências. Contudo, encontramos algumas dificuldades nessa integração-ensino-serviço, pois essa relação ainda é muito frágil e prejudica uma devida inserção do estudante na RAS. Entre os nós críticos na formação para o SUS e, por conseguinte, na consolidação do sistema, estão os recursos humanos, como a disponibilidade e preparação de preceptores, e obstáculos técnicos presentes nos pontos de atuação na RAS.

Prevendo esse desafio, foi preconizado na criação do SUS, que o Sistema seja espaço formador, sendo assim ambiente de aprendizagem, e os profissionais devem ser capacitados para a preceptoria em todo território nacional pela educação permanente. Porém, as capacidades de impacto das ações do SUS em educação têm sido muito limitadas no sentido de alimentar os processos de mudança sobre as instituições formadoras.[34]

Segundo Ceccim e Feuerwerker,[34] o apoio à mudança no ensino pode e deve ter como objetivo a criação de novas relações de compromisso e responsabilidade entre o SUS e as instituições formadoras para que se consiga adquirir os meios adequados à formação de profissionais para o melhor desenvolvimento do SUS.

A integração ensino-serviço, portanto, é fundamental no campo da formação em saúde, objetivando a reorientação da formação profissional, visando a promoção de transformações no ensino e aprendizagem, nos processos de produção do conhecimento e na atenção à população.[35] Para superar esses entraves a UFS iniciou um diálogo com gestores municipais do SUS para discutir e qualificar a inserção do estudante no seu campo de prática, onde o propósito será firmar o Contrato Organizativo de Ação Pública de Ensino-Saúde (COAPES) entre as instituições.

SAIBA MAIS

Brasil. Ministério da Educação e Ministério da Saúde. Portaria Interministerial nº 1.127, de 04 de agosto de 2015. Institui as diretrizes para a celebração dos Contratos Organizativos de Ação Pública Ensino-Saúde (COAPES), para o fortalecimento da integração entre ensino, serviços e comunidade no âmbito do Sistema Único de Saúde (SUS). Disponível em: <http://portalarquivos.saude.gov.br/images/pdf/2015/outubro/23/COAPES-PORTARIA-INTERMINISTERIAL-N1.127%20DE-04%20DE-AGOSTO-DE-2015.pdf>. Acesso em: 26 abr. 2019.

Perguntas e Respostas Contrato Organizativo de Ação Pública de Ensino-Saúde COAPES. Brasília: Ministério da Saúde, 2015. Disponível em: <http://www.escoladesaude.pr.gov.br/arquivos/File/COAPES_perguntas_respostas.pdf>. Acesso em: 26 abr. 2019.

Mesmo diante dos desafios para o fortalecimento da integração ensino-serviço-comunidade, observamos grandes conquistas e a promoção de uma formação diferenciada, em que os estudantes passam a ser capazes de atuar de forma integral em todos os níveis de atenção à saúde do SUS. Com três turmas formadas, até o ano de 2018 foram egressos 94 fisioterapeutas. Esses eram provenientes, especialmente, dos estados de Sergipe, Bahia e Alagoas e vêm se inserindo no sistema de saúde de municípios da região, principalmente em municípios localizados no interior, onde os recursos humanos na área da saúde eram escassos. Dentre os serviços que os egressos estão atuando estão os NASF-AB, o programa melhor em casa, o programa academia da cidade, clínicas especializadas e hospitais, tanto do setor público, como privado, além de ingressos em mestrados e residências multiprofissionais.

Para finalizar esse capítulo, foram destacadas algumas falas dos estudantes de Fisioterapia do curso de Lagarto, quando indagados, ao final do ano letivo de 2017, quanto à importância das práticas de ensino na comunidade para sua formação acadêmica, seja no âmbito pessoal ou como futuro profissional:

- "A PIFISIO teve e tem grande importância na vida profissional e pessoal de qualquer acadêmico que a realize na prática. Para mim, o módulo de PIFISIO foi uma atividade acadêmica capaz de imprimir em mim um novo rumo dentro da Universidade e, além disso, contribuir significativamente para minha mudança e foi repassada para a sociedade que entrou em contato comigo durante minhas práticas e vivências" (E7).
- "Todas essas experiências me fizeram crescer tanto como ser humano, quanto estudante e fizeram compreender o cuidado que é preciso ter no atendimento a essas pessoas, pois não lidamos apenas com a doença, mas com o indivíduo e sua vida" (E8).
- "A PIFISIO influenciou na minha vida em alguns aspectos seja no acadêmico, seja no pessoal (...). Acredito que a grande mudança que ocorre é a maneira como olhamos as coisas agora. Percebo que modificou meu olhar, a maneira de pensar e de agir" (E5).

- "A PIFISIO contribuiu muito para minha formação (...) tanto profissional como pessoal, esse contato que temos desde o início com a comunidade, com as pessoas que estão na UBS faz com que tenhamos um olhar mais humano e induz a nos tornarmos profissionais mais humanizados (E9).
- "Creio que fecharemos a PEC II com uma bagagem de conhecimento, e muitas experiências vividas e sentidas, com a mente mais aberta sobre o que nossa futura profissão requer de nós futuros profissionais de saúde" (E6).

Portanto, seguindo os ensinamentos de Paulo Freire (1987),[36] busca-se com as práticas na comunidade durante o curso ampliar a visão de mundo dos educandos para melhor qualificar sua intervenção nele com base no diálogo para essa construção, pois a atitude dialógica é, antes de tudo, uma atitude de amor, humildade e fé nos homens, no seu poder de fazer e de refazer, de criar e de recriar.

REFERÊNCIAS BIBLIOGRÁFICAS

1. IBGE - Instituto Brasileiro de Geografia e Estatística. Disponível em <http://www.ibge.gov.br>. Acesso em 20 mai. 2018.
2. Datasus - Departamento de Informática do Sistema Único de Saúde. Disponível em: <http://www.datasus.gov.br>. Acesso em 20 mai. 2018.
3. Datasus - Departamento de Informática do Sistema Único de Saúde. Informações de Saúde (TABNET). Rede Assistencial. CNES- Equipes de Saúde. Disponível em: http://tabnet.datasus.gov.br/cgi/tabcgi.exe?cnes/cnv/equipebr.def.
4. Brasil. Conselho Nacional de Educação. Resolução CNE/CES 4, de 19 de fevereiro DE 2002. Institui Diretrizes Curriculares Nacionais do Curso de Graduação em Fisioterapia. Brasília: Conselho Nacional de Educação, 2002.
5. Cox M; Irby DM. A new series on medical education. *N Engl J Med* (Boston) 2006;355(13):1375-6. Editorial.
6. Universidade Federal de Sergipe. Resolução Nº 12/2012/CONEPE, de 17 de fevereiro de 2012. Aprova Reformulação do Projeto Pedagógico do Curso de Graduação em Fisioterapia Bacharelado do Centro Campus Prof. Antonio Garcia Filho e dá outras providências. São Cristóvão, SE, 2012.
7. Mitre SM *et al*. Metodologias ativas de ensino-aprendizagem na formação profissional em saúde: debates atuais. *Ciênc Saúde Coletiva* [online] 2008;13(2):2133-2144.
8. Berbel NAN. As metodologias ativas e a promoção da autonomia de estudantes. *Semina: Ciências Sociais e Humanas* (Londrina) 2011 jan/jun;32(1):25-40.
9. Vieira MM, Silveira NA, Barbosa GR. Métodos ativos de ensino aprendizagem na percepção dos estudantes do campus de Lagarto da Universidade Federal de Sergipe. Trabalho de Conclusão de Curso (Graduação em Fisioterapia) - Universidade Federal de Sergipe. Lagarto, 41, p. 2017.
10. Anastasiou LGC, Alves LP (Org.). *Processos de ensinagem na universidade: pressupostos para as estratégias de trabalho em aula*. Joinville, SC: Univille; 2012.
11. Albuquerque VS *et al*. A integração ensino-serviço no contexto dos processos de mudança na formação superior dos profissionais da saúde. *Rev Bras Educ Med* (Rio de Janeiro) 2008 set;32(3):356-362. Disponível em: <http://www.scielo.br/scielo.php?script=sci_arttext&pid=S0100-55022008000300010&lng=en&nrm=iso>. Acesso em 26 abr. 2019.
12. Pizzinato A *et al*. A integração ensino-serviço como estratégia na formação profissional para o SUS. *Rev Bras Educ Med* (Rio de Janeiro) 2012 mar;36(1, supl. 2):170-177. Disponível em: <http://www.scielo.br/scielo.php?script=sci_arttext&pid=S0100-55022012000300025&lng=en&nrm=iso>. Acesso em 15 de abril de 2019.
13. Thume E *et al*. Reflexões dos médicos sobre o processo pessoal de aprendizagem e os significados da especialização à distância em saúde da família. *Ciênc Saúde Coletiva* (Rio de Janeiro) 2016 set;21(9):2807-2814. Disponível em: <http://www.scielo.br/scielo.php?script=sci_arttext&pid=S1413-81232016000902807&lng=en&nrm=iso>. Acesso em: 15 de abril de 2019.

14. Fonseca AF, Corbo AMA (Org.). O território e o processo saúde-doença. Rio de Janeiro: EPSJV/Fiocruz 2007. (Coleção Educação Profissional e Docência em saúde: a formação e o trabalho do agente comunitário de saúde, 1).
15. Braccialli LAD, Oliveira MAC. Desafios na formação médica: a contribuição da avaliação. *Rev Bras Educ Med* [online] 2012;36(2):280-288.
16. Oliveira CM, Takaki R. O mapa conceitual como instrumento de avaliação na metodologia de aprendizagem baseada em problemas. *Relva* (Juara/MT/Brasil) 2015 jan/jun;2(1):138-155.
17. Sant'Anna IM. *Por que avaliar? Como avaliar? Critérios e instrumentos*. 17ª ed, Petrópolis, RJ: Vozes; 2014.
18. Haydt RC. *Avaliação do processo ensino-aprendizagem*. São Paulo: Ática; 2008. p. 157.
19. Moraes RA, Dias ÂC, Fiorentini LMR. As Tecnologias da Informação e Comunicação na educação: as perspectivas de Freire e Bakhtin. UNIrevista (Brasília) 2006 jul;1(3):1-19.
20. Wall ML, Prado ML, Carraro TE. A experiência de realizar um estágio docência aplicando metodologias ativas. *Acta Paulista de Enfermagem* (São Paulo) 2008;21(3):515-519. Disponível em: Acesso em: 13 set. 2013.
21. Mesquita SKC, Meneses RMV, Ramos DK. Metodologias Ativas de Ensino/Aprendizagem: Dificuldades de Docentes de um Curso de Enfermagem. Ribeiro. *Trab Educ Saúde* (Rio de Janeiro) 2016 maio/ago;14(2):473-486.
22. Scherer MDA, Pires D. Interdisciplinaridade: processo de conhecimento e ação. *Rev Tempus-Actas de Saúde Coletiva* (Brasília) 2011;5(1):69-84.
23. Japiassú H. *Interdisciplinaridade e patologia do saber*. Rio de Janeiro: Imago; 1976.
24. Paim J. O que é o SUS. E-book interativo: 2015. Acesso aberto.
25. Garcia MAA. Saber, agir e educar: o ensino aprendizagem em serviços de Saúde. *Interface Comunic Saúde Educ* 2001;5(8):89-100.
26. Brasil. Ministério da Saúde. Secretaria de Atenção à Saúde. Departamento de Atenção Básica. Núcleo de Apoio à Saúde da Família/Ministério da Saúde, Secretaria de Atenção à Saúde, Departamento de Atenção Básica. – Brasília: Ministério da Saúde, 2014. 116 p.: il. – (Cadernos de Atenção Básica, n. 39).
27. Brasil. Ministério da Saúde. Secretaria de Atenção à Saúde. Departamento de Atenção Básica. Caderno de atenção domiciliar/Ministério da Saúde, Secretaria de Atenção à Saúde, Departamento de Atenção Básica. – Brasília: Ministério da Saúde, 2012.
28. Brasil. Ministério da Saúde. Portaria MS/GM nº 2.527 de 27 de outubro de 2011. Redefine a atenção domiciliar no âmbito do Sistema Único de Saúde (SUS). Diário Oficial da União, Brasília, DF, v. 1, n. 208, 28 out. 2011.
29. Silva SF (Org.). *Redes de Atenção à Saúde no SUS*. Brasília: CONASEMS; 2008. p. 201.
30. Mendes EV. *A construção social da atenção primária à saúde*. Brasília: Conselho Nacional de Secretários de Saúde – CONASS; 2015. p. 193.
31. Mendes EV. As redes de atenção à saúde. Ciênc. saúde coletiva (Rio de Janeiro) 2010 ago;15(5):2297-2305. Disponível em <http://www.scielo.br/scielo.php?script=sci_arttext&pid=S1413-81232010000500005&lng=pt&nrm=iso>. acesso em 29 mar. 2019.
32. Organização Mundial da Saúde - OMS. Como usar a CIF: Um manual prático para o uso da Classificação Internacional de Funcionalidade, Incapacidade e Saúde (CIF). Versão preliminar para discussão. Genebra: OMS, 2013.
33. Organização Mundial da Saúde. Classificação Internacional de Funcionalidade, Incapacidade e Saúde. São Paulo: EDUSP; 2015.
34. Ceccim RB, Feuerwerker LCM. O quadrilátero da formação para a área da saúde: ensino, gestão, atenção e controle social. *Physis* (Rio de Janeiro) 2004 jun;14(1):41-65. Disponível em: <http://www.scielo.br/scielo.php?script=sci_arttext&pid=S0103-73312004000100004&lng=en&nrm=iso>. Acesso em: 15 de abril de 2019.
35. Cyrino EG et al. Ensino e pesquisa na estratégia de saúde da família: o PET-Saúde da FMB/Unesp. *Rev Bras Educ Med* (Rio de Janeiro) 2012 mar;36(1, supl. 1):92-101. Disponível em: <http://www.scielo.br/scielo.php?script=sci_arttext&pid=S0100-55022012000200013&lng=en&nrm=iso>. Acesso em: 26 abr. 2019.
36. Freire P. *Pedagogia do oprimido*. 27 ed. Rio de Janeiro: Paz e Terra; 1987.

TRANSFORMAÇÕES EM PROCESSO: O AMADURECIMENTO DA USP – SÃO PAULO – NA FORMAÇÃO PARA A APS

CAPÍTULO 9

Ana Carolina Basso Schmitt ▪ Angela Baroni de Góes ▪ Carolina Fu
Flávia Rúpolo Berach ▪ Paulo Henrique dos Santos Mota
Raquel Aparecida Casarotto

O Curso de Fisioterapia do *Campus* de São Paulo do Departamento de Fisioterapia, Fonoaudiologia e Terapia Ocupacional da Faculdade de Medicina da Universidade de São Paulo (FMUSP) tem como missão "formar fisioterapeutas com excelências nacional e internacional e líderes para a sociedade com habilidades e competências para atuar nas áreas de assistência, educação e pesquisa" nos níveis de atenção primária, secundária e terciária à saúde, contribuindo para uma melhora efetiva da qualidade de vida da população. Para tanto, há desenvolvimento e investimento em atividades de extensão, pesquisa, assistência e tutoria. "Todas essas atividades acadêmicas estão voltadas para o cumprimento da relevância social e são realizadas numa perspectiva reflexiva e ativa com dinamismo na sociedade".[1] Assim, a formação é voltada para *"sujeitos responsáveis pelo mundo em que vivem e que vão, cada vez mais, ajudar a construir"*[1].

A formação geral é desenvolvida em diferentes espaços da universidade.* A formação específica ocorre junto ao corpo docente do curso, e a formação prática conta com equipamentos de saúde nos três níveis de complexidade assistencial: Hospital das Clínicas da FMUSP, o Hospital Universitário da Universidade de São Paulo, para a média complexidade e Unidades Básicas de Saúde locorregionais, para a Atenção Primária à Saúde (APS). Os equipamentos de APS que o curso faz integração com o ensino de serviço à comunidade pertencem à Rede de Atenção à Saúde do território da Supervisão Técnica de Saúde do Butantã da região Oeste de São Paulo (Fig. 9-1). Tal cenário também é campo para os cursos de Educação Física, Enfermagem, Farmácia, Fonoaudiologia, Medicina, Nutrição, Odontologia, Psicologia e Terapia Ocupacional, que compuseram os diversos editais do Programa Nacional de Reorientação da Formação Profissional em Saúde (Pró-Saúde) articulado ao Programa de Educação pelo Trabalho para a Saúde (PET-Saúde).

Institucionalmente, para incentivar a relação desejada de ensino, pesquisa e assistência, a FMUSP estabelece uma interface de trabalho com o Sistema Único de Saúde. Até 2016 ocorreu por meio da plataforma de ensino e pesquisa voltada ao cumprimento da relevância social na Rede Assistencial da Região Oeste da cidade de São Paulo, denominado "Projeto Região Oeste" (PRO), em que o curso de Fisioterapia esteve ativamente inserido.

---

* Instituto de Matemática e Estatística, Instituto de Ciências Biomédicas, Instituto de Psicologia, Instituto de Biociências, Instituto de Química, Escola de Enfermagem, Faculdade de Saúde Pública, Faculdade de Filosofia, Letras e Ciências Humanas, Faculdade de Medicina e Instituto de Psicologia.

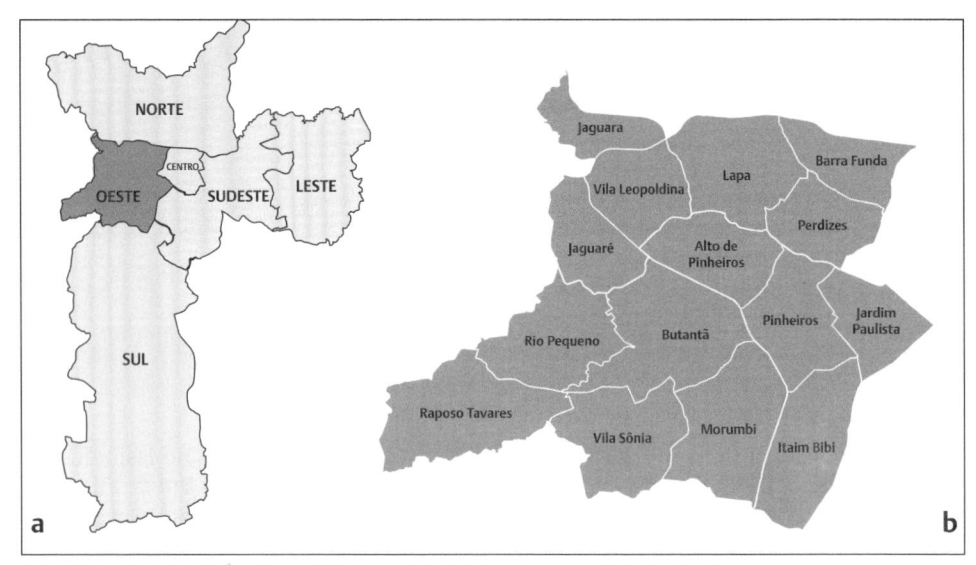

Fig. 9-1. (**a**) Regiões de saúde da cidade de São Paulo (destaque para a região Oeste) e (**b**) Coordenadoria Regional Oeste. (**a**) Fonte: https://www.prefeitura.sp.gov.br/cidade/secretarias/saude/cogep/divisao_de_planejamento_de_pessoal/movimentacao_de_pessoal/index.php?p=214443#. (**b**) Fonte: https://www.prefeitura.sp.gov.br/cidade/secretarias/saude/organizacao/index.php?p=5406.

Atualmente, tal articulação é feita pelo Contrato Organizativo de Ação Pública Ensino-Saúde (COAPES) da Universidade de São Paulo com a Secretaria Municipal de Saúde de São Paulo.

Esse curso, precursor no Brasil, foi planejado a partir do Serviço de Fisioterapia do Hospital das Clínicas da FMUSP, em 1951, patrocinado pelo centro de estudos Raphael de Barros, com o objetivo de formar técnicos em fisioterapia. Em 1958, já com padrão internacional mínimo e tempo de integralização de dois anos, estabeleceu-se convênio com a Organização Mundial da Saúde (OMS), a Organização Pan-americana de Saúde (OPAS) e a World Confederation for Physical Therapy (WCPT). A regulamentação do Conselho Federal de Educação (Parecer 388/63) definiu o tempo de integralização de três anos, o que permaneceu até 1979. No ano seguinte o curso passou a ter integralização de quatro anos.

Com o amadurecimento acadêmico e institucional, a formalização dos cursos (Fisioterapia e Terapia Ocupacional), sua inserção e regulamentação na estrutura da Universidade de São Paulo ocorreram na década seguinte.[2] O Decreto-Lei 938, de 13 de outubro de 1969,[3] definiu que os fisioterapeutas diplomados por escolas desde 1967 e cursos reconhecidos são profissionais de nível superior, além de reconhecer como atividade privativa do fisioterapeuta executar métodos e técnicas fisioterapêuticas com a finalidade de restaurar, desenvolver e conservar a capacidade física do paciente. Com o tempo o curso acompanhou as mudanças da carga horária e expansão do campo de atuação do fisioterapeuta para 3.240 horas em um período mínimo de integralização de quatro anos e um conjunto de disciplinas que asseguravam a formação de profissionais com perfil generalista.*

Diante desse histórico, a indutora principal para a reforma curricular foi a instituição das Diretrizes Curriculares Nacionais do Curso de Graduação em Fisioterapia (DCN).[4]

---

* Conforme estabelecido pelo Currículo Mínimo da Fisioterapia aprovado, em 1983.[5]

CAPÍTULO 9 • TRANSFORMAÇÕES EM PROCESSO: O AMADURECIMENTO DA USP... 197

Com a definição dos princípios, fundamentos, condições e procedimentos da formação de fisioterapeutas foi reestruturada a matriz curricular do curso, bem como o projeto pedagógico, tendo como perfil do formando egresso/profissional o fisioterapeuta generalista, humanista, crítico e reflexivo, capacitado a atuar em todos os níveis de atenção à saúde, com base no rigor científico e intelectual. Diante de um contexto de formação que destacadamente enfatizava o ambiente ambulatorial e hospitalar, o Curso ampliou a formação na APS, em 2009, para responder às Diretrizes Curriculares Nacionais da fisioterapia e a necessidade de adequação da formação do fisioterapeuta na perspectiva da integralidade do cuidado fisioterapêutico para o sistema de saúde brasileiro. O novo currículo iniciou com ampliação da carga horária em disciplinas de APS, em 2013.

A partir desse contexto, explicitamos a seguir as Diretrizes, perfil profissiográfico, bem como as competências e habilidades geral e da especificidade da APS do Curso (Quadro 9-1).

Quadro 9-1. Diretrizes, Perfil Profissiográfico e Competências e Habilidades Gerais e da Especificidade da APS do Curso de Fisioterapia da Faculdade de Medicina da Universidade de São Paulo

Diretrizes	
Gerais	**Atenção primária à saúde**
Formar profissionais preparados e capacitados para atuar junto à sociedade, assumindo o papel de agente transformador, promovendo a melhoria da qualidade de vida, para atuar nas **áreas de assistência, educação e pesquisa** Formar um profissional apto a atuar em **todas as áreas da Fisioterapia e níveis de atenção à saúde,** com sólidas formações técnica, científica, humanista e ética, visões ampla e global, respeitando os princípios éticos/bioéticos, morais e culturais do indivíduo e da coletividade, com o objetivo de preservar, desenvolver e restaurar a integridade de órgãos, sistemas e funções Formar um profissional voltado ao **desenvolvimento científico e cultural, autônomo** para adquirir conhecimentos que possam garantir uma educação continuada e permanente Estimular a **investigação científica** e a produção de conhecimentos, integrando-os à melhoria da qualidade de vida do ser humano Compreender e conhecer os problemas do mundo atual, em particular, relativos à saúde, prestando serviços à sociedade Promover atividades de extensão, envolvendo a população nos avanços científicos, tecnológicos e culturais da Universidade	Compreender a realidade das ações e serviços da APS no território e no contexto da saúde no Brasil Formar profissionais preparados e capacitados para atuar na APS junto à sociedade, assumindo o papel de agente transformador para promover a saúde, prevenir e recuperar agravos e atuar em cuidados paliativos

(Continua.)

Quadro 9-1. *(Cont.)* Diretrizes, Perfil Profissiográfico e Competências e Habilidades Gerais e da Especificidade da APS do Curso de Fisioterapia da Faculdade de Medicina da Universidade de São Paulo

Perfil profissiográfico	
Gerais	**Atenção primária à saúde**
O fisioterapeuta formado é um **profissional humanista** apto a atuar em todas as áreas da Fisioterapia, com habilidades e atitudes reflexivas e investigatórias, nos diferentes níveis de atenção à saúde (**promoção, manutenção, prevenção e reabilitação**), com autonomias pessoal, intelectual e profissional, necessárias para seguir o processo contínuo de aprendizagem e atualização Os conhecimentos das áreas básica, clínica e profissionalizante o capacitam a identificar, avaliar e solucionar problemas de formas competente e global, respeitando o ser humano nos aspectos físico, social e emocional com vistas a promover e melhorar a qualidade de vida da população O profissional possui formação para atuar com ética, liderança e responsabilidade social nas situações assistenciais, de extensão e pesquisa, com organização e capacidade de trabalho em equipes multiprofissional e interdisciplinar Este profissional tem a capacidade de elaborar e executar projetos de pesquisa, produzindo conhecimentos e tecnologias para o desenvolvimento nacional e socializando o saber científico produzido	Generalista, humanista, crítico, criativo, reflexivo e ético, apto a atuar na APS em seus diferentes modelos de atenção (Saúde da Família, Programático e Tradicional[6]) Comprometido com a efetividade da funcionalidade da APS no Sistema Único de Saúde Colaborativo e propositivo do fazer fisioterapêutico no trabalho em equipe interdisciplinar, junto à pessoa, seus familiares e comunidade Envolvido com o processo de aprendizagem permanente da APS, seus avanços e desafios para a defesa do Sistema Único de Saúde

(Continua.)

Quadro 9-1. *(Cont.)* Diretrizes, Perfil Profissiográfico e Competências e Habilidades Gerais e da Especificidade da APS do Curso de Fisioterapia da Faculdade de Medicina da Universidade de São Paulo

Competências e habilidades

Gerais	Atenção primária à saúde
Compreender o corpo humano em movimento, suas funções biológicas e mecânicas e estabelecer relações com as disfunções Realizar avaliação e elaborar o diagnóstico fisioterapêutico Formular objetivos terapêuticos, elaborar e executar a estratégia terapêutica adequada Avaliar a eficácia do processo terapêutico e decidir sobre o desfecho do tratamento do paciente Gerenciar e zelar os recursos tecnológicos pertinentes à atuação fisioterapêutica Planejar, organizar e gerenciar serviços de saúde pública e privada, prestar consultoria e auditoria no âmbito de sua competência profissional Emitir laudos, pareceres, atestados e relatórios Atuar multiprofissional e interdisciplinarmente nos diversos níveis de atenção à saúde em programas de saúde visando à promoção, manutenção, prevenção e reabilitação; com base na convicção científica, na ética e na cidadania Atuar profissionalmente considerando os fundamentos históricos, políticos, filosóficos e metodológicos da Fisioterapia nas diferentes formas de atuação Elaborar criticamente o amplo espectro de questões: clínicas, científicas, filosóficas, éticas, políticas, sociais e culturais, implicadas na atuação profissional do fisioterapeuta, sendo capaz de intervir nas diversas áreas onde sua atuação profissional seja necessária Atuar com senso crítico e investigativo, autonomia pessoal e intelectual Elaborar e executar projetos de pesquisa e extensão, que contribuam na produção do conhecimento, socializando o saber científico produzido Desenvolver atividades de socialização do saber técnico-científico na sua área de atuação, acompanhar e incorporar inovações tecnológicas pertinentes à sua área de atuação	Aprender a aprender o fazer, conhecer e ser fisioterapeuta na APS Discutir e aprimorar a atuação nas atribuições, competências e rotina dos profissionais de saúde e do fisioterapeuta na APS Promover as ações e serviços fisioterapêuticos para a funcionalidade na APS Estabelecer vínculo com o fisioterapeuta, usuário e comunidade com escuta qualificada, humanização e comunicação efetiva Atuar de forma propositiva e colaborativa no fazer fisioterapêutico na APS com a equipe interdisciplinar, na lógica da clínica ampliada e da redução de danos Planejar e desenvolver ações de cuidado em saúde individual, familiar e coletiva na APS, junto à equipe de saúde com: ■ Apropriação do território, identificação e utilização de suas potencialidades e desafios, incluindo os determinantes de saúde, para o cuidado em funcionalidade ■ Elaboração do projeto terapêutico singular e do projeto terapêutico no território para a funcionalidade das pessoas ■ Planejamento e realização de apoio matricial, mediante necessidades das ações interprofissionais, buscando caminhos e novas possibilidades de ação ■ Planejamento e articulação junto à rede referenciada de assistência: da APS às demais complexidades ■ Multiplicação de opiniões e ações da APS para o bem cuidar da funcionalidade das pessoas no contexto brasileiro

COMO ERA E COMO FAZEMOS A FORMAÇÃO EM APS?

Por ser o Curso de Fisioterapia mais antigo do Brasil, a evolução da matriz curricular acompanhou o aprimoramento histórico da profissão, incluindo a APS. No Quadro 9-2 estão as disciplinas da matriz curricular de 1984 a 2013 com algumas abordagens sobre o contexto de APS, no Quadro 9-3 estão as da matriz atual, a partir de 2013.

O contato do estudante com a APS se inicia com a disciplina Vivências Profissionais I no 1° semestre com visitas programadas para diversos espaços de atuação do fisioterapeuta, entre eles as unidades básicas de saúde. Os estudantes visitam os equipamentos de saúde públicos e privados para conhecer a realidade da Fisioterapia em diferentes níveis de atenção à saúde, bem como suas atribuições, competências e rotinas do fisioterapeuta. Tal disciplina é articulada com a Introdução à Fisioterapia, e neste momento apenas 10% dos estudantes fazem visita técnica em uma unidade de saúde da família. As experiências vivenciadas são compartilhadas entre os estudantes tutoriados com discussão acadêmica. É importante destacar que há início das reflexões sobre os sistemas de saúde de alguns países e seus modelos assistenciais.

Quadro 9-2. Disciplinas da Matriz Curricular de 1984 a 2013 que Aborda Conteúdo da APS

Disciplina	Expectativa de aprendizagem	Onde?	Quanto?	Quando? (Semestre)
De algumas décadas até 2008				
HSP0141 – Introdução à Saúde Pública em Fisioterapia	Introdução de conceito e aplicabilidade da epidemiologia	Faculdade de Saúde Pública USP	30 h	3°
HSP0113 – Fundamentos de Administração de Serviços Médico-Hospitalares	Introdução de conceitos básicos sobre administração em saúde	Faculdade de Saúde Pública USP	15 h	4°
De 2008 até 2013				
HSP0141 – Introdução à Saúde Pública em Fisioterapia	Introdução de conceito e aplicabilidade da epidemiologia	Faculdade de Saúde Pública USP	30 h	3°
HSP0113 – Introdução à Gestão de Sistemas e Serviços de Saúde	Introdução de conceitos básicos sobre administração em saúde	Faculdade de Saúde Pública USP	15 h	4°
MFT0853 – Fisioterapia na Atenção Primária à Saúde	Conhecimento e reflexão sobre o sistema único de saúde e o papel na APS	Faculdade de Medicina USP	30 h	5°
MFT0837 – Prática Clínica Supervisionada em Atenção Primária à Saúde e Grupos Terapêuticos	Reconhecimento da prática do fisioterapeuta na APS	Unidade Básica de Saúde locorregional	60 h	7° e 8°

Quadro 9-3. Disciplinas da Matriz Curricular a Partir de 2013 que Aborda Conteúdo da APS

Disciplina	Expectativa de aprendizagem	Onde?	Quanto na disciplina/para APS	Quando? (Semestre)
MFT0876 – Vivências Profissionais I	Reconhecimento da APS como um dos níveis de complexidade de atuação do fisioterapeuta	Unidades Básicas de Saúde locorregionais	30 h/4 h*	1º
MFT0877 – Vivências Profissionais II	Conhecimento da atuação interdisciplinar: fisioterapeuta como um dos profissionais da equipe de saúde de APS	Unidades Básicas de Saúde locorregionais	30 h/4 h	2º
HSP0141 – Introdução à Saúde Pública	Análise e discussão do processo saúde/doença, o Sistema de Saúde brasileiro, a sua organização e as políticas e práticas de intervenção com ênfase na Fisioterapia. A APS é contextualizada como um nível assistencial do Sistema Único de Saúde	Faculdade de Saúde Pública USP	30 h/**	3º
HSP0113 – Introdução à Gestão de Sistemas e Serviços de Saúde	Proporciona o conhecimento básico sobre a organização dos serviços e do sistema de saúde brasileiro. No contexto da organização do sistema, há ênfase na APS como coordenadora do cuidado	Faculdade de Saúde Pública USP	15 h/**	4º
MFT0895 – Políticas Públicas de Saúde	Possibilita o conhecimento reflexivo sobre a história e atualidades das políticas de saúde no Brasil, do Sistema Único de Saúde, o histórico e construção da rede de atenção e assistencial de saúde e o envolvimento do fisioterapeuta	Faculdade de Medicina USP	30 h/**	6º

(Continua.)

Quadro 9-3. *(Cont.)* Disciplinas da Matriz Curricular a Partir de 2013 que Aborda Conteúdo da APS

Disciplina	Expectativa de aprendizagem	Onde?	Quanto na disciplina/para APS	Quando? (Semestre)
MFT0853 – Fisioterapia na Atenção Primária à Saúde	Identificação teórica das ações e serviços de saúde, as atribuições, competências e rotina do fisioterapeuta e dos profissionais na APS	Faculdade de Medicina USP/Unidades Básicas de Saúde locorregionais	60 h/60 h	6º
MFT0882 – Vivência em Fisioterapia em Atenção Primária	Reconhecimento prático (observação) das ações e serviços de saúde, as atribuições, competências e rotina do fisioterapeuta e dos profissionais na APS	Unidades Básicas de Saúde locorregionais	60 h/60 h	7º
MFT0884 – Práticas de Fisioterapia na Atenção Primária à Saúde I	Atuação prática nas ações e serviços de saúde, nas atribuições e rotina do fisioterapeuta com os profissionais na APS	Unidades Básicas de Saúde locorregionais	60 h/60 h	8º
MFT0837 – Práticas de Fisioterapia na Atenção Primária à Saúde II	Atuação prática com autonomia supervisionada nas ações e serviços de saúde, nas atribuições e rotina do fisioterapeuta com os profissionais na APS	Unidades Básicas de Saúde locorregionais	60 h/60 h	9º e 10º

* Participação de 10% dos estudantes.
** o conteúdo de APS permeia as aulas.

No 2º semestre a continuidade da disciplina Vivências Profissionais II intensifica o conhecimento da realidade profissional do fisioterapeuta, pois oportuniza vivenciar diversos locais de atuação profissional para o estudante compreender as atribuições, competências e rotina dos fisioterapeutas, entender o processo de trabalho da gestão, bem como as relações interpessoais no serviço visitado (fisioterapeuta e demais profissionais de saúde, fisioterapeuta e o paciente/usuário, fisioterapeuta e o gestor). Visando à fundamentação para começar as visitas, há aulas e discussões iniciais (níveis assistenciais, assistências pública e privada) e também ao longo da disciplina (intersetorialidade, equipe de saúde multiprofissional na APS, processo de saúde e doença, bem como aspectos sociais e éticos do cuidado). São seis blocos de locais a serem visitados, em grupos de dois a seis estudantes, a depender da natureza do equipamento de saúde ou intersetorial, nível de atenção primário, secundário ou terciário e setor público ou privado, entre eles: unidades básicas de saúde locorregionais, instituição de longa permanência de idosos, centros especializados de fisioterapia, ambulatório de fisioterapia em hospital geral, centro especializado de reabilitação, clínicas de fisioterapia privada, transporte sanitário, hospitais privados e institutos assistenciais de alta complexidade. Previamente às visitas, são discutidas recomendações de comportamento e posturas profissionais. Para cada local há um roteiro com objetivos, tarefas e indicativa de diário de campo que contribui para a reflexão e compreensão das atribuições, competências e rotina dos usuários, profissionais de saúde e gestor, e são proporcionados momentos de discussão de temas e compartilhamento das experiências e vivências. Posteriormente são apresentados painéis sobre cada equipamento de saúde visitado, com a participação dos responsáveis pelas instituições. Como parte do processo avaliativo, cada estudante prepara um portfólio com suas experiências.

> **SAIBA MAIS**
>
> **Painel:**
> O painel é uma forma de apresentação dos resultados de um trabalho realizado sobre um tema. Diversas equipes contrapõem suas conclusões a partir de diferentes pontos de vistas ou complementam as conclusões umas das outras a partir da mesma perspectiva.
> É um trabalho em equipe, colaborativo, em sala de aula de elaboração de sínteses de conhecimento adquirido na disciplina.

> **SAIBA MAIS**
>
> **Portfólio:**
> É um instrumento de identificação da qualidade do ensino-aprendizagem mediante à avaliação do desempenho do estudante e do professor. Compreende a compilação dos trabalhos realizados pelos estudantes, durante um curso, série ou disciplina.
> Qual o objetivo de um portfólio?
> Ajudar os estudantes a desenvolver a habilidade de avaliar seu próprio trabalho e desempenho, articulando-se com a trajetória do seu desenvolvimento profissional, além de oportunizar a documentação e registro de forma sistemática e reflexiva. Por meio dos portfólios, o professor instaura o diálogo com cada estudante de forma individualizada, pois os estudantes devem sempre estar com seus portfólios documentando suas aprendizagens.

A disciplina Introdução à Saúde Pública é ministrada na Faculdade de Saúde Pública da USP, o que proporciona a convivência dos estudantes no contexto apropriado, e tem o objetivo de introduzir o campo de conhecimento e prática da Saúde Pública. A disciplina aborda concepções sobre o processo saúde-doença; determinantes sociais da saúde; marcos históricos e conceituais da saúde pública; introdução à epidemiologia descritiva; indicadores de saúde; principais sistemas de informação em saúde; sistemas de saúde; a saúde como direito; as políticas de saúde e a proteção social; configuração do sistema de saúde brasileiro e APS. A avaliação conta com uma prova, apresentação de trabalhos e participação em sala. E o referencial teórico utilizado é essencialmente composto por materiais clássicos e atuais.

Introdução à Gestão de Sistemas e Serviços de Saúde é uma disciplina de curta duração, complementar à apresentada anteriormente, onde são abordados conceitos básicos sobre sistemas de proteção social, organização do sistema de saúde brasileiro e dos serviços com ênfase nas redes de atenção à Saúde. Os estudantes são avaliados por participação em sala de aula e entrega de resumos reflexivos sobre os temas abordados.

A disciplina de Políticas Públicas de Saúde, do 6º semestre, é essencialmente teórica e articulada diretamente com a disciplina de Fisioterapia na Atenção Primária à Saúde. Apesar de a essência não ser em APS, o tema permeia as aulas. Utilizando mapas conceituais como estratégia de ensino-aprendizagem são discutidos os marcos históricos das políticas públicas de saúde no Brasil, com a compreensão de proteção social, e releitura do Sistema Único de Saúde da visão do senso comum para o fisioterapeuta, compreendendo seus reais problemas. A partir de ferramentas, como genograma, ecomapa e itinerário terapêutico (Brasil, 2008), desenhados com uma situação de saúde-doença vivenciada pelo próprio estudante, é construída a rede de atenção à saúde com pesquisa no Cadastro Nacional de Estabelecimentos de Saúde (CNES). Com a discussão gerada, cada estudante escolhe uma política pública nacional, estadual ou municipal para estudar, analisar criticamente e reconhecê-la no seu cotidiano. Então há aprofundamento sobre cada política selecionada, destacando a essência da disciplina. Por fim, cada estudante traz uma questão sobre política pública aplicada em provas de pós-graduação *Lato Sensu*, concursos ou processos seletivos para cargo de fisioterapeuta para resolver e discutir o sentido das questões coletivamente em sala de aula. A avaliação de desempenho da disciplina é composta em 30% pela escrita de um portfólio das atividades da disciplina, com uma reflexão crítica do conteúdo, e 70% por uma prova escrita.

A disciplina de Fisioterapia na Atenção Primária à Saúde ocorre em sala de aula alternando com visitas técnicas em unidades básicas de saúde locorregionais. O Quadro 9-4 apresenta as atividades e expectativas de aprendizagem em cada momento da disciplina. A avaliação de desempenho da disciplina é composta em 30% pela escrita de um portfólio das atividades da disciplina com reflexão crítica sobre o conteúdo, 10% refere-se ao relatório da descrição da situação do problema com reflexão de resolução e planejamento de dados do DATASUS, 5% pela frequência nas visitas técnicas ocorridas, e 55% por uma prova escrita. O referencial bibliográfico utilizado é essencialmente composto por políticas públicas envolvendo a APS, livros e artigos acadêmicos clássicos e atuais que envolvem o tema.

A disciplina Vivência em Fisioterapia em APS ocorre no 7º semestre, de fevereiro a junho, e tem continuidade com a disciplina Práticas de Fisioterapia na Atenção Primária à Saúde I no 8º semestre, de agosto a dezembro. Ambas contam com uma equipe de quatro fisioterapeutas supervisores/tutores[8] em cinco unidades básicas de saúde que têm em sua equipe obrigatoriamente o fisioterapeuta inserido no serviço.[9] Cada grupo de quatro ou cinco estudantes têm supervisão direta de um educador uma vez por semana numa unidade básica de saúde com as ações e atividades articuladas e programadas com a equipe do serviço para o ano.

De acordo com a portaria 62/2019 o estudante, ao realizar estágio na unidade básica de saúde, precisa obter uma frequência mínima de quatro vezes durante o ano letivo e considera-se imprescindível a presença de um profissional fisioterapeuta do serviço, bem como o responsável pedagógico vinculado à universidade na supervisão direta do estudante nos equipamentos de saúde.[9]

Essas disciplinas são as que proporcionam maior imersão de aprendizado diretamente no processo de trabalho da APS. A convivência com os estudantes durante os três primeiros anos e a articulação do ensino de serviço à comunidade nas mesmas unidades, há pelo menos quatro anos, nos permitem um planejamento anual das atividades desenvolvidas com sentido e significado para as unidades, bem como conversa sobre a saúde e aprendizado personalizado de cada estudante.[10,11]

Quadro 9-4. Atividades Desenvolvidas na Disciplina de Fisioterapia na Atenção Primária à Saúde, 2013-2019

Semana	Local/motivação	Atividades
1	Sala de aula *Recordar é viver e aprender...*	1. O que é APS? Uso ou já usei? Como foi? 2. Era uma vez... Uma "doce" vivência em APS! Expectativa de aprendizagem: A. Competência na compreensão da APS no Sistema Único de Saúde: 1. Habilidade de reler a APS e o Sistema Único de Saúde da visão do senso comum para o fisioterapeuta, compreendendo seus reais problemas
2	Sala de aula *Recordar é viver e aprender...*	Políticas Públicas de APS e seus modelos de atenção Expectativa de aprendizagem: A. Competência na compreensão da APS no Sistema Único de Saúde: 1. Habilidade de relembrar e reconhecer os marcos históricos das políticas públicas da APS no Sistema Único de Saúde "Lição de casa": busca de informações (filme, panfleto, artigo, livro, depoimentos etc.) sobre o histórico das políticas de APS

3-5	Sala de aula
	O que fazer?
		Atores, ações e atuações na APS e especificamente do fisioterapeuta:
		1. Quem somos?
		2. O que e como fazemos?
		Expectativa de aprendizagem:
		A. Competência na compreensão da responsabilidade dos atores no cuidado, e a especificidade da fisioterapia:
		   1. Habilidade de saber ser usuário, profissional e gestor na APS
		   2. Habilidade de saber fazer promoção, proteção, recuperação da saúde e paliativo, especificamente funcional
		   3. Habilidade de saber planejar atividades em grupo e individual com assistência compartilhada, quando necessário
		"Lição de casa": estudo da Política Nacional de Atenção Básica e das Diretrizes do Núcleo de Apoio à Saúde da Família

6-8	Sala de Aula
	Eu amanhã na APS!
		Possibilidades de ações e atividades fisioterapêuticas para os ciclos de vida no contexto da APS
		Expectativa de aprendizagem:
		A. Competência na compreensão das responsabilidades e fazer do fisioterapeuta na APS:
		   1. Habilidade de refletir e propor ações e atividades dos fisioterapeutas na APS
		   2. Habilidade de se reconhecer como fisioterapeuta e como equipe multiprofissional da APS a partir de exemplo
		"Lição de casa": trazer propostas de ações individuais e coletivas para cada ciclo de vida, escolha a sua!

9-13	UBS – *In loco* Sala de Aula – *Eu amanhã na APS!*	Visita técnica em grupos de 4 a 5 estudantes por unidade com roteiros de visita técnicas (Quadro 9-5)
14	Sala de informática *Números... O que planejar?*	Indicadores de Saúde: dados epidemiológicos e planejamento de uma situação problema identificada no DATASUS Expectativa de aprendizagem: A. Competência na análise da informação de dados populacionais da APS: 1. Habilidade de identificar e propor soluções para situações de problemas na APS

(Continua.)

Quadro 9-4. *(Cont.)* Atividades Desenvolvidas na Disciplina de Fisioterapia na Atenção Primária à Saúde, 2013-2019

Semana	Local/motivação	Atividades
15	Sala de Aula *Prontos para vivência e estágio em APS!*	Apresentação das atividades de estágio do 8º semestre Expectativa de aprendizagem: A. Conhecer a perspectiva de aprendizagem da prática fisioterapêutica na APS

Quadro 9-5. Visitas Técnicas

	Reconhecimento do território
Objetivo	Conhecer o território e suas relações com a saúde, principalmente o papel da equipe multiprofissional e do fisioterapeuta
Tarefas	Conhecer o histórico da região e a população, as articulações intersetoriais para o cuidado Acompanhar o usuário na utilização da unidade Visitas programadas para vivenciar as ações de cuidado em saúde realizadas nos equipamentos da região
Diário de campo	Características da comunidade: história, ocupação, organização, condições de vida em diferentes áreas, modos de vida e saúde, cuidados de saúde da relação da comunidade com o Sistema de Saúde
	Reconhecimento da unidade e rotina da Unidade e do NASF/fisioterapeuta
Objetivo	Conhecer todos os ambientes da Unidade Básica de Saúde e o dia a dia do trabalho do Núcleo Ampliado de Saúde da Família e Atenção Básica e do fisioterapeuta
Tarefas	Conhecer a agenda das atividades e rotina do Núcleo Ampliado de Saúde da Família e Atenção Básica e do fisioterapeuta Visitas programadas nos setores e vivenciar as tarefas (recepção, regulação, administração, consultório, sala de grupo, outros)
Diário de campo	Atenção para ações e serviços que ocorrem na unidade com o foco no cuidado do usuário Atenção para ações e serviços realizados pelos profissionais do Núcleo Ampliado de Saúde da Família e Atenção Básica e especificamente do fisioterapeuta
	Visita domiciliar com agentes comunitários de saúde
Objetivo	Aproximar da formação dos estudantes com o cuidado integral de saúde a partir do mundo de uma família, sua história de vida relacionada com a saúde, seu cuidado e uso das redes de serviços de saúde
Tarefas	Visita domiciliar da rotina de um Agente Comunitário de Saúde Estudo do prontuário das famílias visitadas Conversas sobre as condições e hábitos de vida, a relação saúde-doença na visão do Agente Comunitário de Saúde
Diário de campo	Articulações de histórias de vida e de cuidado na Rede Assistencial

(Continua.)

Quadro 9-5. *(Cont.)* Visitas Técnicas

	Visita domiciliar com demanda para fisioterapia
Objetivo	Compreender o cuidado integral de saúde e uso das redes de serviços de saúde de pessoas restritas à casa
Tarefas	Visita domiciliar da rotina de um fisioterapeuta Estudo do prontuário das famílias visitadas Conversas sobre as condições e hábitos de vida, a relação saúde-doença na visão dos profissionais
Diário de campo	Atenção ao acolhimento e resolubilidade Atenção à clínica ampliada (foram abordados diversos aspectos do processo saúde-doença, família, promoção e prevenção, trabalho, outros) Atenção à longitudinalidade de cuidado Atenção ao projeto terapêutico singular da família ou de um usuário
	Grupos
Objetivo	Conhecer o cuidado coletivo
Tarefas	Vivenciar um grupo de cuidado coletivo
Diário de campo	Questionar-se: por que o grupo? quem são os personagens envolvidos? Atenção à ambiência, acolhimento, resolubilidade e longitudinalidade
	Reuniões
Objetivo	Conhecer a organização da unidade, das equipes e do cuidado
Tarefas	Vivenciar reunião dos profissionais (técnicas, equipe, intersetorial etc.) Atenção à construção de projeto terapêutico singular da família ou de um usuário
Diário de campo	Processo de trabalho para organização da equipe na unidade Cuidado gerado pela equipe para os usuários

As atividades propostas e ferramentas de trabalho e aprendizagem são:

- Portfólio individual com análise crítica com base na vivência e nos conteúdos teóricos apreendidos, é necessário apresentação dos motivos e porquês (conteúdo científico e vivência) que levaram a tais raciocínios com começo, meio e fim. A cada duas/três semanas há discussão da construção dos portfólios.
- Estudo de caso sobre o processo saúde-doença-cuidado (atividade individual): desenvolvimento de uma situação de um usuário/família escolhido junto à equipe e ao supervisor/tutor, articulando conceitos teóricos e explicações pessoais que levaram o usuário/família a percorrer os caminhos em busca do cuidado à saúde e analisando o desenvolvimento do papel dos diferentes atores nesta busca por cuidado (família, cuidadores, profissionais de saúde entre outros).
- Fóruns e rodas de discussão sobre o projeto terapêutico singular ou o projeto de saúde no território em reuniões de equipe, e discussão entre estudante e supervisor/tutor com respaldo de textos científicos.
- Dois seminários em grupo: um no 7º semestre sobre o diagnóstico do território e planejamento das ações práticas para o 8º semestre, outro no fim das disciplinas para apresentação e compartilhamento das ações executadas.

- Atividades assistenciais nas unidades: atendimentos individuais e compartilhados na unidade e em visita domiciliar, ações coletivas de educação em saúde abertas à população ou para populações específicas e ações intersetoriais.

Tais atividades são detalhadas no Quadro 9-6 como semestre a ser realizadas e ferramentas pedagógicas para registro e avaliação.

Quadro 9-6. Atividades Desenvolvidas na Vivência em Fisioterapia em APS e Práticas de Fisioterapia na Atenção Primária à Saúde, 2013-2019

7º semestre – Vivência em Fisioterapia em APS			
Semana	Eixos	Atividades	Ferramentas
1	Apresentação da disciplina e pactuação sobre o processo de aprendizagem	▪ Apresentação dos objetivos, atividades e avaliação ▪ Pactuações de: *O que e como queremos nosso aprendizado?* ▪ Organização dos grupos de trabalho ▪ Discussão: *Como eu me vejo como futuro profissional?*	▪ Portfólio – apresentação de diferentes modelos
2 a 7	Reconhecimento do território, atores e as Redes de Atenção à Saúde	▪ Vivência nos setores da unidade básica ▪ Reconhecimento do território e da Rede de Atenção à Saúde ▪ Acompanhamento do usuário	▪ Portfólio ▪ Construção de mapa descritivo e analítico dos territórios ▪ Descrição do caso sobre o processo saúde-doença-cuidado
8 a 19	Aproximações: ▪ Rotina das equipes ▪ Ações e atividades de cuidado desenvolvidas	▪ Vivência: grupos, visita domiciliar, atendimentos individuais e compartilhados, ações intersetoriais e reuniões de equipe ▪ Identificação do uso das ferramentas de apoio matricial, de grupos, de reuniões e projeto terapêutico singular ▪ Acompanhamento do usuário	▪ Portfólio ▪ Atividade: Processo Saúde-Doença-Cuidado ▪ Discussões: Classificação Internacional de Funcionalidade, Incapacidade e Saúde; modelos assistenciais e estratégias/ferramentas para o cuidado nos diferentes contextos; trabalho em equipe; papel do fisioterapeuta na APS; competências comuns, específicas e colaborativas dos profissionais ▪ Autoavaliação/avaliação individual do processo de aprendizado
20	Fechamento	▪ Discussão sobre diagnóstico de saúde do território e plano de ação para compor o cuidado com os profissionais da Unidade Básica de Saúde	▪ Apresentação para os profissionais da Unidade Básica de Saúde e para os demais estudantes e educadores ▪ Avaliação da disciplina

(Continua.)

Quadro 9-6. *(Cont.)* Atividades Desenvolvidas na Vivência em Fisioterapia em APS e Práticas de Fisioterapia na Atenção Primária à Saúde, 2013-2019

8º semestre - Práticas de Fisioterapia na Atenção Primária à Saúde I			
Semana	Eixos	Atividades	Ferramentas
1 a 19	Integração prática	▪ Ações de cuidado em parceria com a equipe da Unidade Básica de Saúde	▪ Ficha de atendimento específica do estágio, avaliações utilizadas pelos profissionais da Unidade Básica de Saúde, lista de problemas etc. ▪ Discussões das práticas do cuidado ▪ Autoavaliação/avaliação individual do processo de aprendizado
20	Encerramento	▪ Discussão do processo de aprendizado e desenvolvimento das ações e atividades. Reflexão: *O que eu preciso ser, saber e fazer para atuar na APS?*	▪ Apresentação para os profissionais da Unidade Básica de Saúde e para os demais estudantes do 8º e 6º semestres ▪ Avaliação da disciplina

A avaliação de desempenho do 7º semestre é composta por uma autoavaliação e avaliação individual*, seminário em grupo, portfólio e o estudo de caso sobre o processo saúde-doença-cuidado. Já no 8º semestre é a soma da autoavaliação e avaliação individual, seminário em grupo e ficha de avaliação dos usuários.

O referencial bibliográfico utilizado que permeia as discussões no dia a dia da prática tem como temas centrais: sistema de saúde brasileiro, redes de atenção à saúde, conceitos de APS, modelos tecnoassistenciais, território e saúde, trabalho em equipe, núcleo de apoio à saúde da família, papel do fisioterapeuta na APS, ferramentas para a gestão da clínica e do cuidado, apoio matricial, relação profissional-usuário, regulação em saúde e educação em saúde.

A última disciplina do curso referente ao campo da APS é chamada de Práticas de Fisioterapia na Atenção Primária à Saúde II, acontece nos 9º e 10º semestres. Representa o desfecho de todo processo de aprendizagem (ensino-serviço-cuidado) iniciado no 1º semestre do curso. Nela busca-se autonomia profissional com estágio de imersão em uma unidade de saúde escola (que representa o modelo de assistência tradicional) três vezes semanais durante cinco semanas. Tais atividades contam com supervisão direta por um profissional fisioterapeuta vinculado à universidade, para grupo de três a quatro estudantes em média. As atividades e expectativas de aprendizagem são apresentadas no Quadro 9-7, e a avaliação de desempenho do estudante é com base na ficha de avaliação individual citada anteriormente.

---

* Autoavaliação e avaliação individual:
  ▪ Aspectos profissionais (30% no sétimo semestre e 70% no oitavo semestre) – rendimento no estágio; facilidade de compreensão; nível de conhecimentos teórico e prático; organização e método no trabalho; iniciativa e independência.
  ▪ Aspectos humanos (70% no sétimo semestre e 30% no oitavo semestre) – assiduidade; interesse e dinâmica; sociabilidade e desembaraço; cooperação; responsabilidade com material; ética profissional.

Quadro 9-7. Atividades e Expectativas de Aprendizagem nas Práticas de Fisioterapia na Atenção Primária à Saúde II, 2013-2019

Atividade	Expectativa de aprendizagem
Reconhecimento do território de abrangência, a Unidade e a Equipe de Referência	▪ Visão crítica do papel da APS no Sistema de Saúde Brasileiro
Grupos de educação em saúde: ▪ Dor musculoesquelética crônica ▪ Caminhada ▪ Circuito da Maior Idade	▪ Saber ser e fazer educação em saúde na APS ▪ Visão reflexiva e atuação do fisioterapeuta no trabalho em equipe ▪ Conhecimento reflexivo sobre as ferramentas: clínica ampliada e Projeto Terapêutico no Território
Visita domiciliar Atendimentos individuais e compartilhados com: Equipe de Referência Reunião com equipes Discussão de casos	▪ Saber ser e fazer o cuidado em saúde individual e familiar na APS ▪ Visão reflexiva e atuação do fisioterapeuta no trabalho em equipe ▪ Conhecimento reflexivo sobre as ferramentas: clínica ampliada, apoio matricial e Projeto Terapêutico Singular
Discussões: educação em saúde e atendimento de grupos; cuidados fisioterapêuticos na APS; Redes de Atenção à Saúde; Assistência Domiciliar; Cuidado Humanizado	▪ Reflexão e aprimoramento teórico sobre APS no Sistema de Saúde Brasileiro

O projeto pedagógico adotado pelo curso, decorrendo entre teoria e prática por meio das disciplinas expostas anteriormente, prepara o estudante a pensar, ser e agir neste contexto de Saúde Pública e APS, visando às ações assistenciais autônomas da mesma maneira que um profissional já inserido nesse cenário.

O processo avaliativo é fase importante na construção da aprendizagem. Durante a graduação o estudante deve adquirir autonomia profissional, inicialmente com predomínio teórico do conhecimento e habilidades a serem desenvolvidas. Próximo ao fim do curso, esperam-se ações práticas autônomas. Atualmente, está em desenvolvimento pelo curso novo modelo de avaliação por competências a ser implementado a princípio nas práticas clínicas e em seguida disseminado pelas demais disciplinas.

CAMINHOS AINDA A PERCORRER

Diversas são as possibilidades de caminho para a articulação do ensino de serviço à comunidade. Para além de conhecer, sobretudo, o que não se quer construir, não existe a certeza se o caminho é este. Atualmente, existem desejos concretos de onde e como se almeja o ensino de graduação em Fisioterapia na APS:

- Acredita-se que é necessário ter atividades com envolvimento de docentes e estudantes, profissionais da unidade – incluindo o fisioterapeuta profissional do serviço –, e usuários acompanhados na unidade (comunidade).
- São escolhidas UBS com fisioterapeuta do serviço para parceria, desta forma já há assistência fisioterapêutica para articulação e potencialidade de trocas entre os atores envolvidos (profissionais, usuários, estudantes e docentes).

- São escolhidas UBS com ações e serviços com incentivo para a formação continuada e permanente nas proximidades locorregionais da universidade.
- Busca-se interlocução constante com outros cursos de graduação da USP visando a proporcionar ensino interprofissional, intersetorial, em especial junto à educação e assistência social.
- Para compatibilizar o ensino generalista, entende-se que a formação do fisioterapeuta para APS deve ser com qualidade, preparando o profissional para atuar na APS ou em outro nível assistencial com compreensão clara sobre a coordenação do cuidado da APS na Rede de Atenção à Saúde.
- Independente do caminho a ser trilhado pelo estudante após formado, o respeito aos diferentes interesses de cada estudante é fundamental, mas que sobretudo não se pode confundir quem quer atuar na APS e nem iludir quem não deseja.

Entretanto, nem tudo são flores. Esses são os desafios a serem enfrentados:

- Ainda não foi possível, de fato, construir o ensino interprofissional.[12] Há dificuldades de compatibilidade de projetos pedagógicos alinhados entre os cursos da universidade, grades curriculares compatíveis e quantidade excessiva de estudantes na mesma UBS.
- Não existe 100% de supervisão direta de docente da universidade no campo de prática: Conta-se com supervisão 100% direta, entretanto com cargos diferentes de docente, supervisor fisioterapeuta e preceptor de estágio. Não há diferença em relação às atribuições e competência profissional, mas sim de cargo e vínculo trabalhista.
- Com a contratualização das organizações sociais da saúde para a gestão dos serviços da APS e o sucateamento das unidades de gestão direta da Secretaria Municipal de Saúde de São Paulo, a instabilidade, rotatividade e falta dos profissionais nas unidades são um grande desafio para continuidade da articulação do ensino de serviço à comunidade.

Essa foi nossa história. E a sua?

REFERÊNCIAS BIBLIOGRÁFICAS

1. Comissão Coordenadora do Curso de Fisioterapia. Projeto Político Pedagógico 2013-2017. São Paulo, 2017.
2. Universidade de São Paulo (Brasil). Portaria n.º 347, de 7 de abril de 1967. Regulamenta os cursos de fisioterapia e terapia ocupacional do Instituto de Reabilitação da USP.
3. Brasil. Decreto-Lei n.º 938, de 13 de outubro de 1969. Provê sobre as profissões de fisioterapeuta e terapeuta ocupacional, e dá outras providências. Diário Oficial da União 14 out de 1969;1:8658.
4. Conselho Nacional de Educação (Brasil). Resolução n.º 4 de 19 de fevereiro de 2002. Intitui diretrizes curriculares nacionais do curso de graduação de fisioterapia. Diário Oficial da União 4 mar de 2002;1:11.
5. Brasil. Parecer n.º 622/82 do Conselho Federal de Educação. Brasília: Ministério da Educação.
6. Fertonani HP, Pires DEP, Biff D, Scherer MDA. Modelo assistencial em saúde: conceitos e desafios para a atenção básica brasileira. *Ciência & Saúde Coletiva* 2015;20(6):1869-78.
7. Brasil. *Cadernos de Atenção Básica 39 - Núcleo de apoio à saúde da família*. Brasília, 2008.
8. Botti SHO, Rego S. Preceptor, supervisor, tutor e mentor: quais são seus papéis? *Rev Bras Educ Méd* 2008;32(3):363-73.
9. Secretária Municipal de Saúde (Brasil.) Portaria n.º 62 de 24 de janeiro de 2019. São Paulo: Secretária Municipal de Saúde, 2019.
10. Albuquerque VS, Gomes AP, Rezende CHA *et al*. A integração ensino-serviço no contexto dos processos de mudança na formação superior dos profissionais da saúde. *Rev Bras Educ Méd* 2008;32(3):356-62.

11. Gil CRR, Turini B, Cabrera MAS *et al.* Interação ensino, serviços e comunidade: desafios e perspectivas de uma experiência de ensino-aprendizagem na atenção básica. *Rev Bras Educ Méd* 2008;32(2):230-9.
12. Silva JAM, Peduzzi M, Orchard C, Leonello VM. Educação interprofissional e prática colaborativa na Atenção Primária à Saúde. *Rev Escola de Enferm USP* 2015;49(spe2):16-24.

EXPERIÊNCIAS DE FORMAÇÃO NA ATENÇÃO PRIMÁRIA À SAÚDE: UNIVERSIDADE FEDERAL DE SÃO PAULO – *CAMPUS* BAIXADA SANTISTA

Fernanda Flávia Cockell • Mariana Chaves Aveiro • Patrícia Rios Poletto

HISTÓRICO DO CURSO

A criação do *Campus* Baixada Santista da Universidade Federal de São Paulo se deu a partir da organização da sociedade da região, da luta coordenada de diversos setores e diferentes instâncias executivas e legislativas. Além disso, as políticas de expansão da educação superior pública desenvolvidas no país a partir de 2003 foram âncoras de todo o processo de ampliação de democratização do acesso e permanência de jovens e adultos na universidade pública brasileira.

Assim, foram propostos ao MEC, em 2006, a implantação dos cursos de graduação em Nutrição, Psicologia, Fisioterapia, Terapia Ocupacional e Educação Física. Em 2009, o quadro de profissões da saúde ampliou-se no *campus* com a criação do curso de Serviço Social.

O curso de bacharelado em Fisioterapia da Universidade Federal de São Paulo – *Campus* Baixada Santista – foi reconhecido pela Portaria SERES/MEC nº 479 de 25/11/2011.[1] A primeira turma ingressou em 2006, com 40 vagas e carga horária de 3.130 horas, além da carga horária de estágio que ainda seria discutida. Em 2012, o curso de Fisioterapia passou por uma reestruturação de sua matriz curricular e ampliação do período de integralização, passando de 4 para 5 anos, com 4.700 horas, de forma a atender a Resolução Nº 4, de 06/04/2009, que recomenda a alteração da carga horária mínima de 4.000 horas e estabelece em 5 anos o prazo mínimo para integralização do curso.

Em 2014, iniciou-se um processo de revisão conjunta das matrizes curriculares dos cursos da área da saúde do *Campus* Baixada Santista. Esta reformulação se tornou necessária, pois já existiam avaliações individuais de cada um dos seis cursos (tanto por parte de docentes, quanto de discentes) que apontavam necessidade de ajustes para atender aos pressupostos de formação estabelecidos no Projeto Pedagógico do Curso (PPC).[2] Este processo teve como objetivos estabelecer aproximações sucessivas entre os interlocutores da formação; reduzir carga horária que estivesse excessiva, revisar conteúdo e método de aprendizagem. Atualmente, a forma de ingresso ocorre pelo SISU, com 50 vagas anuais, com carga total de 4.740 horas.

ESTRUTURA DO CURSO

O PPC do curso de Fisioterapia é pautado em quatro eixos formadores, sendo três comuns a todos os cursos de saúde do *Campus* (O ser humano e sua inserção social – **EIXO IS**; O ser humano e sua dimensão biológica – **EIXO BIO**; e Trabalho em Saúde – **EIXO TS**) e um específico aos alunos de Fisioterapia (Aproximação à prática específica em saúde: Fisioterapia – **EIXO Específico**), conforme detalhado na Figura 10-1. Nos primeiros três anos, os estudantes são organizados em turmas mistas, criando aproximações entre os discentes dos cursos da saúde do Instituto Saúde e Sociedade. Tal perspectiva corrobora com o futuro trabalho em equipe, condição *sine qua non* para a integralidade do cuidado integral e para exercício da prática interprofissional.

A Educação Interprofissional (EIP) é uma modalidade de formação em saúde que promove o trabalho em equipe integrado e colaborativo entre profissionais de diferentes áreas com foco nas necessidades de saúde de usuários e população, com a finalidade de melhorar as respostas dos serviços a essas necessidades e qualidade da atenção à saúde.[3] Representa oportunidade para a formação de profissionais de saúde mais bem preparados para uma atuação integrada em equipe, em que a colaboração e a interdependência das áreas predominam frente à competição e à fragmentação. Dessa forma, defende-se que a EIP e a Prática Interprofissional devem ocorrer sempre de forma integrada.[3]

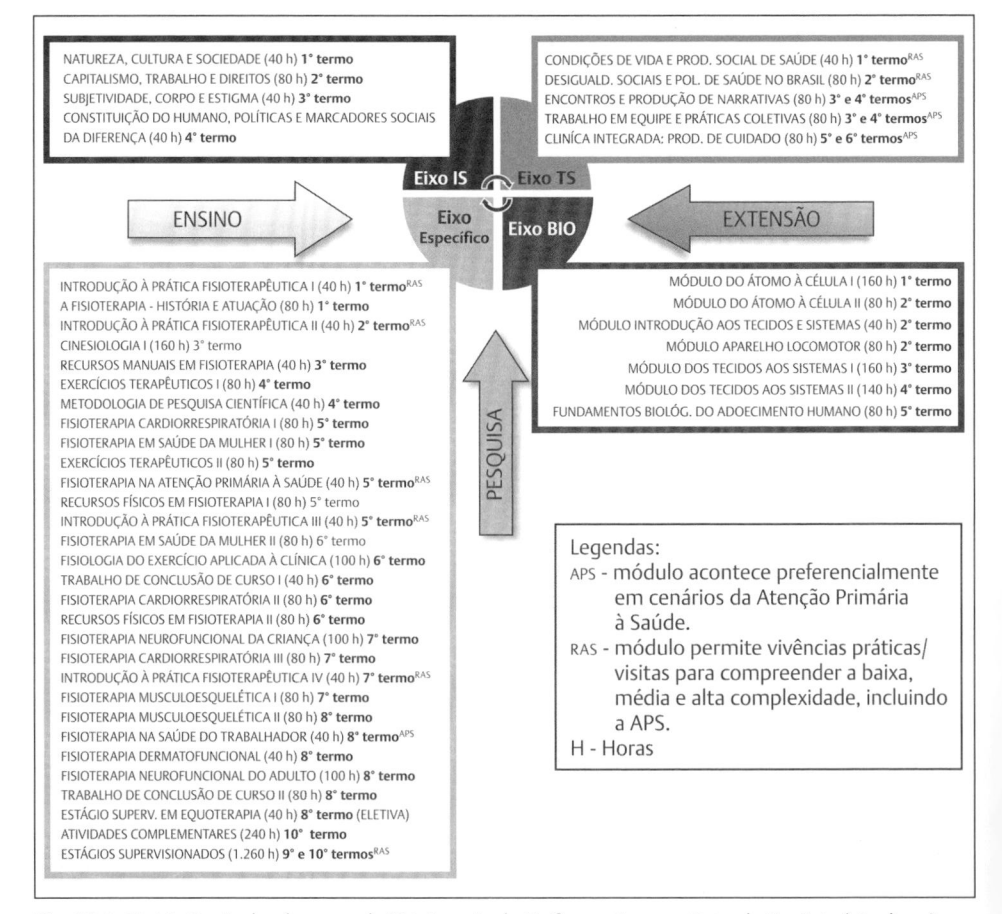

Fig. 10-1. Matriz Curricular do curso de Fisioterapia da Unifesp – Campus Baixada Santista (atualização – 2017).

No Brasil, há muito ainda por se fazer para superar o modelo dominante de educação e prática uniprofissional.[4] A Unifesp assume o desafio na implantação do *Campus* Baixada Santista com um projeto inovador pautado na Educação Interdisciplinar e Interprofissional, sendo que a interprofissionalidade diz respeito à esfera da prática profissional onde se desenvolve o trabalho em equipe de saúde, e a Interdisciplinaridade à esfera das disciplinas, ciências ou áreas de conhecimento.[3]

A concepção modular permite integrar conteúdo/disciplinas em eixos e módulos interdisciplinares, compreendendo:

> *a formação em saúde como um processo de práticas sociais, permeado pelas concepções de saúde e adoecimento, em busca da superação das concepções reducionistas e suas relações de causalidade linear. O curso busca contribuir para a instauração de uma cultura acadêmica que se nutre da dúvida, do diálogo entre diferentes, do alargamento dos caminhos de produção dos conhecimentos científicos e da perspectiva plural dos saberes e experiências humanas, contemplando os pressupostos de acessibilidade atitudinal.*[2]

Pensando em uma formação integrada e interdisciplinar, a semana padrão do curso de Fisioterapia sempre foi discutida em conjunto com os eixos comuns e demais cursos, de forma que se pudessem também construir atividades de Extensão e Pesquisa integradas e uma Gestão compartilhada. Inicialmente, definiram-se a "Área Comum" e a "Área Verde" na Semana Padrão, de forma que ambas permitissem a integração das atividades para contribuir com a formação interdisciplinar do aluno e, de certa forma, prepará-lo para o trabalho interprofissional que se deseja construir na Atenção Primária à Saúde (APS).

A Área Comum consiste em um período semanal, na semana padrão, em que não são agendadas aulas dos módulos obrigatórios e/ou eletivos, de forma que os alunos e docentes podem se dedicar a diferentes atividades do *Campus*, de acordo com a sua escolha, como: projetos e programas sociais de extensão, grupos de pesquisa, eventos e cursos de extensão etc. Na Área Verde, por sua vez, também não são agendadas aulas dos módulos obrigatórios e/ou eletivos, entretanto, os docentes participam da Gestão do *Campus* em suas diferentes instâncias e não podem estar com os alunos no desenvolvimento das ações.

O PPC reconhece a importância da formação em saúde como um processo amplo, buscando envolver os conteúdos das Ciências Humanas e Sociais, das Ciências Biológicas e da Saúde Coletiva na "construção da reflexão crítica sobre as práticas em saúde a partir do olhar do cuidado, do trabalho, das relações sociais, das condições de produção de vida nas sociedades". Tais imbricações ocorrem nos eixos comuns nos primeiros três anos de formação, com mecanismos efetivos de integração curricular e formação na APS, mas encontram dificuldades de continuidade no quarto ano e durante os estágios obrigatórios.

O Eixo "O Ser Humano em Sua Dimensão Biológica" é formado por um núcleo comum de conhecimentos necessários para cinco dos cursos propostos (o conhecimento biológico necessário a um profissional para atuação na área da saúde) e um núcleo específico de aprofundamento a partir das necessidades de cada curso. Este eixo instrumentaliza os estudantes a respeito dos temas biológicos para a formação na área da Saúde de forma integrada e crescente em complexidade.[2]

Já o Eixo "O Ser Humano e Sua Inserção Social" aborda a compreensão da formação em saúde como um processo de práticas sociais, permeado pelas concepções de saúde, adoecimento, condicionantes históricos, abrangendo diferentes dimensões da produção da vida humana, como educação, trabalho, condições de vida, subjetividade, relações sociais.[2]

No eixo "Trabalho em Saúde" se dão os primeiros contatos do estudante com o processo saúde-doença e especialmente com a APS. Este eixo permite que o estudante compreenda desde o primeiro ano as múltiplas dimensões envolvidas no processo saúde-doença e de produção de cuidado; que ele conheça e compreenda a realidade de saúde da população brasileira e o sistema de saúde vigente em nosso país; e, por meio das vivências (e da convivência) entre as profissões de saúde, possa compreender o processo de trabalho em saúde, especialmente em cenários da APS, para ser capaz de construir uma visão crítica sobre a produção do conhecimento, do conhecimento científico e do conhecimento na área da saúde, o processo saúde-doença.[2]

E, por fim, o "Eixo Específico" do curso de Fisioterapia engloba a aprendizagem de temas específicos para a formação desde o estudo do movimento humano, passando pelos recursos fisioterapêuticos (cinesioterapia, recursos eletrofísicos e manuais), compreendendo as principais formas de adoecimento nas diversas áreas de atuação do fisioterapeuta e chegando a formas de intervenção desde o âmbito da prevenção de doenças, passando pela promoção da saúde, até a recuperação funcional.[5]

As atividades práticas iniciam no primeiro semestre de formação, com vivências graduais e gradativamente mais complexas em diversos cenários de aprendizagem, desde equipamentos de saúde nos três níveis de atenção, equipamentos socioassistenciais da proteção social básica, escolas, espaços de lazer/cultura, serviços especializados de medicina do trabalho entre outros equipamentos/serviços parceiros da instituição. A articulação ensino-serviço permite ao discente de Fisioterapia desenvolver durante toda a sua formação ações conjuntas de promoção à saúde, intervenções preventivas/curativas (individuais e coletivas), educação continuada/permanente e gestão em saúde.

Nos 9° e 10° semestres acontecem os estágios supervisionados obrigatórios, com a presença diária e em tempo integral do docente Fisioterapeuta, com carga horária total de 1.260 horas. Os campos de estágio foram divididos em seis áreas: Fisioterapia Cardiorrespiratória, Fisioterapia Musculoesquelética (ambulatorial e hospitalar); Fisioterapia Neurofuncional (criança e adulto), Fisioterapia da Saúde da Mulher, Fisioterapia em Saúde do Trabalhador e Saúde Coletiva e Estágio Eletivo (local e área de interesse do aluno em locais conveniados do Hospital São Paulo – UNIFESP). Apenas o estágio em Saúde do Trabalhador e Saúde Coletiva acontece na APS, sendo os demais centrados na média ou alta complexidade, ainda que nos primeiros anos os módulos teóricos práticos aconteçam preferencialmente na APS. Para facilitar a visualização dos cenários da prática durante a formação, foi utilizada, na Figura 10-1, a legenda APS quando o módulo permite ao aluno preferencialmente a prática na APS, e RAS quando permite práticas/vivências para a compreensão da baixa, média e alta complexidades da Rede de Atenção à Saúde (RAS) da região.

APRENDIZAGEM DA APS NA FISIOTERAPIA DA UNIFESP

Conforme demonstrado na Figura 10-1, as vivências e aprendizagens de APS do curso de Fisioterapia na Unifesp acontecem dentro do Eixo Trabalho em Saúde (TS) e no Eixo Específico, neste último nas unidades curriculares Fisioterapia na APS, Fisioterapia na Saúde do Trabalhador e no Estágio em Saúde do Trabalhador/Saúde Coletiva. Associado ao desafio de continuidade do currículo integrado, nos dois últimos anos o discente cursa apenas unidades curriculares do eixo específico. Assim, a estrutura de estágio mantém as áreas e campos de conhecimento fortemente isolados, separados e concentrados nos níveis secundários e terciários de atenção à saúde. Neste caso, há maior dificuldade para a permeabilidade entre as diferentes áreas de conhecimento, para qualificar o cuidado em saúde.

Primeiro Contato com a APS na Fisioterapia da Unifesp: Eixo Trabalho em Saúde (TS)

Eixo TS coloca os estudantes em contato teórico e prático com a APS do 1º semestre do curso. Este eixo é formado pelas seguintes unidades curriculares que têm como objetivos centrais:

- *Condições de vida e produção social de saúde (1º termo – 40 horas):* analisar e discutir o processo saúde-doença na perspectiva do sujeito em território e as implicações para a prática profissional em saúde.
- *Desigualdades sociais e políticas de saúde no Brasil (2º termo – 80 horas):* apresentar e discutir os fundamentos básicos de análise das condições de vida, situação de saúde e trabalho, bem como as contribuições da epidemiologia na gestão em saúde em um contexto de desigualdade social; e a constituição histórica da Seguridade Social e da política nacional de saúde, os princípios, diretrizes e bases legais do Sistema Único de Saúde (SUS) e a gestão e organização dos serviços públicos de saúde.
- *Encontros e produção de narrativas (3º/4º termo – 80 horas):* contribuir para a construção de uma abordagem comum às diversas áreas profissionais que considere a realidade vivida pelas pessoas e as diversas dimensões envolvidas no processo saúde/doença/cuidado.
- *Trabalho em equipe e práticas coletivas (3º/4º termo – 80 horas):* possibilitar o exercício de práticas coletivas comuns às cinco áreas da graduação com grupos populacionais, ampliando os espaços de escuta, diálogo e reflexão a fim de possibilitar ações de promoção da saúde.
- *Clínica integrada: produção de cuidado (5º/6º termo – 80 horas):* dar continuidade à formação de uma clínica integrada e comum aos vários campos profissionais, avançando na produção e gestão dos cuidados individual e coletivo em saúde.

A trajetória para a APS do estudante do curso de Fisioterapia da Unifesp inicia com o módulo *Condições de Vida e Produção Social de Saúde* que acontece no primeiro semestre com discussão do contexto de crise na Saúde. Também promove a aproximação aos territórios do município de Santos e às condições de vida da população e discute as diferentes concepções de "saúde", objetivando estabelecer a relação entre os referenciais sob os que operam vários paradigmas e práticas.

O caminho de formação avança no 2º termo com o módulo *Desigualdades Sociais e Políticas de Saúde no Brasil* onde aprende os fundamentos básicos para análise das condições de vida, das situações de saúde e trabalho, compreende o processo de transição demográfica, epidemiológica e nutricional, conhece os indicadores de condições de vida e de saúde e aprende o raciocínio epidemiológico. Ainda é neste módulo que os estudantes terão seu primeiro contato com o SUS, conhecendo seus princípios, diretrizes e modelos de atenção à saúde, além da história da política de saúde no Brasil, e terminando com noções sobre seguridade social no Brasil e sobre as redes intersetoriais e municipais de saúde.

Neste primeiro ano descrito anteriormente, as vivências ainda são em sua maioria teóricas, tendo apenas alguns momentos práticos percorrendo os territórios e conhecendo os serviços de saúde e assistência social municipais. Quando chegam ao segundo ano do curso, os estudantes mergulham em profundidade no cotidiano dos serviços e territórios, ampliando suas experiências com o "sentir" da prática em cenários reais.

Assim, durante o módulo *Encontros e Produção de Narrativas*, realizado no 3º e 4º termos (metade da turma cursa no 3º termo e a outra metade no 4º termo), a trajetória se enriquece com a discussão sobre demandas e necessidades de saúde e aprofunda-se na direção da atuação interprofissional e do desenvolvimento de uma prática colaborativa comum. Este módulo trabalha especialmente o desenvolvimento de vínculo e escuta por compreender que são competências fundamentais para a formação de um profissional de saúde apto ao cuidado integral em saúde.

A estratégia pedagógica elegida para promover essa aprendizagem é a construção de narrativas de história de vida orientadas para a prática comum.[6] Os alunos em duplas interprofissionais acompanham um indivíduo/família ao longo do semestre, praticando a escuta sensível e a construção de vínculo para a elaboração das narrativas, e terminam o semestre com a leitura de tais narrativas para as pessoas acompanhadas, conseguindo perceber também neste processo as ressignificações do processo saúde-doença. E durante todas essas vivências ainda são apresentados à organização e funcionamento dos serviços de saúde, conhecendo a atuação das equipes de saúde na APS e na Estratégia da Saúde da Família (ESF) e de outras instituições.

Ainda no segundo ano do curso os estudantes realizam o módulo *Trabalho em Equipe e Práticas Coletivas,* que também acontece no 3º e 4º termos (metade da turma cursa no 3º termo, e a outra metade no 4º termo), a formação continua com a ampliação da capacidade de realização do trabalho em equipe e com grupos populacionais. Os estudantes têm a oportunidade de se constituírem como equipe interprofissional, continuando com o trabalho de escuta, construção de vínculo e compreensão das diferentes condições de vida e das principais demandas de saúde da população residente nas diversas regiões de Santos, para a criação de práticas coletivas com grupos populacionais a fim de produzir ações interventivas de promoção de saúde, conhecendo também a perspectiva das práticas de educação em saúde. Cada equipe interprofissional de estudantes é, então, responsável por um grupo populacional em um serviço do município ao longo de todo o semestre para, após conhecer as demandas e necessidades, elaborar e aplicar um plano de ação pautado na promoção de saúde. Um encontro de trocas entre todos os participantes (alunos, equipe do serviço e população), em um processo comum de aprendizado, centrado no cuidado em saúde. Os diários de campo com as notas intensivas, descritivas e reflexivas permitem ao estudante pensar sobre seu agir e sobre seu sentir, em uma proposta de trabalho "com o grupo e não sobre o grupo", "evitando intervenções verticais e hierárquicas".[7]

E, por fim, o quinto módulo, *Clínica Ampliada: produção do cuidado,* é realizada regularmente no 5º e 6º termos (metade da turma cursa no 5º termo, e a outra metade no 6º termo) e tem como objetivo dar continuidade à formação de uma clínica comum aos vários campos profissionais, avançando na produção e gestão do cuidado individual e coletivo em saúde. A clínica comum" é ensinada pelas práticas, que são intervenções em comum com diferentes áreas profissionais, em que se trabalha com o que está "entre" as profissões, e todos vão usar, na vida profissional, as tecnologias leves: escuta, vínculo de abordagens, acolhimento, responsabilização, ética. No módulo os alunos compreendem e respondem às complexas necessidades da pessoa atendida, da família ou da situação vivenciada, oferecendo um cuidado integral.[8]

Os alunos do curso de Fisioterapia com os alunos dos cursos de Educação Física, Nutrição, Psicologia e Terapia Ocupacional são divididos em cenários de prática principalmente da APS (UBS tradicional e ESF), mas também cenários, como Hospital, Centro de Atenção Psicossocial (CAPS) e outros. Geralmente formam-se grupos de 12 alunos para cada dois docentes de áreas diferentes em cada cenário. Miniequipes de 2 a 3 alunos de cursos diferentes acompanham casos, famílias ou situação indicados pela equipe da unidade de saúde, uma vez por semana.[9]

Neste módulo os alunos aprendem a construir um Projeto Terapêutico Singular (I) e assim conseguem refletir sobre o contexto de vida e família, abordar sobre os problemas, explorar as diferentes possibilidades de compreender a realidade, expressar seus pontos de vista, apropriam-se dos conteúdos e articulam teoria e prática.[9] Os estudantes são expostos a situações comuns de aprendizagem com outras áreas, que demandam diferentes olhares, que ora se complementam, ora se confrontam, mas que venha possibilitar um maior nível de compreensão da realidade,[10] em um exercício constante de referência e matriciamento.

> **SAIBA MAIS**
> **Proposta da Clínica Comum da Unifesp**
> Capozzolo AA, Casetto SJ, Henz AO, organizadores. Clínica comum: itinerários de uma formação em saúde. São Paulo: Hucitec; 2013.

Continuidade do Contato com a APS na Fisioterapia da Unifesp: A Área de Fisioterapia na Saúde do Trabalhador e Saúde Coletiva

A área de "Fisioterapia na Saúde do Trabalhador e Saúde Coletiva" da Unifesp Baixada Santista é composta por três docentes, autores do presente capítulo, e formada pelos seguintes módulos: Fisioterapia na Atenção Primária à Saúde (FAPS), Fisioterapia na Saúde do Trabalhador (FST) e Estágio Supervisionado em Saúde do Trabalhador e Saúde Coletiva (FT/FC). As Unidades Curriculares têm como objetivos centrais:

- *Fisioterapia na atenção primária à saúde – FAPS (5º termo – 40 horas):* viabilizar a atuação do Fisioterapeuta dentro da saúde coletiva, com enfoque para a prevenção de doenças e promoção de saúde, para consolidar a atuação e o conhecimento teórico e prático do processo global da saúde/doença/intervenção com intuito de formar um profissional o mais completo possível.
- *Fisioterapia na saúde do trabalhador – FST (8º termo – 60 horas):* propiciar ao aluno subsídios para atuação na saúde do trabalhador com ações do ponto de vista na promoção, manutenção, proteção e recuperação e identificação de problemas que possam vir afetar a saúde e a qualidade de vida do trabalhador.
- *Estágio supervisionado em saúde do trabalhador e saúde coletiva – FT/FC (9º e 10 termos – 210 horas):* propiciar ao aluno vivência prática das atividades preventivas, corretivas e recuperadoras no âmbito da Saúde do Trabalhador e da Saúde Coletiva.

Na Figura 10-2, estão descritos os cenários de formação profissional dos módulos que compõe área, tendo os modelos biopsicossocial e espiritual e a visão ampliada de saúde, como conteúdos transversais, abordados em todos os módulos teóricos, na monitoria e nas aulas práticas, norteando a construção do PTS dos casos acompanhados pelos discentes de Fisioterapia na APS, avançando em complexidade ao longo dos termos.

O estágio em FT/FC acontece em dois cenários: no território do Morro Nova Cintra e nos locais de trabalho da PMS em parceria com o Departamento de Gestão de Pessoas e Ambiente de Trabalho-DEGEPAT.[11,12] Como o estágio em Saúde do Trabalhador não está na APS, optou-se pelo detalhamento apenas das ações do estágio de Saúde Coletiva no Morro Nova Cintra (Santos, SP), em parceria com a Unidade Básica de Saúde (UBS) da região.

FISIOTERAPIA NA ATENÇÃO PRIMÁRIA À SAÚDE – FAPS

- **Cenário da prática:** domicílios.
- **Público-alvo:** puérperas, recém-nascidos, cuidadores e pais.

FISIOTERAPIA NA SAÚDE DO TRABALHADOR – FST

- **Cenários da prática:** locais de trabalho informais na cidade de Santos.
- **Público-alvo:** trabalhadores informais em situação de vulnerabilidade social (sapateiros, manicures, boleiras, vendedores, ambulantes, diaristas, cabelereiros, costureiras, etc).

ESTÁGIO SUPERVISIONADO – FC

- **Cenários da prática:** território do Morro Nova Cintra de Santos: UBS Nova Cintra, Igreja, Praça Guadalajara, Lagoa da Saudade e Domicílios.
- **Público-alvo:** idosos, gestantes, púerperas, acamados, portadores de doenças crónicas e escolares.

Fig, 10-2. Fisioterapia na Saúde Coletiva: cenários de formação profissional.

SAIBA MAIS

Proposta do Estágio de Fisioterapia em Saúde do Trabalhador da Unifesp

Cockell FF. Fisioterapia do trabalho: rompendo com saberes e fazeres tradicionais. In: Bispo Junior, JP (org). Fisioterapia e Saúde Coletiva: reflexões, fundamentos e proposições. Hucitec Editora; 2013.
Cockell FF, Aveiro MC, Bagatelli SB. Interação entre o ensino e serviço na gestão de afastamentos por distúrbios musculoesqueléticos: funcionalidade e incapacidade. In: Cordeiro ES & Biz, MCP (orgs). Implantando a CIF: o que acontece na prática? Rio de Janeiro: Wak; 2017. p.113-34.

Nossa inserção na APS iniciou em 2010, com o estágio acontecendo até 2012, na Sociedade de Melhoramentos do Bairro, antes da construção da UBS. Gradativamente, nosso envolvimento nas reuniões de território passou a demandar a ampliação das ações da Fisioterapia em Saúde Coletiva para outros períodos e grupos não contemplados pelo Estágio Supervisionado, levando à criação de projetos de extensão, que serão detalhados na seção "A Extensão Universitária como Estratégia na Continuidade da Formação", bem como a (re)inserção no mesmo território, até 2014, dos módulos "Prática clínica integrada: análise de demandas e necessidades em saúde" e "Clínica integrada: atuação em grupos populacionais", ambos do Eixo TS, com os munícipes da região.

Conforme descrito na Figura 10-2, são vários os cenários de atuação no Morro Nova Cintra, e, ao longo dos anos, o grupo "Meninas do Morro" e as Visitas Domiciliares (VDs) foram ações semanais contínuas e fixas. O grupo "Abrace seu mundo" foi realizado em 2016, e as demais atividades ocorrem de acordo com a demanda do serviço, solicitações da comunidade e interesse individual do grupo de estagiários que podem trazer alguma sugestão de intervenção específica.

As VDs acontecem semanalmente com a proposta da construção do PTS, tendo a Classificação Internacional de Funcionalidade, Incapacidade e Saúde (CIF) como modelo norteador, descrito detalhadamente no próximo item. Os casos acompanhados são selecionados pelas Agentes Comunitárias de Saúde (ACS), pela equipe da UBS ou demanda direta de moradores da região. Os usuários acompanhados podem fazer parte do Programa Melhor em Casa (PMC) da Seção de Atendimento Domiciliar (Seadomi) de Santos, bem como estarem sendo acompanhados pela equipe médica da UBS. São valorizados o acolhimento, a escuta e vínculo com o usuário e sua família, a construção de Genograma* e Ecomapa**, a capacidade de modificar as barreiras existentes e ampliar os facilitadores, melhorando a funcionalidade. Os estagiários realizam narrativas, quando o caso começa a ser acompanhado, e diários de campo semanais com notas descritivas, intensivas e reflexivas.

O grupo "Meninas do Morro" é formado por moradores da região, predominantemente, mulheres, com idade média de 69 anos. Os encontros acontecem, atualmente, no salão paroquial da Igreja São João Batista, com duração de uma hora, com média de 12 pessoas. Os estagiários fazem o monitoramento da pressão arterial e da frequência cardíaca, ao início e término dos encontros, e realizam atividades corporais, sendo estimulados a participação e o convívio social entre os participantes. Há uma grande variedade de atividades e oficinas corporais realizadas nos últimos sete anos, com objetivos físicos, psíquicos, sensoriais, perceptivos e socioafetivos. A cada ciclo de estágio, os alunos pensam um tema e um objetivo central, sendo, atualmente, obrigatórias, a pedido das participantes, práticas corporais que trabalham o equilíbrio e prevenção de quedas (circuitos ou dinâmicas), atividades no solo para a postura e práticas integrativas. As ações devem seguir o Plano de Ação (Fig. 10-3), pensadas a partir das demandas do grupo "Meninas do Morro" e reformuladas de acordo com a percepção da adesão dos participantes e do envolvimento com a proposta.

O grupo já contou com a participação de estagiários de Nutrição (2013/2014) e com estagiários de Educação Física (2014/2016). Atualmente, apenas o curso de Fisioterapia realiza o estágio na UBS. Trata-se de um grupo operativo, pois tem como propósito a educação e promoção de saúde, bem como prevenção de doenças/agravos, sendo definido como um conjunto de pessoas que se reúne com um objetivo comum, "que opera e estrutura-se à medida que se relaciona".[13]

São valorizadas a capacidade do estagiário de articulação, integração, criatividade, participação, envolvimento, disponibilidade para o outro e para transformar as dificuldades, criando momentos de descontração e leveza nos encontros. O trabalho em equipe demanda reflexão crítica semanal sobre a própria prática, pois, assim como defendido por Ayres (2004),[15] avaliar as ações constitui recurso técnico e político extremamente relevante para qualquer busca de reorientação da racionalidade das práticas de saúde, e a promoção da saúde não seria exceção. O estagiário precisa ser flexível às mudanças e capaz de propor soluções rápidas para os imprevistos, mantendo o respeito mútuo e aprendendo com as críticas, não só da equipe docente, mas, principalmente, das participantes que demandam dinamismo, continuidade das ações e entusiasmo.

---

* A principal função do Genograma é organizar os dados referentes à família e seus processos relacionais. Permite a visualização rápida e abrangente da organização familiar e suas principais características, constituindo um mapa relacional onde são registrados dados relevantes ao caso.[14]
** O ecomapa é instrumento de avaliação familiar bastante útil no mapeamento de redes, apoios sociais e ligações da família com a comunidade. Costuma ser utilizado em associação ao genograma tanto para fins diagnósticos, quanto em planejamento de ações em saúde.[14]

ATIVIDADE						
Assuntos abordados						Prazos
Referencial teórico						
Ação	Objetivos	Descrição das ações (como será feito, o que será feito, tempo médio, ordem, local, conteúdo abordado, etapas, logística)	GRUPO		Parceiros	Comunidade
Recursos necessários		Descrição dos recursos (maquetes, *folders*, folhetos, convites, cartazes, vídeos)				

Fig. 10-3. Modelo do plano de ação.

Neves (2012)[16] analisou as atividades realizadas pelos estagiários da Unifesp no Grupo Meninas do Morro, no período de fevereiro de 2011 a junho de 2012, e defendeu a importância da equipe "avaliar as próprias práticas de saúde com intuito de melhorar as atividades discentes, a supervisão docente, a operacionalidade do grupo, a participação das idosas e, principalmente, a troca de saberes". Segundo a autora, com o tempo, as senhoras passam a se conhecer e se apoiarem mutuamente. Para ela, o convívio social foi fundamental para êxito das atividades, bem como a participação efetiva das idosas para que elas pudessem construir, conjuntamente com equipe da Unifesp, um grupo operativo. Como nenhuma outra pesquisa foi realizada desde então, cabe destacar que algumas senhoras participam há sete anos do grupo e, mesmo após a inclusão de dois homens, a escolha em manter o nome do grupo pela identidade foi a proposta. Um dos homens, neto e filho de duas ex-participantes, desde que foi acolhido, em 2012, pelo grupo, nunca faltou há nenhuma atividade.

Em 2012, iniciamos as primeiras ações para o acompanhamento de gestantes e puérperas, com diversos desafios, dentre eles, a adesão às atividades pelas mulheres. Em 2016, foi pactuado com a chefia e equipe de enfermagem do serviço que a melhor estratégia seria acolhimento em sala de espera, com temas mensais, uma vez que as consultas médicas têm essa frequência. Nesse momento, o grupo de gestantes, realizado pelos estagiários, passa a articular com projeto de extensão, e recebe a mesma denominação "Abrace seu Mundo". A divulgação dos temas e atividades foram divulgados por cartazes e grupos fechados de gestantes nas redes sociais *Facebook* e *WhatsApp*, ambos administrados pela técnica de enfermagem de referência do serviço. Os temas mensais pactuados para o desenvolvimento das rodas de conversa são: Dengue, Zika e Chikungunya; Desenvolvimento na Gestação e modificações corporais; Importância do pré-natal e preparação corporal para gestação e parto; Conhecendo os sinais e sintomas do parto: tipos de parto; Sinais e sintomas de alerta na gestação; Sexualidade na gestação, contracepção e planejamento familiar; Infecções/Doenças Sexualmente Transmissíveis e AIDS; Cuidados com recém-nascido no primeiro mês de vida; Desenvolvimento psicomotor do bebê no primeiro ano de vida; Amamentação: benefícios, desafios e retorno ao trabalho. Ainda, em seguida, têm sido desenvolvidas práticas corporais adequadas à gestação.

As ações em sala de espera ampliaram o escopo de ações na assistência pré-natal. Semanalmente, participam das atividades 4 a 6 gestantes. Foram desenvolvidas diferentes oficinas em sala de espera com objetivo de proporcionar a troca de experiência entre gestantes, estagiários, docente e equipe do serviço, buscando empoderá-las para a gestação, parto e amamentação. Nos encontros também foram valorizadas as competências e habilidades relacionadas com as tecnologias leves de ética, acolhimento, escuta e vínculo que os alunos desenvolveram nos módulos do eixo TS. Na consulta de puerpério, recebemos o retorno das puérperas, que destacaram a importância das oficinas durante a gestação, e, especialmente, para o parto.

A assistência ao pré-natal não deve se restringir às ações clínico-obstétricas, mas incluir as ações de educação em saúde na rotina da assistência integral, assim como aspectos antropológicos, sociais, econômicos e culturais, que devem ser conhecidos pelos profissionais que assistem as mulheres grávidas, buscando entendê-las no contexto em que vivem, agem e reagem, a fim de garantir-se o acolhimento, o vínculo mulher e profissional e, consequentemente, a adesão ao serviço de atenção ao pré-natal.

As demais ações ocorrem de acordo com a demanda ou articulações entre os serviços e rede de atenção. Sendo, algumas interrompidas diante da redução da equipe da UBS para articulação da proposta. Desde 2010, já foram realizadas pelos estagiários de Fisioterapia as seguintes intervenções:

- *Saúde na escola:* as ações de promoção de saúde com crianças na fase escolar no Morro Nova Cintra aconteceram de 2011 a 2013, nas escolas Terezinha de Jesus Siqueira, Rubens Lara e Laurival Rodrigues, sempre em parceria com o Eixo TS e com os projetos de extensão, desenvolvidos simultaneamente nos mesmos locais. O ambiente escolar é um local privilegiado para ações educativas em saúde, a valorização e o cuidado com o corpo das crianças, a valorização do brincar e o empoderamento dos escolares. Os estagiários faziam oficinas corporais com alunos, servidores e professores, treino de mecânica corporal, avaliação postural e antropométrica, bem como a educação permanente da equipe de professores.
- *Saúde na Praça Guadalajara:* realizada semestralmente entre 2011 a 2016, com apoio das seis ACS e da equipe de enfermagem da UBS, a ação de promoção à saúde tinha como princípios norteadores a política do Ministério da Saúde para o enfrentamento das Doenças Crônicas Não Transmissíveis (DCNT). São avaliadas a glicemia capilar, as pressões arteriais sistólica (PAS) e diastólica (PAD), as medidas antropométricas (altura, peso e circunferência abdominal) e os estilos de vida (histórias médica e familiar, fumo, consumo de álcool/drogas e prática de atividade física) dos moradores e trabalhadores do Morro. Em um segundo momento, cada munícipe recebia orientações, um folheto informativo com seus dados e possíveis encaminhamentos na rede de atenção, como: convite para participar dos grupos locais de atividade física e Fisioterapia, encaminhando para UBS local ou de referência, bem como acolhimento imediato da equipe médica local dos casos mais urgentes. Em média, cerca de 60 pessoas participaram voluntariamente de cada ação, variando o número total de acordo com as condições climáticas.
- *"Fisioterapia: uma nova postura no SUS":* realizada em outubro de 2012, em parceria com o CREFITO-3 com orientações sobre pré e pós-parto; atendimento individual de drenagem linfática às gestantes; atividades em grupo voltadas à atenção à saúde materno-infantil;

shantala com bebês; oficinas corporais e artesanato (grupo de idosas, gestantes, puérperas e ACS).
- *Oficinas com as ACS:* realizadas mensalmente no ano de 2013 após contratação de seis ACS na equipe da UBS*. AS ACS realizaram o curso de capacitação do município, mas, para a interação ensino-serviço, o estágio considerou importante realizar nove oficinas participativas, com temas demandados pelas ACS e/ou considerados estratégicos para a parceria, como: aleitamento materno, imobilismo, diabetes, hipertensão arterial, acolhimento, alcoolismo, puerpério, identidade de gênero, sexualidade e dores crônicas.

Além das ações citadas, alguns grupos de estagiários desenvolveram projetos específicos, como: gol de ouro (ações de saúde com jogadores mirins de futebol da região); grupo "cuidando do trabalhador" (com trabalhadores informais da região – manicures, costureiras e mecânicos), grupo "cuidadores" (com cuidadores dos moradores acamados); escola da coluna (com homens e mulheres com dores nas costas); sexualidade na terceira idade (com senhoras da região) e ações pontuais de promoção à saúde ou prevenção de doenças de acordo com as campanhas do Ministério da Saúde ou da Secretaria de Educação.

Seja qual for o cenário de atuação, o plano de ação dos estagiários precisa ser construído a partir da perspectiva ampliada do cuidado à saúde, participação do paciente no cuidado e participação social, e relação interprofissional e profissional/paciente que foram os três elementos-chave da Atenção Centrada no Paciente (ACP) identificados por Agreli *et al.* (2016)[17] após análise das produções nacional e internacional, que transcendem as diferentes categorias profissionais no contexto das políticas públicas de saúde. Ainda, estes mesmos elementos-chave estão também presentes no processo que configura a organização dos serviços e da rede de atenção na modalidade de trabalho em equipe e prática interprofissional. O que mostra a relação recíproca, de dupla mão e influência, entre ACP e prática interprofissional.[17]

> **PARA REFLETIR**
> - Como estabelecer uma visão ampliada da Fisioterapia em todos os níveis de prevenção e de atenção à saúde, trazendo as potencialidades do fisioterapeuta na educação em saúde e na gestão?
> - Por que existem ainda dicotomias na formação do fisioterapeuta entre a formação generalista *versus* especialista, hospitalar *versus* domiciliar, individual *versus* coletivo, dificultando a construção de projetos comuns e exercício permanente do diálogo entre os campos de saber?

PRINCÍPIOS NORTEADORES DA ÁREA E CONTEÚDOS TRANSVERSAIS

A iniciação gradativa do aluno com os princípios teórico-práticos da saúde coletiva, desde o primeiro ano no Eixo TS e no módulo de FAPS, facilita o aprofundamento das competências e habilidades específicas do Fisioterapeuta na APS e no campo da Saúde Coletiva, articulando o ensino com projetos de extensão, pesquisa e monitoria.

Ao aproximar o discente da realidade social das populações e dos trabalhadores da área, permite-se, de acordo com Ribeiro (2009),[18] "o conhecimento concreto acerca do adoeci-

---

* Até 2013, todo o reconhecimento do território e desempenho em AVD era realizado apenas pela equipe da Unifesp sem apoio da equipe de saúde local. A UBS não fazia parte do Programa de Agentes Comunitários de Saúde (PACS), nem tinha sua área de abrangência delimitada, recebendo moradores de várias regiões dos Morros. Com a chegada das ACS o território foi dividido em seis áreas. Todas as ACS foram demitidas, no final de 2017, por não serem servidoras públicas municipais, e um concurso público foi realizado, sem previsão do início das atividades.

mento dessa população e das estratégias de enfrentamento dos problemas" e a formação com base em competências capazes de construir junto com cada usuário/família ou com os grupos estratégias de saúde.

O lócus de atuação é no território e/ou ambiente de trabalho, almejando contribuir para a mudança dos quadros social e sanitário do país, bem como com as condições de trabalho, de acordo com os princípios propostos pela saúde coletiva e do trabalhador, desenvolvendo suas ações de acordo com os conceitos da territorialização, adscrição de clientela, referência e contrarreferência, clínica ampliada, ergonomia da atividade e cargas de trabalho.[13, 19]

Exercer a profissão de forma articulada no contexto social é a proposta da área ao voltar à atuação da Fisioterapia na "busca de soluções dos problemas da sociedade, comprometendo-se com a participação e contribuição social". Assim, oferece à sociedade formas diferentes de viver por meio de ações que transformam o processo saúde/doença/cuidado, ressignificando o "modo de olhar" a criança, o adolescente, o trabalhador, o homem, a mulher e o idoso.[20]

A abordagem é dialógica, buscando a troca de experiências entre o saber popular e o conhecimento científico. O intercâmbio de vivências e significados entre os diferentes atores sociais envolvidos (comunidade, funcionários dos órgãos municipais e discentes/docentes da Unifesp) permite a apropriação de saberes necessária à construção de práticas favoráveis à saúde. Ou seja, a comunidade passa a ser o principal agente transformador do ambiente capaz, de acordo com Fontana (2008),[21] de cuidar "do próprio corpo, adotando hábitos saudáveis, bem como agir com responsabilidade quanto à sua saúde e à do coletivo".

Valoriza-se, assim, na formação do fisioterapeuta na Unifesp, o desenvolvimento de um profissional com competências e habilidades para as tecnologias leves, ou seja, o caráter relacional do trabalho em saúde que indica a forma de agir entre sujeitos, trabalhadores e usuários (individuais e coletivos), implicados na produção do cuidado,[22] já que desde o segundo ano da graduação todos os alunos são defrontados nos cenários de prática com a produção do cuidado no Eixo TS. As tecnologias leves ou tecnologias das relações, dentre elas escuta, acolhimento e vínculo, supõem troca de saberes (incluindo os dos usuários e familiares), diálogo entre os trabalhadores e modos de trabalhar em equipe.

Nossa ênfase está na vigilância dos distúrbios cinético-funcionais e no processo de educação e promoção à saúde. O principal objetivo é estabelecer planos de ação capazes de compreender, em sua totalidade, a relação Saúde e Doença, permitindo a atuação efetiva na prevenção e na promoção à saúde da população em vulnerabilidade social, transformando os atores sociais em agentes ativos deste processo.

O uso da CIF como ferramenta clínica e pedagógica nos módulos FAPS, FST e Estágio Supervisionado ST/SC corrobora com as propostas do PPC, com os princípios/diretrizes do SUS, produzindo, principalmente, sentidos às vivências de cada um dos eixos comuns, articulando-as com os saberes, competências e práticas específicas da Fisioterapia (Eixo específico) que:

> presta cuidados a indivíduos e populações de forma a desenvolver, manter e restituir o máximo movimento e capacidade funcional ao longo do ciclo de vida. Isto inclui a prestação de serviços em circunstâncias onde o movimento e a função estão comprometidos pelo envelhecimento, lesão, doença ou fatores ambientais. [...] preocupa-se na identificação e na maximização da qualidade de vida e potencial de movimento dentro das esferas da promoção, prevenção, intervenção/tratamento, habilitação e reabilitação. Isto abrange os bem-estares físico, psicológico, emocional e social.[23]

A CIF pertence à família das classificações internacionais desenvolvidas pela Organização Mundial da Saúde (OMS), sendo utilizada para o diagnóstico de funcionalidade e no cuidado integral. A experiência dos últimos anos vem mostrando que, ao abordar o modelo biopsicossocial e espiritual de saúde, a CIF aproxima o discente dos conteúdos programáticos dos quatro eixos estruturantes do PPC. Trata-se de um conteúdo transversal no eixo específico da Fisioterapia, abordado nos módulos teóricos e nas aulas práticas, norteando a construção do PTS dos casos acompanhados pelos discentes.

A Figura 10-4 apresenta a descrição da Funcionalidade e Incapacidade de um usuário, acompanhado durante o Estágio Supervisionado em Fisioterapia em Saúde Coletiva, que norteou a construção do PTS que teve como objetivo principal "Estabelecer uma Rede de cuidado formal (saúde) e informal (cuidadores)" para uma mulher, de 79 anos, que morava com suas duas irmãs, de 78 e 92 anos.

RPS-FORM Steiner et al. (2002)			
Paciente: XX Idade: 79 anos Data 03.09.2014	Doença/Condição de saúde: Bronquite **CID 10 – J41** Insuficiência cardíaca **CID 10 – 150** Hipertensão arterial **CID 10 – 110** *Diabetes Mellitus* **CID 10 – E11** Neoplasia benigna de outras partes e de partes mal definidas do aparelho digestivo **CID 10 – D13** Outros transtornos de discos intervertebrais **CID 10 – M51**	Caracterização (perfil) Sexo feminino Aposentada Ensino fundamental incompleto Solteira	Medicação: Objetivo central do Projeto Terapêutico Singular: **Estabelecer uma Rede de** **cuidado formal (saúde) e** **informal (cuidadores)**
Queixa do paciente	Falta de ar constante e cansaço a pequenos esforços. Dor constante	Dificuldade em realizar os afazeres domésticos e organização da casa Dificuldade em se locomover, em casa e em ambientes externos	Diminuição dos vínculos sociais Não realiza atividades externas Preocupação com a própria saúde e das irmãs
	Estrutura e Função Corporal	Atividades	Participação
Levantamentos pelos fisioterapeutas de fatores objetivos relacionados com as queixas	Funções da mobilidade das articulações (b710.8) Funções relacionadas com o padrão da marcha (b770.8) Funções da respiração (b440.8) Funções respiratórias adicionais (b450.8) Funções de tolerância ao exercício (b455.8) Funções do temperamento e da personalidade (b126.8) Funções emocionais (b152.8) Dor nas costas (b28013.8) Pressão arterial aumentada (b420.8) Funções da força muscular (b730.8) Funções da resistência muscular (b740.8) Dor na cabeça ou pescoço (b28010.8) Coração (s4100.888) Estrutura da coluna vertebral (s7600.888) Estrutura do aparelho respiratório (s430.888)	Realizar a rotina diária (d230.8) Lidar com o *stress* e outras exigências psicológicas (d240.8) Mudar a posição básica do corpo, não especificada (44109.8) Permanecer de pé (d4154.8) Autotransferências (d420.8) Levantar e transportar objetos (d430.8) Mover objetos com os membros inferiores (d435.8) Andar (d450.8) Deslocar-se (d455.8) Deslocar-se em diferentes locais (d460.8) Utilizar transporte público (d4702.8)	Cuidar da própria saúde (d570.8) Aquisição de bens e serviços (d620.8) Preparar refeições (d630.8) Realizar as tarefas domésticas (d640.8) Relacionamentos sociais informais (4750.8) Relacionamentos íntimos (d770.8) Transações econômicas básicas (d860.8) Autossuficiência econômica (4870.8) Vida comunitária (d910.8) Recreação e lazer (d920.8) Religião e espiritualidade (d930.8) Direitos humanos (d940.8) Vida política e cidadania (d4950.8)
	Fatores Pessoais	Fatores Ambientais	
	Demonstra insatisfação com a vida, assim como faz relatos semanais de desespero e angústia, tanto em função de sua condição de saúde quanto no impacto disso para a resolução de questões burocráticas relativas à aposentadoria.	Uso de medicamentos (e1101+8) Uso de dispositivo auxiliar de marcha (e120 +8) Estrutura da casa (e155.8) Residência no Morro (e160.8 e210.8) Presença do Bar (Música Alta)(e425.8) Falta de telefone (e1250.8) Atitude da família (e410+8) Clima (e2250.8) Presença dos estagiários de Fisioterapia (e450 +8)	Serviços, sistemas e políticas relacionados com a comunicação (e535.8) Serviços, sistemas e políticas relacionados com a área jurídico-legal (e550.8) Serviços, sistemas e políticas relacionados com a segurança social (e570.8) Serviços, sistemas e políticas relacionados com a saúde (Localização da UBS distante da residência) (e580.8)

Fig. 10-4. RPS-FORM[24] construído para descrição da Funcionalidade e Incapacidade de um usuário.

O modelo biopsicossocial proposto pela CIF permite analisar os fatores ambientais (acessibilidade, apoio social, tecnologias, ambiente físico, segurança) e de que maneira se dá a interação do caso estudado com o meio, auxiliando ou dificultando a evolução da capacidade e desempenho. O desempenho depende, portanto, do meio em que as pessoas acompanhadas estão inseridas; assim, ao buscar descrever os fatores ambientais e identificar as barreiras existentes e possíveis facilitadores, torna-se possível realizar as intervenções necessárias favoráveis à construção da saúde, o que ratifica a importância do território como lócus de atuação e o olhar ampliado em saúde.

A visita domiciliar representou uma estratégia interessante para reconhecimento dos fatores ambientais, facilitadores ou barreiras, para que os alunos pudessem participar do "território" do usuário e produzir o cuidado, compreendendo toda a sua complexidade. Acreditamos que o cuidado em saúde terá maior impacto se no lugar de tratar o indivíduo e suas enfermidades atuar, primeiramente, nos fatores ambientais (acessibilidade, apoio social, tecnologias, ambiente físico, segurança), depois na participação social e atividades, em seguida nas funções/estruturas do corpo e suas interfaces com a atividade e, por último, na doença e suas enfermidades. Trata-se, portanto, da ordem inversa hegemônica do *fazer-saber-ser* fisioterapeuta, aonde a doença deixa de vir em primeiro plano, os fatores pessoais são apenas conhecidos e não alvos de correções e normatizações e, cujo foco, sempre está apenas na melhora da capacidade sem ganho de desempenho. Desta maneira, ao introduzir o modelo de funcionalidade na formação dos fisioterapeutas da Unifesp para realizar o cuidado na APS, acredita-se que as ações de saúde priorizam a funcionalidade e não apenas a doença, passando a considerar o ambiente como um facilitador ou como barreira para o desempenho de ações e tarefas, que poderá afetar o processo saúde-doença e cura.

A proposta deste olhar ampliado não é apenas levar o conceito do que é a postura corporal ou movimento, pelo contrário é mostrar que o corpo é uma consequência do *habitus**, costumes, do meio e do nosso estado interno, historicamente determinado.[25] O corpo é, portanto, o interlocutor entre os indivíduos e suas relações sociais e para que os profissionais da saúde possam prevenir futuros distúrbios funcionais, é preciso entender os múltiplos fatores que influenciam a funcionalidade e suas interações com os fatores ambientais, com aspectos culturais, disponibilidades de serviços e acesso aos direitos. A postura corporal e o movimento humano precisam ser analisados em seus aspectos psicomotores, funcionais, culturais, ambientais, construídos socialmente e incorporados e externalizados pelo *habitus*.

A respeito da normatização e da prescrição de comportamentos, acreditamos que parte dos fisioterapeutas embasa ainda suas ações em "práticas normativas", no mito da "postura correta", na prescrição de protocolo de cinesioterapia e em representações redutoras da saúde e trabalho, voltadas para "docilização" do corpo-doente, prescrição de comportamentos, prescrição de exercício, culpabilização do indivíduo, estabelecimento de procedimentos seguros e na modificação superficial dos fatores ambientais (domicílio e/ou ambiente de trabalho).[11]

---

* Bourdieu (1983)[29] define *habitus* como um "sistema de disposições duráveis, estruturas estruturadas predispostas a funcionarem como estruturas estruturantes, isto é, como princípio que gera e estrutura as práticas e as representações que podem ser objetivamente "regulamentadas" e "reguladas" sem que por isso sejam o produto de obediência de regras, objetivamente adaptadas a um fim, sem que se tenha necessidade da projeção consciente deste fim ou do domínio das operações para atingi-lo, mas sendo, ao mesmo tempo, coletivamente orquestradas sem serem o produto da ação organizadora de um maestro".

Os estagiários de Fisioterapia passam a ter que construir o raciocínio clínico a partir do conceito de vulnerabilidade e não de risco/comportamento de risco, desenvolvendo estratégias conjuntas com o caso/família de redução de danos e enfrentamento da situação. O conceito de risco, central nos estudos de epidemiologia, "conecta-se à ideia de identificação de pessoas e de características que as colocam sob maior ou menor risco de exposição a eventos de saúde, com comprometimento de ordem física, psicológica e/ou social", restrito no processo de produção de saúde. Já a vulnerabilidade, por outro lado, tem como propósito "trazer os elementos abstratos associados e associáveis aos processos de adoecimento". Risco indica probabilidades, enquanto vulnerabilidade é um indicador da iniquidade e da desigualdade social,[26] pois a vulnerabilidade "expressa os potenciais de adoecimento, de não adoecimento e de enfrentamento, relacionados com todo e cada indivíduo que vive em certo conjunto de condições".[27]

É preciso, portanto, identificar os determinantes do processo saúde-doença, apreender as concepções e vivências que os grupos sociais têm sobre seu processo de adoecer, os motivos/escolhas para os "comportamentos de risco". Ao reconhecer vulnerabilidades e necessidades de saúde, os alunos conseguem (re)orientar sua prática profissional, trazendo o munícipe como agente ativo do processo, não mais prescrevendo condutas, normas ou cinesioterapia a despeito das dimensões subjetivas e objetivas de cada indivíduo. A proposta é realizar o cuidado integral centrado na "participação da população e na possibilidade de sua autonomia na geração de recursos próprios de saúde".[28]

Se os alunos partirem sempre de visão predeterminada que os sujeitos desconhecem os riscos, cabendo à equipe de saúde "ensinar" e "conscientizá-los" sobre o que é certo ou errado ou sobre "mitos" ou "verdades", as ações serão fundamentadas nos "fatores de risco" ou na mudança dos "comportamentos de risco", pouco se aproximando da perspectiva de promoção à saúde e no compartilhamento de saberes com os usuários. Tal visão impede, por um lado, que o aluno identifique as vulnerabilidades e as carências, sendo sua fala carregada de um sentimento de "culpabilização" do indivíduo, e, por outro lado, pouco contribuindo com o envolvimento do sujeito, que se sente incapaz de cumprir com as regras a ele transferidas unidirecionalmente pela visão da ciência. Nesse sentido:

> *o entendimento amplo da saúde-doença, ou seja, de forma associada à vida na sociedade, possibilita o envolvimento do sujeito de forma a tornar o processo saúde-doença passível de transformação e não de conformismo ou de contemplação. Possibilita arregimentar potências para o enfrentamento da vida, conhecendo-se onde estão postas as vulnerabilidades e as carências. Neste sentido, a terapêutica e a adesão às práticas de intervenção à saúde se configuram como necessidade para a consecução da saúde e essa se apresenta como um projeto de vida. Nesta perspectiva, há proatividade frente à necessidade de superação do momento da enfermidade e há responsabilidade e compromisso junto à equipe de saúde na condução das intervenções de saúde. Assume-se o sujeito enquanto sujeito do processo e não como cumpridor de projetos terapêuticos que não correspondem às suas necessidades de vida).*[26]

A adesão ao tratamento é, portanto, relacional, requerendo dos profissionais de saúde competências e habilidades para compartilhar os saberes, sendo necessárias tecnologias relacionais, como escuta qualificada e vínculo.[26] Nos encontros, as relações simétricas, não dominadoras, permitem a ênfase no cuidado, em direção à corresponsabilização pelos cuidados em saúde e na redução de danos.

A EXTENSÃO UNIVERSITÁRIA COMO ESTRATÉGIA NA CONTINUIDADE DA FORMAÇÃO

A área de FSC/FST vem ao longo dos anos buscando manter projetos de extensão que contribuam com a formação dos discentes de Fisioterapia e respondam às demandas sociais dos territórios/locais de inserção do curso. O primeiro projeto iniciou-se em 2011, com o nome "Fisioterapia Coletiva: ações no Morro Nova Cintra" com ações na comunidade da Nova Cintra que foram organizadas conjuntamente com a UBS para a saúde dos trabalhadores e da população em geral, com ênfase na vigilância dos distúrbios cinesiofuncionais e no processo de educação e orientação postural.[25, 30] Dentre as ações destacam-se: desenvolvimento de ferramentas educacionais em saúde, parceria com os cursos profissionalizantes em elétrica e hidráulica para trabalhadores informais e implantação do grupo "Doce Saúde" para os diabéticos insulinodependentes.

Atualmente a área está desenvolvendo o Programa de extensão universitária "Quebrando barreiras, construindo laços" (Fig. 10-5), articulado com a monitoria "A Classificação Internacional de Funcionalidade, Incapacidade e Saúde e suas interfaces com a Fisioterapia" e com projetos de pesquisa. O Programa propõe ações preventivas de redução das incapacidades funcionais e ações transformadoras da funcionalidade humana, buscando ampliar as redes de apoio informal dos munícipes de Santos e atenuar as barreiras sociais. O trabalho

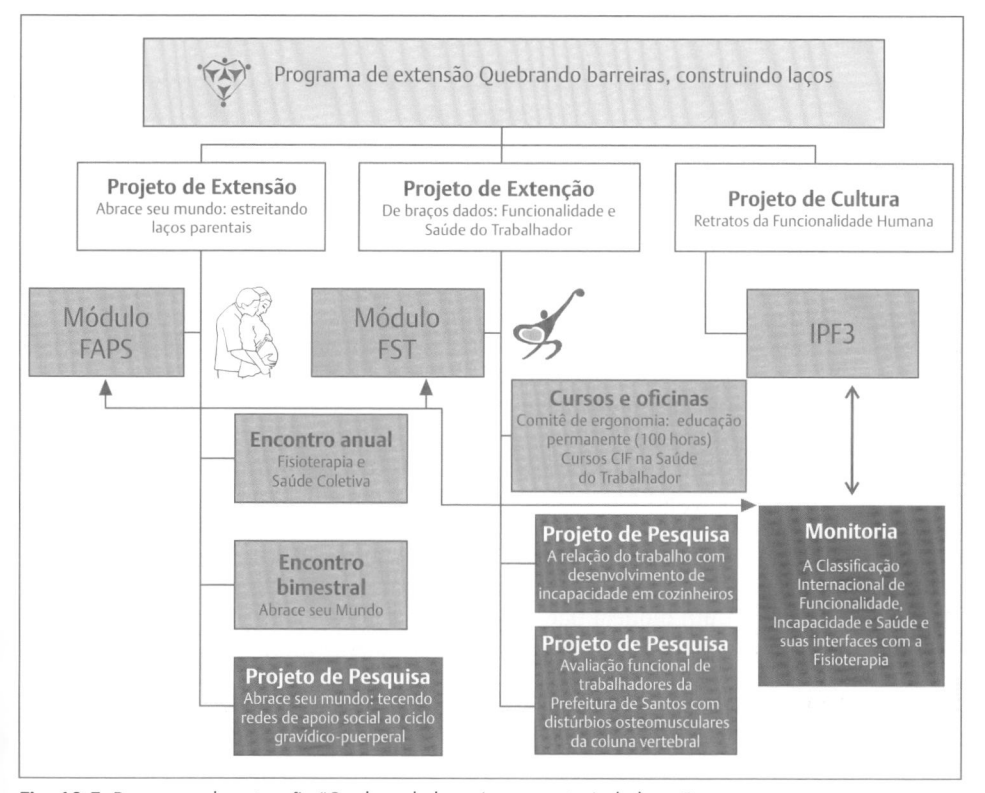

Fig. 10-5. Programa de extensão "Quebrando barreiras, construindo laços".

no programa tem abraçado duas frentes: a saúde dos trabalhadores e a saúde coletiva, com ênfase na funcionalidade humana e no processo de educação e promoção à saúde.

Temos como princípio o envolvimento da comunidade, dos profissionais de saúde e dos profissionais envolvidos nos projetos sociais, pois a educação em saúde corrobora com a construção de um ambiente favorável à funcionalidade, pois, além de capacitá-los como multiplicadores, os envolvidos passam a atuar como agentes transformadores. Desta maneira, nosso principal objetivo é construir conjuntamente com os atores envolvidos (leia-se extensionistas, alunos, professores, trabalhadores autônomos e informais, homens e mulheres, idosos, crianças) práticas favoráveis à funcionalidade, pela ressignificação de saberes e ampliação das redes de apoio. Fazem parte do Programa em construção: O projeto de extensão *"Abrace seu mundo: estreitando laços parentais"* (ativo desde 2016); o projeto de extensão *"De braços dados: Funcionalidade e Saúde do Trabalhador"* (aprovado em novembro de 2017) e o projeto Artístico-Cultural *"Retratos da funcionalidade humana"* (em construção).

SAIBA MAIS

Os projetos de extensão "Abrace seu mundo: estreitando laços parentais" e "De braços dados: funcionalidade e saúde do trabalhador" foram estruturados de acordo com os princípios extensionistas, seguindo as orientações da Unifesp disponíveis em:
http://www.unifesp.br/reitoria/proex/images/PROEX/pps/documentos/Guia_Coordenador_atualizado_03-2018.pdf

PARA LEMBRAR

- Conhece os princípios extensionistas?
- Leia o Capítulo 6 e conheça as possibilidades de formação para além da matriz curricular.

O projeto de extensão "Abrace seu mundo: estreitando laços parentais" tem como proposta principal ampliar as redes de apoio às puérperas, para além dos equipamentos de saúde, visando ao cuidado, à atenção em saúde e construção de vínculos parentais, por meio de visitas domiciliares, de encontros de trocas de saberes e da formação de uma rede de voluntários para apoiar puérperas por acolhimento e apoio para o cuidado integral da mulher, família e entorno no período puerperal. As visitas domiciliares ocorrem com duas equipes multiprofissionais de extensionistas que realizam a escuta qualificada e acolhem as dúvidas sobre pós-parto, amamentação e cuidados com o recém-nascido.

Diferente da inserção nas atividades de pesquisa, em que todos os alunos precisam apresentar um "Trabalho de Conclusão de Curso" para se formarem, identifica-se que nem todos os alunos têm as mesmas oportunidades de participação nos programas e projetos de extensão para a ampliação de uma formação interdisciplinar. Dessa forma, iniciou, em 2016, a construção de um modelo para institucionalização de Projetos e Programas de Extensão no currículo de todos os cursos de graduação da Unifesp, com regulamentação aprovada no Conselho Universitário, em 2017.

Entenderam-se na Unifesp, como curricularização das atividades de extensão, a realização e o reconhecimento das atividades extensionistas em unidades curriculares dos cursos de graduação. Assim, estamos nesse processo de institucionalização da extensão, para que venhamos a assegurar o mínimo de dez por cento da carga horária total do curso de graduação em atividades de extensão vinculadas a Programas e Projetos de Extensão Universitária até 2020.

A partir de 2019, com o processo de curricularização da extensão na Unifesp, os alunos matriculados em FAPS, em duplas/trios, realizarão três visitas domiciliares ao longo do módulo, pensando estratégias para escuta qualificada, empoderamento da puérpera e maior vínculo parental.

PROCESSO FORMATIVO

A Educação Interprofissional em Saúde e a formação prática em cenários do SUS desde o primeiro ano, assim como a organização curricular em eixos e módulos do curso de Fisioterapia da Unifesp, são estratégias pensadas no PPC para formar profissionais para o trabalho em equipe. As docentes da área de Saúde do Trabalhador e Saúde Coletiva ancoram-se nos princípios da saúde coletiva, em metodologias de ensino problematizadoras, mapas conceituais, considerando as representações sociais que norteiam o pensar e agir dos alunos de Fisioterapia no processo educativo para o SUS, especificamente para APS nos diferentes ciclos de vida.

Todas as atividades práticas, incluindo práticas de ensino, atenção à saúde e gestão, devem ser desenvolvidas gradualmente, seguindo um roteiro de plano de ação, avançando em complexidade e nos objetivos em curto, médio e longo prazos. As docentes identificam os pontos de fragilidade de cada turma que podem ser usados para que o aluno/dupla/grupo de Fisioterapia seja posto em situação de conflito e saia de sua zona de acomodação. Desta maneira, acreditamos que o aluno entrará em contato com o seu pensar, agir e ser.

A Fisioterapia em Saúde Coletiva foi reconhecida em 20 de maio 2009, pela Resolução Coffito n.º 363,[31] como especialidade própria e exclusiva do profissional Fisioterapeuta. No Quadro 10-1 são descritas as competências esperadas, conhecimentos (conteúdos requeridos), habilidades, atitudes (posturas, condutas e comportamentos) e perfil esperado do aluno de Fisioterapia da Unifesp ao término do estágio FT/FC, diante das particularidades do campo e das singularidades do PPC. Espera-se que ao final da formação, o aluno seja capaz de correlacionar os conhecimentos teóricos e práticos dos eixos comuns e do eixo específico, na perspectiva da saúde coletiva, não somente na APS, mas em todos os níveis de atenção.

Quadro 10-1. Processo Formativo do Discente de Fisioterapia da Unifesp na APS

Competências esperadas	Conhecimentos
▪ Desenvolver, manter e restituir o máximo movimento e capacidade funcional ao longo do ciclo de vida ▪ Compreender a funcionalidade humana nos diferentes ciclos de vida e identificar incapacidades ▪ Atribuir diagnósticos e prognósticos fisioterapêuticos por meio de testes e protocolos específicos ao ciclo de vida e às necessidades dos munícipes ▪ Realizar ações de vigilância em saúde e epidemiológica para detecção precoce de doenças incapacitantes e distúrbios cinético-funcionais ▪ Planejar, coordenar, desenvolver, acompanhar, avaliar e reavaliar as estratégias dos grupos "Meninas do Morro" e "Abrace seu mundo" a fim de prevenir doenças, promover a saúde e diminuir as incapacidades	▪ Princípios epistêmicos da Saúde Pública e Saúde Coletiva ▪ Determinantes e condicionantes do processo saúde-doença em sua dimensão integral ▪ Conhecimentos Fisioterapêuticos ▪ SUS ▪ CIF ▪ Visão ampliada de saúde e do Modelo biopsicossocial e espiritual ▪ Políticas Públicas (leis e políticas) ▪ Níveis de atenção ▪ Níveis de prevenção ▪ Vulnerabilidade ▪ Práticas Integrativas ▪ Aspectos multidimensionais do Ciclo gravídico-puerperal

(Continua.)

Quadro 10-1. *(Cont.)* Processo Formativo do Discente de Fisioterapia da Unifesp na APS

Competências esperadas	Conhecimentos
▪ Planejar, coordenar, desenvolver, acompanhar, avaliar e reavaliar as estratégias do Projeto Terapêutico Singular (PTS) a fim de prevenir doenças, promover a saúde e diminuir as incapacidades ▪ Planejar, coordenar, desenvolver, acompanhar, avaliar e reavaliar as estratégias do Projeto Terapêutico Singular (PTS) a fim de prevenir doenças, promover a saúde e diminuir as incapacidades ▪ Reduzir barreiras e ampliar facilitadores ▪ Compreender a realidade de vida e de saúde das pessoas, coletivos e população ▪ Realizar ações de promoção à saúde ▪ Prevenir Doenças Crônicas Não Transmissíveis (DCNT) e seus agravos ▪ Prevenir doenças/agravos próprios do processo de envelhecimento (quedas, sarcopenia, imobilismo), para recuperação das funções e limitação das deficiências, buscando o estado de máxima funcionalidade ▪ Promover o parto humanizado e o aleitamento materno exclusivo e prolongado ▪ Identificar os diferentes níveis de atenção à saúde e propor ações para APS ▪ Atuar como apoiador matricial das equipes da UBS, CRAS, NASF e SEADOMI ▪ Realizar interconsulta e encaminhamentos ▪ Estimular a participação e inclusão social da pessoa, família, grupos e comunidade – corresponsabilização, empoderamento e autonomia ▪ Colaborar com as equipes de APS no cuidado, intervenção e realização de ações de educação em saúde com grupos prioritários de acordo com as demandas locais e perfil epidemiológico ▪ Contribuir para a gestão do cuidado do usuário na RAS de Santos e demais recursos existentes ▪ Trabalhar em equipe interdisciplinar/ interprofissional ▪ Desenvolver ações em saúde de acordo com as políticas públicas, a RAS de Santos e a intersetorialidade, considerando os itinerários terapêuticos nos diferentes níveis de atenção em saúde, com vistas à integralidade do cuidado	▪ Aspectos multidimensionais do envelhecimento ▪ Aleitamento materno ▪ Matriciamento ▪ Aspectos multidimensionais do envelhecimento ▪ Aleitamento materno ▪ Matriciamento ▪ Cinesioterapia ▪ Referência e contrarreferência ▪ Gestão em Saúde e Gestão do Cuidado ▪ Rede de Atenção à Saúde (RAS) ▪ Marcadores sociais da diferença: classe, raça/etnia, gênero, sexualidade, fases da vida e geração ▪ Estado moderno e Direitos Humanos ▪ Ergonomia ▪ Transformações no mundo do trabalho; Desigualdades socioeconômicas
	Habilidades
	▪ Construção de Narrativas orientadas para a Clínica. ▪ Planejamento e execução de ações em saúde individuais e coletivas ▪ Grupos terapêuticos e oficinas corporais ▪ Planejamento e execução de grupos terapêuticos ▪ Clínica ampliada ▪ Plano de ação ▪ Construção do PTS ▪ Construção do ecomapa/genograma ▪ Recursos terapêuticos manuais ▪ Cinesioterapia ▪ Plano de parto ▪ *Sling, Shantala e Ofurô* ▪ Educação Permanente ▪ Prática Interprofissional Colaborativa ▪ Material educativo (*folders*, protótipos, jogos, filmes, simulações 3D, modelos, almofadas, animações)
	Perfil
	Generalista, humanista, criativo, ético, acolhedor, interlocutor, participativo, gestor, comunicativo, observador, flexível, dinâmico, crítico, agente transformador e reflexivo

Os estagiários são avaliados levando em consideração: interesse; criatividade; iniciativa; responsabilidade; a organização; o cumprimento das tarefas que lhe são atribuídas; relacionamento com toda a equipe; a segurança nos conhecimentos, competências, habilidades e correlações teórico-práticas comuns a todos os profissionais da APS[32] e específicas da área na Unifesp (Quadro 10-1). Para área, é fundamental a adesão dos moradores às propostas, a longevidade dos grupos e a conquista de autonomia dos cuidados pelos usuários.

Sobre adesão, Camargo-Borges e Japur (2008)[33] afirmam que "o autocuidado requer mais do que simplesmente a apreensão do conhecimento técnico, legal e normativo". A dimensão do autocuidado mostra questões mais complexas e necessita uma construção de competências por parte dos profissionais de saúde. Para as autoras, acolhimento e acesso fazem parte do mesmo processo de uma assistência mais humanizada, "condizentes com um modelo de assistência que enfatiza o cuidado como algo da ordem da pessoalidade e da relação, valorizando mais as necessidades humanas do que as normatizações e burocracias de um serviço", traduzidas pela qualidade do "processo relacional entre o trabalhador de saúde e o usuário, um processo que possibilite a construção do vínculo em direção à corresponsabilização pelos cuidados em saúde".

CONSIDERAÇÕES FINAIS

O capítulo abordou os caminhos percorridos pela área, diante das especificidades do PPC e, principalmente, das características do campo de estágio. Nos últimos anos, a articulação do ensino-pesquisa-extensão potencializou as ações da área, contudo, por outro lado, a prática interprofissional enfrenta dificuldades crescentes, seja pela saída de todos os cursos de saúde da Unifesp do mesmo território, pelas fragilidades da RAS de Santos ou pelas mudanças de coordenação dos serviços.

Em especial, destacamos o fato de não termos o profissional Fisioterapeuta na UBS Nova Cintra – assim como em nenhuma unidade de saúde do município – as características do modelo tradicional da UBS (contando apenas com médicos clínicos, pediatras e ginecologistas-obstetras, enfermeiros, auxiliares de enfermagem, dentista), assim como os limites da Rede de Atenção à Reabilitação no município de Santos, impedindo a prática em recursos terapêuticos tecnológicos e assistivos na APS (Próteses, Órteses e Tecnologia Assistiva).

Apesar das dificuldades enfrentadas, a escolha de permanecer no território deve-se ao vínculo construído com a comunidade, pois, gradativamente, fomos transformando o imaginário social dado à profissão, difundindo, na comunidade local, na acadêmica e no serviço, um novo perfil de Fisioterapeuta, apto para atuar na APS, não mais centralizado na aplicação de técnicas e protocolos para a recuperação de doenças e redução das sequelas, em uma construção dialógica e coletiva.

Almejamos continuar estabelecendo com moradores/familiares do território da Nova Cintra ações em saúde coletiva e formar fisioterapeutas capacitados para atuar na rede e na APS. Pensar a ação na perspectiva visão ampliada de saúde, da vulnerabilidade, da redução de danos e da promoção à saúde leva ao fisioterapeuta, em formação, buscar compreender os aspectos individuais, bem como quais contextos e condições coletivas produzem maior suscetibilidade aos agravos e morte e, simultaneamente, construir o PTS conjuntamente com o que demanda cuidado.

Portanto, compreender as possibilidades e recursos para o enfrentamento de um problema de saúde demanda o desenvolvimento de estratégias e habilidades dos discentes centrais para a área, mas tais competências não são restritas, ou exclusivas, somente a APS. Assim, vislumbra-se que a visão da saúde coletiva, a clínica ampliada, a formação generalista e o modelo biopsicossocial e espiritual passem a fazer parte do *saber-fazer-ser* Fisioterapeuta, independente do cenário de atuação, evitando tensões políticas e ideológicas entre os saberes ou mesmo maior valorização do saber específico e das tecnologias duras na atenção em saúde em média e alta complexidades, em detrimento das políticas de cuidado para o trabalho no SUS.

> **PARA LEMBRAR**
>
> - A experiência de formação comum que ocorre desde 2007 no *Campus* Baixada Santista da Universidade Federal de São Paulo permite ao discente de fisioterapia vivenciar a APS desde o início da formação, bem como o trabalho em equipe em saúde e a visão da clínica ampliada.
> - O tripé ensino-pesquisa-extensão potencializa o processo de aprendizado do discente de fisioterapia na APS.
> - A clínica ampliada, a formação generalista e o modelo biopsicossocial e espiritual fazem parte da formação do discente de fisioterapia da Unifesp, facilitando que as competências e habilidades apreendidas no eixo comum possam ter sentido no eixo específico.
> - O vínculo construído no território da Nova Cintra permite maior transformação social e adesão às atividades propostas.
> - Trata-se de um Projeto Pedagógico de Curso recente, com grandes desafios, demandando, portanto, a reflexão permanente sobre o que vem sendo proposto, bem como acompanhamento longitudinal dos impactos na formação do Fisioterapeuta e para o sistema de saúde.

REFERÊNCIAS BIBLIOGRÁFICAS

1. Ministério da Educação (Brasil). Portaria n°. 479, de 25 de novembro de 2011. Diário Oficial da União 30 nov 2011.
2. Universidade Federal de São Paulo. A educação interprofissional na formação em saúde: a competência para o trabalho em equipe e para a integralidade no cuidado. Projeto Político Pedagógico. Santos [s.n.]; 2006.
3. Peduzzi M *et al.* Interprofessional education: training for healthcare professionals for team work focusing on users. *Rev Esc Enferm* (USP, São Paulo) 2013 ago; 47(4):977-983. Acesso em 08 abr 2019. Disponível em: <http://www.scielo.br/scielo.php?script=sci_arttext&pid=S0080-62342013000400977&lng=pt&nrm=iso>
4. Câmara AMCS *et al.* Educação interprofissional no Brasil: construindo redes formativas de educação e trabalho em saúde. *Interface* (Botucatu) 2016 mar;20(56):5-8. Acesso em: 08 abr 2019. Disponível em: <http://www.scielo.br/scielo.php?script=sci_arttext&pid=S1414-32832016000100005&lng=pt&nrm=iso>
5. Universidade Federal de São Paulo. Projeto Político Pedagógico do Curso de Fisioterapia. Santos [s.n]; 2015.
6. Capozzolo AA *et al.* Narrativas na formação comum de profissionais de saúde. *Trab Educ Saúde* (Rio de Janeiro) 2014;12(2):443-456. Acesso em 08 abr 2019. Disponível em: <http://www.scielo.br/scielo.php?script=sci_arttext&pid=S1981-77462014000200013&lng=en&nrm=iso>
7. Casetto SJ. Notas sobre grupos. In: Capozzolo AA, Casseto SJ, Henz AO. *Clínica Comum: itinerários de uma formação em saúde*. São Paulo: Hucitec; 2013. p. 290-296.
8. Henz AO *et al.* Trabalho entre profissional: acerca do comum e acerca do específico. In: Capozzolo AA, Casseto SJ, Henz, AO. *Clínica Comum: itinerários de uma formação em saúde*. São Paulo: Hucitec; 2013. p.163-86.
9. Capozzolo AA, Casseto SJ, Henz AO *et al.* Movimentos de constituição do eixo. Trabalho em Saúde. In: Capozzolo AA, Casseto SJ, Henz AO. *Clínica Comum: itinerários de uma formação em saúde*. São Paulo: Hucitec; 2013. p. 69-111.
10. Batista NA. A educação interprofissional na formação em saúde. In: Capozzolo AA, Casseto SJ, Henz AO. *Clínica Comum: itinerários de uma formação em saúde*. São Paulo: Hucitec; 2013. p. 59-68.

11. Cockell FF. Fisioterapia do trabalho: rompendo com saberes e fazeres tradicionais. In: Bispo Jr JP (Org.). *Fisioterapia e Saúde Coletiva: reflexões, fundamentos e proposições*. Hucitec; 2013.
12. Cockell FF, Aveiro MC, Bagatelli SB. Interação entre o ensino e serviço na gestão de afastamentos por distúrbios musculoesqueléticos: funcionalidade e incapacidade. In: Cordeiro ESBMC. (Orgs.). *Implantando a CIF: o que acontece na prática?* Rio de Janeiro: Wak Editora; 2017. p. 113-114.
13. Augusto VG, Aquino CF, Machado NC *et al*. Promoção de saúde em unidades básicas: análise das representações sociais dos usuários sobre a atuação da fisioterapia. *Ciênc Saúde Coletiva* (Rio de Janeiro) 2011;16(supl. 1):957-963. Acesso em 08 abr. 2019. Disponível em: <http://www.scielo.br/scielo.php?script=sci_arttext&pid=S1413-81232011000700027&lng=en&nrm=iso>
14. Brasil. Ministério da Saúde. Secretaria de Atenção à Saúde. Departamento de Atenção Básica. Núcleo de Apoio à Saúde da Família / Ministério da Saúde, Secretaria de Atenção à Saúde, Departamento de Atenção Básica. Brasília: Ministério da Saúde, 2014. 116 p.: il. – (Cadernos de Atenção Básica, n. 39).
15. Ayres, JR. Norma e formação: horizontes filosóficos para as práticas de avaliação no contexto da promoção da saúde. *Ciênc Saúde Coletiva* (Rio de Janeiro) 2004 set; 9(3):583-592. Acesso em 08 abr 2019. Disponível em: <http://www.scielo.br/scielo.php?script=sci_arttext&pid=S1413-81232004000300011&lng=en&nrm=iso>
16. Neves JMO. Grupo Operativo com Idosas: O Papel da Fisioterapia Coletiva. Trabalho de Conclusão de Curso. Universidade Federal de São Paulo; 2012.
17. Agreli HF, Peduzzi M, Silva MC. Atenção centrada no paciente na prática interprofissional colaborativa. *Interface* (Botucatu) 2016 Dec;20(59):905-916. Acesso em 08 abr 2019. Disponível em: <http://www.scielo.br/scielo.php?script=sci_arttext&pid=S1414-32832016000400905&lng=en&nrm=iso>
18. Ribeiro KSQS. A experiência na extensão popular e a formação acadêmica em fisioterapia. *Cad CEDES* (Campinas) 2009 Dez;29(79):335-346. Acesso em 08 abr 2019. Disponível em: <http://www.scielo.br/scielo.php?script=sci_arttext&pid=S0101-32622009000300004&lng=en&nrm=iso>.
19. Bispo Jr J. Patrício. Fisioterapia e saúde coletiva: desafios e novas responsabilidades profissionais. *Ciênc Saúde Coletiva* (Rio de Janeiro) 2010 Jun;15(supl. 1): 1627-1636. Acesso em 08 abr 2019. Disponível em: <http://www.scielo.br/scielo.php?script=sci_arttext&pid=S1413-81232010000700074&lng=en&nrm=iso>
20. Morano MTAP. *Fisioterapia: na busca da excelência acadêmica e o compromisso social: proposta social. 2004/2005*. Fortaleza: Universidade de Fortaleza; 2005. 35p.
21. Fontana RT. A vigilância sanitária no contexto escolar: um relato de experiência. *Rev Bras Enferm* (Brasília) 2008 Fev;61(1):131-134. Acesso em 08 abr. 2019. Disponível em: <http://www.scielo.br/scielo.php?script=sci_arttext&pid=S0034-71672008000100022&lng=en&nrm=iso>
22. Merhy EE, Franco TB. Por uma Composição Técnica do Trabalho em saúde centrada no campo relacional e nas tecnologias leves. Apontando mudanças para os modelos tecnoassistenciais. Saúde Pública, Periódico. I. *Centro Brasileiro de Estudos de Saúde*, CEBES CDD 362.1 2003;27(65):316-323.
23. World Confederation for Physical Therapy. WCPT guia para fisioterapeuta educação de nível de entrada profissional. Londres, Reino Unido: WCPT; 2011. Acesso em 29 jul 2019. Disponível em: < www.wcpt.org/guidelines/entry-level-education>
24. Steiner WA *et al*. Use of the ICF model as a clinical problem-solving tool in physical therapy and rehabilitation medicine. *Phys Ther* 2002;82(11):1098-110.
25. Somekawa AS, Cockell FF, Bordon LB *et al*. Saúde na escola: o que é certo ou errado quando se trata de postura? *Em Extensão* 2013;12(2):195-204.
26. Bertolozzi MR *et al*. The vulnerability and the compliance in Collective Health. *Rev Esc Enferm* (USP, São Paulo) 2009 Dez; 43(spe 2):1326-1330. Acesso em 08 abr 2019. Disponível em:<http://www.scielo.br/scielo.php?script=sci_arttext&pid=S0080-62342009000600031&lng=en&nrm=iso>

27. Ayres JRCM *et al*. O Conceito de Vulnerabilidade e as Práticas de Saúde: novas perspectivas e desafios. In: Czeresnia D, Freitas, CM. *Promoção da saúde, conceitos, reflexões e tendências*. Rio de janeiro: Fiocruz; 2003.
28. Nakamura E *et al*. O potencial de um instrumento para o reconhecimento de vulnerabilidades sociais e necessidades de saúde: saberes e práticas em saúde coletiva. *Rev Latino-Am Enfermagem* (Ribeirão Preto) 2009 Abril;17(2):253-258. Acesso em 08 abr 2019. Disponível em: <http://www.scielo.br/scielo.php?script=sci_arttext&pid=S0104-11692009000200018&lng=en&nrm=iso>
29. Bourdieu P. A procura de uma sociologia da prática. In: Bourdieu P. *Sociologia. Introdução e organização de Renato Ortiz*. São Paulo: Ática; 1983. p. 15.
30. Araújo NNP, Cockell F, Somekawa AS *et al*. A ressignificação do corpo: uma proposta interdisciplinar com crianças em fase escolar. *Rev Ciên Exten* (S.l.) 2013 dez;9(3):135-147. Acesso em: 08 abr. 2019. Disponível em: <http://ojs.unesp.br/index.php/revista_proex/article/view/795>.
31. Conselho Federal de Fisioterapia e Terapia Ocupacional (Brasil). Resolução Coffito nº. 363 de 20 de maio de 2009. Reconhece a Fisioterapia em Saúde Coletiva como especialidade do profissional Fisioterapeuta e dá outras providências. Diário Oficial da União 16 jun 2009; Seção 1.
32. Brasil. Ministério da Saúde. Secretaria de Atenção à Saúde. Departamento de Atenção Básica. Política Nacional de Atenção Básica. Brasília: Ministério da Saúde; 2012.
33. Camargo-Borges C, Japur M. Sobre a (não) adesão ao tratamento: ampliando sentidos do autocuidado. *Texto ontexto - Enferm* (Florianópolis) 2008 Mar;17(1):64-71. Acesso em 08 abr 2019. Disponível em: <http://www.scielo.br/scielo.php?script=sci_arttext&pid=S0104-07072008000100007&lng=en&nrm=iso>

FISIOTERAPIA NA SAÚDE COLETIVA: EXPERIÊNCIA NA GRADUAÇÃO E NA RESIDÊNCIA NA UNESP – PRESIDENTE PRUDENTE (SP)

CAPÍTULO 11

Renilton José Pizzol ▪ Eliane Ferrari Chagas ▪ Ana Lúcia de Jesus Almeida

A formação do fisioterapeuta e dos demais profissionais da saúde vive uma contradição, por um lado o enfoque na especialização e o direcionamento na tecnologia e seus desdobramentos, por outro a busca do conhecimento da complexidade da saúde da pessoa e sua interação dinâmica com o ambiente e com sociedade, ampliando a perspectiva sobre ter saúde ou adoecimento numa visão multidimensional.

Em tal contexto, o ensino de Fisioterapia precisaria fortalecer uma formação voltada para o entendimento das necessidades de saúde da população; de conceitos de saúde mais complexos, que valorizem a funcionalidade e a qualidade de vida e, ainda, comprometido em demarcar o papel do fisioterapeuta no atendimento e na assistência da população que utiliza os serviços de saúde do Sistema Único de Saúde (SUS).

Considerando que 70% da população brasileira utiliza regularmente o SUS,[1] é necessário que a formação dos profissionais de saúde esteja solidificada em uma visão ampla do processo saúde-doença, que considere as evidências científicas e os avanços tecnológicos articulados com uma reflexão crítica e contextualizada.

Este texto relata a construção, por um grupo de docentes, de uma linha de atuação em Fisioterapia na Saúde Coletiva, nos cursos de graduação e pós-graduação *lato sensu* em Fisioterapia na Faculdade de Ciências e Tecnologia da UNESP – *Campus* de Presidente Prudente/SP (FCT/UNESP). Essa experiência tem como princípio norteador trabalhar a formação do fisioterapeuta numa atuação voltada para a concepção de saúde do SUS, que começou a se materializar em 2008, com a implantação de um eixo de Fisioterapia em Saúde Coletiva na matriz curricular do Curso de Graduação e fortaleceu-se em 2013, com a implantação do Programa da Residência em Fisioterapia pelo Departamento de Fisioterapia da FCT-UNESP.

Compartilhar essa experiência pode contribuir com a construção de um conjunto de reflexões acerca da importância de formar profissionais de saúde comprometidos com atitudes mais transformadoras que tenham a consciência que o SUS é uma construção diária que se dá por aqueles que acreditam nos seus princípios.

> **PARA LEMBRAR**
>
> São considerados princípios doutrinários do SUS a Universalidade que garante o acesso às ações e serviços a todas as pessoas; a Integralidade que considera a pessoa como um todo e que todas as suas necessidades devem ser atendidas e a Equidade que objetiva diminuir as desigualdades considerando que as pessoas têm necessidades distintas.[2]

O ENSINO DA SAÚDE COLETIVA NO CURSO DE GRADUAÇÃO EM FISIOTERAPIA

É consensual que a publicação das Diretrizes Curriculares Nacionais (DCNs) dos Cursos de Graduação em Fisioterapia[3] trouxe para a matriz curricular uma perspectiva de introduzir na formação do fisioterapeuta o conhecimento relacionado com a área da Saúde Coletiva e, por extensão, com a prática curricular fisioterapêutica inserida em ambientes que fazem parte da rede de serviços do SUS.

No entanto, apesar do avanço legislativo na formação do profissional e do avanço extraordinário da Fisioterapia, como campo de Ciências do Movimento, é também consensual que o ensino da Fisioterapia tem-se fundamentado ainda na concepção advinda da regulamentação da profissão, em 1969, que tem direcionado a atuação fisioterapêutica para o modelo biológico de interpretação do problema de saúde que, por sua vez, continua a enfatizar a figura do profissional eminentemente reabilitador.[4]

No curso de graduação em Fisioterapia da FCT/UNESP as DCNs surgem como documento norteador das discussões sobre a reforma curricular que foi implantada em 2008. Nessa discussão, um grupo de professores defendeu a ideia de que a matriz curricular contemplasse um eixo cujo objeto de estudo estivesse diretamente relacionado com a temática da Saúde Coletiva e da Fisioterapia em Saúde Coletiva.

A partir de então foi redefinido um conjunto de disciplinas teóricas, oferecido nos três primeiros anos, e criada uma disciplina de Prática de Estágio, oferecida no quarto ano, com o objetivo principal de fornecer ao aluno subsídios para a discussão, reflexão e exercício do papel do fisioterapeuta na Saúde Coletiva. Esse eixo responde por uma carga horária de 105 horas de disciplinas teóricas e 75 horas de Prática de Estágio (ou 4% do total da carga horária do curso) e se relaciona diretamente com temáticas abordadas nas disciplinas (estudo do homem e suas relações sociais e do processo saúde-doença e suas determinações) que compõem a grande área de Ciências Humanas e Sociais, em especial as disciplinas de Antropologia, História da Fisioterapia e Sociologia que juntas somam uma carga horária de 90 horas.

Embora a matriz curricular do curso ainda esteja impregnada pela perspectiva curativa e reabilitadora característica do pensamento dominante na profissão e que tem sido fator determinante para as escolhas dos futuros profissionais é inegável que, com o decorrer do tempo e o acúmulo de experiências, o eixo de Saúde Coletiva tem conseguido trabalhar concepções e sistematizar um conhecimento, tendo como foco:

- A Epidemiologia voltada para a discussão da concepção de saúde, do processo saúde-doença, dos determinantes sociais da saúde, das estatísticas vitais e dos bancos de dados governamentais.
- A discussão sobre a organização dos serviço de saúde no Brasil, identificando o SUS como modelo de saúde de concepção mais socialmente desejável, a Atenção Primária à Saúde (APS) como promotora ideal dos princípios de saúde defendidos por esse modelo e a Estratégia de Saúde da Família (ESF) como ferramenta-chave para a elaboração de ações de prevenção e da promoção de saúde no Brasil.
- A interface entre Fisioterapia e Saúde Coletiva com a reflexão sobre temas que abordam a transição entre a fisioterapia dita tradicional e a de caráter mais coletivo; a interação da pessoa com o seu ambiente na determinação dos problemas de saúde e no seu controle; o domicílio como elemento indispensável no entendimento da saúde; a funcionalidade e a qualidade de vida como ferramentas multidimensionais; as possíveis intervenções fisioterapêuticas nos campos da prevenção e promoção de saúde e o papel do fisioterapeuta na APS e na ESF.

Associado a esse arcabouço teórico o curso criou um espaço para a realização da Prática de Estágio até então inexistente. Esse processo de elaboração envolveu discussões a respeito do modelo que poderia permitir ao aluno ter uma experiência prática, além dos muros da clínica, em uma comunidade cujas potencialidades e dificuldades poderiam contribuir no entendimento das condições de saúde e de vida da população.

Diante desse pressuposto, foi estabelecido que o espaço da prática deveria ser criado junto a um ambiente de saúde construído por uma equipe da Estratégia de Saúde da Família (eESF), cuja concepção está relacionada de forma inequívoca com os princípios igualitários do SUS e que, no município, é o cenário de prática que mais permite conhecer de perto a realidade da população atendida.

> **PARA LEMBRAR**
>
> A PNAB (2017) tem na Saúde da Família sua estratégia prioritária para expansão e consolidação da APS em direção à garantia dos princípios do SUS e de suas diretrizes entre as quais a territorialização e a adscrição da população, o cuidado resolutivo e longitudinal centrado na pessoa e o estímulo à participação da comunidade no enfrentamento das suas reais necessidades de saúde.[5]

Interessante observar que, na elaboração do pressuposto teórico fundamentador dessa prática, levou-se em consideração a possibilidade de que a atuação no estágio deveria prioritariamente ser pautada pelo manejo das ações voltadas para a prevenção e a promoção de saúde, por meio de metodologias de educação em saúde, o que seria um elemento agregador diferencial à formação, já que, no curso, são enfatizadas as questões clínicas.

Como o caminho se faz caminhando e a realidade esperada nem sempre é a encontrada (ou a desejada), constatou-se logo no início da prática que havia uma grande demanda de pessoas com problemas de saúde crônicos, o que gerou a necessidade de remodelamento do objetivo acadêmico que se voltou ao atendimento fisioterapêutico curativo, reabilitador e individualizado, em detrimento de estratégias mais coletivas, mas imprescindível para garantir melhores condições de saúde para aquelas pessoas com disfunções e incapacidades já instaladas.

Como a beleza do aprendizado está relacionada com o seu dinamismo e com o surgimento e assimilação de novas experiências, foi exatamente o atendimento dessas pessoas e a identificação de seus problemas que permitiram ampliar o conhecimento das necessidades da comunidade, fundamental, por sua vez, para incentivar a elaboração de ações de prevenção e educação em saúde embutidas no processo de ensino da prática. Aqui o desafio não foi propor ações dessa natureza, mas, sim, sistematizá-las, organizá-las e aplicá-las de modo contínuo, envolvendo discussões entre alunos e professores e também das pessoas atendidas.

Uma das principais ações elaboradas foi a organização de material informativo e orientador denominado de produto, significando aqui um esforço intelectual e coletivo na elaboração da ideia e da sua consecução, geralmente estruturados sob a forma de elaboração de comunicações visuais (palestras, teatros, dinâmicas e folhetos) voltadas para a disseminação de práticas de saúde para a comunidade com temática variada, mas sempre representativa das questões de saúde mais prementes.

Embora as dificuldades tenham existido, exemplificadas pela pouca participação da comunidade quando da realização das comunicações visuais; dificuldade de transmissão das ideias decorrentes das diferenças culturais e linguísticas; necessidade de maior troca de experiências entre os alunos, professores e comunidade na construção do produto; inexperiência no campo da educação em saúde, observa-se que a implementação do produto como parte da metodologia do ensino-aprendizagem em Fisioterapia em Saúde Coletiva contribuiu para alicerçar o conhecimento do aluno sobre temática relacionada com a Saúde Coletiva, ampliar a sua perspectiva em relação à figura do fisioterapeuta, considerando-o como profissional capaz de elaborar estratégias educativas em saúde e agregar à sua formação, seja na graduação seja no Programa de Residência, novas perspectivas de atuação profissional.

A RESIDÊNCIA PROFISSIONAL COMO EXPERIÊNCIA PARA A FORMAÇÃO DO FISIOTERAPEUTA COM PERSPECTIVA DA ATUAÇÃO NO SUS

A partir da experiência da redefinição e da implantação do eixo de Saúde Coletiva na matriz curricular do Curso de Graduação, docentes do Departamento de Fisioterapia da FCT/UNESP consideraram a possibilidade de estruturar novas abordagens de Ensino no Campo da Saúde Coletiva e elaboraram uma proposta de um Programa de Residência em Fisioterapia que tinha como diretriz principal a prática do fisioterapeuta em ambientes diretamente relacionados com os serviços da Rede Municipal da Saúde.

O Programa de Residência em Fisioterapia da FCT/UNESP foi aprovado e homologado com a publicação da Portaria Conjunta nº 7, de 27 de novembro de 2012, referente ao Programa Nacional de Residência Profissional em Saúde com a abertura de onze vagas com bolsas concedidas pela Secretaria de Gestão do Trabalho e da Educação na Saúde (SGTES), do Ministério da Saúde (MS). Assim, em março de 2013, teve início a primeira turma de um Programa que foi construído para garantir uma formação com experiências práticas articuladas ao conhecimento teórico e a estudos científicos no sentido de qualificar a formação dos fisioterapeutas no SUS, nos diferentes níveis de atenção em saúde.

A proposta foi construída com as seguintes características:

A) Apropriação da estrutura organizacional dos Programas de Residência em Saúde que se caracterizam como modalidade de ensino de pós-graduação *lato sensu*, com dois anos de treinamento profissional em serviço, com carga horária de 60 horas semanais destinadas às atividades práticas, teóricas e de pesquisa, devendo ser cumpridas em regime de tempo integral e de dedicação exclusiva.
B) Delineamento de um objetivo principal de qualificar profissionais para serem agentes de mudanças, além de contribuir com a ampliação da inserção da Fisioterapia no SUS e de oferecer uma formação que valoriza o papel social do profissional, despertado por meio do aprofundamento técnico-científico referente à promoção, proteção, recuperação da saúde e reabilitação, com a finalidade de atender as demandas sociais e necessidades de saúde locais e regionais.
C) Envolvimento da Secretaria Municipal de Saúde do município de Presidente Prudente como parceira que compartilhou a proposta de construção do conhecimento fisioterapêutico fundamentado nas diretrizes do SUS a partir da prática no serviço e norteado pelos estudos e pesquisas desenvolvidos na universidade, trazendo para atuação profissional um movimento entre prática-teoria-prática, com caracteres indagativo, reflexivo e crítico.
D) Definição como bandeira Político-Pedagógica do pensamento de que o Programa de Residência teria que, necessariamente, proporcionar ao residente um corpo de conhecimentos teórico-práticos que contribuiria para uma visão ampliada e contextualizada de atuação, evidenciando as várias possibilidades de ação profissional nos diferentes níveis e contextos da vida das pessoas, incentivando uma vivência e interiorização da compreensão do conceito de multidimensionalidade na saúde e contribuindo com o serviço na busca da integralidade, universalidade e equidade das ações.

E) Estabelecimento do princípio norteador da prática a partir do modelo de cuidado à saúde com base na proposta do Ministério da Saúde em que há a compreensão de que na formação pelo trabalho é possível melhorar o cuidado à saúde das pessoas e da comunidade, construindo estratégias que favoreçam a redução da vulnerabilidade ao adoecimento, ao disponibilizar, para o coletivo, informações e opções de cuidado e de autocuidado que busquem, na presença de morbidades, mecanismos que promovam ações integradas, preventivas e educativas para estimular a redução dos danos, o risco da instalação de comorbidades, o uso abusivo de medicamentos e as internações excessivas e evitáveis. Essa concepção de cuidado é importante para que o profissional reflita sobre sua prática e contextualize suas ações, buscando uma prática dinâmica, pautada em um movimento participativo da pessoa atendida, dentro de um processo educativo, num serviço de saúde que tenha longitudinalidade, coordenação do cuidado e visão ampliada dos fatores do processo saúde-doença.

> **PARA LEMBRAR**
>
> Longitudinalidade do cuidado implica na existência de uma fonte regular de atenção, na existência de um vínculo entre o usuário e o profissional da saúde, em que o usuário sente o interesse do profissional em conhecer sua vida e não somente sua doença; Coordenação do cuidado é a capacidade de responsabilizar-se pelo usuário mesmo quando partilha o cuidado com outros centros especializados; é garantir a continuidade da atenção por meio de equipe de saúde com o reconhecimento dos problemas que requerem um seguimento constante.[6]

A partir desse arcabouço teorizante foi estabelecido, então, o campo das ações do Programa com o desenvolvimento de estratégias que pudessem ir ao encontro das concepções sobre Saúde Coletiva dos promotores da proposta.

Nesse sentido, em seu cotidiano, o residente tem sido incentivado a qualificar os vínculos com a pessoa atendida e com a comunidade, recolocando as pessoas e suas necessidades de saúde no centro de todo cuidado. E essa atitude tem dado uma nova dimensão para a relação profissional de saúde/pessoa, modificando a organização do trabalho e dos serviços e expandindo as interlocuções entre os diversos profissionais da saúde e as próprias pessoas atendidas.

Para isso, uma estratégia empregada foi a de investir no fortalecimento do trabalho em equipe e na troca de saberes para a construção de novos conhecimentos que são originados na interface dos diferentes campos de trabalho profissional. Esse movimento tem criado condições para aprofundar a parceria entre a universidade e os serviços de saúde, superando dificuldades e construindo novos desafios, mas, principalmente, formando profissionais de saúde capazes de se comprometer e provocar as mudanças necessárias para melhorar a saúde e a qualidade de vida das pessoas.

O aprendizado prático tem-se caracterizado por uma constante reflexão sobre o modo de atuar do fisioterapeuta e tem proporcionado uma troca de experiências que ocorre não somente em salas de aulas e ambientes individuais ou bibliotecas, mas se expande para o dinamismo da vivência profissional, o que tem contribuído na construção da integração ensino-serviço-ciência-ação que é um dos eixos centrais da formação profissional da Residência.

O caminho trilhado para a concretização das ações foi o de organizar um conjunto de Atividades Práticas e Teóricas de modo que o residente pudesse atuar e interagir com os diferentes níveis de complexidade na saúde (atenções primária, secundária e terciária) e que a vivência em cada um desses níveis o capacitasse a identificar as diferentes possibilidades de ações, contribuindo para a integralidade da formação e possibilitando a ampliação dos conceitos de atuação em Fisioterapia em qualquer ambiente de trabalho, desde a APS até os Centros Especializados do próprio município (Centro Municipal de Reabilitação e Fisioterapia – CRF) e da Universidade (Centro de Estudos e Atendimento em Fisioterapia e Reabilitação – CEAFIR). A localização dos espaços destas atividades no município está indicada na Figura 11-1.

O processo de organização das ações que possibilitou o desenvolvimento das atividades aconteceu em quatro etapas concomitantes:

A) Inserção dos residentes no cotidiano de diversas Unidades de Saúde (US) do município e a criação de espaços para as Atividades Práticas de atendimento fisioterapêutico e de Atividades Teórico-Práticas desenvolvidas com a comunidade atendida, com as equipes de saúde e organizações civis.

B) Envolvimento das US e dos seus profissionais no papel de preceptores, corresponsáveis pela formação prática e teórica do residente.

C) Definição junto ao Departamento de Fisioterapia do modo de inserção das atividades da Residência nos cotidianos da Clínica-Escola (CEAFIR) nas áreas da fisioterapia em: Cardiologia, Desportiva, Gerontologia e Geriatria, Neurologia, Ortopedia e Traumatologia, Pneumologia e Saúde da Mulher; da Santa Casa (Fisioterapia em Hospital Geral) e de uma ESF (Fisioterapia em Saúde Coletiva); bem como a disponibilização de Laboratórios Didáticos para o desenvolvimento de Atividades Teórico-Práticas e de Salas de Aula para a realização de Atividades Teóricas que envolvem aulas e seminários e reuniões com os docentes para a discussão de temas e da elaboração de pesquisa.

D) Envolvimento dos docentes do Departamento, nos papéis de organizadores do Programa responsáveis pela sua manutenção e continuação, além dos papéis de tutores e preceptores corresponsáveis pela formação prática e teórica do residente nos diversos locais.

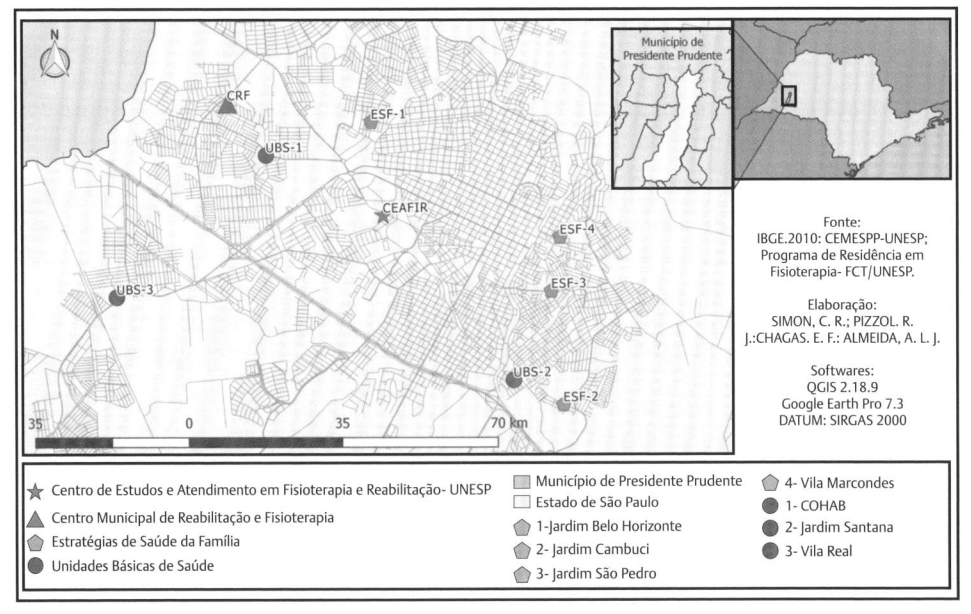

Fig. 11-1. Cenários de práticas fisioterapêuticas do Programa de Residência em Fisioterapia da FCT/UNESP no Município de Presidente Prudente (SP).

No processo contínuo de desenvolvimento do Programa é interessante ressaltar que os cenários de Atividades Práticas relacionados com as US têm-se constituído como o elemento mais enriquecedor desta experiência de construção da Residência, pois eles têm funcionado como fonte de diálogo constante com o município na busca de territórios que necessitem da atuação fisioterapêutica e que possuam equipes multidisciplinares que se sintam fortalecidas pela presença da Fisioterapia e que proporcionem cenários instigantes de aprendizagem e de interação com a equipe, que vai refletir na qualidade da atenção ao usuário. Em função disso os cenários de hoje não são os mesmos de 2013 e espelham um crescente no processo de estruturação e territorialização do Programa.

Outrossim, os cenários têm oferecido a oportunidade do desenvolvimento de inúmeras atividades e possibilitam ao residente elaborar, de modo ativo e propositivo, estratégias voltadas para a abordagem clínica tradicional (avaliação de pessoas com problemas de saúde, estabelecimento de diagnóstico, objetivos de tratamento e prognóstico e realização do tratamento); para a atuação domiciliar (visita, intervenção e orientação); para o estreitamento de relações multiprofissionais (participação de reuniões e interação com a equipe de saúde e desenvolvimento de atividades laborais); para o entendimento burocrático do sistema (registros das informações para prontuários, bancos de dados); para a formulação de capital teórico-prático em educação em saúde (elaboração de cartilhas de orientação, *folders* de hábitos saudáveis, palestras para a comunidade e para os profissionais da equipe).

A interação entre Universidade-Serviço de Saúde tem também possibilitado a participação ativa da Residência nos diversos programas e campanhas desenvolvidos pela Secretaria Municipal de Saúde. Nesses, a participação do residente tem sido fundamental tanto na ação integrada com as equipes das US, na efetivação de tarefas específicas, como na transmissão de informações sobre doenças, atitudes de prevenção, cuidados à saúde e a importância dos exercícios físicos. Para se ter uma ideia da riqueza deste ambiente podem-se elencar as diversas atividades que integram as ações em saúde: Combate à Tuberculose, Hiperdia, Saúde do Homem, Saúde do Idoso, Saúde da Mulher e Saúde do Trabalhador e as ações em saúde: Bem Viver, Caminhada do Idoso, Cuidados Infantis, Dia do Desafio, Dia Nacional de Saúde, Luta contra Queimaduras, Novembro Azul, Oficina de Coluna, Outubro Rosa, Peso Saudável, Prevenção da Hipertensão, Prevenção da Tuberculose e Saúde na Escola entre outros.

A relação do residente com o serviço tem funcionado como fator motivador para ampliação do leque de possibilidades de atuação, e um dos exemplos mais interessantes é a elaboração de propostas de Educação Permanente em Saúde para os próprios trabalhadores da saúde e para a comunidade. Para isso os residentes têm feito esforços intelectuais na elaboração de ações na prevenção, no cuidado, na funcionalidade e buscado diferentes formas de disseminação dessas informações a partir da elaboração de materiais escrito e ilustrado (*folders*, cartilhas de orientação), comunicações visuais (pôsteres) e orais (palestras) disponibilizados para o público-alvo nos locais das práticas.

> **PARA LEMBRAR**
>
> Educação Permanente como "prática de ensino-aprendizagem" significa a produção de conhecimentos no cotidiano das instituições de saúde, a partir da realidade vivida pelos atores envolvidos, tendo os problemas enfrentados no dia a dia do trabalho e as experiências desses atores como base de interrogação e mudança.[7]

Com a consolidação deste caminho, já tem sido possível visualizar o potencial da Residência na formação de um profissional comprometido, com visão crítica e reflexiva, capaz de favorecer a conquista de espaços de atenção com a equipe de saúde, definindo práticas e ações. Essa característica é fundamental para que o fisioterapeuta amplie o seu campo de ação no SUS por sua importante participação e intervenção como profissional de saúde.

Nesta direção, o Programa tem contribuído com: a formação de profissionais mais completos, a inserção da Universidade na região e com a interlocução com o município atendendo uma demanda regional de municípios que necessitam de profissionais qualificados para atuar no mercado de trabalho, tendo como princípios os ideais do SUS.

CONSIDERAÇÕES GERAIS

Esse texto foi elaborado como uma forma de partilhar as experiências vivenciadas no difícil, mas estimulante, processo de construção de uma forma de pensar o ensino da Fisioterapia em Saúde Coletiva, que envolve diversas etapas de realização, reflexão sobre o que foi realizado, análise dos resultados e reformulação das ações, a partir das dinâmicas implementadas. Nesse caminhar, pudemos verificar que as vivências na prática do SUS, em especial na comunidade e unidades de saúde, ajudam na formação de um profissional com visão mais ampla sobre a saúde, em uma perspectiva contextualizada, criativa, dinâmica, interdisciplinar, próxima à vida dos sujeitos.

Todo este processo de modificação curricular pauta-se nas necessidades sociais, antes mesmo de uma determinação legal, pois o profissional da saúde precisa ter a formação técnica, científica e trazer consigo as responsabilidades de seu papel em uma sociedade. Experiências com esta perspectiva, construídas em espaços dinâmicos, trabalhando a formação do fisioterapeuta na sua própria vivência, valorizando suas percepções e reflexões – educação pelo trabalho, amparam uma construção profissional mais consistente e condizente com a realidade brasileira.

REFERÊNCIAS BIBLIOGRÁFICAS

1. Campos GWS. A defesa do SUS depende do avanço da reforma sanitária. *Interface comunicação, Saúde e Educação* 2018;22(64):5-8.
2. Paim JS. *O que é o SUS*. Rio de Janeiro: Editora FIOCRUZ; 2015. Disponível em: <http://www.livrosinterativoseditora.fiocruz.br/sus> Acesso em: 18 de mar de 2009.
3. Brasil. Ministério da Educação. Conselho Nacional de Educação. Resolução CNE/CES 4, de 19 de fevereiro de 2002. Inclui diretrizes curriculares nacionais do curso de graduação em fisioterapia. Diário Oficial da União 4 março 2002. Seção 1, p. 11.
4. Almeida ALJ, Guimarães RB. O Lugar Social do Fisioterapeuta Brasileiro. *Fisioterapia e Pesquisa* 2009;16(1):82-88.
5. Brasil. Ministério da Saúde. Portaria nº 2.436, de 21 de setembro de 2017. Aprova a Política Nacional de Atenção Básica, estabelecendo a revisão de diretrizes para a organização da Atenção Básica, no âmbito do Sistema Único de Saúde (SUS). Diário Oficial da União; 2017.
6. Brasil. Ministério da Saúde. Secretaria de Atenção à Saúde. Departamento de Atenção Básica. Política Nacional de Atenção Básica / Ministério da Saúde. Brasília, 2012. 110 p.: il.
7. Ceccim RB, Ferla AA. Notas cartográficas sobre a escuta e a escrita: contribuições à educação das práticas de saúde. In: Pinheiro R, Mattos RA. (Orgs.). *Construção social da demanda: direito à saúde, trabalho em equipe, participação e espaços públicos*. Rio de Janeiro: IMS/UERJ, Cepesc, Abrasco; 2005. p. 253-66.

TRAJETÓRIA DO CURSO DE FISIOTERAPIA DA UNIVERSIDADE ESTADUAL DE LONDRINA NA FORMAÇÃO PARA A ATENÇÃO PRIMÁRIA À SAÚDE

CAPÍTULO 12

Celita Salmaso Trelha ▪ Dirce Shizuko Fujisawa

HISTÓRICO

O Curso de Graduação em Fisioterapia da Universidade Estadual de Londrina (UEL) é um dos cinco cursos do Centro de Ciências da Saúde (CCS) e está vinculado ao Departamento de Fisioterapia. As atividades foram iniciadas no segundo semestre de 1979, tendo sido o primeiro curso no Estado do Paraná.

A estrutura acadêmica e administrativa da UEL conta com nove Centros de Estudos e 57 Departamentos, que constituem as Unidades de Ensino, Pesquisa e Extensão, além de serem responsáveis pela organização dos cursos de graduação e pós-graduação *lato sensu* (especialização e residência) e *stricto sensu* (mestrado e doutorado), e provimento da logística de atendimentos aos públicos interno e externo nas mais diversificadas áreas do conhecimento, da assistência e do cuidado. Os Centros de Estudos e Departamentos, em conjunto com os 15 Órgãos Suplementares e os seis Órgãos de Apoio, atuam na gestão acadêmica e administrativa de 54 cursos de graduação, 103 cursos de especialização, 73 residências, 45 mestrados e 22 doutorados, totalizando, em 2016, uma comunidade interna de aproximadamente 23.000 pessoas, sendo cerca de 18.000 alunos de graduação e pós-graduação, 1.658 docentes e 3.403 agentes universitários, dos quais 1.783 estão lotados no Hospital Universitário (HU). Em relação à assistência no HU, em 2016, foram 161.479 pacientes atendidos, 6.207 internações e 7.422 cirurgias.[1]

O HU é o maior órgão suplementar da Universidade Estadual de Londrina, vinculado academicamente ao CCS, tem por objetivo desenvolver o ensino, a pesquisa e a extensão de serviços à comunidade. Destaca-se que é o único hospital público de grande porte no norte do Paraná e centro de referência para o Sistema Único de Saúde (SUS). Atende pacientes de cerca de 250 municípios do Paraná e de mais de 100 cidades de outros estados, de várias regiões do País, principalmente São Paulo, Mato Grosso, Mato Grosso do Sul e Rondônia. A missão do HU inclui, como hospital-escola, a participação no ensino, pesquisa e extensão. O hospital serve de campo de estágio direto para os cursos de graduação de várias áreas, incluindo a Fisioterapia. Ainda, o Departamento de Fisioterapia possui cinco programas de residência: Fisioterapia em Pediatria, Fisioterapia em Uroginecologia e Obstetrícia Funcional, Fisioterapia Traumato-Ortopédica Funcional e Esportiva, Fisioterapia Pulmonar e Fisioterapia Neurofuncional do adulto e participa da Residência Multiprofissional em Saúde da Família do Departamento de Saúde Coletiva.[2]

No âmbito acadêmico, o Curso de graduação em Fisioterapia, desde a sua implantação, tem passado por reformulações curriculares resultantes de discussões e reflexões orientadas pelo compromisso com a melhoria da qualidade do ensino e do cuidado à saúde da população. Três reformas curriculares ocorreram: a primeira, em 1985, com a mudança do Currículo Mínimo, em que o curso passou de três para quatro anos, com as disciplinas divididas em ciclos básico, clínico e profissionalizante. Na segunda, em 1992, ocorreu a mudança do sistema de crédito para o seriado anual. A partir de 1994, ocorreram várias discussões sobre problemas identificados no ciclo profissionalizante, principalmente referentes ao estágio supervisionado curricular e a inserção dos estudantes na Atenção Primária.[3] Dentre as propostas de alterações discutidas, as mais relevantes foram: a criação de disciplinas de habilidades e saúde coletiva do primeiro ao terceiro ano; criação de estágio na atenção primária e trabalho de conclusão de curso (TCC) com disciplinas de suporte para o seu desenvolvimento. Assim, ocorreu a terceira mudança curricular, implantada, em 2006, com base nas Diretrizes Curriculares Nacionais,[4] preconizando a formação generalista, humanista, com visão crítica e problematizadora da natureza social do processo saúde-doença, sem perder o rigor científico e intelectual específico da profissão.

No âmbito da saúde coletiva, a terceira mudança curricular aumentou o número de disciplinas de Saúde Coletiva, passando de apenas uma, denominada Fisioterapia Preventiva e Saúde Pública, com 136 horas, no segundo ano do curso, para quatro disciplinas: Saúde Coletiva I (30 horas), II (60 horas), III (60 horas), ministradas nos primeiro, segundo e terceiro anos, respectivamente, e o Estágio Curricular Obrigatório, no quarto ano, totalizando 320 horas. Esta carga horária está dividida em 60 horas de aulas teóricas, 90 horas de aulas práticas e 170 horas de estágio. Considera-se um grande avanço a expansão de disciplinas e carga horária e a implantação do Estágio Curricular Obrigatório em Saúde Coletiva, visto que tradicionalmente o curso de graduação em Fisioterapia da UEL tem em seu histórico e prática forte atividade assistencial hospitalar e ambulatorial. O que foi denominado Saúde Coletiva refere-se às atividades desenvolvidas na Atenção Primária à Saúde (APS). Optou-se por essa terminologia na época por considerar a Saúde Coletiva como um campo de saber e de práticas que pressupõe a compreensão da saúde como um fenômeno eminentemente social, coletivo, determinado historicamente pelas condições e modos de vida dos distintos grupos da população. O debate teórico e epistemológico que existe hoje sobre a Saúde Coletiva contempla uma conceituação mais avançada da saúde, enquanto objeto de conhecimento e de intervenção, entendida como parte do "complexo saúde-doença-cuidado", que incorpora a historicidade das relações que a determinam, inclusive a relação dos indivíduos, grupos sociais e populações com o sistema de serviços de saúde.[5]

Alguns programas tiveram contribuição importante para a efetivação dessas mudanças curriculares. O Programa UNI (nova iniciativa para a educação dos profissionais de saúde: União com a Comunidade), implantado em 1991 e desenvolvido com o apoio da Fundação *Kellogg*, ocorreu em seis instituições de ensino superior brasileiras, em parceria com os sistemas locais de saúde e organizações comunitárias, para a implantação de mudanças na formação, na organização da atenção à saúde e na participação popular.[6] Particularmente, a experiência do município de Londrina (PR) foi potencialmente promotora de mudanças significativas na formação de profissionais de saúde, uma vez que contemplaram a interdisciplinaridade, a articulação entre ensino-serviços-comunidade, a utilização de cenários de ensino extra-hospitalar e a inserção precoce do estudante na rede de serviços de saúde e na comunidade e ensino e pesquisa, orientados pelos problemas prioritários de saúde da população.

O Programa de Educação pelo Trabalho para a Saúde (PET-Saúde), implantado em 2009, de iniciativa dos Ministérios da Saúde e da Educação, tem ocorrido desde então, com efetiva participação dos cinco cursos do CCS. O programa foi criado com o propósito de fomentar grupos de aprendizagem tutorial, viabilizando programas de aperfeiçoamento e especialização em serviço, bem como de iniciação ao trabalho, estágios e vivências dirigidos aos profissionais e estudantes na área da saúde, de acordo com as necessidades do SUS. Para os cinco cursos do CCS (Enfermagem, Farmácia, Fisioterapia, Medicina e Odontologia) da UEL, em 2009, foram constituídos sete grupos tutoriais com a participação de sete tutores, 42 preceptores (profissionais do serviço de saúde dos municípios de Londrina, Cambé e Ibiporã) e 210 estudantes. No primeiro edital foi desenvolvido um projeto com os objetivos de mapear a situação de saúde da criança, conhecer a realidade de cada município e propor intervenções para a melhoria da qualidade de atendimento e otimizar os recursos disponíveis no SUS. O projeto de 2013/2014 visou a estreitar a relação da academia com os serviços de atenção básica, por meio da participação dos estudantes dos cinco cursos de graduação do CCS junto ao Programa Saúde da Família, com enfoque no aleitamento materno.

O PET-Saúde veio consolidar as parcerias entre a Universidade e as Secretarias Municipais de Saúde dos municípios de Londrina, Cambé e Ibiporã, fortalecendo a proposta de inserção de estudantes de graduação dos cursos da área de saúde o mais precocemente possível em Unidades de Saúde da Família (USF). Para apoiar as atividades do PET-Saúde e mesmo as inovações curriculares, o Pró-Saúde 2 – Programa Nacional de Reorientação da Formação Profissional em Saúde, promovido pelo Ministério da Saúde e Educação, com participação dos Cursos de Farmácia, Fisioterapia e Enfermagem, vem sendo fonte de propagação e apoio às várias atividades nesses cursos.

Para o fortalecimento da integração entre ensino, serviços e comunidade no âmbito do SUS foi formalizada, em novembro de 2016, a parceria entre a UEL e os municípios de Londrina, Cambé e Ibiporã por meio da Portaria Interministerial nº 1.127/MEC/MS, de 4 de agosto de 2015,[7] que institui as diretrizes para a celebração dos Contratos Organizativos de Ação Pública Ensino-Saúde (COAPES).

Outra importante atividade é a realização periódica do Simpósio de Experiências e Pesquisas Integradas Ensino, Serviços e Comunidade (SEPIESC), organizado pelo CCS e com apoio dos colegiados de cursos, que traz grande contribuição para fomentar a discussão, a troca de experiências multidisciplinares e a promoção da articulação entre o ensino e o serviço, visando a fortalecer as ações pedagógicas do curso para a formação de um profissional crítico, reflexivo e apto a atuar e contribuir junto à comunidade e comprometido com o fortalecimento do SUS.

Além do histórico do Curso, considera-se importante também a descrição da implantação da Atenção Primária no município de Londrina por estar fortemente vinculada à UEL e a inserção do profissional Fisioterapeuta. O Município está localizado ao norte do Estado do Paraná, e foi uma das primeiras cidades do Brasil a organizar seu sistema de saúde. Em 1970, a UEL implantou duas unidades de saúde em bairros da periferia, e a prefeitura criou o serviço municipal de Pronto-Socorro.[8] Incentivados pelas propostas da 8ª Conferência Nacional de Saúde (CNS) e o Movimento da Reforma Sanitária e, aliados a uma disposição política para expandir o sistema de saúde no município de Londrina, houve grande aumento no número de Unidades de Saúde, inclusive para a zona rural. Em 1995, foi implantado em quatro unidades de Saúde da zona rural o "Programa Médico de Família", e, em agosto de 2001, o município implantou o "Programa Saúde da Família" como estratégia para mudança no modelo de assistência, chegando ao final deste mesmo ano com 93 equipes, o que representou uma cobertura assistencial de mais de 70% da população.[8]

A inclusão do profissional fisioterapeuta no PSF em Londrina ocorreu em abril de 2002 após os Agentes Comunitários de Saúde (ACS) mapearem grande demanda de pacientes, principalmente acamados. Em um primeiro momento, prestou-se atendimento a estes com orientações aos seus cuidadores e, em outro, a grupos específicos, como hipertensos, diabéticos, asmáticos e gestantes, com enfoque na prevenção de doenças e promoção à saúde.

Em 2005, foi elaborada a proposta da Residência Multiprofissional em Saúde da Família (RMSF) pela UEL em parceria com a Secretaria de Saúde do Município de Londrina, com objetivo de formar profissionais capacitados para atuarem na Atenção Primária e colaborar para o fortalecimento da Estratégia Saúde da Família. Em 2007, iniciou-se a primeira equipe de residentes da RMSF constituída por assistentes sociais, dentistas, enfermeiros, farmacêuticos, fisioterapeutas, profissionais de educação física e psicólogos.

O NASF foi implantado no segundo semestre de 2008, com dez equipes, da modalidade 1. Cada equipe foi composta por um profissional de educação física, um farmacêutico, um fisioterapeuta, um nutricionista, um psicólogo e um agente redutor de danos.[9] O município conta com 54 UBS, sendo 42 localizadas na área urbana e 12 na região rural, com 94 equipes da Estratégia Saúde da Família e 10 equipes NASF, sendo que cada uma é responsável por três ou quatro Unidades de Saúde e por aproximadamente 6 a 9 equipes da Saúde da Família.[10] Possui a mesma composição das categorias profissionais selecionadas em 2008, com exceção do redutor de danos.[9] Além disso, o município também conta com mais duas equipes NASF da RMSF, com a mesma composição das categorias de 2007, com a participação do dentista e do assistente social.

ESTRUTURA DO CURSO

O Curso de graduação em Fisioterapia da UEL tem por objetivo a formação de profissionais reflexivos, tecnicamente competentes, que atendam às necessidades no âmbito da saúde e que sejam capazes de buscar sua própria atualização e aprimoramento profissionais. O currículo está constituído por conjunto de atividades acadêmicas distribuídas em quatro anos nos seguintes eixos de conhecimento (Quadro 12-1).

Reforçando o tripé da Universidade, docentes e estudantes do Curso de Fisioterapia da UEL estão inseridos em projetos de ensino, pesquisa e extensão que propiciam mudanças significativas nos processos de ensino e aprendizagem, colaborando efetivamente para a formação profissional e fortalecendo os atos de aprender, de ensinar e de formar profissionais e cidadãos.

O departamento de Fisioterapia possui três linhas de pesquisa – Análise do Estado Funcional, Educação em Saúde e Intervenção em Fisioterapia, sendo que os projetos estão em consonância com essas temáticas, desenvolvidos com a participação conjunta de docentes e discentes do curso. Tal participação estudantil ocorre por meio de colaboração em projetos de pesquisa, em programas de Iniciação Científica (IC e PIBIC) e na elaboração do TCC. Nesse sentido, as disciplinas que visam a desenvolver as competências para a investigação clínica favorecem a participação estudantil em projetos de pesquisas, desde o início do curso. Ressalta-se que a participação dos estudantes de graduação do curso ocorre em vários projetos de pesquisa, em parceria com residentes, mestrandos e doutorandos.

Um dos avanços importantes para a capacitação profissional do acadêmico de fisioterapia para atuar no SUS foi a inserção do Estágio Curricular em Fisioterapia em Saúde Coletiva, que iniciou em 2009. O estágio é desenvolvido na atenção primária e tem como objetivos: conhecer e vivenciar a realidade da Unidade de Saúde nas suas relações internas (organização do serviço, processos de trabalho, equipe interdisciplinar e gestão) e suas

Quadro 12-1. Eixos de Conhecimento do Curso de Graduação em Fisioterapia (UEL)

Conhecimentos	Contribuições à formação do estudante	Carga horária (%)
Ciências Sociais e Humanas	Proporcionarão ao aluno o estudo do homem e suas relações sociais, a compreensão do processo saúde e doença e conhecimentos relacionados com políticas de saúde, trabalho, educação e administração	7,5
Biotecnológicos	Proporcionarão condições ao aluno de acompanhar os avanços biotecnológicos na abordagem fisioterapêutica, de modo a incorporar a pesquisa e a prática clínica	5,3
Ciências Biológicas e da Saúde	Contribuirão para compreensão da estrutura e função dos tecidos, órgãos, sistemas e aparelhos no desenvolvimento do processo saúde e doença	18,7
Fisioterapêuticos	Contribuirão para aquisição de conhecimentos específicos da fisioterapia nas diversas áreas, no ciclo da vida e níveis de atuação	68,5

relações com o território; desenvolver a capacidade de diagnosticar problemas locais de saúde, entender o processo saúde-doença em seu contexto social e familiar; capacitar o estudante a avaliar e desenvolver intervenções individuais e em grupo, num contexto interdisciplinar e em consonância com os princípios do SUS e desenvolver habilidades interpessoais de interação com o indivíduo, a família, a comunidade e os profissionais da equipe de saúde.

O estágio, desenvolvido no quarto e último ano, é obrigatório para todos os estudantes, devendo o mesmo ter cumprido todas as disciplinas. A carga horária prática a ser cumprida é de novecentos e sessenta horas, sendo 170 horas para cada área. As áreas abordadas no Estágio Supervisionado para a formação do Fisioterapeuta são: Ortopedia e Traumatologia Desportiva; Neurologia do Adulto; Pediatria, Ginecologia e Obstetrícia; Cardiologia e Pneumologia e Saúde Coletiva. Os 60 alunos da série são divididos em seis grupos de 10 e fazem rodízio nessas áreas. As atividades do estágio são desenvolvidas de segunda a sexta-feira, no período matutino, em uma Unidade de Saúde da Família e tem supervisão direta de docentes.

Destaca-se, como fundamental, a parceria entre a UEL e a Autarquia Municipal de Saúde, visto que constitui importante campo de estágio e local de outros projetos, como o PET-Saúde. A diversificação de cenários de prática insere o estudante no cotidiano do trabalho, do serviço e da vida em comunidade, num contexto de atuação multiprofissional que favorece o exercício reflexivo sobre os processos sociais e de como a sociedade os enfrenta. Portanto, é indispensável construir parcerias entre as Instituições de Ensino Superior, o Serviço de Saúde e a comunidade visando à articulação dos processos educacionais, de assistência e produção de serviços de saúde. Para uma prática reflexiva e promotora de aprendizagem, a atenção à saúde deve estar integrada à comunidade por meio da inserção precoce dos profissionais em formação em serviços e comunidades.[11] De acordo com os autores a diversificação de cenários tem, como um dos objetivos principais, o desenvolvimento do processo ensino-aprendizagem na realidade social dos serviços de saúde e da comunidade. No processo de integração com as instituições de ensino, o SUS tem papel fundamental como cenário, por meio das unidades básicas de saúde e hospitais.

Pretende-se, sobretudo, que os cenários não reproduzam as práticas e atitudes tradicionalmente desenvolvidas. A educação em saúde deve vivenciar o fazer e o pensar num processo de troca e diálogo entre os serviços de saúde, a instituição de ensino superior e a comunidade. Deve ocorrer, portanto, a cooperação entre universidades, serviços de saúde e organizações comunitárias a fim de apoiar processos sincrônicos nesses componentes, levando ao desenvolvimento integrado de modelos inovadores de ensino.

Para a construção das disciplinas de Saúde Coletiva, tomou-se premissa o contato precoce do estudante com a comunidade atendida pelos sistemas de saúde, preconizando o respeito às subjetividades e às diferenças. Essa forma possibilita que o aluno aprenda a construir saúde diretamente com a população, percebendo e enxergando o outro enquanto sujeito inserido em um contexto, respeitando suas crenças e seus saberes. Permite ainda o exercício da comunicação, da **criação de vínculo** com o usuário, escuta e **acolhimento**.

> **PARA LEMBRAR**
>
> "Criar vínculos implica ter relações tão próximas e tão claras, que nos sensibilizamos com todo o sofrimento daquele outro, sentindo-se responsável pela vida e morte do paciente, possibilitando uma intervenção nem burocrática e nem impessoal".[12]

> **PARA LEMBRAR**
>
> O acolhimento, segundo Franco et al. (1999),[13] propõe inverter a lógica de organização e o funcionamento do serviço de saúde, partindo de três princípios: atender a todas as pessoas que buscam os serviços de saúde, garantindo a acessibilidade universal; reorganizar o processo de trabalho, deslocando seu eixo central do médico para uma equipe multiprofissional; e qualificar a relação trabalhador-usuário a partir de parâmetros humanitários de solidariedade e de cidadania.

O consenso atual é que as atividades de inserção no cenário real da prática tenham forte componente de capacitação para lidar com pessoas e deveriam estar integradas efetivamente a todas as disciplinas, permeando todo o currículo.[14,15] De acordo com os autores, somente assim se propicia que o estudante sedimente gradativamente competências e habilidades essenciais para sua atuação, como postura profissional, comunicação interpessoal, ética, trabalho em equipe e a valorização do contexto dos usuários do serviço. Além disso, a inserção precoce do estudante na rede do sistema de saúde permite que aprenda a manter sua atenção voltada para as necessidades reais de saúde da comunidade.[16]

PROCESSO FORMATIVO: EXPECTATIVAS DE APRENDIZAGEM

Desde o início da discussão sobre a implantação das disciplinas de Saúde Coletiva, em todos os anos, inclusive no Estágio, a expectativa de aprendizagem para a formação do Fisioterapeuta teria como base as vivências e as atividades desenvolvidas na Atenção Primária, almejando a formação de caráter generalista, crítica e reflexiva. Nesse sentido, a formação contemplaria de forma progressiva as **tecnologias leves do cuidado,** como práticas de educação em saúde, com ênfase no trabalho multi e interdisciplinar, orientação à família, cuidadores e comunidade, articulação intersetorial, atividades em grupos, avaliação e diagnóstico situacional, visitas e intervenções fisioterapêuticas domiciliares, com visão ampliada do conceito de saúde.

> **PARA LEMBRAR**
>
> Para Merhy (2005),[17] as tecnologias podem ser classificadas como leve, leve-dura e dura. Todas são tratadas de forma abrangente, mediante análise de todo o processo produtivo, até o produto final. As tecnologias leves estão relacionadas com as relações; as leve-duras, aos saberes estruturados, como as teorias, e as duras, aos recursos materiais.
> A adoção das tecnologias leves no trabalho em saúde perpassa os processos de acolhimento, vínculo e atenção integral como gerenciadores das ações de saúde.

As disciplinas de Saúde Coletiva utilizam as metodologias ativas com o propósito de ter um estudante mais participativo, reflexivo e comprometido. O processo de educação de adultos pressupõe a utilização de metodologias ativas de ensino-aprendizagem que proponham concretamente desafios a serem superados pelos estudantes, que lhes possibilitem ocupar o lugar de sujeitos na construção do conhecimento e que coloquem o professor como facilitador e orientador.[18] De acordo com Cyrino e Toralles-Pereira,[19] as metodologias ativas utilizam a problematização como estratégia de ensino-aprendizagem com o objetivo de motivar o estudante. Diante da situação problema, o estudante examina, reflete, relaciona a sua história e passa a ressignificar suas próprias descobertas. Segundo os autores, a problematização pode levá-lo ao contato com as informações e à produção do conhecimento, principalmente, com a finalidade de solucionar os impasses e promover o seu próprio desenvolvimento.

A disciplina Saúde Coletiva I tem como objetivos fazer com que o estudante do primeiro ano compreenda o processo saúde e doença, o modo de adoecer e morrer da população; conheça e analise as políticas de saúde e modelos de atenção no Brasil e em outros países e compreenda o papel do profissional Fisioterapeuta. Por ser uma disciplina somente com carga horária teórica e ministrada por uma única docente as estratégias de ensino utilizadas são aulas expositivas dialogadas, discussões de situações problemas e **documentários**, estudo dirigido, palestras com profissionais convidados inseridos na atenção primária e residentes do Programa Multiprofissional em Saúde da Família.

> **SAIBA MAIS**
>
> Utilizamos os documentários: Políticas de Saúde no Brasil e SICKO – SOS Saúde.

A aula expositiva dialogada constitui-se uma superação da aula expositiva tradicional, uma vez que ocorre processo de parceria entre professores e estudantes no enfrentamento do conteúdo.[20]

O estudo dirigido é constituído pelas atividades de busca de fontes, leitura e discussão de textos, orientado pelos objetivos de aprendizagem da disciplina, pode ser realizado em bibliotecas, laboratório de informática, domicílio do aluno ou em outros locais apropriados. Este estudo é realizado sob a orientação e diretividade do professor, a fim de sanar dificuldades. Considerando-se a velocidade com que se produzem e são colocados à disposição conhecimentos e tecnologias, o aprendizado requer também o desenvolvimento de habilidades por meio de pesquisa em livros, periódicos, bases de dados, além da utilização de fontes pessoais de informação, incluindo a advinda de sua própria experiência.[20] De acordo com Nérici (1992)[21] o estudo dirigido é um primeiro método ou técnica de ensino para tornar o educando independente do professor/facilitador, orientando-o para estudos futuros e participação na sociedade.

A disciplina Saúde Coletiva II tem como objetivos conhecer o território de uma Unidade Básica de Saúde, visualizando-o em seu todo, com suas características geográficas, sociopolíticas, demográficas, recursos existentes e principais problemas de saúde; refletir sobre os determinantes do processo saúde/doença e o significado de "necessidades em saúde"; conhecer conceitos e fundamentos de epidemiologia clínica e correlacionar com o cotidiano do fisioterapeuta; conhecer os principais conceitos e indicadores em epidemiologia; identificar e interpretar os indicadores sociodemográficos e de saúde; reconhecer desenhos e metodologias de estudos e investigação; realizar diagnóstico situacional e eleger problemas prioritários; desenvolver e implantar estratégias de intervenções na atenção primária para os problemas identificados com enfoques preventivo e intersetorial.

Em relação às estratégias de ensino, privilegiando a ação do estudante (individualmente ou em grupo) são utilizadas diferentes estratégias com objetivo de interação, busca de conhecimentos e questionamento. Essas atividades são realizadas em três momentos, como proposto por Garcia *et al.* (2004)[22]: 1) Preparo: apresentação dos objetivos da atividade, levantamento de conhecimentos prévios, elaboração e discussão de roteiro para trabalho de campo; 2) Trabalho de campo: visitas, entrevistas e observações da comunidade, famílias e domicílios; 3) Processamento das informações por meio da elaboração de relatórios, apresentação e discussão em grupo.

As visitas na Unidade de Saúde e área de abrangência são sistematizadas, com roteiros de observação e utilização de instrumentos a serem aplicados, após apresentação, discussão e treinamento dos mesmos. Essas visitas contam também com a participação de monitores das disciplinas (estudantes que já cursaram a disciplina) e de Agentes Comunitários de Saúde. Permitem a interação ativa do estudante com a comunidade e profissionais de saúde. Ao acompanhar a atuação de profissionais junto aos serviços de saúde, o estudante tem a oportunidade de observar como é a organização e de refletir criticamente sobre o trabalho *in loco* e o processo de trabalho que se desenvolve entre o profissional da saúde e o usuário. Quando essas visitas ocorrem, desde o início do processo de formação, proporcionam ao estudante trabalhar sobre problemas reais, assumir responsabilidades crescentes como agente prestador de cuidados.

As visitas impressionistas como citado por Garcia *et al.* (2004)[22] têm por objetivos: propiciar ao estudante o conhecimento da realidade das condições de vida (moradia, saneamento básico, condições de urbanização, escolaridade, renda, bens, morbidades, hábitos), introduzir noções de situações de risco, problematizar situações de saúde e de doença, conhecer *in loco* o serviço de saúde (ambiente físico, população atendida, profissionais). Para o desenvolvimento das atividades os estudantes são divididos em quatro grupos de quinze e para cada grupo há um professor/facilitador. A relação entre número de alunos e professor não é a ideal, mas a possível para o momento. O grupo é constituído por um conjunto de pessoas que se reúnem em determinado espaço de tempo e lugar, tendo objetivo em comum, os membros interagem e partilham normas na realização da tarefa. O trabalho em grupo desenvolve a inteligência relacional, que engloba a inteligência intrapessoal: autoconhecimento emocional, controle emocional e automotivação; e a inteligência interpessoal: reconhecimento de emoções de outras pessoas e habilidades em relacionamentos.[23]

Os objetivos da disciplina Saúde Coletiva III são aprofundar os conceitos das políticas de saúde e discutir as atribuições do fisioterapeuta; conhecer um paciente, sua família e seu domicílio, observando seus principais problemas de saúde e organização; identificar as principais características de cuidadores informais; elaborar e implantar plano de intervenções no domicílio, utilizando os princípios e conceitos de Saúde da Família como norteadores das atividades. Ao colocar a família como objeto de atenção, pretende-se que os estudantes construam uma prática em que a família é considerada em um contexto de cuidados aos indivíduos ao longo de sua vida, a fim de que possam desenvolver suas competências, habilidades e atitudes para lidar com as respostas aos problemas de saúde levantados. As visitas domiciliares realizadas são sistematizadas, com roteiros de observação e utilização de instrumentos a serem aplicados, após apresentação, discussão e treinamento dos mesmos. Essas visitas também contam com a participação de monitores das disciplinas e estagiários da Saúde Coletiva (estudantes do último ano que estão acompanhando esses pacientes), além dos professores. Para o desenvolvimento das atividades de visitas domiciliares os estudantes são divididos em grupos de seis a oito estudantes e para cada grupo há um professor/facilitador.

As disciplinas de Saúde Coletiva são desenvolvidas, em sua maioria, por meio de aulas práticas e metodologias ativas. Nesse sentido, Serrano Gisbert e Gómez-Conesa (2002)[24] apontam que a aula prática oferece melhores possibilidades para o desenvolvimento da comunicação, que facilitam as interações, por conseguinte, melhoram a qualidade do processo de ensino-aprendizagem.

Entende-se que o estágio supervisionado é essencial à formação do fisioterapeuta, visto que irá vivenciar as situações do cotidiano do exercício profissional. Trata-se de atividade curricular com a finalidade de propiciar a integração do estudante com a realidade do mundo do trabalho.[25] Dessa forma, o estágio supervisionado em Saúde Coletiva é parte integrante das atividades curriculares, ocorre sob supervisão diária direta, ou seja, com acompanhamento e avaliação por professor fisioterapeuta integrante do curso, conforme a Lei n. 11.788, de 25 de setembro de 2008[26] e Resolução n. 431, de 27 de setembro de 2013,[27] como mediador/facilitador processo de ensino-aprendizagem.

As atividades do estágio supervisionado em Saúde Coletiva ocorrem, há dez anos, na Unidade Básica de Saúde da Vila Brasil e área de abrangência. Tal escolha foi decorrente principalmente da aceitação da coordenadora da unidade na época. Os estagiários rodiziam em seis grupos de estágio, cada grupo com 6 a 10 estudantes, dependendo do tamanho da turma, com a duração de sete semanas. As principais atividades do estágio são: visitas domiciliares com atendimentos e acompanhamentos domiciliares, educação em saúde na sala de espera com temas do calendário nacional de saúde e demandas do município, atividades em grupos (dançaterapia junto com o profissional de Educação Física do NASF, "Escola de Coluna" com atividades de educação em saúde e exercícios físicos, "Manhã Melhor" – grupo de atividade física com predomínio de pessoas idosas, e "Grupo Saúde da Mulher" com a prática de exercícios físicos direcionados à saúde da mulher na faixa dos 40 anos ou mais). Neste último grupo participa também a residente de Fisioterapia em Uroginecologia e Obstetrícia Funcional. Os estagiários também participam das reuniões mensais do Hiperdia, juntamente com profissionais de Farmácia e Nutrição. Além disso, os estagiários participam de atividades de planejamento, acompanhamento da rotina da unidade, territorialização, eventos, campanhas e oficinas e fazem encaminhamentos, quando necessários. São realizadas discussões de casos e temas relacionados com as políticas de saúde, educação em saúde e envelhecimento.

O estagiário é avaliado pelo seu desempenho nas atividades, pelos docentes supervisores, por meio de ficha padronizada para todos os estágios e aprovada pelo Departamento e Colegiado do Curso (peso 3) envolvendo aspectos relacionados com relacionamento interpessoal, organização, responsabilidade, ética, comunicação, avaliação fisioterapêutica, planejamento, intervenção/tratamento e conhecimentos científicos e prova teórica (peso 1). A avaliação ocorre, diariamente, durante todo o período da realização das atividades, com *feedbacks* frequentes. No meio do período do estágio é realizado um *feedback* com autoavaliação pelo estudante e avaliação dos supervisores.

PROCESSO FORMATIVO: EU, PROFISSIONAL

A diversificação de experiências garante ao estudante o desenvolvimento da compreensão do trabalho na Atenção Primária e o desenvolvimento de competências relacionadas com o saber, fazer, saber ser e conviver.[28] Além do compromisso com uma formação generalista e pautada em novos cenários e vivências, que fortalecem a construção de um perfil profissional do Fisioterapeuta embasado na integralidade da ação.

As práticas em contextos reais instrumentalizam os estudantes para a atuação profissional, uma vez que possibilitam aos estudantes compreender a dimensão do mundo do trabalho e do cuidado e os colocam como participantes ativos do processo de trabalho em saúde, possibilitando adquirir competências para intervir em diversas situações.

Dentre as principais competências desenvolvidas destacam-se: compreender o contexto que está inserido e a organização dos serviços de saúde; conhecer o contexto de vida das pessoas; promover a integralidade do cuidado à saúde; articular teoria e prática; desenvolver o raciocínio clínico; reconhecer-se e atuar como agente de transformação da realidade em saúde; respeitar o saber de senso comum, reconhecendo a incompletude do saber profissional; reconhecer e respeitar a autonomia dos sujeitos; promover o acolhimento e construir vínculos com os sujeitos assistidos; utilizar o diálogo como estratégia para a transformação da realidade em saúde; operacionalizar técnicas pedagógicas que viabilizem o diálogo com os sujeitos; instrumentalizar os sujeitos com informação adequada e valorizar e exercitar a interdisciplinaridade e intersetorialidade no cuidado à saúde.

A Atenção Primária tem-se tornado um grande campo de atuação para nossos egressos, em Londrina, no Paraná, ou outros estados do Brasil. Também é crescente o número de pós-graduandos no *stricto e lato sensu* na saúde coletiva ou áreas afins e na docência de disciplinas de Saúde Coletiva.

CONSIDERAÇÕES FINAIS

Considera-se que a formação proporcionada na área de Saúde Coletiva um avanço, visto que, tradicionalmente, o curso de graduação da UEL possui forte vínculo com as atividades desenvolvidas no âmbito do Hospital Universitário, essencialmente voltadas a atenções terciária e secundária. Não se pretende apresentar uma proposta ou modelo de formação, mas, sim, descrever o processo vivenciado no curso de graduação em Fisioterapia da UEL, porque a sociedade em transformação constante também exige mudanças e o repensar da prática. Nesse sentido, o currículo deve ser continuamente construído, reinventado e embasado em práticas pedagógicas sustentadas por crenças e valores compartilhados entre os envolvidos (gestores, professores, estudantes, profissionais do serviço de saúde e liderança da comunidade). Entretanto, fica claro que a formação dos fisioterapeutas e o trabalho no âmbito do SUS devem ser indissociáveis e a necessidade da inserção precoce dos estudantes na atenção primária.

REFERÊNCIAS BIBLIOGRÁFICAS

1. Universidade Estadual de Londrina (UEL). UEL em Dados. Disponível em: Http://Www.Uel.Br/ Proplan/Portal/Pages/Arquivos/Uel_Em_Dados/Folder_Uel_Em_Dados_2016.Pdf.

2. Universidade Estadual de Londrina (UEL). Residências. Disponível em: http://www.uel.br/proppg/portalnovo/pages/residencias/fisioterapia.php.
3. Galvan CCR et al. Projeto Educativo do Curso de Fisioterapia da Universidade Estadual de Londrina. Editora da Universidade Estadual de Londrina; 1998.
4. Brasil. Conselho Nacional de Educação. Resolução CNE/CES 4, de 19 de fevereiro de 2002. Institui Diretrizes Curriculares Nacionais do Curso de Graduação em Fisioterapia. Diário Oficial da União 4 mar 2002. Seção 1, p. 11.
5. Teixeira CF. Ensino da Saúde Coletiva na graduação. *Boletim da Abem* 2003 maio/jun;31(3).
6. Kisil M, Chaves M. Programa UNI: uma nova iniciativa na educação dos profissionais de saúde. BattleCreek: Fundação W. K. Kellogg; 1994.
7. Brasil. Ministério da Saúde. Secretaria de Gestão do Trabalho e da Educação na Saúde. Manual Instrutivo Gestores Municipais - Manual de apoio aos gestores para a implementação do COAPES / Ministério da Saúde, Secretaria de Gestão do Trabalho e da Educação na Saúde. – Brasília: Ministério da Saúde, 2015.
8. Prefeitura do Município de Londrina. Site Oficial. 2014.
9. Prefeitura do Município de Londrina. Autarquia Municipal de Saúde. Souza EC. (Org.). *Protocolo de Atribuições dos Profissionais do Núcleo de Apoio ao Saúde da Família (NASF)*. Londrina, PR: [s.n.], 2013.
10. Prefeitura do Município de Londrina. Relatório Anual de Gestão da Secretaria Municipal de Saúde 2015.
11. Feuerwerker LM, Costa H, Rangel ML. Diversificação de cenários de ensino e trabalho sobre as necessidades/problemas da comunidade. *Divulg Saúde Debate* 2000;22:36-48.
12. Merhy EE. Em busca da qualidade dos serviços de saúde: os serviços de porta aberta para a saúde e o modelo tecnoassistencial em defesa da vida (ou como aproveitar os ruídos do cotidiano dos serviços de saúde e colegiadamente reorganizar o processo de trabalho na busca da qualidade das ações de saúde). In: Cecílio LCO. (Org.) *Inventando a mudança em saúde*. São Paulo: Hucitec; 1994. p.116-60.
13. Franco TB, Bueno WS, Merhy EE. O acolhimento e os processos de trabalho em saúde: Betim, Minas Gerais, Brasil. *Cad Saúde Pública* (Rio de Janeiro) 1999 Apr;15(2):345-353.
14. Cuff PA, Vanselow NA (Eds.) and the Committee on Behavioral and Social Sciences in Medical School Curricula. Improving medical education: Enhancing the behavioral and social science content of medical school curricula. Washington: National Academy of Sciences; 2004.
15. Bulcão LG. O ensino médico e os novos cenários de ensino-aprendizagem. *Rev Bras Educ Med* 2004;28:61-72.
16. Lampert JB. Na transição paradigmática da educação médica: o que o paradigma da integralidade atende que o paradigma flexneriano deixou de lado. *Boletim da ABEM* 2003;31(4/5).
17. Merhy EE. Saúde: a cartografia do trabalho vivo. 2. ed. São Paulo: Hucitec; 2005.
18. Brasil. Ministério da Saúde. Secretaria de Políticas de Saúde. Coordenação Geral da Política de Recursos Humanos. Programa de incentivos às mudanças curriculares para as escolas médicas PROMED. Brasília; 2002.
19. Cyrino EG, Toralles-Pereira ML. Trabalhando com estratégias de ensino-aprendizado por descoberta na área da saúde: a problematização e a aprendizagem baseada em problemas. *Cad Saúde Pública* 2004;20(3):780-788.
20. Anastasiou LGC, Alves LP. Processo de ensinagem na universidade: pressupostos para as estratégias de trabalho em aula. 5. ed. Joinvile: UNIVILLE; 2005.
21. Nérici IG. *Didática geral dinâmica*. 11. ed. São Paulo: Atlas; 1992.
22. Garcia MA, Gomes RCN, Sacoman ACZ et al. O ensino da saúde coletiva e a escola médica em mudança: um estudo de caso. *Rev Bras Educ Médica* 2004;28:30-7.
23. Osório LC. Entendendo e atendendo Sistemas humanos. In: Fernandes WJ, Svartman B, Fernandes BS. *Grupos e configurações vinculares*. Porto Alegre: Artmed; 2003.
24. Serrano Gisbert MF, Gómez-Conesa A. La comunicación en la docencia de Fisioterapia: posibilidades y barreras. *Fisioterapia* 2002;24(1):25-29.

25. Brasil. Ministério da Educação. Conselho Nacional da Educação. Normas para a organização e realização de estágio de alunos do Ensino Médio e da Educação Profissional. Brasília; 2003.
26. Brasil. Lei nº. 11.788, de 25 de setembro de 2008. Dispõe sobre o estágio de estudantes e dá outras providências. Diário Oficial da União 26 set 2008.
27. Conselho Federal de Fisioterapia e Terapia Ocupacional (Brasil). Resolução COFFITO nº. 431, 27 de setembro de 2013. Dispõe sobre o exercício acadêmico de estágio obrigatório em Fisioterapia. Diário Oficial da União 07 nov 2013. Seção 1, Edição 217, p. 105.
28. Delors, J (Coord.). Os quatro pilares da educação. In: *Educação: um tesouro a descobrir*. 2. ed São Paulo: Cortez, Brasília: MEC/UNESCO; 2003. p. 89-102.

Parte III

Histórias para Contar: Experiências Pessoais de (Trans)Formação do Fisioterapeuta

FISIOTERAPIA E SAÚDE COLETIVA – UMA UNIÃO ESSENCIAL NAS PRÁTICAS DE CUIDADO DO NÚCLEO AMPLIADO DE SAÚDE DA FAMÍLIA E ATENÇÃO BÁSICA

CAPÍTULO 13

Ana Catarina Leite Véras Medeiros

Quando fui selecionada para trabalhar no Núcleo de Apoio à Saúde da Família (NASF), atualmente Núcleo Ampliado de Saúde da Família e Atenção Básica (NASF-AB), no início, foi difícil pensar que teria que "voltar a atuar como fisioterapeuta" após nove anos atuando na área de saúde coletiva, entre residência, mestrado, trabalho na gestão e na educação permanente. Lembro-me de pensar em desistir e no desafio que seria retomar conhecimentos que estavam um pouco "adormecidos" já que, quando passamos a atuar como "sanitaristas", somos levados a "deixar de lado" o núcleo do saber da nossa profissão e passamos a compreender a saúde a partir do olhar da "saúde coletiva" que, segundo Campos (2000),[1] seria uma parte do "campo da saúde", contribuindo para a transformação de saberes e práticas dos profissionais de saúde. Encarei então, como uma oportunidade de trabalho e de possibilidade de adquirir e vivenciar novos aprendizados, na "ponta", como os trabalhadores da Atenção Primária à Saúde (APS) costumam falar.

Lembro-me do primeiro dia de apresentações, todos falando sobre o desafio de trabalhar no NASF, pois, apesar de seus títulos, não tinham formação para trabalhar na APS, mas em outros espaços, como ambulatórios, hospitais e clínicas. Ao escutar os colegas falando, percebi que tinha um olhar diferente desse contexto, sendo a minha, uma das poucas falas sobre o desafio de "reencontrar-se" com o "núcleo de saber" da fisioterapia depois de tanto tempo atuando no "campo" da saúde, em particular na saúde coletiva. Esse dia me fez refletir não apenas sobre o processo de seleção dos trabalhadores que irão compor a equipe NASF, que muitas vezes não estão preparados para atuar nessa realidade, mas também sobre a carência da formação em saúde que ainda se encontra distante do que é preconizado nas Diretrizes Curriculares Nacionais (DCN),[2] visto que se espera que os profissionais sejam capazes de atuar em todos os níveis de atenção e com olhar ampliado e crítico-reflexivo sobre o processo saúde-doença.

Após esse momento inicial, tivemos alguns treinamentos para entendermos um pouco da rede de atenção à saúde (RAS) e conhecermos os demais profissionais e equipes, mas logo depois nos inserimos na "ponta ou na porta de entrada do SUS". Os primeiros momentos junto à minha equipe foram bem desafiadores, e alinhar conceitos e atuações diferenciadas foi um tanto "diferente" do que estava acostumada na saúde coletiva, principalmente, pela formação com enfoque na "clínica, na assistência e na visão reabilitadora" que a maioria dos profissionais do NASF possuía. Acredito que, até hoje, muitas das discussões sobre processos de trabalho e o agir do NASF que geram dúvidas são resultado da formação voltada ao olhar fragmentado do modelo "médico-assistencial". Percebo que, mesmo após esse tempo, apesar de muitos terem modificado em certo ponto a sua visão, ainda têm dificuldade de atuar de forma integral e enxergar as potencialidades do agir na APS e do seu papel enquanto agente de transformação social e promotor de autonomia nos sujeitos.

Após essas reflexões, passei a acreditar que atuar no NASF não seria tão desafiador como parecia no início, pois eu não precisava "desconstruir" a visão fragmentada do agir em saúde para uma visão mais integral, já que eu tinha uma "ferramenta" a mais para o desenvolvimento do meu trabalho. Posso dizer que adquiri essa "ferramenta" durante a graduação e em projetos de extensão na comunidade, com base na educação popular que para Freire (2011)[3] é um importante instrumento de desenvolvimento da autonomia dos sujeitos. Assim como, na pós-graduação e trabalho na gestão, voltada à saúde coletiva. Foi exatamente essa "ferramenta" que fez minha atuação no NASF ser diferenciada e poder contribuir com minha equipe e com o local onde atuei, trazendo reflexões e a importância da coletividade e da singularidade de cada sujeito.

Apesar disso, posso dizer que "voltar" a ser fisioterapeuta não foi só meu único desafio, foi preciso estudar o Caderno da Atenção Básica número 39 (CAB 39),[4] de forma bem detalhada, assim como aprofundar-me mais sobre a ferramenta do apoio matricial e como desenvolvê-lo de forma efetiva. Inicialmente, tivemos muitas dificuldades em priorizar esse agir, como a aceitação dos profissionais das equipes e dos gestores das unidades, que mesmo, muitos atuando há anos na APS, ainda possuíam uma visão reabilitadora atrelada à sua formação em saúde e suas vivências. Aceitar que o NASF trabalharia na lógica do apoio matricial, para eles, diante da crescente demanda por especialista e da baixa oferta, era algo inacreditável, era ter profissionais que não iriam realizar "atendimento clínico-ambulatorial" e, por isso, não teriam "utilidade".

A partir dessa realidade, passei a pensar que voltar para o "núcleo da Fisioterapia" seria algo simples, já que teríamos outros desafios ainda maiores e que meu trabalho seria integrado de forma interdisciplinar com outros profissionais da minha equipe. Nada melhor que pensar o NASF como uma possibilidade de ampliação da clínica, tão bem trazido no CAB 39 e garantido por meio dessa atuação entre os profissionais, alcançando, em alguns momentos, eu diria, certo grau de transdisciplinaridade. Posso dizer que, apesar de ter trabalhado com profissionais de várias áreas do saber na saúde coletiva, ter estado no NASF durante esse tempo, possibilitou ir além da minha profissão e aprender com os demais da minha equipe, de forma que a ampliação da clínica não se deu apenas com os profissionais das equipes de saúde da família (ESF) que apoiamos, mas também entre nós.

Atualmente, quando faço um acolhimento, atendimento ou acompanhamento de um usuário nas atividades coletivas, já identifico a necessidade de um suporte nas áreas que atuo conjuntamente, como psicologia, fonoaudiologia, nutrição, farmácia e educação física. Tenho ainda mais forte a certeza de que atuar de forma interprofissional trará mais benefícios e melhorias para os usuários, ampliando a capacidade de desenvolverem seu processo de autonomia e se tornarem sujeitos em seu processo de cuidado em saúde. A partir dessa experiência, será cada vez mais difícil voltar ao meu "núcleo do saber" sem ter o suporte deste "campo do saber" e do atuar conjunto com outras profissões. Atuar em equipe faz entendermos melhor até onde podemos "ir" em nossa profissão e em que momento atuaremos de forma interdisciplinar, ou até mesmo, transdisciplinar. Atuar nesse contexto pareceria algo utópico, mas altamente justificável no agir dos profissionais do NASF, pois é imprescindível esse olhar em alguns momentos, desde que saibamos os limites e possibilidades do processo terapêutico, com respeito à profissão do outro.

Atuar no NASF a partir desse olhar faz a gente refletir o que seria certo ou errado, aproveito para trazer algumas experiências vivenciadas, como as dúvidas acerca da realização dos atendimentos individuais e compartilhados no âmbito da Unidade de Saúde, não trago tanto a questão das visitas domiciliares que é o que fica mais fácil de entender a necessidade, no primeiro contato com as ESF e estudantes em formação, visto estar posto como possibilidade de atuação, no CAB 39. Vejo alguns estudantes e profissionais se perguntarem sobre a possibilidade e se é certo fazer atendimentos nas unidades de saúde, talvez pela clareza do meu papel no NASF como promotora de mudança de práticas e cuidado integral, nunca me preocupei caso haja a necessidade de atendimentos individuais e compartilhados, pois os encaro como sendo mais uma atividade enquanto profissional de apoio às ESF, a partir das necessidades de seu território, mesmo estando ciente da prioridade das práticas coletivas.

No entanto, é preciso entender como e de que forma iremos fazer esses "atendimentos", pois eles não possuem as mesmas características de atendimentos ambulatoriais, em clínicas e hospitais, eles se configuram como um momento de encontro entre sujeitos, com comunicação e implicação de cada um, para produção de autonomia.[5] É preciso que esse atendimento seja feito de forma a identificar a necessidade do usuário em sua singularidade, observando não só sua condição de "doença", indo além da Classificação Internacional de Doenças (CID) e alcançando o pensado e trabalhado na Classificação Internacional de Funcionalidade, Incapacidade e Saúde (CIF)[6] que avalia funcionalidade e sua relação com o meio, percebendo que o processo de saúde-doença advém de como as pessoas respondem às exigências do meio em que vivem.

Trago dois exemplos de como um atendimento na unidade de saúde pode-se configurar como produtor de autonomia e cuidado com o usuário. O primeiro exemplo começou em um certo dia que, após um encontro no grupo de hipertensos e diabéticos realizado na Unidade de Saúde da Família (USF) junto com a ESF, minha equipe NASF escutou um pouco da história de um idoso de 76 anos e de sua esposa e, logo após, dialogamos com a médica sobre a situação desse usuário, considerando a lógica do apoio matricial e da importância da comunicação entre os profissionais. A partir daí, iniciamos o acompanhamento dele: diagnosticado com Parkinson após Chikungunya, ele estava sendo acompanhado pelo ambulatório de Fisioterapia e Neurologista, mas relatou que, após várias "sessões de fisioterapia" e tratamento medicamentoso, não havia tido melhora, e que o médico não estabelecia diálogo com o mesmo. Na avaliação essa situação ficou nítida, pois ele não realizava nenhuma atividade da vida diária (AVD) sem auxílio de sua esposa que se constituía como um "facilitador" pela CIF e, apesar de ter filhos e netos, moravam sozinhos. Além disso, referiu vários episódios de tonturas, cefaleia, dificuldade para dormir, tremores frequentes, dificuldade para deambular e falar, com bradicinesia, o que dificultava escrever, desenhar, ir à igreja e interagir com a família, atividades e participações sociais importantes para eles.

Assim, a partir de contato com a ESF e gerência da unidade, encaminhamos o mesmo para outro neurologista que deu todo o suporte necessário, alterando a dosagem medicamentosa e, enquanto NASF, demos continuidade ao acompanhamento na unidade de saúde, pois o mesmo tinha condições de se locomover até a unidade. Durante esse período, ele ficou sem atendimento no ambulatório de Fisioterapia, por causa do sistema de marcação, e, quando foi liberado após dois meses, o usuário decidiu que não continuaria mais lá, pois não estava vendo melhoras; por meio desse diálogo, percebendo sua evolução e respeitando sua autonomia no cuidado em saúde, construímos seu Projeto Terapêutico Singular (PTS).

Com a melhora nos tremores, na tontura, no sono, na fala, na força e mobilidade de modo geral, com melhora da escrita e nos desenhos, evoluímos para o atendimento a cada 15 dias e, após, uma vez ao mês, em que passamos ao âmbito domiciliar, junto com o Agente Comunitário de Saúde (ACS) do território, para adaptação desse ambiente à sua realidade, bem como dos instrumentos utilizados para os exercícios orientados. Após esse tempo, percebeu-se uma melhora na execução de todas as AVD, passando a depender minimamente de sua esposa que auxiliava apenas quando necessário. Ela também foi cuidada e orientada pela equipe NASF, enquanto cuidadora e usuária, também alcançado maior autonomia e criando novas possibilidades no dia a dia dos dois. A partir desse momento, percebendo o desenvolvimento da autonomia desse casal, nos colocamos à disposição para eventuais problemas e dúvidas, os acompanhando apenas quando preciso e mantendo contato direto com a ACS.

O segundo exemplo é de uma usuária que havia sido encaminhada pelo médico de saúde da família para a psicóloga do NASF por causa de crise de ansiedade após separação conjugal. Ela era costureira e apresentava fortes dores na coluna, tristeza e uma baixa consciência corporal. Após diálogo com o médico e com a psicóloga, percebemos a necessidade do acompanhamento fisioterapêutico tanto em razão do seu trabalho quanto pelo quadro álgico, e, dessa forma, sempre após os atendimentos, discutíamos a evolução da mesma. Realizei atendimentos semanais voltados ao trabalho da consciência corporal, assim como adaptações ergonômicas no seu ambiente de trabalho, situado em sua residência. Ela tomava fortes medicações para a dor e, após o início do acompanhamento, passou a diminuir a medicação, mas, por causa de alguns momentos de descontinuidade do tratamento, retornava com piora no quadro álgico. Orientei a prática de atividades físicas, como musculação para associar no cuidado, mas ela estava sem condições financeiras no momento, então iniciei a adaptação dos exercícios ao ambiente domiciliar, após melhora da consciência corporal, realizei a visita domiciliar junto com a educadora física e propomos possibilidades de locais e instrumentos para a execução de alongamentos e exercícios físicos, construindo junto com a usuária o seu PTS. Pode-se dizer que, a partir da atuação conjunta de profissionais e usuária, houve melhora das dores de modo geral, da consciência postural, do seu bem-estar e da qualidade de vida, assim como do controle da ansiedade e busca por uma vida mais tranquila e com menor sobrecarga de trabalho.

A partir do exposto, posso dizer que, quando um atendimento individual ou compartilhado é feito de forma integrada, seja com a ESF, seja com a equipe NASF, e pensado com vistas à comunicação entre sujeitos e produção de autonomia, não há porque ter dúvida de sua realização no NASF, pois eles estão integrados a outras ações, podendo ocorrer a partir de um atendimento ou atividade em grupo, de um diálogo com outro profissional ou de uma visita domiciliar. A resposta para essa questão está em compreender a importância e o papel do profissional quando ele se insere no NASF, conhecendo cada ferramenta com que esse profissional trabalha. Mas para isso, é imprescindível uma formação que seja pensada para atender a demanda e a complexidade que a APS exige, por isso não há como admitir que ainda hoje se formem profissionais meramente reabilitadores e com uma visão fragmentada do processo saúde-doença e que não prime por esse encontro entre sujeitos.

Atrelado ao NASF, tive a possibilidade de trabalhar como professora na Universidade Federal de Sergipe (UFS), no campus de Lagarto, no curso de fisioterapia, nas práticas da comunidade que trabalha com o uso de metodologias ativas no processo ensino-aprendizagem, com ênfase no método do Arco de Charles Maguerez, ou seja, parte da realidade a fim de transformá-la, produzindo agentes de transformação social.[7] Unir a prática do NASF ao ensino na Universidade trouxe grandes aprendizados e fez-me levar aos estudantes a realidade que o profissional do NASF enfrenta, com suas dificuldades e a importância desse agir diferenciado no SUS, trazendo exemplos práticos e fazendo com que os acadêmicos refletissem sobre o agir do fisioterapeuta nessa realidade, encarando-o como um meio de transformação social e de produção de sujeitos no cuidado em saúde.

Acredito que a formação diferenciada e com base nas DCN, indo além da visão reabilitadora, principalmente na fisioterapia, é a base de um agir ampliado e integral, com respeito à singularidade e autonomia dos sujeitos, produzindo um cuidado mais humano e qualificado. Por isso, tanto como profissional do NASF quanto como docente na Universidade, primava pela reflexão crítica, estudo de referenciais, busca por outras experiências práticas e a construção de novas conexões e de novos diálogos e aprendizados. Pois atuar em saúde é atuar junto com outros sujeitos e com eles construir novos caminhos, novas oportunidades e um novo agir em saúde.

REFERÊNCIAS BIBLIOGRÁFICAS

1. Campos GWS. Saúde pública e saúde coletiva: campo e núcleo de saberes e práticas. *Ciênc Saúde Coletiva* [online] 2000;5(2):219-230.
2. Brasil. Conselho Nacional de Educação Resolução CNE/CES 4, de 19 de fevereiro de 2002. Institui Diretrizes Curriculares Nacionais do Curso de Graduação em Fisioterapia. Diário Oficial da União 4 mar 2002. Seção 1.
3. Freire P. *Pedagogia da autonomia: saberes necessários à prática educativa*. 43. ed., São Paulo: Paz e Terra; 2011.
4. Brasil. Ministério da Saúde. Cadernos de Atenção Básica, n. 39 - Núcleo de Apoio à Saúde da Família. v. 1. Brasília: Ministério da Saúde, 2014.
5. Deslandes SF, Mitre RMA. Processo comunicativo e humanização em saúde. *Interface* (Botucatu) [online] 2009;13(suppl.1):641-649.
6. Organização Mundial da Saúde. Como usar a CIF: Um Manual Prático para o uso da Classificação Internacional de Funcionalidade, Incapacidade e Saúde (CIF). Versão preliminar para discussão. Genebra: OMS, Outubro de 2013. Acesso em 04 abr 2019. Disponível em: <http://www.fsp.usp.br/cbcd/wp-content/uploads/2015/11/Manual-Prático-da-CIF.pdf>.
7. Villardi ML, Cyrino EG, Berbel NAN. *A problematização em educação em saúde: percepções dos professores tutores e alunos* [online]. São Paulo: Editora UNESP; 2015. p. 45-52. Acesso em: 04 abr 2019. Disponível em: <http://books.scielo.org/id/dgjm7>.

USO DA CLASSIFICAÇÃO INTERNACIONAL DE FUNCIONALIDADE, INCAPACIDADE E SAÚDE NAS PRÁTICAS DE ENSINO NA COMUNIDADE

Andréa Costa de Oliveira

A matriz curricular do curso de Fisioterapia da Universidade Federal de Sergipe (UFS) – *Campus* Lagarto define a inserção precoce dos estudantes em atividades práticas na comunidade. Os componentes curriculares estão organizados por ciclos anuais, e, no primeiro ano/ciclo, iniciam com a Prática de Ensino na Comunidade I (PEC I), que é de responsabilidade do departamento de Educação em Saúde, seguido da Prática de ensino na Comunidade II (PEC II), Prática de inserção da Fisioterapia na Comunidade I (PIFISIO I) e II (PIFISIO II), sob a responsabilidade do departamento de Fisioterapia e ofertadas no segundo, terceiro e quarto ciclos, respectivamente.[1]

Conforme as Diretrizes Curriculares Nacionais (DCN) e características do *Campus* Universitário Prof. Antônio Garcia Filho, o curso de Fisioterapia é fundamentado na integração entre universidade, serviço e usuário, em que o aluno é protagonista no processo de aprendizagem e o docente atua como mediador.[1,2]

Nesse contexto, busca-se o fortalecimento do Sistema Único de Saúde (SUS), mediante a reorganização das práticas de saúde, orientadas pela humanização, integralidade e controle social. Assim, por meio das práticas de ensino na comunidade é possível agregar a teoria com o compromisso de promover saúde, conforme as necessidades da população.

Como forma de auxiliar nesse processo de aprendizagem, a metodologia da problematização é usada nas práticas de ensino na comunidade, tendo como base o Arco de Charles Maguerez.[3,4] Veja o capítulo métodos ativos de ensino-aprendizagem na reorientação das práticas de ensino na comunidade com foco na atenção primária à saúde por veja capítulo 8, Universidade Federal de Sergipe – Campus Lagarto e a construção de novas práticas na comunidade.

No entanto, observamos a necessidade de uma abordagem biopsicossocial e multidirecional da condição de saúde de um indivíduo ou de uma população para facilitar a integralidade da assistência, e como forma de auxiliar nesse processo a Classificação Internacional de Funcionalidade, Incapacidade e Saúde (CIF) passou a ser incorporada nas atividades das práticas de ensino na comunidade do departamento de Fisioterapia.

A CIF foi publicada, em 2001, pela Organização Mundial da Saúde, que, por meio de uma abordagem biopsicossocial, integra os aspectos biológicos, individuais e sociais em sua compreensão de saúde. Estes fatores representam a multidirecionalidade do modelo, em que os fatores ambientais, sociais e pessoais não são menos importantes que a presença da doença na determinação da função, da atividade e da participação e identificar os fatores ambientais que atuam como barreiras ou facilitadores da funcionalidade humana.[5]

A elaboração da proposta foi com base na inserção do modelo teórico da CIF no Arco de Charles Maguerez. Sendo assim, na observação da realidade, ponto de partida do arco, devem-se identificar informações referentes aos quatro componentes da CIF, que são as funções e estruturas do corpo, atividade e participação e os fatores ambientais. Na próxima etapa, caracterizada pela seleção dos pontos-chave, estes seriam caracterizados pelas informações mais relevantes, selecionadas anteriormente de cada componente; no momento de teorização, buscar-se-iam informações acerca dos pontos-chave, selecionadas com intuito de resolver o problema em questão. A hipótese de solução deve ser elaborada com objetivo de modificar a realidade com base nas informações obtidas na fase de observação; em seguida, a intervenção deve ser aplicada à realidade e, por fim, deve-se observar a realidade e analisar as mudanças nas informações obtidas inicialmente.[6]

Dessa forma, esperamos que os alunos ampliem a visão acerca do modelo biopsicossocial, ao englobar os quatro componentes da CIF no processo de observação, intervenção e monitoramento dos problemas identificados e, assim, busquem estratégias mais coerentes para resolutividade dos problemas observados, o que irá proporcionar informações sobre o perfil de funcionalidade dos indivíduos de determinado território ao longo do tempo, sendo possível, também, compará-los entre diferentes locais a partir de uma linguagem universal.

A seguir serão descritas experiências do uso da CIF na metodologia da problematização.

CONSTRUÇÃO DE INSTRUMENTOS DE AVALIAÇÃO COM BASE NA CIF

Com base nas fases do arco de Charles Maguerez, os alunos do segundo ciclo, da Prática de Ensino na Comunidade II, realizaram o passeio ambiental como forma de conhecer o território onde iriam desenvolver suas atividades. Durante essa etapa observaram o território e, a partir do levantamento dos principais problemas, observamos uma alta prevalência de indivíduos com diabetes e hipertensão. Então, tendo em vista as informações obtidas nesse primeiro momento, optou-se pela construção de um instrumento de avaliação para diabetes e hipertensão a partir de uma abordagem biopsicossocial, como a proposta da CIF.

O questionário foi elaborado em duas etapas, a primeira consistiu em uma busca na literatura de informações referentes às funções e estruturas do corpo, atividade e participação e os fatores ambientais que influenciam na funcionalidade de indivíduos com diabetes e hipertensão, em seguida, na segunda etapa, essas informações juntamente com as obtidas durante o passeio ambiental foram correlacionadas com categorias da CIF e transformadas em perguntas para facilitar a aplicação.

Na sequência do arco, os alunos destacaram os pontos-chave obtidos por meio do questionário e realizaram a teorização e planejamento da intervenção para referida população com base no perfil de funcionalidade encontrado, a fim de proporcionar mudanças na realidade da condição de saúde com foco na funcionalidade de formas ampla e satisfatória.

VISITAS DOMICILIARES

Os Núcleos Ampliados de Saúde da Família e Atenção Básica (NASF-AB) têm como uma de suas estratégias de atuação as visitas domiciliares. Com base nas demandas de determinado território, os alunos do quarto ciclo, da Prática de Inserção da Fisioterapia na Comunidade II, realizam visitas mensais a indivíduos que necessitam de orientações acerca da funcionalidade, sendo o público predominante de idosos com doenças crônicas.

A primeira visita é caracterizada pela avaliação, em que se devem englobar informações dos quatro componentes da CIF, respeitando, assim, seu modelo biopsicossocial. Nesse contexto, destaca-se principalmente o componente de atividade e participação, em que o aluno irá orientar e realizar juntamente com o paciente e cuidador as atividades propostas, assim como orientar a melhor forma de executar suas atividades mediante suas limitações e os fatores ambientais, que englobam o ambiente físico, família, profissionais de saúde, serviços, entre outros aspectos que podem atuar como facilitador ou barreira na funcionalidade do indivíduo.

Após essa etapa, os alunos construíram um relatório para cada paciente, que continha o desenho do modelo da CIF com as informações de cada componente, e realizou-se a classificação; para isso, construiu-se um documento contendo as seguintes informações: código, descrição do código, qualificador e justificativa.

Dessa forma, foi possível obter o diagnóstico cinesiológico funcional e informações completas sobre a funcionalidade, permitindo assim uma abordagem integral da condição de saúde, facilitando a elaboração de condutas e estratégias de intervenção. Aliado a isso, a classificação proporcionou uma linguagem padrão, facilitando a comunicação entre profissionais e a comparação de dados tanto entre o mesmo paciente, como com outros.

ATIVIDADES NO CENTRO COMUNITÁRIO DE IDOSOS

Foram realizadas ainda atividades coletivas e individuais com a população idosa pelos alunos da Prática de Inserção da Fisioterapia na Comunidade II, para isso, contamos com um espaço onde também são realizadas atividades de dança para essa população.

Inicialmente, foi realizada a avaliação de todos os idosos que concordaram em participar das atividades, a mesma foi conduzida fazendo-se uso de informações de todos os componentes da CIF, respeitando o modelo biopsicossocial e multidirecional da classificação.

Em seguida, foram analisados os dados obtidos na avaliação, e, conforme o perfil de funcionalidade dos indivíduos, os mesmos foram recrutados para o grupo de atividade coletiva, atendimento individual ou ambos.

INTERVENÇÃO NO CAPS II

As redes de atenção à saúde são abordadas no quarto ciclo, na Prática de Inserção da Fisioterapia na Comunidade II, sendo uma delas a rede de atenção psicossocial.

Após a discussão teórica e embasamento científico, foi construída uma ficha de avaliação conforme as principais limitações na funcionalidade de indivíduos com transtornos mentais, relatadas na literatura, além disso, respeitou-se o modelo da CIF ao englobar informações dos quatro componentes.

Diante das informações obtidas foi possível compreender o perfil de funcionalidade dos usuários do CAPS e planejar a intervenção com foco na integralidade no cuidado de saúde.

CONSIDERAÇÕES FINAIS

O uso da CIF nas práticas de ensino na comunidade abordou o termo funcionalidade por completo, considerando todos os seus aspectos, o que foi gratificante e de extrema relevância, pois proporcionou uma maior visibilidade para outros contextos até então despercebidos.

Assim, foi possível uma abordagem mais ampla no contexto tanto no que diz respeito ao modelo quanto a classificação por meio de suas categorias e qualificadores, fazendo com que pudéssemos compreender de forma biopsicossocial a condição de saúde de um indivíduo ou de uma população; além disso, a multidirecionalidade da CIF fez com que a doença não fosse o foco das intervenções de cuidado em saúde, mas, sim, o perfil de funcionalidade, que inclui desde a participação social até os fatores ambientais.

REFERÊNCIAS BIBLIOGRÁFICAS

1. Brasil. Ministério da Educação. Resolução Conepe n.º 12, de dezembro DE 2012. Aprova Reformulação do projeto Pedagógico do Curso de Graduação em Fisioterapia Bacharelado do Centro Campus Prof. Antônio Garcia Filho e dá outras providências; 2012.
2. Brasil. Conselho Nacional de Educação. Resolução CNE/CES 4, de 19 de fevereiro de 2002. Institui Diretrizes Curriculares Nacionais do Curso de Graduação em Fisioterapia. Diário Oficial da União 4 mar 2002. Seção 1.
3. Colombo AA, Berbel NANA. A metodologia da Problematização com o Arco de Maguerez e sua relação com os saberes dos professores. *Semina: Ciências Sociais e Humanas* (Londrina) 2007;28(2):121-146.
4. Prado ML, Velho MB, Espíndola DS *et al*. Arco de Charles Maguerez: refletindo estratégias de metodologia ativa na formação de profissionais de saúde. *Escola Anna Nery* 2012;16(1):172-177.
5. Castaneda L, Bergmann A, Bahia L. A Classificação Internacional de Funcionalidade, Incapacidade e Saúde: uma revisão sistemática de estudos observacionais. *Rev Bras Epidemiol* 2014;17(2):437-451.
6. Oliveira AC, Medeiros ACL, Aguiar RG, Silveira NA. A utilização de método ativo de ensino aprendizagem unida à classificação internacional de funcionalidade, incapacidade e saúde (CIF): promovendo um olhar integral no curso de fisioterapia. *Cad Educ Saúde e Fisioter* 2018;5(10).

PERCORRENDO OS CAMINHOS DA RESIDÊNCIA – (TRANS)FORMANDO-ME FISIOTERAPEUTA SANITARISTA

CAPÍTULO 15

Elizabeth Leite Barbosa

A Residência Integrada Multiprofissional em Saúde Coletiva foi um espaço de experimentação e de construção, à medida que, na interação com outros profissionais e usuários, e a partir das reflexões que a prática me proporcionou, pude visualizar novos caminhos e novas possibilidades para que eu pudesse contribuir com o enfrentamento dos problemas de saúde. Nela passei por diversos serviços/setores da rede do Sistema Único de Saúde (SUS) do município de Aracaju-SE, que me possibilitou acompanhar e entender grande parte de seu funcionamento.

O foco maior dessa especialização no trabalho-ensino foi a Atenção Primária à Saúde (APS), tanto no cuidado, quanto na gestão. Além dos espaços da APS tive a oportunidade de atuar nas gestões da Rede de Atenção Psicossocial (REAPS), do Programa de Saúde na Escola (PSE), do Programa da Academia da Cidade, da Vigilância Sanitária, da Vigilância Epidemiológica, da Rede de Atenção à Saúde do Trabalhador (REAST), da Rede de Atenção Especializada (RAE) e da Rede de Urgência e Emergência (RUE).

Dessa forma, deparar com uma residência em saúde coletiva e atuar em uma USF foi um desafio para mim. Primeiro, porque na minha formação acadêmica não tive contato e nem estágio em uma USF; segundo, porque minha formação foi prioritariamente com uma visão reabilitadora, e, terceiro, porque o município de Aracaju ainda estava em processo de implantação dos Núcleos de Apoio à Saúde da Família (NASF), ou seja, não tive referência de fisioterapia na APS no município.

Porém, por meio de discussões nos movimentos estudantis durante a graduação pude conhecer mais e me encantar pela história do SUS e pela luta por melhores condições de vida da população, além de começar a enxergar o papel da promoção e prevenção da saúde. E na residência pude ir descobrindo, no seu decorrer, de que modo eu poderia atuar na atenção primária, enquanto fisioterapeuta e sanitarista.

INICIANDO A JORNADA: ENTENDENDO O TERRITÓRIO

Buscar conhecer o território em que eu iria trabalhar, com suas características físicas e humanas, foi o primeiro aprendizado que tive, no qual pude entender que, sem conhecê-lo, eu não poderia transformá-lo. Segundo Barcellos *et al.* (2002),[1] o reconhecimento do território é um passo básico para a caracterização da população e de seus problemas de saúde, bem como para avaliação do impacto dos serviços sobre os níveis de saúde dessa população, visto que o território é o resultado de uma acumulação de situações históricas, ambientais e sociais que promovem condições particulares para a produção de doenças.

Para que esse aprendizado fosse possível, foi proposta a construção da cartografia da área que minha equipe de residentes iria trabalhar.

A cartografia, diferente do mapa, é um desenho que acompanha e se faz ao mesmo tempo em que ocorrem os movimentos de transformação da paisagem.[2] Ou seja, é um instrumento utilizado para organizar e visualizar o levantamento de dados do território mapeando a região com seus principais aspectos físicos (ruas, casas, saneamento básico, coleta de lixo, relevo, equipamentos sociais etc.), demográficos (crianças, jovens, adultos, idosos, mulheres, homens) e epidemiológicos (pessoas com diabetes, com hipertensão, transtornos mentais, lombalgias, amputações etc.), sendo que esses podem mudar a qualquer instante e, portanto, deve ser atualizado sempre que necessário.

Dessa forma, percorremos as ruas da área para observar os aspectos físicos e, juntamente com os Agentes Comunitários de Saúde (ACS), fizemos o levantamento dos dados epidemiológicos e demográficos já visualizando o mapa desenhado.

TRILHANDO OS FUTUROS CAMINHOS

Com a cartografia construída, nos reunimos primeiramente entre nós residentes com o intuito de já levarmos propostas para a reunião com a Equipe de Saúde da Família (ESF). Nessa última realizamos o início do planejamento de nossas ações, onde tivemos as sugestões feitas pelos profissionais a partir das demandas locais da comunidade e da equipe.

Uma de nossas propostas foi trabalhar educação em saúde em grupos de gestantes e de pessoas com hipertensão e diabetes. A formação de grupos é uma estratégia corriqueiramente utilizada nas Unidades de Saúde, em que se busca uma troca de informações e experiências para o desenvolvimento da autonomia e adoção de hábitos saudáveis, facilitando o processo educativo.

Nesses grupos abordamos temas ligados à Enfermagem, Fisioterapia, Odontologia e Psicologia e pudemos vivenciar o quanto as profissões se comunicam e podem trabalhar de forma mais integral e resolutiva. Por exemplo, com as gestantes eu falei sobre as alterações posturais e quais mitos e verdades sobre a prática dos exercícios nas fases da gestação; a enfermagem falou sobre os cuidados com o corpo, reforçando o que foi dito por mim, já que a postura também faz parte do cuidado com o corpo; a ondontóloga falou sobre os cuidados com os dentes e como o descuido pode afetar a saúde de modo geral, e, por fim, a psicóloga mostrou para elas as alterações emocionais que acontecem nesse período e que podem afetar os efeitos desejados no cuidado que as demais profissões recomendaram.

Outra proposta foi trabalhar a educação permanente com os ACS com o intuito de propiciar um espaço de reflexão e discussão do processo de trabalho. Em cada encontro foram relatadas as fragilidades e potencialidades da execução do tema abordado e ao final deles os ACS relataram que conseguiram resgatar a motivação no trabalho.

Além dos grupos realizamos visitas domiciliares puerperais, onde realizei orientações para a mãe em relação ao seu próprio cuidado (fortalecimento do assoalho pélvico, massagem de liberação de flatos, exercícios metabólicos etc.) e em relação ao cuidado com o bebê (posições de amamentação, massagens relaxantes e também para liberação de flatos etc.). Ao final da visita entreguei uma cartilha com as mesmas orientações para ajudar na continuidade dos cuidados. Também realizei visitas aos acamados, restritos ao lar, cadeirantes e amputados, em que foram dadas orientações gerais de prevenção de agravos e reabilitação.

Ainda no meu núcleo de saber foram realizadas ações: ginástica laboral com os trabalhadores da USF; salas de espera com o tema de orientações posturais, possibilitando aos usuários o acesso ao conhecimento enquanto esperavam o atendimento, otimizando seu tempo; atendimentos na UBS para avaliação cinesiológica funcional e, quando necessário, encaminhamento para serviços de fisioterapia ambulatorial.

ALGUMAS PEDRAS NO CAMINHO
Durante o caminho tivemos algumas dificuldades, como: resistência dos ACS, no início, em nos aceitar na equipe, mas com o tempo viram que éramos aliadas e colaboraram bastante para que nossas ações pudessem ser efetivadas; baixa adesão da população aos grupos, que pode ser explicada pela visão mais curativa e pouco preventiva ou também pela não disponibilidade nos horários dos grupos, visto que boa parte estava em horário de trabalho; pouco apoio financeiro para confecção dos materiais educativos e dificuldade de um local maior para realização das atividades.

REFLETINDO SOBRE O PERCURSO
O fisioterapeuta pode atuar nos três níveis de atenção à saúde, mas, em razão dos aspectos de ordem político-econômica e organizacional, sua atuação na APS é pouco conhecida, já que o número de profissionais atuando ainda é pequeno e pelo fato de o fisioterapeuta não fazer parte da equipe mínima multidisciplinar.[3] Porém, a Fisioterapia vive, atualmente, um processo de expansão da sua atuação com as implantações dos Núcleos Ampliados de Saúde da Família e Atenção Básica (NASF-AB), que podem ser compostos por fisioterapeutas junto a outras profissões da saúde. Dados do DATASUS (06/2017)[4] mostram que existiam 4.822 equipes do NASF.

Portanto, as residências em saúde coletiva e em saúde da família são um espaço privilegiado de capacitação profissional para atuar no SUS de forma multiprofissional e interdisciplinar, buscando garantir o princípio da integralidade.[5]

Ao final do caminho na residência pude perceber que atuar na APS requer do profissional a compreensão de que as ações específicas de sua profissão são insuficientes para dar conta dos problemas que comprometem a saúde das coletividades e, portanto, deve-se sempre buscar trabalhar em uma perspectiva interdisciplinar e ter como meta não apenas a cura ou reabilitação de doenças, mas, principalmente, a promoção e a manutenção da saúde.

Além disso, conhecer os atores primários envolvidos na promoção e cuidado à saúde e conhecer as dificuldades e limitações dos profissionais de saúde foram fatores cruciais na minha formação enquanto sanitarista.

REFERÊNCIAS BIBLIOGRÁFICAS
1. Barcellos C, Sabroza PC, Peiter P, Rojas LI. Organização espacial, saúde e qualidade de vida: A análise espacial e o uso de indicadores na avaliação de situações de saúde. *Informe Epidemiológico do SUS* 2002;11(3):129-138.
2. Rolnik S. *Cartografia sentimental: transformações contemporâneas do desejo*. Porto Alegre: Sulina, Editora da UFRGS; 2006.
3. Barros FBM (Org.). O fisioterapeuta na saúde da população: atuação transformadora. In: Brasil ACO, Brandão JAM, Silva MON, Filho VCG. O papel do fisioterapeuta do Programa Saúde da Família do município de Sobral-Ceará. *RBPS* 2005;18(Supl.1):3-6.

4. DATASUS - Departamento de Informática do Sistema Único de Saúde. Acesso em jun 2017. Disponível em <http://www.datasus.gov.br>.
5. Ceccim RB. Ligar gente, lançar sentido: onda branda da guerra" – a propósito da invenção da residência multiprofissional em saúde. *Interface Comunicação Saúde Educação* (Botucatu-SP) 2009 jan/mar;13(28): 213-17.

DESCONSTRUINDO O (PRÉ)CONCEITO E CONSTRUINDO UMA NOVA VISÃO DA ATENÇÃO PRIMÁRIA À SAÚDE

CAPÍTULO 16

Suzanne Guimarães Machado

Antes de ingressar na Universidade sabia muito pouco sobre saúde, e menos ainda sobre os múltiplos determinantes que nela interferem. Ainda no primeiro ano descobri que a assistência à saúde se dividia em três níveis de atenção: primária ou básica, secundária e terciária. E falar especificamente de Atenção Primária, para mim, é falar de uma transição de conceitos. Logo que vi, na teoria, as características e peculiaridades desse nível de atenção a prejulguei como sendo "a menos importante"; aquela que caso sumisse seria a que menos interferiria no funcionamento do SUS. Quanta ignorância!

A partir de leituras e discussões em aula pude entender que a Atenção Primária é a responsável por englobar a maior demanda de usuários e por promover a maior parte da resolutividade do Sistema, como explicita Lavras (2011)[1] ao descrever as principais funções desse nível de atenção, sendo elas: primeiro contato, acessibilidade e o uso do serviço para cada novo problema ou novo episódio de um problema para os quais se procura o cuidado; longitudinalidade, existência do aporte regular de cuidados pela equipe de saúde e seu uso consistente ao longo do tempo, num ambiente de relação colaborativa e humanizada entre equipe, pessoa usuária e família; integralidade, prestação de um conjunto de serviços que atendam às necessidades mais comuns da população adscrita, responsabilização pela oferta de serviços em outros pontos de atenção à saúde e reconhecimento adequado dos problemas biológicos, psicológicos e sociais que causam as doenças; e coordenação, capacidade de garantir a continuidade da atenção, pela equipe de saúde, com o reconhecimento dos problemas que requerem acompanhamento constante.

O surgimento da Atenção Básica pode ser encarado como um divisor de águas, já que, como afirma Oliveira e Pereira (2013),[2] apresenta dois aspectos distintos e interdependentes: é uma tática de organização e reorganização dos sistemas de saúde, onde se constitui como primeiro nível de atenção e também um formato de mudança da prática clínico-assistencial dos profissionais de saúde. E, assim, com o tempo, fui percebendo que o serviço "básico" de saúde na verdade não é tão básico assim, que exige muito mais que conhecimentos técnico-científicos e posturas ética e profissional, busca profissionais sensíveis à situação e realidade do outro e que, acima de tudo, saibam assistir à saúde antes de assistir à doença.

Vejo a Atenção Básica como uma parte diferenciada do Sistema por proporcionar maior suporte para a construção de vínculos, aproximação do contexto social em que o indivíduo está inserido e espaço para a escuta, que por vezes é mais benéfico e resolutivo do que qualquer exercício terapêutico. Hoje entendo que fortalecer a Atenção Primária significa também fortalecer e otimizar o funcionamento do sistema de saúde público brasileiro.

Falando um pouco das práticas desenvolvidas na comunidade, tive experiências muito distintas nos meus 3 primeiros anos letivos. Já na primeira semana de aula fomos inseridos na comunidade, por meio do componente curricular Prática de Ensino na Comunidade (PEC) que perdura pelos dois primeiros anos do curso e, mais tarde, é substituída pela Prática de Inserção da Fisioterapia na Comunidade (PIFISIO), que permanece também por dois anos.

Minha primeira experiência se deu no povoado Colônia 13. Começamos fazendo o passeio ambiental na comunidade, na companhia do ACS, com o intuito de conhecer a microárea em que atuaríamos, assim como interagir com os moradores, já que passávamos de casa em casa aplicando um questionário previamente elaborado com questões que nos levavam a identificar os principais problemas de saúde da região. Em meio às queixas de desemprego e ruas sem calçamento uma moradora falou sobre a existência de um projeto, ainda novo, do padre da região, chamado Projeto Dom Bosco, que trabalhava exclusivamente com crianças.

O propósito do Projeto, proporcionar lazer e educação para crianças em estado de vulnerabilidade, despertou o interesse do grupo, e a partir daí, resolvemos entrar em contato com o responsável para que pudéssemos conhecer, de fato, o Projeto Dom Bosco.

Na semana seguinte retornamos ao Povoado e realizamos nossa primeira visita ao Projeto Dom Bosco. Fomos recepcionados pela Irmã Fátima, que nos apresentou o local físico, funcionamento geral, assim como a realidade vivenciada pelas famílias frequentadoras do Programa. Nesse mesmo dia, o grupo se comprometeu com o Projeto, dispondo-se a realizar intervenções que, de alguma forma, acrescentassem à formação daquelas crianças. Posteriormente, nos reunimos para a concretização do Planejamento e Programação Local em Saúde (PPLS), onde priorizamos como objeto de intervenção o tema "Violência Doméstica", uma vez que, infelizmente, esse fazia parte da realidade de diversos lares, e considerando ainda a sua relevância na desestruturação familiar.

Nossa primeira intervenção coincidiu com a semana do Dia das Crianças, optamos por um primeiro contato de "festa", uma maneira de proporcionarmos um momento de lazer para as crianças, e simultaneamente conhecê-los, nos aproximarmos e construirmos vínculos, o que seria imprescindível já que precisávamos da contribuição deles para podermos intervir e alcançar nossos objetivos.

A turma toda estava muito animada nesse dia, e eu, particularmente, ansiosa. Não sabia bem como lidar com as crianças quando chegássemos lá, afinal, nunca levei muito jeito com elas. Será que iriam nos aceitar bem? Como conquistá-las? O que fazer assim que chegássemos? Eram alguns dos questionamentos que passavam pela minha cabeça enquanto descíamos do ônibus em direção ao local do projeto. Mas no momento em que chegamos eu não precisei "pensar" no que fazer ou falar, eles próprios me mostraram ao passo que se aproximavam me chamando de tia, me roubando um abraço ou pedindo para tirar foto com o meu chapéu. Ali, naquele momento, aprendi que às vezes tudo que precisamos fazer é nos tornar acessíveis.

A irmã já tinha nos alertado sobre algumas crianças "difíceis". Falando nisso, lembro-me bem de um garoto levado, visto como brigão e ousado, o que não tinha em tamanho tinha em postura defensiva, parecia inacessível. Incrível como um pouco de amor e carinho quebrou todo aquele gelo no qual ele estava escondido, e logo mostrou que ele não passava de uma criança carente: carente de atenção, carente de cuidado, carente de alguém que não lhe oferecesse riscos. Infelizmente, estava inserido num contexto familiar difícil e repleto de problemas dentre eles a violência.

Aquele dia foi maravilhoso e contou com oração; músicas com coreografias; atividades recreativas, como futebol e pinturas corporais; momento de lanches e doação de brinquedos. Tudo aconteceu como planejado e o resultado foi satisfatório, a recepção foi extremamente positiva, e foi possível estabelecer um vínculo com aquelas crianças, que, na hora da despedida, já perguntavam quando voltaríamos e pediam para que não demorássemos.

Nossa segunda intervenção teve o propósito de tratar, com as crianças, do problema central que era a Violência Doméstica. Para trabalharmos a questão de forma ativa construímos um cronograma que incluiu: divisão das crianças em duas salas (considerando-se a faixa etária); exposição do assunto por meio de slides e apresentação oral; dinâmicas e gincanas que abordavam o tema e exigiam participação e exposição de vídeos interativos. Durante as atividades as crianças apontavam umas às outras, revelando as brigas, chutes e *bullying* que corriqueiramente aconteciam. Recordo-me de um garoto que a cada pergunta que respondia mostrava o quanto era inteligente e maduro pra sua idade, e logo percebi que ele era alvo de chacotas e sentia-se excluído. Minha vontade era repreender os outros e falar o quanto eles estavam sendo ruins, mas tudo que consegui fazer foi ensinar o certo e seguir com a dinâmica e com o coração partido de ver aquela situação. A intervenção mais uma vez obteve êxito, percebemos que as crianças entenderam o que queríamos passar. Seria utópico pensar que mudamos o modo de pensar e agir daquelas crianças somente intervindo naquele dia, mas certamente posso afirmar que "plantamos uma semente".

Uma vez que a Violência Doméstica tenha como principal ator social a família, e a questão central já havia sido trabalhada com as crianças, o próximo passo foi o desenvolvimento do tema com os pais/cuidadores. Sendo assim, nossa terceira e última intervenção naquela comunidade teve como foco a exposição do tema priorizado, a conscientização dos possíveis traumas acarretados para as vítimas da violência e a importância de uma família bem estruturada para a construção do caráter e personalidade de uma criança. Esse dia foi o que mais gerou tensão na turma, afinal, agora, o público não se tratava das crianças a que já tínhamos cativado, mas de adultos, em toda sua complexidade. Muitos pais compareceram e para nossa surpresa participaram bastante. O que tenho a dizer do resultado dessa intervenção é o que a professora nos disse enquanto, no ônibus, voltávamos para a Universidade: a mãe mais dura e ríspida presente naquela sala, ao fim da intervenção, a procurou e, reconhecendo os erros que cometia na criação do filho, começou a chorar. Naquele dia, o choro de desespero daquela mãe significou que tudo que tínhamos feito tinha valido a pena.

No segundo ano da graduação minha experiência foi bem diferente, dessa vez, trabalhamos, de fato, com a comunidade. Agora nossa microárea localizava-se no centro da cidade, e boa parte das famílias tinha uma condição socioeconômica regular e plano de saúde particular, fator que infelizmente se constitui como barreira para aproximação de atividades ligadas ao SUS.

Estávamos em 2015, e nesse ano iria acontecer a 15ª Conferência Nacional de Saúde, que ocorre a cada 4 anos. Achamos importante trabalhar o empoderamento da população, acerca da importância da participação popular nas Conferências e nos Conselhos de Saúde e de alguns direitos e deveres deles, como usuários do SUS. Convidamos a população enquanto aplicávamos questionários em suas casas e também espalhamos cartazes pela UBS em que ocorriam nossas atividades.

Para nossa surpresa, no dia da ação ninguém compareceu. Senti-me extremamente frustrada e perguntei-me: "o que estou fazendo aqui?", e chateada pensei: "a gente se desgasta pra fazer a intervenção e ninguém se importa? Esse povo não merece tudo isso!".

A solução foi chamar algumas pessoas que já estavam na UBS, usuários e profissionais, e fizemos nossa intervenção, que contou com *quiz* de perguntas e respostas, dinâmicas, explanação de imagens etc.

Realizamos a atividade mais uma vez, na semana seguinte, e conseguimos um número maior de pessoas, pois fomos no período da manhã que possui um fluxo aumentado. Ainda assim não foi fácil convencê-los a participar, era perceptível o desinteresse da maioria. E mais uma vez a frustração chegava a mim, que extremamente tímida tinha dificuldade em abordar as pessoas, especialmente quando as mesmas demonstravam indiferença. Nesse momento senti a dificuldade de lidar com o outro.

Apesar dos empecilhos, conseguimos realizar nossa ação, e assim como na primeira, apesar de não termos muito resultado quantitativo, tivemos muitos qualitativos. A maioria não sabia que não só pode, mas deve integrar os Conselhos de saúde e participar das Conferências, não achavam possível serem eles atores sociais, capazes de participar das decisões em saúde do seu município. Senti enorme prazer em empoderar aquelas pessoas, mas ao mesmo tempo impotente ao ouvi-las dizer que aquilo era muito difícil de acontecer na prática; infelizmente ainda são muitos os entraves que dificultam a tão falada e esperada "participação popular".

No momento das intervenções alguns fatores interferiram negativamente na efetividade das dinâmicas, como o barulho na sala de espera e a apreensão dos usuários que esperavam ser chamados para o atendimento e acabavam não dando muita atenção a nós, alunos. Recordo-me com clareza de uma conversa que o professor teve com a turma no fim desse dia; ele nos fez enxergar que o sucesso ou fracasso de uma ação em saúde não se deve única e exclusivamente ao interesse das pessoas pelo tema, mas também a fatores que por vezes são negligenciados por parte dos organizadores, como a não insistência para captar a atenção das pessoas; uso de linguagem não apropriada para o público-alvo e o despreparo para lidar com adversidades que surjam.

Este momento foi muito importante para mim, especialmente para meu crescimento acadêmico, pois foi quando pude parar e pensar que, por mais que intervenções sejam programadas pensando em melhorias para a população, ela não é obrigada a ter interesse, e que isso não faz dela menos merecedora daquela ação, pelo contrário, talvez precise até mais por nem mesmo ter conhecimento do que se trata. Pude sair da zona de conforto de pensar que fazíamos tudo perfeitamente e que os fatores externos eram os únicos culpados pelas dificuldades que enfrentávamos; pude ver que ainda tínhamos muito a aprender sobre educação em saúde.

A inserção na comunidade no 3º ano me possibilitou perceber ainda mais a fundo a distância que existe entre teoria e prática, entre o esperado e o real. Minha primeira visita domiciliar foi a um paciente com sequelas de um Acidente Vascular Cerebral (AVC), nela eis a primeira coisa que descobri: "paciente acamado" não significa necessariamente paciente acamado numa cama, em um quarto, com um mínimo de estrutura ambiental necessária para a transferência e desenvolvimento desse paciente. Chegando lá me deparei com o paciente deitado num sofá no meio da sala, achei que ele só estava ali por um tempo, foi quando perguntei sobre o seu "leito" e descobri que era ali, no sofá. Era esse o local que ele ficava o dia inteiro, todos os dias, durante 3 anos. Aquilo para mim foi um choque, saí do meu mundo cheio de expectativas e entrei na realidade; comecei a pensar nas limitações e dificuldades que aquele sofá impunha, especialmente as físicas. Quanto à avaliação descobri outra coisa: nem sempre ou quase nunca, na prática, é possível avaliar tudo que aprendemos em sala de aula, pois ali estávamos nos deparando com um caso real em toda a sua complexidade, com a individualidade do paciente, seus medos, anseios, expectativas e limitações físicas, psíquicas e sociais.

Até agora são quase 3 anos de graduação e fico extremamente grata e feliz por tudo que já consegui aprender, especialmente com as práticas na comunidade, pois me ensinou coisas que ainda não tinha visto e talvez não exista nos livros ou artigos científicos. O sorriso de uma criança, a esperança de um adulto ou o choro de uma mãe são detalhes que dão sentido às ações e torna possível a substituição da pergunta "o que estou fazendo aqui?" por "o que eu posso fazer aqui?".

REFERÊNCIAS BIBLIOGRÁFICAS

1. Lavras C. Atenção Primária à Saúde e a Organização de Redes Regionais de Atenção à Saúde no Brasil. *Saúde e Sociedade* (São Paulo) 2011;20(4):867-874.
2. Oliveira MAC, Pereira IC. Atributos essenciais da Atenção Primária e a Estratégia Saúde da Família. *Revista Brasileira de Enfermagem* 2013;66:158-64.

CAPÍTULO 17

DO INTERNATO RURAL EM ITABIRA (MG) À DOCÊNCIA NO MORRO NOVA CINTRA EM SANTOS (SP)

Fernanda Flávia Cockell

> "Mineiro a gente não entende – interpreta (...) Mineiro não é contra nem a favor; antes, pelo contrário. Aliás, mineiro não fala, proseia. Toca em desgraça, doença e morte e vive como quem se julga eterno. Chega na estação antes de colocarem os trilhos, para não perder o trem (...) Mineiro sai de Minas sem que Minas saia dele. Fica uma saudade forte, funda, farta e fértil. (...) Ser mineiro é fazer a pergunta já sabendo a resposta, ter orgulho de ser humilde, bancar a raposa e ainda insistir em tomar conta do galinheiro. Mineiro fica em cima do muro, não por imparcialidade, mas para poder ver melhor os dois lados. Cabeça-dura, o mineiro tem o coração mole. Acredita mais no fascínio da simpatia que no poder das ideias. Fala manso para quebrar as resistências do adversário. Mineiro é isso, sô! Come as sílabas para não morrer pela boca. Faz economia de palavras para não gastar saliva. Fala manso para quebrar as resistências do interlocutor. (...) Ser mineiro é acreditar mais no fascínio da simpatia que no poder das ideias. É navegar em montanhas e saber criar bois, filhos e versos (...). Frei Betto.

Se realmente nós somos a soma total das nossas experiências, é impossível narrar os nove anos como docente do curso de fisioterapia da Universidade Federal de São Paulo – *Campus* Baixada Santista na saúde coletiva, sem colocar em discussão os significados de ser mineira. Longe de cultivar todas as virtudes e particularidades do poema "ser mineiro", a emoção das palavras me permite refletir sobre os desafios diários da "produção de experiência de si e de apropriação dos entornos da vida".[1]

Para quem conhece Santos entre seus canais, a imagem que se forma é do caiçara, que envelhece com caminhadas diárias na orla ou com a pele bronzeada do sol. Contudo, Santos é formada também pelas regiões dos Morros, Zona Noroeste e região continental, que pouco lembram a cidade praiana com alto Índice de Desenvolvimento Humano (IDH) ou eleita, em 2017, como a melhor cidade para se viver aos 60 anos no país, segundo conclusão do Índice de Desenvolvimento Urbano para Longevidade.[2]

Quando a UNIFESP se estabeleceu em Santos há mais de uma década, o convênio firmado definiu os territórios dos Morros e da Zona Noroeste para atuação dos cursos de saúde. Um desses territórios me abraçou com sua gente e com sua topografia. Quem podia imaginar que a mineira, que ainda sente saudade de viver nas montanhas, da vida do interior e da família, ia encontrar no Morro Nova Cintra de Santos a alegria do trabalho coletivo e um "pedaço" de Minas em terras paulistas, com lagoa, igreja na praça, alpendres, vielas e a vida do interior.

Acredito que todo docente possui um marco em sua vida que delimita o início de sua carreira. Poderia citar a minha primeira pesquisa ou a escolha pelo curso de Fisioterapia, mas certamente estaria desprezando os reais motivos que me trouxeram até aqui. Por isso, preciso retornar à minha infância, num tempo em que eu ainda não entendia o que era ser um "pesquisador doutor". Cresci ouvindo a história do doutorado do meu tio paterno, Pérides Silva, nos Estados Unidos, nos anos 1950. Via o orgulho da minha família mineira e, ainda pequena, falei para meus pais: – Eu também vou ser doutora!

De outro lado, minha mãe, Elizabeth Cockell, a tia "Cockell", pedagoga, sem títulos acadêmicos, mas com saberes e fazeres únicos, mostrou com sua prática por 20 anos na Escola Municipal Levindo Lopes, em Belo Horizonte, que o ensino transforma pessoas em situações de vulnerabilidade social. Por anos, em todas as minhas férias, ir para sua escola me permitia vivenciar estratégias pedagógicas para que as palavras e os números deixassem de ser um enigma, e que o livro passasse a ser o melhor amigo de uma criança. As letras por mim rabiscadas de giz no chão de cimento eram caminhos para o aprendizado de crianças com a mesma idade, porém sem as mesmas estruturas de oportunidade.

Assim começa minha trajetória na docência: a menina negra de poucos amigos, mas de sorriso aberto, foi crescendo e tendo nos livros e no estudo um caminho de certeza. Junto com o anseio diário por novos conhecimentos, crescia o desejo de cuidar das pessoas. A escolha pela Fisioterapia veio após a sugestão de um professor britânico da escola de línguas que trouxe um texto do *New York Times* relatando que a Fisioterapia seria a profissão do futuro diante de uma população longeva.

Ainda sem saber que seria pela docência o caminho para unir os sonhos de infância – o ensino e a prática em saúde – ingressei, em 1997, na Faculdade de Ciências Médicas de Minas Gerais (FCMMG), no terceiro curso mais antigo do país. No início do segundo ano, iniciei minha primeira experiência em uma clínica de ortopedia, fato marcante na minha escolha profissional, pois conheci apenas trabalhadores "mutilados pelo trabalho". Eram na sua grande maioria funcionários das empresas de água, energia e telefonia do estado de Minas Gerais, com diagnóstico de LER/DORT, com perda evidente da força, dor e atividades da vida diária bastante prejudicadas. Relatavam não conseguir mais carregar um filho ou escovar seus cabelos. Tal experiência me levou a questionar o papel do fisioterapeuta, pois acreditava que poderíamos atuar, principalmente, na prevenção da LER/DORT por ser uma forma de antecipar o problema e por acarretar menor custo social.

No final de 1999, surgiu uma vaga para estágio em Ergonomia na Fábrica da OMO em Vespasiano (MG), do grupo Unilever. Após um processo seletivo com mais de 70 candidatos, fui a selecionada. Durante doze meses pude viver o cotidiano de uma indústria e colocar em prática meu projeto de atuar na prevenção de LER/DORT e na promoção de saúde. Trabalhava dentro da equipe multiprofissional de saúde da empresa. Participei do comitê interno de ergonomia, realizei ações preventivas e de promoção de saúde e atuei ativamente nas intervenções ergonômicas realizadas na planta. Além da bagagem prática e do contato com a realidade dos trabalhadores, o estágio na Unilever mudou minha trajetória profissional, pois comecei a realizar pesquisas nas áreas de ergonomia francesa e saúde do trabalhador, com base conceitual da saúde coletiva. Na Unilever aprendi que, apesar de todas as dificuldades encontradas para modificar a organização do trabalho, é possível intervirmos nas situações nocivas de trabalho, entretanto a eficácia da intervenção dependerá de como é estabelecido o contrato social entre as diferentes racionalidades envolvidas. Entendi que a eficiência técnica da intervenção ergonômica depende da sua eficiência social e que nós, fisioterapeutas, podemos e devemos atuar também nos fatores referentes à organização do trabalho.

Ao longo de toda a formação, em um curso que já tinha cinco anos mesmo antes das mudanças nas DCNs, vivenciei situações singulares onde a prática interprofissional, a formação com currículos integrados (fisioterapia, medicina e terapia ocupacional), articulação ensino-trabalho e cenários práticos no Sistema Único de Saúde faziam parte da formação. Não tinha conhecimento, na época, que as habilidades e competências que eram lapidadas na FCMMG seriam consideradas inovadoras uma década depois, quando ingressei na Unifesp.

Entre todas as experiências, o Internato Rural na cidade de Itabira (MG) merece destaque: nas terras de Carlos Drummond de Andrade encontrei minha identidade profissional. Morei, de setembro a início de dezembro de 2001, no município e atuei na região do Chapadão, em parceria com a discente de medicina, Gisella Vigil. Desde 1989, o Internato Rural da FCMMG promove a integração das atividades de ensino com os serviços públicos de saúde. Está presente na grade curricular sendo realizado em municípios mineiros com apoio das prefeituras.

Em Itabira, a possibilidade de atuar na Atenção Primária à Saúde (APS) tornou-se potente, desenvolvendo competência e conhecimentos necessários para intervenção fisioterapêutica adequada às Práticas em Saúde Coletiva. No internato o "estudante é inserido na realidade de saúde de cada município, podendo compreender a organização do serviço de saúde em função dos determinantes sociais que a comunidade vivencia".[3] Conjuntamente com a discente de Medicina, Gisella Vigil, realizamos grupos de hipertensos, diabéticos, caminhada diária, coluna e gestantes. Além dos grupos, vivenciávamos a rotina diária de um PSF (Programa da Saúde da Família), participando juntas das reuniões de equipe, consultas, campanhas de vacinação e visitas domiciliares diárias com a equipe em regiões de difícil acesso.

> **SAIBA MAIS**
>
> O programa de Internato Rural da FCMMG possui carga horária de 520 horas com parcerias consolidadas com alguns municípios carentes de Minas Gerais. O estágio é "obrigatório desde 1989, e tanto a atuação quanto a supervisão dessa atividade ocorrem em conjunto com os outros cursos da Faculdade, proporcionando interdisciplinaridade na atenção à saúde", colocando os acadêmicos de fisioterapia em contato com a "saúde pública, com a promoção da saúde e a prevenção de doenças, além de aperfeiçoar-lhes as habilidades de assistência à saúde já aprendidas nos ciclos anteriores". Os estudantes passam a residir e aprendem a lidar com as condições e recursos que estão disponíveis em cada um dos municípios, com as realidades, cultura e costumes regionais.[3]

Realizamos três vezes por semana as visitas domiciliares em parceria com a médica da família, enfermeira, agente comunitária e estagiária de medicina, permitindo um olhar ampliado sobre cada usuário acompanhado. As distâncias percorridas eram longas, por vezes, com auxílio de automóveis da secretaria de saúde, por outras caminhadas de até 2 horas, para encontrar uma família (Fig. 17-1).

Por ser uma região rural, propus realizar um projeto sobre o perfil dos trabalhadores rurais da região e das suas condições de trabalho, saúde e renda, em parceria com a Secretaria de Saúde da cidade e com o Programa Saúde da Família (PSF) da região da Chapada. Por conta da minha experiência na área de Saúde do Trabalhador e pela falta de informações sobre o perfil dos trabalhadores rurais, a prefeitura aceitou o desafio, custeou carro e

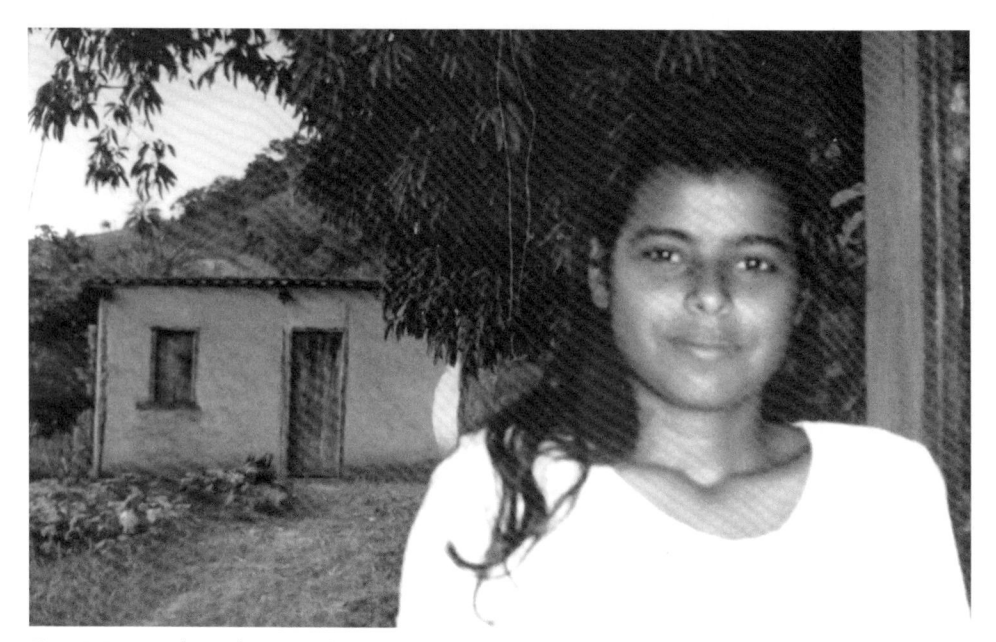

Fig. 17-1. Visita domiciliar reaizada em 2001 pela autora do capítulo durante o internato rural em Itabira (MG).

uma equipe para conseguirmos mapear 100% dos trabalhadores e suas diversas atividades (Fig. 17-2). O estudo permitiu inserir o cuidado com a saúde do homem e com a saúde do trabalhador, áreas não prioritárias na APS da região.[4] Não só o campo trouxe um olhar único do *saber-fazer-ser* fisioterapeuta, mas o contato com o Professor Walace Di Flora da Fisioterapia, e com os professores da medicina social da FCMMG ampliaram meu olhar, valorizavam minha criatividade e me formaram como um profissional pensante. Ao mesmo tempo, contribuem para que eu tomasse posse dos saberes e práticas que podem potencializar a mudança do quadro atual predominante e pouco, ou quase nada, podem ser apreendidos em livros ou em modelos de ensino de saúde centrados em conteúdo, numa pedagogia da transmissão, com uma orientação pela doença e pela reabilitação.

Nove anos depois, após mestrado e doutorado na Engenharia de Produção e dois anos de pós-doutorado em Sociologia, todos pela Universidade Federal de São Carlos (UFSCar), fui aprovada em concurso público para a vaga "Estágio supervisionado em Saúde do Trabalhador e Saúde Coletiva". Naquele momento, a busca contínua pela interdisciplinaridade de saberes, presente durante toda minha formação, era valorizada, pois, em muitos concursos da Fisioterapia, a formação mínima exigida era o doutorado na área de saúde, contradizendo o discurso das universidades de valorizar a interdisciplinaridade.

Não ter me fechado a um campo de saber permitiu que eu entrasse em contato com pesquisadores de diversas áreas e participasse de pesquisas, projetos de extensão e intercâmbio com outras instituições nacionais e internacionais, sem jamais perder minha identidade profissional de fisioterapeuta. As experiências anteriores contribuiram, principalmente, para que eu olhasse com naturalidade a proposta da Unifesp Baixada Santista. Acredito que, somente desta maneira, a Fisioterapia conseguirá evoluir e poderá apreender as contradições e singularidades que marcam as mudanças na organização do trabalho

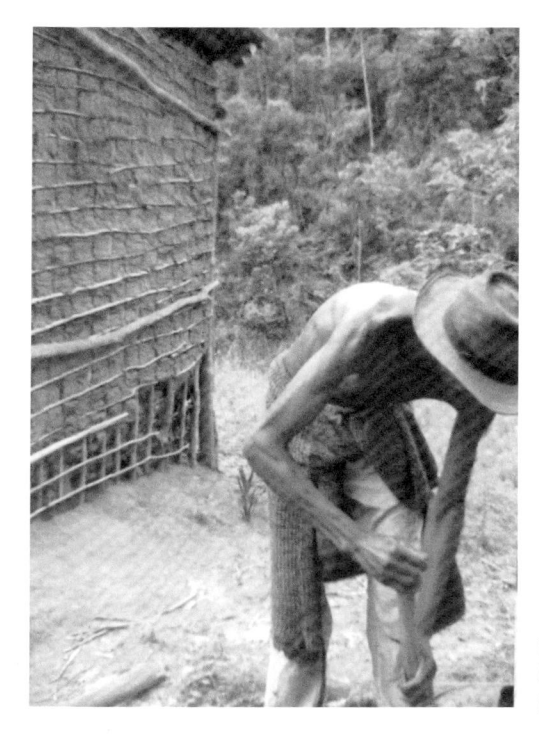

Fig. 17-2. Trabalhador local da região rural de Itabira (MG) realizando a construção de casas de pau a pique, amassando o barro.

e nas vidas das pessoas, seus determinantes sociais, econômicos, políticos e culturais e suas repercussões na saúde e na funcionalidade. A partir do potencial interpretativo das ciências sociais e da saúde coletiva, podemos formar profissionais capazes de desenvolver capacidade reflexiva e crítica a respeito dos problemas coletivos e individuais da saúde, bem como de sua profissão e de suas práticas, impondo no plano de suas intervenções a intersetoriedade e a intermultidisciplinaridade.

Hoje, após nove anos como docente da Unifesp e dezoito anos de formada, vejo todos os questionamentos, dificuldades e inquietudes como um importante e fundamental processo de aprendizado. Ao longo da minha carreira fui frequentemente questionada sobre os motivos de procurar formação em outras áreas de saber, passando pelas exatas e humanas. Vi colegas da fisioterapia, que se especializaram em Saúde Coletiva, hoje negar ser fisioterapeutas, pouco contribuindo com a profissão. Posso afirmar que é difícil romper com o paradigma biomédico (saúde como ausência de doença) até hoje hegemônico e vigente na sociedade e no meio acadêmico. Nunca mudei meu objeto de estudo, apenas procurei entender a partir de diversos "olhares" o campo da Saúde do Trabalhador e da Saúde Coletiva

Na Unifesp, as experiências dos trabalhos em campo, realizadas nas extensões comunitárias no eixo Trabalho em Saúde (TS) e nos estágios curriculares nas regiões da Zona Noroeste e dos Morros de Santos, possibilitam aos discentes uma vivência interdisciplinar e interprofissional contínuas com a complexidade de questões envolvidas na prática em saúde. O desafio maior é dar continuidade aos eixos comuns "Trabalho em Saúde" (TS) e Inserção Social (IS) no eixo específico da fisioterapia.

> **PARA LEMBRAR**
> No capítulo 10 foi apresentando o Curso de Fisioterapia da Unifesp.

A Fisioterapia com seu tecnicismo e dependência de tecnologias duras se separa da saúde coletiva, por priorizar na sua prática a lesão da estrutura e/ou função corporal, excluindo de suas práticas a percepção dos sujeitos, seus desejos e demandas reais, por vezes, considerando incapaz de cuidar do caso, criando uma barreira de prescrições de exercícios e de normas de comportamento.

Se por um lado, para muitos docentes, o currículo é visto como inovador, causando certo "estranhamento" e demandando ao corpo docente "novos olhares" e tecnologia leves e leves- -duras de cuidado; por outro lado, as dificuldades de uma política eficaz de educação continuada no corpo docente, conforme proposto originalmente no Projeto Pedagógico do Curso, criam uma tensão política e ideológica entre os saberes. Tais conflitos, quando transferidos ao corpo discente, aumentam a valorização do saber específico, da doença e das tecnologias duras em detrimento ao saber generalista, da funcionalidade e da construção do projeto terapêutico singular. Por vezes, o aluno se sente mais seguro com a racionalidade biomédica, que estabelece referência e pontos de intervenção, ainda que sem sentido ou adesão pelos moradores da região. Neste momento, é necessário refletir sobre a própria prática, antes de culpabilizar o indivíduo pelos comportamentos de riscos adotados ou pelas práticas de autocuidado, quase sempre, transmitidas de maneiras prescritiva e normativa. Ou, em alguns casos, atribuir ao psicossomático aquilo que minha técnica é incapaz de modificar.

Estar como docente no estágio permite buscar a vida do interior, mesmo diante do caos da cidade grande. Em um dos encontros da vida, hoje divido o estágio com outra mineira, a professora Mariana. Buscamos as vivências cuidadoras junto com a comunidade, infelizmente, com pouca interação com a equipe de saúde, ainda no modelo de Unidade Básica de Saúde (UBS), sem fisioterapeuta do serviço e com dificuldades de atuação em rede. Porém, o trabalho em saúde no Morro Nova Cintra é um cenário que permite a produção de cuidado como finalidade.

O território da Nova Cintra foi ocupado na época da colonização portuguesa, assim denominado em homenagem à região de Sintra, em Portugal, por sua topografia. Situado na região dos Morros, preserva as tradições, laços de afeto e religiosidade. A Lagoa da Saudade e a Praça Guadalajara (Fig. 17-3) são os cenários das nossas práticas em saúde com o grupo Meninas do Morro e das tradicionais festas juninas.

Assumo, neste texto, o caráter autoral, tendo como princípios que a adesão dos integrantes dos grupos, a melhora da funcionalidade dos casos acompanhados e a percepção dos usuários serão valorizadas em detrimento das evidências científicas ou indicadores pedagógicos. Não nego a importância do saber biológico, das intervenções técnicas e medicalizantes, mas valorizo um fazer que possa satisfazer às necessidades dos usuários nas suas singularidades, buscando autonomia, empoderamento, envolvimento afetivo com o outro, compaixão e uma ternura para lidar com o sofrimento e com a dor.

Depois de anos buscando respostas sobre o meu *saber-fazer-ser* fisioterapeuta na Saúde Coletiva e pela minha trajetória de (trans)formação acredito que, tanto eu como a professora Mariana, temos as tecnologias leves como orientadoras do trabalho na Nova Cintra, aonde acolhimento, vínculo, responsabilização e autonomização, conforme proposto pelos teóricos da área, podem até ter sido potencializados na academia, mas fazem parte do nosso "ser mineiro".

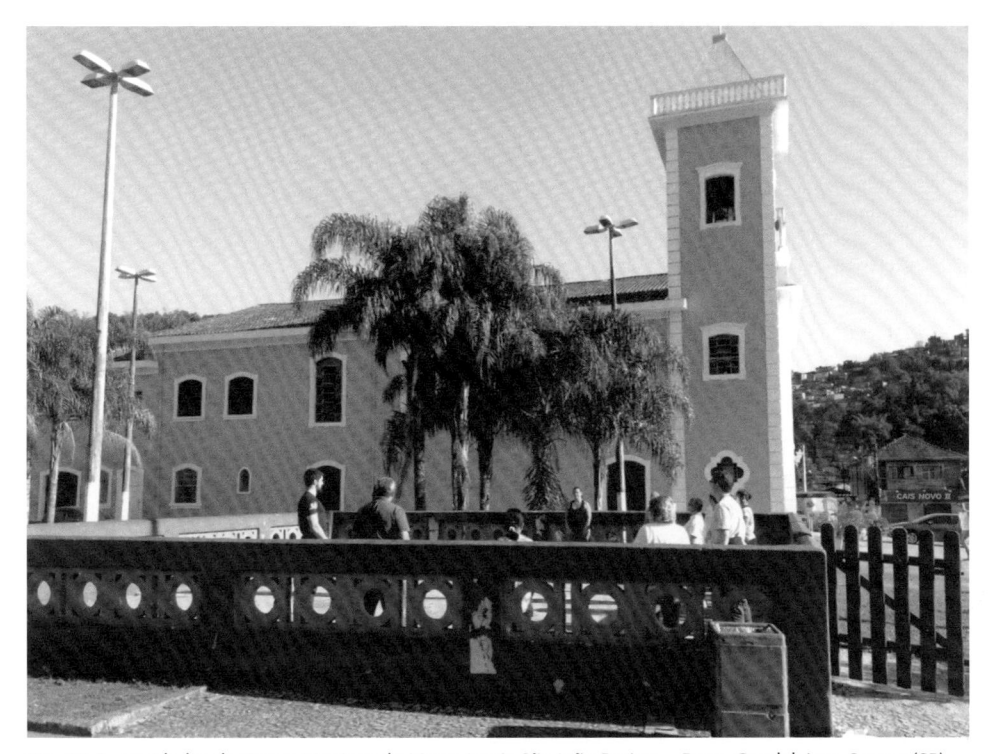

Fig. 17-3. Atividades do Grupo Meninas do Morro Igreja São João Batista – Praça Guadalajara, Santos (SP).

Mineiro não faz narrativas, "proseia"; mineiro não faz grupos, "se agrupa"; mineiro não conhece o território, "desbrava"; mineiro não faz projeto terapêutico singular, "cuida do outro" como se fosse da família; mineiro não traz relatos, "conta causos", mineiro não faz visita domiciliar, "adentra". E, assim, seguimos, eu e Mariana, (re)avaliando as próprias práticas, sem "sair de Minas", ainda que em terras santistas, tentando, nas palavras de Paulo Freire "diminuir a distância entre o que se diz e o que se faz, de tal forma que, num dado momento", a nossa fala consiga ser a nossa prática em Fisioterapia.

REFERÊNCIAS BIBLIOGRÁFICAS

1. Carvalho YM, Ceccim RB. Formação e educação em saúde: aprendizados com a Saúde Coletiva. In: Campos GWS *et al.* (Org.). *Tratado de Saúde Coletiva*. São Paulo: *HUCITEC* (Rio de Janeiro) FIOCRUZ 2009;2:137-171.
2. Índice de Desenvolvimento Urbano para Longevidade (IDL): Instituto de Longevidade Mongeral Aegon/FGV, 2017. Acesso em 25 jul 2019. Disponível em: < https://idl.institutomongeralaegon.org/sobre-o-idl>.
3. Projeto Pedagógico do Curso (PPC) Fisioterapia. Faculdade de Ciências Médicas de Minas Gerais, 2017. Acesso em 29 jul. 2019. Disponível em: <http://www.cmmg.edu.br/wp-content/uploads/2017/06/20170612_PPC_Fisioterapia_2017-FINAL.pdf>.
4. Cockell FF, Perticarrari D, Vigil GM, Alves FJC. Condições de trabalho e saúde no meio rural da região da chapada, no município de Itabira? MG. In: XLIII Congresso da Sociedade Brasileira de economia e Sociologia Rural, 2005, Ribeirão Preto, SP. "Instituições, Eficiência, Gestão e Contratos no Sistema Agroindustrial". Ribeirão Preto: FEARP / USP e PENSA/ USP; 2005. p. 193.

FISIOTERAPIA E A INTEGRALIDADE DA ATENÇÃO – UM OLHAR À SAÚDE DA MULHER DA COMUNIDADE

CAPÍTULO 18

Thaís Torres Soares

Minha história com a Atenção Primária à Saúde (APS) inicia-se muito antes de iniciar a Residência em Saúde da Família e Comunidade no município da Praia Grande. Na realidade começou desde o primeiro dia do primeiro ano de graduação na Universidade Federal de São Paulo (Unifesp). Nós não percebemos, mas estamos sendo formados o tempo todo, não só para área acadêmica – sendo essa a maior tendência dos graduados da Unifesp – mas também somos formados para atuar com poucos recursos, focando não só na intervenção reabilitadora, mas na preventiva e promotora de saúde.

No meio dessa formação tendenciosa, se prestarmos atenção nos detalhes, não saímos prontos para trabalhar em um hospital de ponta na capital, mas sim aptos a subir um morro para colher uma história, uma narrativa, ou ir numa escola, promover atividades em grupo com crianças em situação de carência ou somente orientar sem ter muita certeza do que vai acontecer, saindo com a sensação de que plantamos uma semente naquele usuário do Sistema Único de Saúde (SUS). Parece simples, mas a APS nada tem de básica, sendo, na minha visão, o nível de atenção mais complexo de todos.

A me ver encarando uma residência na área que fui habituada a atuar, no município da Praia Grande, me vi em destaque aos demais, por já ter vivenciado aquilo; não era ilógico eu fazer visitas domiciliares na favela sem a menor segurança ou até mesmo identificação, tampouco atender no meu consultório uma paciente com síndrome do impacto, encaminhada pelo médico, que nos dois primeiros minutos de conversa chora e queixa-se por não ter ajuda dos filhos.

Em meio a tantos casos complexos, atendimentos e mais atendimentos, surge a necessidade de se pensar em grupos para trabalhar nas Unidades de Saúde da Família (uSF), e, por perceber o desconhecimento das equipes de saúde e dos pacientes, penso em grupo de saúde da mulher que sai do perfil, gestantes, puérperas, shantala, e penso em um grupo de Incontinência Urinária a ser trabalhado nas unidades que apresentarem maior demanda desse tipo de paciente.

Converso com os médicos e enfermeiras das diversas Unidades que atendo; enquanto no Núcleo de apoio à saúde de família (NASF) alguns desconhecem a atuação do fisioterapeuta nessa área, outros se empolgam e até pedem para participar. Saio da minha pesquisa de campo um pouco insatisfeita com tal desconhecimento, mas empolgada pela oportunidade de fazer a diferença.

Como uma estudante que encara a pesquisa como agregadora de valor ao conhecimento, vou pesquisar sobre o assunto e penso em tornar essa situação em um trabalho científico real, pois meu maior objetivo é avaliar a qualidade de vida das mulheres com incontinência urinária, orientá-las em um matriciamento com as equipes de saúde e até mesmo com as outras mulheres, falar sobre a condição delas e o que podem fazer para se ajudar, realizar os exercícios e entregar, ao fim, uma cartilha com todas as informações passadas, e claro, ao fim de três encontros, reaplicar o questionário. Coloco tudo isso num papel e vou a caça dessas pacientes.

> **PARA LEMBRAR**
>
> "Matriciamento ou apoio matricial é um novo modo de produzir saúde em que duas ou mais equipes, num processo de construção compartilhada, criam uma proposta de intervenção pedagógico-terapêutica".[1]

Ainda é muito obscura a atuação do fisioterapeuta na APS, até pela visão predominantemente reabilitadora do profissional, fazer as equipes e as pacientes entenderem que não será um atendimento individual, que a responsabilidade da continuidade é delas e da equipe que acompanha com mais rigor de detalhes foi meu maior desafio, mas tudo que coloquei no papel realizei em campo, nas salas de reuniões das uSF com alguns colchonetes e bolas, o questionário e algumas canetas. Falando no questionário, não foi fácil sua aplicação, pois a maioria das pacientes não sabia ler ou escrever, ou não enxergava, e imagine perguntar a essas pacientes, em alto e bom som, se perdem urina ao se relacionar sexualmente. Sim, não era fácil para os dois lados.

Prosseguindo, após os questionários, vinha a minha palestra, com o conhecimento básico sobre anatomia do assoalho pélvico, o que é, como pode ser trabalhado e porque que enfraquece, de forma clara, sem palavras difíceis. Ao final da apresentação apareciam os exercícios que estariam contidos na cartilha. Eu mostrava um por um, e depois todas realizavam os exercícios sob minha supervisão. Após retirar todas as dúvidas, eu entregava a cartilha e marcava um segundo encontro dali a quinze dias, onde nós iríamos realizar novamente os exercícios, ter um retorno sobre os mesmos e marcar novamente um terceiro encontro para finalizar com uma conversa e reaplicação do questionário.

Dentre as várias uSF que me apresentaram demanda, uma se destacou, a mais carente de todas, onde as três usuárias que permaneceram até o fim de um grupo que iniciou com oito me chamaram muita atenção.

As três eram domésticas, haviam tido partos normais com fórceps e todos os possíveis atos de violência obstétrica – é claro – e duas delas já haviam operado "do períneo" e continuavam a perder urina, nunca ouviram falar de exercícios que fortalecessem a musculatura, muito menos que naquele local havia musculatura, ou até mesmo que mulher possui três orifícios: "Como assim o xixi e o filho e/ou a menstruação não saem do mesmo lugar?". As três com desejos de realizar atividade física, não sentir vergonha na relação sexual, não ter medo de estar cheirando a urina, ou seja, não era preciso nem a aplicação de um questionário para saber que a qualidade de vida dessas mulheres era quase que nula.

Com um apreço muito grande pelo trabalho que estava sendo feito, essas três usuárias não cansavam de pensar, em como eu era cuidadosa e prestei atenção nelas, sendo que eu podia estar ganhando muito mais dinheiro se não estivesse ali, "perdendo" quase três horas com elas, e por isso elas não faltaram em nenhum encontro. E a cada encontro, aquelas carinhas que haviam chegado tristes, envergonhadas e tímidas iam se transformando em sorrisos, em trocas e em descontração.

Em meio ao meu diverso vocabulário para o "segura o xixi" – contrai o assoalho pélvico –, tentei um mais descontraído: "aperta a periquita", e, nossa, elas riam e tinham que apertar a periquita pra não perder o xixi de verdade, e, no segundo encontro, uma delas em uma dessas descontrações, após rir, disse: "RHÃÃ, eu consegui segurar o xixi" e, a partir desse momento, as outras diziam, "eu também tô conseguindo, ontem não molhei minha calcinha no serviço", "consegui segurar meu xixi no caminho do ônibus inteiro", "fiz nhãnhã com meu marido, depois de muitos meses." Se o apreço delas por mim havia sido grande, imagina a minha extrema felicidade ao ouvir esses relatos: é inexplicável.

Em meio ao sucesso desse pequeno grupo, ouvia que não era um grupo, afinal "só três pacientes, até parece que apenas três pacientes naquela área inteira tinham incontinência", mas foram as pacientes que a equipe me encaminhou, que deram valor ao meu trabalho e que fizeram ele realmente valer a pena.

Talvez eu pudesse fazer uma diferença quantitativa maior em um grupo de 50 usuárias, talvez sejam necessários anos para fazer as equipes entenderem que não estamos nas uSF apenas para encaminhar os pacientes para os centros especializados ou indicar a melhor atividade física, ou fazê-los entender que o fisioterapeuta, presente ali de 15 em 15 dias, não é capaz de reabilitar com sessões de 50 minutos todos os dias, totalizando 10 sessões, mas que é capaz de orientar, prevenir e cuidar para que os próprios pacientes e equipes entre si façam a diferença.

É um trabalho de formiguinha atuar na APS; você precisa aos poucos ir construindo seu papel ali, seu real papel. Eu trago a experiência do grupo, pois é o mais extraordinário de se trabalhar. Você possibilita uma integração, novas amizades, novos convívios sociais, você amplia o cuidado ao criar uma rede entre a equipe, usuário e o apoio, você vê o SUS na prática, vivido e apaixona-se por ele quase que com a mesma frequência que se enraivece com ele, e é mágico.

Atuar na APS não é básico, simples ou qualquer adjetivo que denote alguma facilidade, pois você lida com pessoas em seus conflitos pessoais, familiares, nas suas relações saúde-doença-postinho, e você quer perguntar sobre o que a levou àquele encontro e ouve todas as mazelas vividas por aquela pessoa, ou nem ouve, apenas vê no escorrer de uma lágrima, no deglutir de uma bola de sentimentos, então você se vê multiprofissional de verdade, sendo milhares de profissionais em um só, tendo de integrar tudo aquilo e transformar, em uma pessoa, uma história, uma oportunidade de se fazer a diferença, mas quando você observa ser possível, ah, não tem satisfação maior.

REFERÊNCIA BIBLIOGRÁFICA

1. Chiaverini DH (Org.). *Guia prático de matriciamento em saúde mental.* Brasília, DF: Ministério da Saúde: Centro de Estudo e Pesquisa em Saúde Coletiva; 2011. 236p.

O LUGAR DO SABER E O ESPAÇO DA EXPERIÊNCIA NA ATENÇÃO PRIMÁRIA À SAÚDE NA UNIVERSIDADE FEDERAL DE SÃO PAULO – *CAMPUS* BAIXADA SANTISTA

Thatiane Lopes Valentim Di Paschoale Ostolin

De acordo com a minha experiência, falar sobre a atuação na Atenção Primária à Saúde vai muito além da atuação em si. É preciso pensar como estão sendo formados os profissionais que irão atuar nesse cenário! Para tanto, irei traçar o percurso que me levou a esta constatação e como isso modificou o meu modo de encarar a minha profissão e também minha práxis.

O meu relato começa no dia em que ganhei um prêmio de um congresso internacional, mas não o recebi em função da descrença e do questionamento sobre a qualidade e importância do meu próprio trabalho de pesquisa, haja visto que o que fiz não era "considerado" Fisioterapia.

DO MATO GROSSO DO SUL VIERAM BOAS NOTÍCIAS!

No ano de 2015, eu havia acabado de ingressar na pós-graduação, mais especificamente no mestrado em Ciências da Saúde da Universidade Federal de São Paulo (UNIFESP), *Campus* Baixada Santista, e soube a respeito de um congresso internacional chamado Rede Unida. Interessada pela proposta e abrangência do evento, submeti dois resumos expandidos: os resultados do meu trabalho de conclusão de curso (a saber, Educação em Saúde: Crianças e Posturas em Jogo) e os primeiros dados da minha coleta do projeto de mestrado (Figs. 19-1 e 19-2). Resumidamente, ambos foram aprovados, assim como eu fui selecionada para ser monitora do evento. Não há meio de descrever como foi minha participação, basta dizer que foi uma experiência com "e" maiúsculo!

No entanto, em função da monitoria do evento, tive que cancelar minhas passagens de avião e, consequentemente, optei por sair antes do término do congresso para garantir minha poltrona no ônibus, afinal seriam cerca de 15 horas de viagem pela frente. Apesar de ter sido uma das piores viagens da minha vida – o ônibus estava muito sujo e, ao começar a chover, foi possível perceber inúmeras goteiras, o que fez com a maioria dos passageiros fizesse muitas reclamações – foi também uma das melhores!

Durante a viagem, meu celular começou a tocar quase descontroladamente: eu e meus coautores fomos premiados – Prêmio Mário Quintana na categoria Inovação na saúde a partir de experiências que tinham como fios condutores a criatividade, a invenção lúdica e a intersetorialidade. Para quem me conhece, sabe que sou perfeccionista e exigente, o que, em geral, faz com que eu assuma uma postura extremamente crítica em relação aos meus próprios trabalhos e os considere sempre aquém do que poderiam ser. Entretanto, naquele dia eu chorei feito criança tamanho foi o orgulho que senti de mim mesma. Hoje, continuo extremamente lisonjeada e grata pela premiação, mas também me sinto

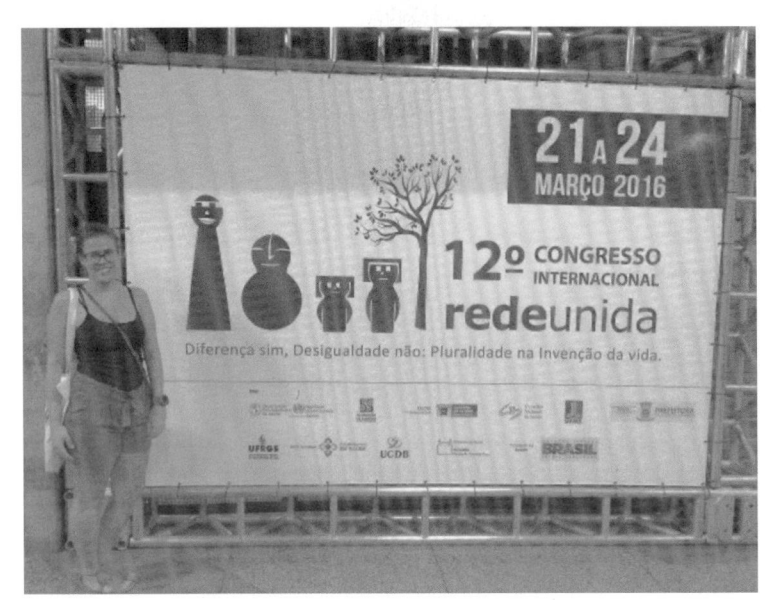

Fig. 19-1. Thatiane Ostolin na entrada do 12º Congresso Internacional da Rede Unida em Campo Grande (MS).

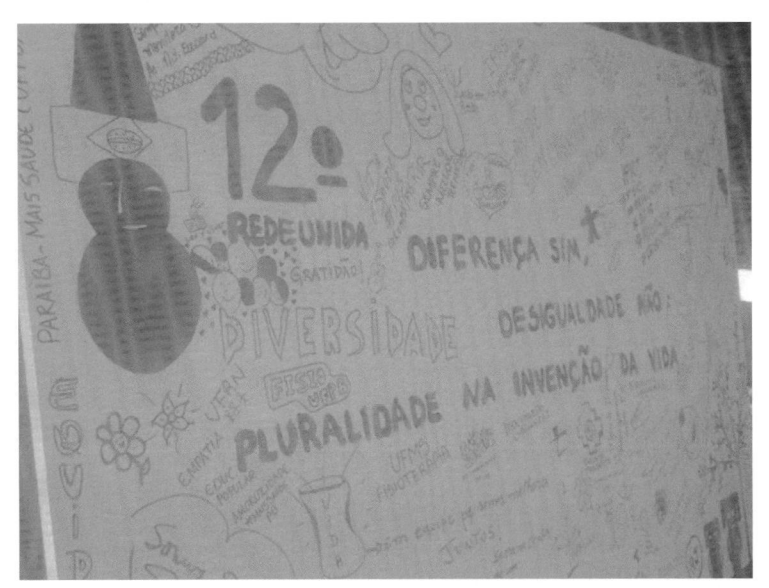

Fig. 19-2. Registro da participação no 12º Congresso Internacional da Rede Unida em Campo Grande (MS).

incomodada por ter que encontrar reconhecimento fora da universidade em que formei para uma iniciativa tão enriquecedora! Afinal, o que me disseram ainda na graduação na UNIFESP-BS era que o programa de educação postural – que propus a partir do diálogo entre achados do projeto de extensão, inquietações do território e experiências pessoais minhas – não era Fisioterapia! E mais, que eu queria ser uma educadora física. Mas afinal o que foi que eu fiz?

O MORRO NOVA CINTRA EM SANTOS FOI PALCO DE GRANDES ENCONTROS

As experiências na Atenção Primária à Saúde que gostaria de destacar aconteceram, respectivamente, em experiências de extensão, pesquisa e estágio curricular na UNIFESP-BS, como descreverei com mais detalhes a seguir.

Em 2011, ingressei na UNIFESP-BS para cursar Fisioterapia. No que se refere à graduação, o Projeto Pedagógico da UNIFESP-BS é considerado inovador, tendo como bases a educação interprofissional e a integralidade do cuidado[1] e propõe que a formação se concretiza pela postura ativa do estudante na construção do conhecimento, da integração com a comunidade e da indissociabilidade entre ensino, pesquisa e extensão, tendo como princípio norteador a prática profissional.

> **PARA LEMBRAR**
> No capítulo 10, foi apresentado o Projeto Pedagógico do curso de Fisioterapia da UNIFESP-BS.

Estimulada pelas propostas contidas em tal projeto e pelo discurso docente, tive uma formação rica em atividades complementares e extracurriculares. Apesar da indiscutível influência do caráter inovador dos projetos pedagógicos propostos na universidade, as minhas principais motivações foram traçadas a partir de espaços de diálogo/convivência e da necessidade de fuga, rupturas, atravessamentos e composições, em que alargar as fronteiras, ampliar o olhar e experimentar foram determinantes na busca por (auto)conhecimento e por uma formação pautada no sentido e (re)significado. Somado a isso, meu itinerário na área da educação e da formação em saúde se deu também em espaços de práticas corporais alternativas e complementares, especialmente o Yoga. Empíricas, estas práticas partem do praticar para então teorizar, resultando em uma aprendizagem pelo/para o corpo vivo em uma lógica que foge ao que se costuma observar no meio científico acadêmico.

Em 2012, passei a integrar um projeto de extensão da universidade atuante na Saúde Coletiva chamado "Fisioterapia Coletiva: Ações no Morro Nova Cintra de Santos (SP)", cujo propósito era empoderar os sujeitos a partir de práticas de educação popular em saúde e, sobretudo, da ressignificação de *habitus* e reflexão crítica sobre práticas cotidianas da realidade dos atores sociais e em território, na articulação com o serviço local de atenção básica (Fig. 19-3). As experiências oportunizadas nesta iniciativa dialogam com o abordado por Meyer, Félix e Vasconcelos (2013)[2] – uma das publicações mais inspiradoras que li após o término da graduação. Segundo as autoras, os/as processos/práticas pedagógicos(as), por sua vez, se configuram a partir de reflexões e diálogos do/sobre/no cotidiano dos serviços, compreendendo que, intrínseco às práticas tradicionais de saúde, se circunscrevem relações e processos, que permitem repensar os modos de produzir saúde, de habitar os serviços de saúde e de produzir/revisar/mudar práticas em saúde.[2]

Minha participação, como voluntária, em tal projeto permitiu a apreensão da experiência em campo na comunidade com variados usuários (trabalhadores, crianças, agentes comunitárias, enfermeiras e insulinodependentes); elaboração e realização de atividades com e sem orientação/supervisão docente; criação e fortalecimento de vínculos com os sujeitos participantes das atividades, tanto com as demais integrantes do projeto quanto os usuários moradores da região; favoreceu a escuta qualificada e aprimorou o falar em público por meio de vivências, dinâmicas e oficinas de caráter educativo; e ampliou meu entendimento a respeito da importância da corresponsabilização em saúde, do empoderamento dos usuários, da gestão em saúde e do processo saúde-doença-cuidado. Além disso, é preciso

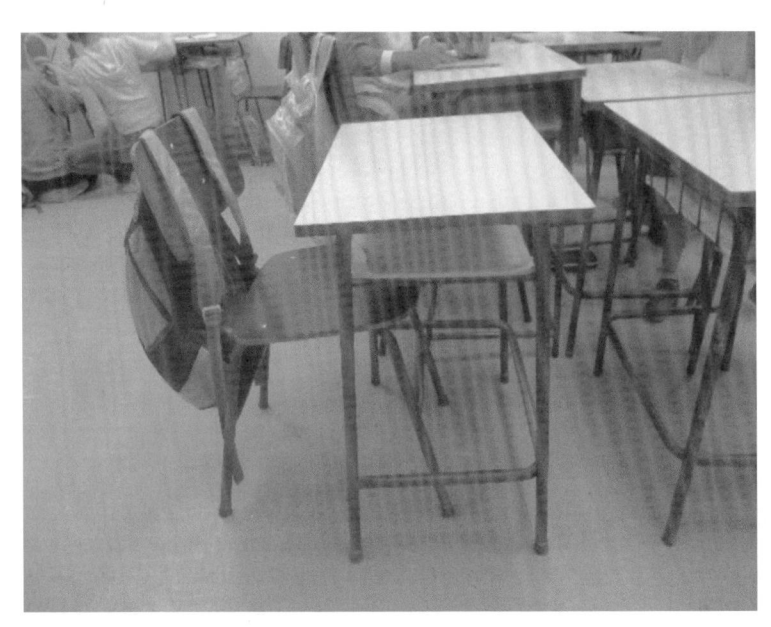

Fig. 19-3. Registro das atividades realizadas no projeto de extensão Fisioterapia Coletiva: ações no Morro Nova Cintra de Santos (SP).

ressaltar que essas vivências foram resultado do diálogo estudantes-profissionais-agentes comunitários-usuários. Foi nessa época também que comecei a rever o meu conceito de certo e errado, assim como me deparei com o sentido e (re)significado na atenção à saúde.

Desta experiência, emergiram também inquietações sobre o corpo escolar e o efeito do brincar ou de sua ausência na postura política, ética e estética das crianças moradoras do morro. E, ainda, sobre o potencial papel qualificador do brincar frente a uma condição de vulnerabilidade social.

> **PARA REFLETIR**
>
> Conforme descrito em capítulos anteriores, a Classificação Internacional de Funcionalidade e Incapacidade (CIF) já foi devidamente introduzida. No entanto, o brincar ainda é pouco explorado, enquanto um possível qualificador de qualidade de vida, apesar de estar presente na CIF.

Dando continuidade a esse processo, em 2014, desenvolvi um projeto de iniciação científica motivado pelos achados das experiências prévias em ações de promoção de saúde e prevenção primária voltadas para as crianças em fase escolar de uma comunidade de Santos (Fig. 19-4). A partir da necessidade de problematizar as implicações do contexto social e das mudanças contemporâneas do brincar nesta comunidade, surgiu a ideia de utilizá-lo em associação aos conceitos desenvolvidos pelo coreógrafo Rudolf Laban como cenário para o desenvolvimento de ações de orientação e educação postural dentro da escola. A partir disso, investigamos metodologias de educação postural voltadas para tais sujeitos, buscando romper com fazeres normativos e prescritivos e valorizando os saberes populares. Nesta proposta, o meu papel foi a mediação teórico-prática das atividades desenvolvidas. Tendo isso em vista, um dos pilares da iniciativa foi a busca por estratégias capazes de promover a aprendizagem significativa e socialmente construída a partir do

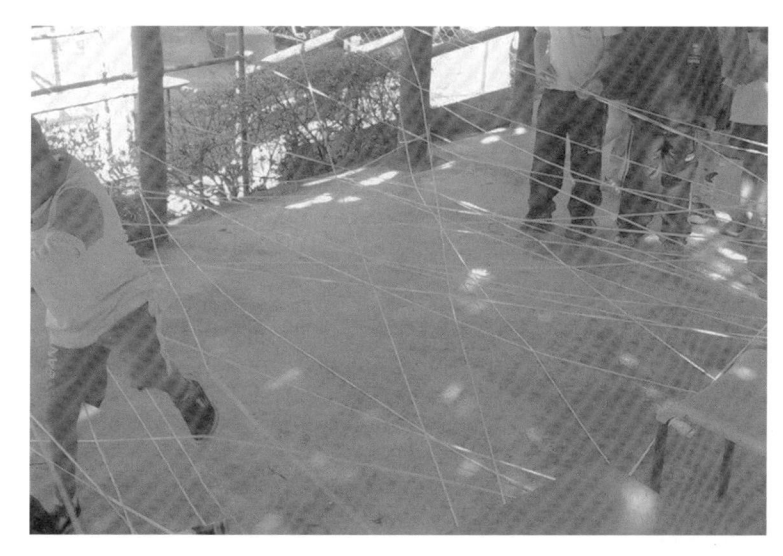

Fig. 19-4. Registro das atividades desenvolvidas no programa de educação postural Crianças e Posturas em Jogo no Morro Nova Cintra em Santos (SP).

uso de práticas corporais coerentes e contextualizadas, que entendo que favorecem a tomada de consciência e a internalização das ações propostas.[3]

Com propósito de romper com o fazer tradicional do Fisioterapeuta na saúde escolar, isto é, sob a ótica da ergonomia e da escola da coluna, o palco do programa foi uma escola da região, e o cenário, um quiosque na área externa do local. Na "casa de índio", como chamavam as crianças, realizamos cinco encontros com sessenta crianças de cinco e seis anos. A periodicidade foi semanal – estabelecida mediante autorização prévia dos pais, direção e verbalização das crianças, demonstrando interesse em participar. Com duração de quarenta a sessenta minutos, propusemos atividades que permitiram experimentar e pensar sobre o funcionamento do corpo, tendo como finalidade estimular uma cultura de valorização e ressignificação posturais e favorecer a reflexão crítica sobre sua importância na qualidade de vida e bem-estar. À cultura local, conciliamos conhecimentos sobre práticas corporais alternativas e complementares e treino de mecânica corporal. Cada encontro teve um tema e consistiu em uma brincadeira. Os temas foram fundamentados na ontologia do movimento proposta por Laban, que trata o corpo como instrumento de expressão e traz fatores de movimentos, cuja graduação gera múltiplas atitudes corporais na experiência do movimento. O objetivo educativo foi possibilitar um estudo da ação como resultante de esforço, movimento e atitude, integrando o físico, o intelectual e emocional.[3]

Para além dos achados que obtivemos durante a pesquisa, os encontros foram um momento de autoestudo sobre meu corpo e minha relação com os demais, bem como sobre o meu saber e os saberes de cada um e, por último, sobre a importância de compreender o que significa presença. Em relação às crianças, observamos que os encontros proporcionaram ampliação da compreensão de consciência corporal e do uso de práticas corporais com fins terapêuticos. O programa favoreceu o entendimento das relações entre emoções e postura, estados de tensão muscular, variações de amplitude, permanência prolongada e desconforto. Com participação ativa das crianças, a gestão do brincar emergiu como ferramenta de preservação e cuidado de si.[3]

Na interface com as humanidades, pudemos identificar o aparecimento de jogos de teatro e vertigem, que marcaram posturas libertárias e políticas no brincar, ganhando o chão e desafiando o parque da escola. Espontâneos, os jogos demonstraram a busca por espaço isolado da coerção e disciplinarização, expressando discurso pela vida e intensificando sensações e percepções esmaecidas e anestesiadas pela rotina escolar.[3] Neste ponto, sinalizo a importância de repensar a formação dos profissionais em saúde, sobretudo fisioterapeutas, que entendem mecanicamente do corpo, mas carecem desse diálogo com o corpo vivo e coletivo. Aproveito também para destacar como o corpo que observei nestes encontros muito se assemelha ao corpo dos estudantes universitários – confinado ao cenário da universidade.

Sendo assim, a importância da discussão sobre a construção de sentidos e valores sobre este corpo vivo se reafirma, à medida que apreender seu uso no discurso científico é fundamental para a formação profissional na área da saúde. Ao não compreender a implicação desta historicidade na atuação em saúde, facilmente caímos na cilada de atuar com práticas reducionistas e pouco contundentes.

Articulado com o dinamismo do campo, a aproximação às práticas corporais, entendidas enquanto manifestações culturais espontâneas, potencializa a iniciativa ao trabalhar os sentidos e significados que se constroem continuamente no estabelecer das relações estéticas, éticas e políticas no território e reafirma a relevância da contextualização sociocultural da postura para experiência da educação postural, em detrimento de um pretensioso aprendizado teórico-prático fragmentado e prescritivo, que ainda vê o corpo como máquina e dicotomizado da mente.

> **SAIBA MAIS**
>
> A definição de práticas corporais utilizada no texto tem como base os estudos de Lazzarotti Filho *et al*. (2010)[4] e Castellani e Carvalho (2006),[5] que sugerem que são elementos da cultura que se mostram prioritariamente na dimensão do corpo, buscam superar a fragmentação identificada na constituição do ser humano e denotam uma crítica à forma de organização da vida contemporânea e seus desdobramentos no corpo,[4] assim como "manifestações da cultura corporal que carregam os significados que as pessoas lhes atribuem, devem contemplar as vivências lúdicas e de organização cultural e operar segundo a lógica do acolhimento, aqui no sentido de estar atento às pessoas, de trabalhar ouvindo seus desejos e suas necessidades".[5]

A partir destes encontros, pude perceber a relevância de um projeto pedagógico bem estruturado, assim como consegui vivenciar a indissociabilidade entre pesquisa, ensino e extensão/atuação profissional. Além disso, esta oportunidade possibilitou o enfrentamento das dificuldades encontradas na graduação, estimulou a busca por perspectivas mais humanas e sensíveis de estar em relação aos sujeitos e permitiu a internalização da noção de que saúde se produz e que cuidado só acontece a partir do encontro entre os sujeitos.

Também é necessário pontuar as dificuldades sobre tal programa de educação postural: busca no território de locais para os encontros, considerações éticas, distanciamento das professoras, falta de colaboração com outros profissionais...

Pude perceber também que é preciso romper com as regras, prescrições e normatividade, afinal atuar na produção de saúde supera estas lógicas ou, caso contrário, não se concretiza em sua plenitude. Ao me situar nos encontros, experimentei o descrito por Merhy e Franco (2003):[6]

> [...] o espaço de relação que se produz no encontro de "sujeitos", isto é, nas suas intercessões, e que é um produto que existe para os "dois" em ato, não tendo existência sem este momento em processo, e no qual os "inter" se colocam como instituintes em busca de um processo de instituição muito próprio, deste sujeito coletivo novo que se formou.[6]

Ainda nesta direção, a (re)construção contínua deste projeto resultou em um encontro marcado pela igualdade, à medida que, em um primeiro momento, as crianças que trouxeram seu brincar e dele pudemos experimentar esse corpo em movimento, principalmente, coletivo. Já, em um segundo momento, houve uma inversão dos papéis por causa da introdução de materiais e experiências ainda não vividas por elas. Com esse uso diferenciado de materiais simples, a curiosidade delas foi despertada – "o que você trouxe hoje?".

Por fim, esta pesquisa foi uma oportunidade de pôr em destaque o respeito à diferença, a valorização do protagonismo dos sujeitos e a centralidade do diálogo, sendo um processo singular de (re)descoberta contínua do corpo e da relação com outros corpos sob seus mais variados aspectos e abordagens, assim como foi uma sucessão de encontros sem igual.

No estágio curricular, tive a oportunidade de realizar visitas e atendimentos domiciliares e, novamente, atividades em grupo com intuito de promover a educação em saúde, a socialização e a prática corporal. Nesta experiência, destaco o uso da Classificação Internacional de Funcionalidade (CIF) como um dos meus grandes aliados na ampliação do olhar para cada um dos sujeitos atendidos, favorecendo também os processos de tomada de decisão e a construção dos respectivos projetos terapêuticos. Todavia, esta experiência ficou muito aquém do que poderia ter sido, se a formação específica da Fisioterapia abordasse de maneira mais presente e veemente as possibilidades profissionais no contexto da Atenção Primária à Saúde.

Neste caminho, percebo que construí minha própria formação e busquei fora o que esperava encontrar na Fisioterapia – um corpo vivo e atuante, expressivo e estético, ético e relacional. Conheci e me encantei com a Política Nacional de Promoção de Saúde e a Política Nacional de Práticas Integrativas e Complementares, mas não encontrei essas políticas sendo contempladas, sobretudo pelos docentes da Fisioterapia durante a minha graduação na UNIFESP.

SAIBA MAIS

A Política Nacional de Práticas Integrativas e Complementares apresenta diretrizes para a implementação da Medicina Tradicional Chinesa (Acupuntura), Homeopatia, Plantas Medicinais e Fitoterapia, Termalismo/Crenoterapia e Medicina Antroposófica.[7]

A Política Nacional de Promoção da Saúde, por sua vez, tem como um de seus temas prioritários as Práticas corporais e atividades físicas, cujo intuito é:

Promover ações, aconselhamento e divulgação de práticas corporais e de atividades físicas, incentivando a melhoria das condições dos espaços públicos, considerando a cultura local e incorporando brincadeiras, jogos, danças populares entre outras práticas.[8]

Portanto, a própria experiência empreendida pela UNIFESP precisa ser problematizada. Na minha experiência acadêmica, foi evidente a lacuna que se abriu conforme o avanço do curso. Os anos iniciais da formação contemplam a atuação no Sistema Único de Saúde, porém, com o passar dos anos, a proporção de atividades/vivências/experiências nos eixos (comuns e específicos) vai se invertendo e, com isso, o ensino-aprendizagem vai se tornando mais específico. Até aí, ok! Contudo, ao se tornar mais específico, ele se distancia da Atenção Primária à Saúde, seja em termos de desenvolvimento de raciocínio clínico ou ainda no que se refere ao processo formativo em si.

Considero que a busca pela experiência em si na academia mostra-se secundária, já que esta se restringe em detrimento da exposição incessante a informações e demanda de produtivismo acadêmico. A experiência requer "cultivar a arte do encontro, calar muito, ter paciência e dar-se tempo e espaço",[9] o que já quase não experimentamos durante a formação. Não há tempo para que possamos refletir sobre as nossas experiências, salvo raras exceções. E a prática, por sua vez, embora norteadora, é bastante reduzida, assim como a experiência em si, já que há, a cada dia, mais a ser inserido no currículo para uma formação acadêmica tida como ideal e condizente com as demandas e as expectativas do mercado.

Além disso, sem a oportunidade de escrever sobre si ou sobre o que vivenciamos neste período, há pouco espaço para reflexão sobre as experiências relativas à graduação, sejam as curriculares, extracurriculares ou sejam pessoais quando existem momentos propícios para isso, como nas iniciativas dos eixos Trabalho em Saúde e Inserção Social, obviamente há uma dificuldade por parte dos estudantes, visto que esta exposição/expressão mais subjetiva pela escrita sobre o vivido não é algo rotineiro, bem como a escrita criativa, já que o rigor metodológico da escrita científica também prevalece.

Dessa maneira, por mais ricas que possam ser, as experiências são suprimidas frente às imposições do dia a dia. Isso faz com que, por inúmeros momentos, mantenhamos o olhar tecnicista e especialista.

No eixo específico, a dicotomia básico-clínica e o ensino predominantemente expositivo com ênfase intradisciplinar ainda persistem. Com isso, o estudante se mantém como um agente passivo do processo formativo, tendo um espaço de diálogo e participação ainda muito restritos. Além disso, apesar de prevista a inserção/interface da/com a prática profissional desde o primeiro ano da formação, pode-se considerar que essa se concretiza de maneira tardia, pois os estudantes não se veem como fisioterapeutas antes do estágio curricular obrigatório, ou seja, o processo desenvolvido ao longo dos módulos de Trabalho em Saúde não faz sentido para este estudante, que não vê sentido e significado naquelas ações e atividades já que a integração entre básico-específico não ocorre. Ainda, é preciso considerar que a atuação proposta em tais módulos vai ao encontro dessa formação tecnicista orientada para a atuação na reabilitação na clínica ou no hospital.

Cabe acrescentar que, haja visto que o objeto de estudo e atuação dos profissionais da Fisioterapia é o movimento humano, precisamos compreender os modos de existir e resistir de cada sujeito e como estes se manifestam/expressam em nosso corpo e gestual, assim como sua relação com o movimento e a disposição para a atividade física. Caso contrário, a efetividade e resolubilidade das ações podem ser comprometidas.

Sendo assim, é preciso se posicionar criticamente em relação ao processo formativo, que determina como será a atuação profissional na área da Saúde. Dado o caráter dinâmico do conhecimento em saúde e sua complexidade, é fundamental formar um profissional que possa se reinventar em sua práxis, bem como que seja responsável de atuar na atenção em saúde de maneira humana, coerente e crítica.

ENFIM, FISIOTERAPEUTA...

Portanto, o vetor resultante dessas experiências foi compreender que mudanças demandam mais do que a identificação das necessidades, desafios, limitações e fragilidades dos processos, ao passo que a transformação da realidade só ocorre pela ação imbricada e comprometida. Sendo assim, me propus a viver pacientemente impaciente, como sugere Paulo Freire, com o intuito de questionar os modelos e processos de formação com vistas a romper com o reducionismo do saber à eficiência técnica e a reprodução do conhecimento e das práticas em saúde enquanto (re)produção estática, estimulando a construção de uma consciência crítica e transformadora, bem como buscando um itinerário formativo que vá ao encontro dos perfis e saberes dos estudantes da atualidade e concretize-se a partir da colaboração e cooperação em rede.

Logo que me formei, relutava em me afirmar como Fisioterapeuta. Eu preferia dizer que era profissional da saúde e ponto. No entanto, faço questão de me reafirmar e (re)existir neste espaço, que encaro hoje como um espaço de luta por uma formação de um profissional que compreenda a importância de bons encontros na sua vivência profissional.

REFERÊNCIAS BIBLIOGRÁFICAS

1. Projeto Pedagógico, Universidade Federal de São Paulo, Campus Baixada Santista; 2016.
2. Meyer DE, Felix J, Vasconcelos MFF. Por uma educação que se movimente como maré e inunde os cotidianos de serviços de saúde. *Interface* (Botucatu) 2013 Dec;17(47):859-87. Acesso em: 6 mai 2019. Disponível em <http://www.scielo.br/scielo.php?script=sci_arttext&pid=S1414-32832013000400008&lng=en&nrm=iso>.
3. Ostolin TLVDP. *Educação em Saúde: Crianças e Posturas em Jogo*. 2014. Trabalho de Conclusão de Curso (Graduação em Fisioterapia) – Universidade Federal de São Paulo, Campus Baixada Santista.
4. Lazzarotti Filho A *et al*. O termo práticas corporais na literatura científica brasileira e sua repercussão no campo da Educação Física. *Movimento* 2010;16(1):11-29. Acesso em 6 mai 2019. Disponível em: < https://seer.ufrgs.br/Movimento/article/view/9000>.
5. Castellani Filho L, Carvalho YM. Ressignificando o Esporte e o Lazer nas relações com a saúde. In: Castro A, Malo M. (Org.). *SUS: Ressignificando a promoção da saúde*. São Paulo: Hucitec-Opas; 2006. p. 208-22.
6. Merhy EE, Franco TB. Por uma composição técnica do trabalho em saúde centrada no campo relacional e nas tecnologias leves. Apontando mudanças para os modelos tecnoassistenciais. *Saúde em Debate* 2003;27(65):316-23.
7. Brasil. Ministério da Saúde (MS). Política Nacional de Práticas Integrativas e Complementares (PNPIC) no Sistema Único de Saúde. Brasília: MS; 2006.
8. Brasil. Ministério da Saúde (MS). Política Nacional de Promoção da Saúde (PNPS): Anexo I da Portaria de Consolidação nº 2. Brasília: MS; 2018.
9. Bondía JL. Notas sobre a experiência e o saber de experiência. *Rev Bras Educ* 2002 abr;19:20-28. Acesso em 6 mai 2019. Disponível em: <http://www.scielo.br/scielo.php?script=sci_arttext&pid=S1413-24782002000100003&lng=en&nrm=iso>.

O TEMPO E AS ESCOLHAS NA CONSTRUÇÃO DE UM FISIOTERAPEUTA

CAPÍTULO 20

Alexandre Ramiro Pinto

APRESENTAÇÃO

Olhar para o passado como referência para o futuro é um exercício saudável para qualquer pessoa que deseje uma atividade profissional excelente. Sinto-me honrado de fazer isso juntamente com outros colegas neste livro histórico.

Visitar minha caminhada acadêmica e profissional produz em mim muitos sentimentos, como nostalgia, alegria, tristeza (...), e, ao mesmo tempo, também traz à minha memória os aprendizados, as superações e vitórias conquistadas. Minha trajetória ainda está em construção e acredito que meus relatos podem promover identificações, experiências e reflexões. Meu objetivo aqui não é apresentar "atos de vaidade, mas permitir que os leitores revivam a história a partir de trajetória singular".[1]

CONDICIONANTES GENÉTICOS, POLÍTICOS, CULTURAIS E SOCIAIS A QUE FUI SUBMETIDO

Nasci em 9 de janeiro de 1972 na periferia da zona leste de São Paulo, numa família afetuosa que me proporcionou a oportunidade de estudar, o que já me colocou numa realidade diferente da maioria da população brasileira.

A Fisioterapia havia sido reconhecida como campo de atuação em saúde em nível superior apenas três anos antes do meu nascimento (1969).[2] Tanto eu quanto a Fisioterapia somos jovens adultos! O Sistema Único de Saúde (SUS) era um adolescente (16 anos) na época e vivíamos o período da ditadura militar.[3]

Sempre fui muito dedicado aos estudos. Lembro-me de ganhar um livro da professora no segundo ano do ensino fundamental em reconhecimento ao meu desempenho. Cursei a educação básica e o ensino médio em escolas públicas, onde me empenhei na busca do conhecimento, acreditando que "esse conhecimento" seria meu grande diferencial na sociedade.

Terminei o ensino médio com 17 anos e, quando estava pronto para entrar na faculdade, tive que dar uma longa pausa de 10 anos, pois constituí família ainda na adolescência. Mesmo não podendo ingressar no ensino superior por falta de dinheiro, concluí o curso técnico em eletrônica. Essa formação me proporcionou trabalhar na área de manutenção para sustentar minha família.

A PROFISSIONALIZAÇÃO EM FISIOTERAPIA

Segui minha vida trabalhando e cuidando da família. O sonho de fazer uma graduação só pôde ser retomado quando sofri uma grande perda. Foi um momento muito difícil, e creio que Deus me conduziu para um caminho melhor; ocupei minha mente com o que mais gosto de fazer, ESTUDAR! Decidi investir no ensino superior e ingressar no curso de Fisioterapia. Não tinha noção do quanto esta escolha impactaria a minha vida e a de tantas pessoas por meio do meu cuidado.

Iniciei o curso universitário, no ano de 2000, e após cinco anos me formei como bacharel em Fisioterapia. Entre as muitas lições, aprendi que o sucesso no processo do ensino-aprendizado depende muito mais do aluno que da instituição, ou seja, o grande diferencial está na dedicação do aluno.

No terceiro e no quarto semestre tive as disciplinas de Fisioterapia Geral I e II, e comecei a integrar os conhecimentos adquiridos nas minhas duas formações – Fisioterapia e Eletrônica, conhecendo todos os recursos fisioterapêuticos. Essas disciplinas me ajudaram escolher a área que iria atuar e, no quinto ano da graduação, decidi especializar-me em ortopedia.

No sétimo semestre, durante o período de estágio obrigatório me encantei com o Sistema Único de Saúde (SUS). As ações de cuidado oferecidas por meio das atividades individuais e coletivas na Atenção Básica foram me mostrando a grandiosidade do SUS, pude vislumbrar as diferentes possibilidades de colocar em prática os conhecimentos adquiridos em todas as disciplinas clínicas.

O estágio aconteceu na Unidade Básica de Saúde (UBS) de modelo tradicional, na região do Bom Retiro, onde tive oportunidades inesquecíveis. A turma reunia-se na UBS, o professor solicitava para os profissionais da UBS a indicação dos pacientes que necessitavam da intervenção fisioterapêutica, colhíamos as informações detalhadas nos prontuários, e o cuidado era realizado por visitas domiciliares. Esse estágio marcou minha vida profissional e pessoal.

FISIOTERAPIA NA PRÁTICA

Em 2005, após a formatura, percebi que o mercado de trabalho para a Fisioterapia ainda estava incipiente na Atenção Básica (AB). Neste momento, o desejo de trabalhar na AB era apenas um sonho, então comecei a realizar atendimentos domiciliares. Comprei alguns equipamentos, fiz o curso de aprimoramento em Reeducação Postural Global, e em continuidade aos estudos, em 2006, concluí a primeira especialização *Latu Sensu* em Ortopedia e Traumatologia.

No mesmo ano montei um consultório, um sonho que a maioria dos fisioterapeutas em algum momento terá: ser dono do próprio negócio. Mas a falta de conhecimento e experiência em administração, planejamento estratégico, fechamento contábil oscilante – saídas fixas e entradas variáveis me frustraram. A inconstância financeira era a minha maior preocupação.

Foi quando, em 2008, participei de um processo seletivo para trabalhar como fisioterapeuta numa Organização Social em Saúde aqui no município de São Paulo, em regime de Consolidação das Leis Trabalhistas (CLT).

Participei da seleção, e, após ser aprovado e contratado, comecei a realizar o sonho de trabalhar na Atenção Básica em janeiro de 2009, cinco anos depois de formado, quando atuei no Núcleo Ampliado de Saúde da Família e Atenção Básica (Nasf-AB) Jardim da Conquista II, na região Sudeste de São Paulo. Foi no trabalho multidisciplinar e interdisciplinar que comecei um longo processo de amadurecimento e satisfação profissional. Com a equipe dessa unidade tive a oportunidade de cultivar amizades, que me ajudaram na vida profissional e pessoal.

Ainda, em 2009, em continuidade aos estudos iniciei a segunda pós-graduação. Nesse período, em uma das aulas fui despertado para outra área de atuação, Avaliação de Serviços em Saúde. Após um ano e meio concluí a especialização em Gestão de Instituições de Atenção Hospitalar e Atenção Básica.

Dois anos depois, participei de outro processo seletivo também para o Nasf-AB. Essa oportunidade de trabalho era excelente, também em regime de contratação CLT. Fiz a minha parte, preparei o currículo, enviei dentro do prazo estabelecido, e fui selecionado para realizar a prova.

No dia do concurso, acordei muito cedo e dirigi-me ao local da prova. Ao chegar na Fundação Faculdade de Medicina da Universidade de São Paulo (FFMUSP), por ter saído com bastante antecedência, esperava que seria um dos primeiros a chegar no local, mas para minha surpresa o anfiteatro já estava lotado. Pretendentes de várias regiões da capital e também de outros municípios. Reencontrei colegas que haviam estudado comigo, assim como outros que haviam trabalhado e até mesmo alguns que atuavam comigo no Nasf-AB Jardim da Conquista. Fiquei mais nervoso e ansioso. O resultado saiu algumas semanas depois, havia sido aprovado para a última etapa, que seria a entrevista. Fiquei muito feliz por ter sido aprovado na parte escrita e conseguir avançar mais uma etapa. Por fim, também fui aprovado na entrevista e experimentei uma sensação indescritível de ser selecionado em um processo tão concorrido.

A Organização Social em Saúde contratante era a FFMUSP, que administrava alguns equipamentos de saúde na região Oeste de São Paulo. Fui selecionado para integrar a equipe Nasf-AB Paulo VI, e iniciamos as atividades em novembro de 2010. A experiência de trabalhar neste Nasf-AB me ajudou a desenvolver grandes relacionamentos e rever muitos conceitos e paradigmas.

Minha vida profissional estava apenas começando. Em abril de 2011, participei do I Curso de Formação para Avaliadores no Instituto Qualisa de Gestão (IQG), uma instituição que integra o Sistema Brasileiro de Acreditação. Após o curso, participei de três avaliações como Avaliador Trainee e, em 2012, tornei-me Avaliador da Organização Nacional de Acreditação – ONA.

A Acreditação em Saúde é o método de avaliação externa, realizado por pares, mais conhecido internacionalmente. Com base na tríade Donabediana, a avaliação analisa aspectos de estrutura, processo e resultados, a partir de padrões previamente estabelecidos de complexidade crescente: Nível 1 – Segurança; Nível 2 – Gestão de Processos e Nível 3 – a Excelência na Gestão.[4]

Essa experiência como avaliador me proporcionou participar do processo seletivo para tutor–supervisor de campo na equipe de Avaliação Externa do segundo ciclo do Programa Nacional de Melhoria do Acesso e da Qualidade (PMAQ-AB) na pesquisa no Estado de São Paulo, e também realizar a terceira especialização Latu Sensu agora em Avaliação de Serviços em Saúde, concluída em 2014.

Participar da pesquisa de campo do PMAQ-AB foi enriquecedor, pois visitei as Unidades Básicas de Saúde nas cinco regiões do município de São Paulo e em outros municípios. Conheci diversas realidades de trabalho disponibilizadas para as equipes da AB, saúde da família, saúde bucal e Nasf-AB. O trabalho em campo nestes diferentes contextos ampliou minha visão em relação à Atenção Básica, assim como meu olhar como profissional, pesquisador e avaliador.

Durante esta atividade conheci a professora Lúcia Yasuko Izumi Nichiata da Escola de Enfermagem da Universidade de São Paulo (EEUSP), que era uma das coordenadoras pedagógicas no curso de Especialização em Avaliação de Serviços em Saúde. Tínhamos encontros periódicos para falar sobre o andamento do curso e o desempenho dos alunos. Em uma dessas reuniões expressei o meu desejo de ingressar na pós-graduação *stricto sensu*, tendo como objetivo de estudo o Nasf-AB, e utilizar o banco de dados do PMAQ-AB.

A ideia transformou-se em um projeto e, no final de 2014, ingressei no mestrado acadêmico no Programa de Pós-Graduação em Enfermagem (PPGE) na Escola de Enfermagem da Universidade de São Paulo (EEUSP).

Em dezembro de 2016, fiz a defesa da dissertação para a banca examinadora com o título "Desempenho dos Núcleos de Apoio à Saúde da Família participantes do Programa Nacional de Melhoria do Acesso e da Qualidade da Atenção Básica de acordo com o Índice Paulista de Responsabilidade Social, São Paulo, Brasil", sendo aprovado.

Nessa pesquisa quantitativa analisei três dimensões a partir do banco de dados do segundo ciclo do PMAQ-AB, sendo: Gestão, Organização do Processo de Trabalho e Atenção Integral à Saúde das equipes Nasf-AB do Estado de São Paulo.

Os principais resultados encontrados na pesquisa mostram que na dimensão Gestão as equipes dos municípios com piores indicadores sociais (Índice Paulista de Responsabilidade Social [IPRS] 2, 4 e 5) alcançaram os melhores desempenhos; na Organização dos Processos de Trabalho, as equipes Nasf-AB agrupadas no IPRS 4 obtiveram os melhores resultados; e, na Atenção Integral à Saúde, as equipes Nasf-AB alcançaram desempenho parecido, entretanto, as que menos desenvolveram atenção voltada aos cuidados às pessoas com doenças crônicas, reabilitação e saúde da criança pertenciam aos municípios agrupados no IPRS 2.

Nesse mesmo ano (2016) tive outra perda, a FFMUSP rompeu o contrato com a prefeitura do município de São Paulo, e todos os profissionais com exceção dos médicos da equipe Nasf-AB foram demitidos. A nova Organização Social de Saúde (OSS) que assumiu a região Oeste mostrou interesse em recontratar os profissionais, porém com apenas 60% do salário anterior. Assim, decidi não aceitar a proposta e procurar outras oportunidades.

Então, no segundo semestre de 2016, fui contratado como fisioterapeuta no Centro de Especialidades em Reabilitação (CER) em uma Organização Social em Saúde na zona leste da capital. O contrato de trabalho que deveria ser efetivo, por falha na comunicação do setor de movimentação de pessoas, foi de apenas seis meses.

Em janeiro de 2017, havia concluído o Mestrado, mas novamente estava disponível para o mercado de trabalho, ou seja, desempregado. Fiz contato com um ex-professor da graduação, falei da minha situação profissional e o atualizei sobre minha nova competência – Mestrado Acadêmico. Para minha surpresa, ele me informou sobre uma vaga para preceptor no estágio em Ortopedia e Traumatologia na Universidade UNIVERITAS/Guarulhos (UnG). Participei do processo seletivo em que fui aprovado e selecionado para assumir a preceptoria de estágio de ortopedia no curso de fisioterapia.

Antes de começar o ano letivo, na reunião de início de semestre com toda a equipe – docentes e preceptores, todos foram informados que haviam disciplinas disponíveis, e os docentes foram questionados sobre o interesse em assumir as aulas. Por uns instantes houve silêncio na sala, nenhum dos docentes podia assumir aquelas aulas, logo em seguida o coordenador perguntou se algum preceptor tinha interesse. Rapidamente me candidatei para as disciplinas Eletrotermofototerapia e Fisioterapia na Atenção Básica, principalmente pela afinidade, e, naquele momento, outra preceptora foi indicada por uma professora; entretanto, eu fui selecionado por ter o título de mestre. Também iniciei como docente nos cursos de saúde em outro *campus* do mesmo grupo, e assumi a disciplina de Saúde Coletiva.

Desde então, estou como docente nessa Universidade nos cursos de Fisioterapia, Nutrição, Enfermagem, Biomedicina, Radiologia, Educação Física e Farmácia; orientando Trabalho de Conclusão de Curso e alunos no Programa de Institucional de Bolsas de Iniciação Científica (PIBIC), e ainda, integrando o Comitê de Ética e Pesquisa.

Para minha surpresa e alegria, por dois anos consecutivos, sou homenageado como um dos professores que mais contribuiu para a Instituição de Ensino na percepção dos alunos dos cursos de saúde no *Campus* Itaquaquecetuba.

Em 2019, retornei à Escola de Enfermagem da Universidade de São Paulo para continuar meus estudos no Programa de Pós-Graduação no Doutorado em Ciências da Saúde, junto com a professora Lúcia. Nesta etapa, meu objeto de pesquisa continua sendo o Nasf-AB, tendo como tema inicial a "Análise dos Efeitos do Acesso Avançado sobre os Núcleos Ampliados de Saúde da Família e Atenção Básica no município de Diadema, São Paulo, Brasil. Inicial porque muitas mudanças acontecerão após o exame de qualificação.

Considerando que o acesso é um dos atributos da AB, sendo que o acesso avançado é um dos modelos de organização utilizados em outros países e em algumas regiões do Brasil, incluindo os municípios de São Paulo e Diadema, o objetivo do projeto do doutorado era fazer uma análise por meio de uma abordagem qualitativa do quanto esse modelo tem impactado na Organização do Processo de Trabalho do Nasf-AB no município de Diadema. Será utilizado como referencial teórico-metodológico a Ergologia, disciplina que busca conhecer as "situações de trabalho para transformá-las".[5] A hipótese é que esse modelo permite maior acesso da população aos profissionais do Nasf-AB, entretanto, deixa de utilizar as ferramentas tecnológicas como o apoio matricial, e não está vinculado aos atributos de longitudinalidade e integralidade.

OS CAMINHOS PARA A CONTINUIDADE DA PESQUISA E DO ENSINO EM FISIOTERAPIA NA SAÚDE COLETIVA

Chegando na última parte deste ensaio, volto ao primeiro semestre da graduação (2000), quando tive o primeiro contato acadêmico com a disciplina de saúde pública. Naquela época nada fazia sentido, todas aquelas leis, nenhuma reflexão sobre o papel do fisioterapeuta no SUS. Após esse período de 19 anos, vejo que tanto eu, quanto a Fisioterapia percorremos uma jornada de transformação.

Hoje enxergo a necessidade de ampliar a visão limitada, curativa e reabilitadora do processo saúde-doença-cuidado para um contexto muito maior de cuidado que abrange todas as possibilidades de ações, como a promoção, proteção, reabilitação e redução de danos, preconizadas no próprio SUS. É necessário observar todos os determinantes sociais de saúde abordados pela saúde coletiva no momento em que o cuidado é ofertado; além disso, é imprescindível o olhar que vai além do indivíduo, alcançando a família e a comunidade.

Esta nova forma de ver a saúde agora faz parte da minha essência como fisioterapeuta. Além de deter o conhecimento em Fisioterapia, posso olhar o paciente integralmente, observando os determinantes sociais e a sua rede de apoio. Essa lupa direciona-me para visão ainda maior, envolvendo o trabalho em equipe.

Todos saem ganhando na saúde coletiva: a população que, nesta perspectiva de cuidado, recebe uma assistência mais completa e efetiva pelo uso das ferramentas tecnológicas; o fisioterapeuta que se desenvolve profissionalmente por meio do matriciamento; e a Fisioterapia como ciência que amplia seu campo de atuação.

Somos a ciência do movimento, portanto precisamos estar atentos aos movimentos humanos individuais e da coletividade!

REFERÊNCIAS BIBLIOGRÁFICAS

1. Nosella P. *História da educação: formação do campo*. Contribuição para o debate. 2011. v. 2. Prelo.
2. Cavalcante CCL, Rodrigues ARS, Dadalto TV, Silva EB. Evolução científica da fisioterapia em 40 anos de profissão. *Fisioter: Mov* (Curitiba) 2011;24(3):513-522.
3. Politize! Ditadura Militar no Brasil. Disponível em https://www.politize.com.br/ditadura-militar-no-brasil/.
4. Organização Nacional de Acreditação. *O que é Acreditação*. Disponível em: https://www.ona.org.br/acreditacao/o-que-e-acreditacao.
5. Holz EB, Bianco MF. Ergologia: uma abordagem possível para os estudos organizacionais sobre o trabalho. *Cad EBAPE B* (Rio de Janeiro) 2014 agosto;12(6). Edição especial.

LEITURAS SUGERIDAS

Brasil. Senado Federal. Código de Processo Civil. 2015. 255p. Disponível em: http://www2.senado.leg.br/bdsf/handle/id/507525.

Junior JRV. *Histórico das perícias realizadas por fisioterapeutas*. Disponível em: http://www.metodoveronesi.com.br/historico.

RELATO SOBRE A CONTRIBUIÇÃO DA ATENÇÃO PRIMÁRIA À SAÚDE NA FORMAÇÃO DE ESTUDANTES E PROFISSIONAIS QUE VISAM AO CUIDADO HUMANIZADO

Bárbara Castro Possidente

APRESENTAÇÃO

Meu encanto pela Atenção Primária à Saúde (APS) começou quando participei durante três anos da minha graduação de um projeto de extensão da Universidade de São Paulo, chamado Jornada Universitária da Saúde (JUS). Sua proposta, em linhas gerais, é realizar atividades de promoção e educação em saúde para a população em cidades menores do interior de São Paulo. O projeto é composto de sete cursos da área da saúde, sendo eles: Enfermagem, Medicina, Fisioterapia, Fonoaudiologia, Nutrição, Saúde Pública e Terapia Ocupacional.

A proposta das atividades é que elas sejam realizadas de forma dinâmica e didática, para que o processo de aprendizagem aconteça da maneira mais natural possível. Os temas abordados são elencados a partir das demandas apresentadas pelos grupos gestores da cidade e pelo levantamento realizado pelo projeto, como, alimentação saudável, higiene pessoal, amamentação, *bullying* e integração intergeracional etc. Para que seja possível atender a demanda dos diferentes grupos populacionais existentes no município, a JUS se divide em grupos que variam de acordo com as necessidades do município. Por exemplo, nos três anos em que participei, os grupos eram: Adolescentes, Crianças, Social, Posto de Saúde e Escola. Apesar de o projeto ser composto de diversas áreas da saúde, as atividades não partem dos conhecimentos específicos de cada área. As demandas da cidade são discutidas em conjunto onde todos entendem saúde como um contexto amplo e, assim, cada área vai trazendo sua contribuição para que ocorra uma construção conjunta tanto na elaboração quanto na execução das atividades.

Esse projeto me proporcionou muitas experiências diferentes e com certeza muito aprendizado, que não se restringe somente a conhecimentos específicos da área da saúde, mas também na relação com o outro profissional, paciente e principalmente ser humano. Aprendi a realizar escuta ativa, a compartilhar experiências diversas com diferentes pessoas, a compreender o que é inter e transdisciplinaridade e inter e transprofissionalidade. Ensinou-me que o conceito de saúde não se restringe somente a uma doença ou a uma dor, mas se expande para tudo aquilo que é importante para a pessoa e que promove bem-estar, não dependendo somente de medicamentos ou de um atendimento específico de algum profissional de saúde para que haja melhora. O "simples" fato de ir ao parque, jogar cartas com o neto, ter um momento de união em família, ou sair com os amigos pode fazer parte do cuidado para com a sua saúde. E realizar intervenções considerando estas atividades também faz parte do papel do profissional da saúde, afinal, isso faz parte da integralidade do cuidado.

Outros aprendizados importantes com a JUS foram: compreender que as ações realizadas na APS não acontecem somente na Unidade Básica de Saúde (UBS), mas também em escolas, na praça da cidade ou em uma casa de cultura, por exemplo; e que é possível se articular com outros setores (Educação, Cultura), realizando, assim, a intersetorialidade.

Vivenciar todas essas experiências me fez querer ter maior contato com a APS, pois esse projeto trouxe muitos conhecimentos proporcionados por ela. Quando o quarto ano da graduação chegou, oferecendo o primeiro estágio curricular dentro desta área, fiquei feliz e animada. Havia medo, insegurança, novas responsabilidades, formas de aprendizados e desafios, mas finalmente iríamos colocar a "mão na massa"!

Era o primeiro ano deste estágio, pois ele passou a ser oferecido como disciplina junto com a reforma curricular do curso de Fisioterapia da USP do *Campus* de São Paulo – minha turma era a primeira desse novo currículo – e havia dois objetivos importantes a serem cumpridos: nos inserirmos nas UBS programadas para nos receber e realizar uma construção em conjunto com os novos profissionais dos equipamentos.

Primeiramente, fomos nos inserindo nas equipes e nos fixamos nelas para conseguirmos acompanhar de fato a rotina, conhecer os profissionais, pegar e realizar a passagem dos casos referentes à Fisioterapia. Como a UBS em que fiz o estágio era composta da Estratégia de Saúde da Família (ESF), havia equipes responsáveis por uma área cada para conseguir realizar a cobertura de todo o seu território, devido a sua grande extensão e por existir um número predeterminado em relação à quantidade de pessoas por agente comunitário de saúde (ACS) e de ACS dentro de cada equipe de ESF, sendo, respectivamente, 750 pessoas (pessoas/ACS) e 12 (ACS/equipe ESF).[1]

Era um espaço muito potente. Muitos casos eram discutidos, diversas situações e contextos colocados. Muitas vezes, quando começava a discussão de algum caso, já se fazia algum encaminhamento mais específico, mas conforme iam sendo abordadas diversas questões por diferentes profissionais que compunham a reunião, era possível enxergar outros aspectos que precisavam ser levantados por um olhar mais holístico. E era nesse momento que o matriciamento era visto de forma muito clara. Um exemplo interessante foi do caso de uma criança de oito anos, com algumas trocas na fala, que apresentava comportamento um pouco agressivo. A escola havia entrado em contato com a UBS para ver o que seria possível fazer. A princípio, seria um caso encaminhado diretamente para a fonoaudiologia. Contudo, ao discutir sobre o contexto que aquela criança estava inserida, principalmente, pelo contato que a ACS tinha com a família, foi possível ver que a agressividade apresentada pela criança poderia ter influência do comportamento do pai, que batia no filho quando bebia demais. Nesse momento, a psicóloga e a terapeuta ocupacional se manifestaram mais, trazendo possibilidades de conduta, qual delas poderia entrar em cena e se seria necessário um atendimento interprofissional para trabalhar com o pai da criança, uma vez que abordar somente a troca na fala poderia não ser tão efetivo.

Além disso, era um espaço em que era possível ter apoio dos profissionais ali presentes. Não me esquecerei do dia em que uma paciente teve uma parada cardíaca e foi encaminhada ao AMA, que era ao lado da UBS. Uma das ACS que fazia parte da reunião a conhecia há muito tempo e estava completamente abalada. Naquele momento, era claro o que era mais importante naquela reunião: ter empatia pelo sentimento de tristeza e mostrar apoio para com a ACS. E foi isso o que ocorreu. Reservamos um tempo em que a equipe se dedicou ao cuidado com a ACS. Assim, escutamos o que ela tinha a dizer e cada um foi contribuindo de alguma forma naquele momento. Ali já não existia "somente" a psicóloga, a terapeuta ocupacional, a médica, a fisioterapeuta, a enfermeira, a educadora física, mas sim pessoas que enxergam além do profissional. E algo naquele momento se tornou muito claro para mim: nem sempre é possível ou necessário dissociar as coisas. Somos humanos e sentir faz parte de nós. E foi isso o que aconteceu. Foi simplesmente fantástico esse momento de cuidado e acolhimento da equipe.

Depois de estarmos mais próximos de algumas equipes, fomos pegando casos para atendimento individual (dentro da UBS) e para fazer visita domiciliar (VD). Tive a oportunidade de fazer uma VD junto com uma das alunas de graduação da terapia ocupacional (TO), que também estava realizando o estágio na UBS.

O caso era de uma senhora de 72 anos, que tinha várias questões de saúde: osteoartrose nos joelhos, polineuropatia decorrente da medicação utilizada na quimioterapia, visto que teve câncer de mama e possuía grande dificuldade de locomoção, dando somente alguns passos com a ajuda de terceiros. A aluna da TO já havia feito uma VD a essa senhora e tinha visto algumas possibilidades de intervenção, mas preferiu discutir melhor depois que fizéssemos também a VD.

A VD foi realizada, e estavam presentes minha supervisora, a aluna da TO, a ACS responsável pela família e eu. Começamos a conversar com dona Maria (nome fictício), para realizar a coleta de história. Após uma longa conversa, conseguimos identificar que a queixa de dona Maria era conseguir realizar algumas atividades de forma mais independente, como se locomover dentro da casa, comer, lavar e secar a louça. Na coleta de história, também foi possível ver que a família dela era muito presente e a ajudava sempre, mas não supria uma parte que era muito importante para ela: o suporte psicológico. E essa era sua segunda principal queixa.

Quando voltamos para a UBS, começamos a discutir o caso para vermos possibilidades de intervenção de ambas as partes. A aluna da TO propôs fazer uma órtese de posicionamento para punho e mão visto que, por causa da polineuropatia, ela tinha os dedos das duas mãos mantidos em flexão, e, uma órtese mais funcional para a mão com o objetivo de auxiliar a paciente a secar a louça. Outra proposta foi o adaptador para prato e colher, para que ela conseguisse comer de forma mais independente. Já a minha supervisora e eu estávamos pensando principalmente na questão da locomoção. Pensamos na possibilidade de utilizar o andador como dispositivo auxiliar, no entanto seria necessário testar para ver se seria efetivo para a dona Maria, devido ao posicionamento dos dedos em flexão, pelo déficit importante de força muscular global, sendo mais acentuado na porção distal das extremidades e a osteoartrose nos joelhos, que gerava muita dor para caminhar.

Levamos o caso para discutir na reunião de equipe e vimos a possibilidade da psicóloga também intervir no caso. Ela sugeriu que tentássemos buscar um pouco mais afundo atividades que fizessem sentido para a paciente e que não se resumissem somente as da casa, como ver se tinha algum lugar em que ela gostaria de estar, alguém que gostaria de visitar ou receber a visita, com o intuito de fornecer um viver diferente do que ela tinha até o momento, trazer novas motivações para o seu dia a dia.

Voltamos à casa de dona Maria e fomos investigar o que a psicóloga tinha nos sugerido. Ela tinha vontade de voltar a ir à igreja, de visitar ou receber visita de algumas amigas que tinha e de tentar fazer uma horta na sua casa, pois gostava muito de plantar. Além disso, a aluna da TO, junto com a sua supervisora, começou a confeccionar as órteses e minha supervisora e eu focamos na possibilidade de utilização do andador. Dona Maria estava ansiosa com as órteses. Talvez até um tanto demais, pois achava que seria a solução para sua mão, uma vez que pensava que a órtese iria fazer com que os seus dedos voltassem a funcionar normalmente, apesar de termos conversado bastante sobre isso, dizendo que não teria essa função. No entanto, era o que ela queria acreditar. Em relação ao andador, infelizmente não era o melhor dispositivo auxiliar. Apesar de seus dedos das mãos ficarem em posição de flexão, sua mão escorregava do local em que deveria segurar o andador e, além disso, tinha a fraqueza muscular global, a osteoartrose e o déficit de sensibilidade dos pés decorrente da polineuropatia que dificultavam muito o andar.

Passei o estágio realizando VDs na casa de dona Maria uma vez por semana. A cada semana propúnhamos algum exercício, realizávamos treinos com a órtese, para que ela treinasse o secar a louça, segurar o prato e comer com a nova adaptação. Fazíamos exercícios mais gerais, pensando no déficit de força muscular global e no imobilismo, estimulávamos a sensibilidade a partir de diferentes texturas etc. Quando começamos a atendê-la, ela estava esperando o resultado do exame de eletroneuromiografia. Contudo, quando chegou, foi um baque para todos. A polineuropatia já tinha afetado de forma significativa a maior parte da condução nervosa motora e sensitiva das extremidades, nas porções mais distais. Era mínima a condução que ainda existia. Era um caso difícil, pois a complexidade de recursos para atender era limitada e talvez, na Atenção Especializada, ela pudesse ser mais bem assistida. Todavia, era um caso extremamente crônico, então a chance de obter algum ganho era muito pequena.

Foi muito frustrante e difícil compreender que havia muita limitação dentro da fisioterapia para dar conta do caso. Por outro lado, junto com a TO, que fez as órteses, conseguimos fornecer ganhos para dona Maria, como maior independência em algumas das atividades que para ela era importante retomar, como comer e secar louça, por exemplo.

No entanto, me trouxe uma reflexão muito importante, que demorou um pouco de tempo para que eu pudesse verdadeiramente compreender que foi o cuidado que cada profissional pode proporcionar não se resume somente às ações específicas que cada um faz. Mas também acontece na escuta terapêutica, no incentivar a retomar alguma atividade que costumava ser importante, mas que deixou de fazer e sente falta, no mostrar os pequenos ganhos que a cada dia a pessoa vai tendo e muitas vezes não percebe e foi isso que esse caso me ensinou.

A APS me proporcionou muitos aprendizados que não se resumem somente a conhecimentos específicos da Fisioterapia, mas para a vida. Assim, encerro meu relato agradecida por tudo que ela me ensinou e certa de que, por todas essas vivências iniciadas em um projeto de extensão e que deram continuidade nesse estágio de graduação, a APS nos transforma em profissionais diferenciados no que diz respeito ao proporcionar um cuidado mais humano e global do indivíduo.

REFERÊNCIA BIBLIOGRÁFICA

1. Ministério da Saúde. Parâmetros para Agentes de Comunitários de Saúde. Acesso em: 23 mai 2019. Disponível em <http://portalms.saude.gov.br/trabalho-educacao-e-qualificacao/gestao-e-regulacao-do-trabalho-em-saude/agentes-comunitarios/parametros-de-cobertura-de-ace-e-acs>

UM OLHAR AMPLIADO DE SAÚDE – O CUIDADO FISIOTERAPÊUTICO CENTRADO NA PESSOA

Daniel Baffini de Paula

Durante muito tempo estudamos, sentados em cadeiras, disciplinas teóricas de conhecimentos biomédicos básicos, específicos, técnicos e aprendemos a lógica de um cuidado fisioterapêutico, majoritariamente num contexto específico, ambulatorial ou hospitalar e individual.[1] Graças à reforma curricular, também estudamos aspectos mais gerais do cuidado em saúde, como por exemplo sistemas de saúde e políticas públicas, com disciplinas em Atenção Primária à Saúde (APS), Saúde Coletiva e Gestão de Sistemas e Serviços de Saúde.

Para além da parte teórica, a reforma curricular também nos permitiu acompanhar progressivamente a prática do cuidado em saúde. Primeiramente a partir de vivências observacionais, onde olhávamos e refletíamos sobre as práticas que vivenciávamos em diversos serviços de saúde. Gradualmente passamos a tentar pensar em certas intervenções com as disciplinas de saúde e cidadania, que se bem conduzidas, são muito potentes na formação profissional no sentido de formar profissionais do cuidado e cidadãos, antes de fisioterapeutas.

Nessa lógica, pudemos gradativamente conhecer e começar a experimentar as práticas, até nossa atuação supervisionada, o momento mais esperado, os estágios. No estágio de APS, seguindo essa mesma lógica progressiva, pude ter experiência e conhecer como se dá na prática muito daquilo que tanto estudamos e observamos durante a graduação, suas correspondências com a teoria, suas contradições, seus desafios, e, dentro dessas vivências, algumas histórias nos marcam.

Em específico começou em uma reunião de equipe que envolveu a equipe Estratégia Saúde da Família (eESF) e o Núcleo Ampliado de Saúde da Família (NASF), espaço que foi tão rico durante toda essa experiência de estágio, tanto para discutir casos, aprender teorias a partir dessas discussões, vivenciar matriciamentos,[2] experimentar a potência do trabalho interdisciplinar, entender e discutir processos de trabalho e questões trabalhistas decorrentes da gestão via Organizações Sociais de Saúde e também reconhecer e viver a criação de vínculos e redes de apoio entre trabalhadores do Sistema Único de Saúde (SUS), pois tais reuniões também serviam como espaço de descontração, desabafo e amizade, mesmo com pessoas tão diferentes, profissionais de diferentes categorias, advindos de diferentes lugares.[3]

Pois bem, no final de uma dessas reuniões, após muitas discussões, naquele momento onde grande parte dos neurônios já foi exigida, a enfermeira perguntou se mais alguém gostaria de dizer algo, e a estagiária da Terapia Ocupacional (TO), Ester (nome fictício), no que me pareceu uma atitude bastante corajosa para alguém que ainda estava bastante tímido no meio de profissionais formados e experientes, como eu, disse que tinha um caso para compartilhar e que achava que havia demanda para a fisioterapia. O caso era de S. José (nome fictício), um homem de meia-idade, amputado transfemoral decorrente de complicações da diabetes, com problemas na marcha e importantes questões de saúde mental. Após a passagem rápida do caso ela sugeriu uma Visita Domiciliar (VD) compartilhada com algum dos estagiários da fisio, uma vez que ela já o havia atendido algumas vezes.

Acertadas datas da visita e demandas, peguei o prontuário para compreender a historicidade daquele processo saúde-doença e para além da dificuldade de entender a letra dos profissionais na evolução, principalmente dos médicos, confesso que senti raiva. Raiva e indignação. Raiva e indignação porque lendo o prontuário ficava muito clara a historicidade do processo saúde-doença. Mais do que isso, ficava muito clara a correlação de causas e efeitos naquele processo de adoecimento. Ok, mas por que isso me gerou raiva e indignação? Porque se o processo estava claro, isso o tornava evitável! Como foi possível, profissionais tão preparados, inteligentes e técnicos, terem deixado aquilo acontecer? Não era possível que eles não tivessem visto o caminho claro que eu vi ali com o prontuário na mão, o caminho que aquele caso estava tomando: a lógica que um senhor de meia-idade com diabetes descompensada, que fez uma ferida no pé, como é tão comum para tantos diabéticos em nosso país, com dificuldades na cicatrização e indo até o posto fazer curativos e apresentando nesse meio-tempo questões de saúde mental, entristecimento, perda do emprego por falta de vontade de ir trabalhar, ideias persecutórias entre outros sintomas de saúde mental, poderia descuidar dos próprios cuidados, ter dificuldades na adesão ao tratamento, sua ferida aumentar, a amputação de dedo ser inevitável, e ir subindo cada vez mais e progressivamente.

Se era tão claro ali pra mim, estagiário, ainda na graduação, como poderia não ter sido claro para aquela equipe que tinha como missão um cuidado integral e longitudinal? Com corresponsabilidade sobre aqueles que moram naquele território? Se a questão de saúde mental estava descrita em prontuário, inclusive com consultas com psicólogo e psiquiatra, como as primeiras faltas para realização dos curativos não chamaram atenção? Se na próxima visita para realizar o curativo a ferida estava em pior estado e era evidente o quanto o estado psicológico estava afetando aquele senhor, como o olhar da equipe não se aguçou para o caso? Como, após a amputação de parte do pé, a equipe não passou a tomar medidas para que a amputação não subisse de nível como aconteceu?

Foram todas perguntas que me fiz naquela época e que ainda hoje são pertinentes, porém, hoje, felizmente, entendo algumas coisas que naquele momento não entendia. E muitas dessas coisas aprendi graças a brilhante, paciente e competente orientação da minha preceptora de estágio. O respirar fundo, dar um passo atrás, analisar a situação de maior distância. Entender os processos de trabalho, a sobrecarga da equipe, o número insuficiente de trabalhadores para cuidar de tanta gente, o limite, tênue e muitas vezes pouco claro, da responsabilidade profissional × autonomia da pessoa, os desafios da construção de vínculo e adesão ao tratamento. O daqui pra frente, talvez acima de tudo, pois nenhuma revolta valeria de nada se eu e a equipe não garantíssemos o melhor cuidado possível àquele senhor a partir da situação atual que encontrávamos naquele momento.

E dali pra frente fomos realizar as visitas domiciliares, em conjunto com a TO, respeitando os princípios da equidade (talvez ele conseguisse ir até a unidade, mas naquele momento não iria por causa da questão de saúde mental e da amputação, e, portanto, precisava que fôssemos até ele), universalidade (garantindo acesso mesmo que ele não fosse até nós) e integralidade (uma visita compartilhada para um cuidado em todas as suas necessidades).[4] Eu, Ester, minha preceptora da fisio e a Agente Comunitária de Saúde (ACS) fomos recebidos pela esposa de Seu José. Ele se encontrava na sala, deitado em uma cama colocada lá desde a amputação alguns meses antes. Assistia ao programa de TV com olhar perdido e não nos cumprimentou. Ester nos apresentou e perguntamos se podíamos conversar um pouco, ele não esboçou reação.

Sentou-se com dificuldade após insistência e ajuda de sua mulher, porém ainda sem estabelecer contato visual conosco ou esboçar qualquer reconhecimento de nossa presença ali. Começamos a conversar, porém José demorava a responder, sempre olhando para a televisão. Quando o fazia, sua voz soava baixa, monótona, monossilábica e quase ininteligível. Quando questionado sobre como se sentia, respondia que não sabia, sem demonstrar qualquer emoção. Tentamos sugerir: feliz, triste, irritado, com preguiça? Silêncio ou "não" eram as respostas. Por vezes sua mulher respondia por ele, contando que ele realizava as refeições na cama, utilizava um penico em vez de ir ao banheiro e raramente levantava. Às vezes o levavam para tomar banho numa cadeira colocada no box. Não saía mais nem para ir às consultas na unidade, a duas ruas de sua casa. Perguntamos um pouco mais sobre ele, do que ele gostava, o que tinha vontade de fazer. Todas as respostas eram "Nada".

Ao longo da visita Ester foi resgatando alguns combinados que haviam feito, retomando alguma história ou parte de sua vida que ele havia contado. O estado "anestésico" de seu José diminuiu ligeiramente, mas mantendo os mesmos padrões. Uma das poucas coisas que Ester conseguiu tirar de seu José nos encontros anteriores é que ele gostava de jogar dominó, por isso ela levou as pedras e sentamos para jogar, com ele ainda na cama. Seu José não mostrou muita empolgação, mas venceu o jogo duas vezes, sem entrar muito na conversa que tentávamos puxar.

Após o jogo, sentindo que já nos estendíamos um pouco. Conversamos sobre qual poderia ser o nosso papel de fisio ali, de realizar uma avaliação e tentarmos pactuar juntos objetivos que seu José gostaria de alcançar e que poderíamos ajudar, como, por exemplo, pensar na possibilidade de protetização. Ele nos respondeu que não teria dinheiro, então explicamos que ele não precisaria pagar diretamente, que o SUS é pago pelos impostos e que todos têm o direito de utilizá-lo.

Realizamos uma avaliação do coto, que estava com um pouco de aderência e uma avaliação funcional à medida do possível, e finalizamos a primeira visita com algumas pactuações: na próxima visita poderíamos levar o jogo de damas, que, mesmo que seu José não soubesse jogar, nós o ensinaríamos; que ele pensaria sobre o que ele gostaria de conseguir fazer e se toparia fazer alguns exercícios e seguir algumas orientações com nossa ajuda para chegar lá. Deixamos claro que ele não precisaria responder imediatamente, mas que seria interessante que ele pensasse sobre isso até nossa próxima visita, na semana seguinte.

Após a visita estava mais do que claro o quadro depressivo apresentado por Seu José e o quanto este influenciava em toda sua condição de saúde. Parecia que ele não via mais motivos para viver, que havia desistido e que seus dias careciam de sentido. Com sua apatia e dificuldade de interação social, o maior desafio seria a criação de vínculo e a conscientização para o autocuidado.

Na semana seguinte Seu José nos recebeu ligeiramente mais responsivo, interagindo um pouco mais. Pactuamos jogar damas na cozinha, o ensinamos e jogamos algumas partidas. Ele teve dificuldade de entender algumas regras, mas com o tempo foi pegando o jogo. Após, conversamos sobre as pactuações e ele nos disse que tinha vontade de protetizar, mas que não conseguiria, que não conseguia andar entre outras dificuldades. E foi então que entendi todo o potencial dos jogos que Ester tinha proposto. A princípio parece estranho profissionais de saúde visitarem a casa de alguém para jogar jogos de tabuleiro, afinal, o que isso tem a ver com saúde? Mas só na prática pude perceber o potencial para criação de vínculo, interação social a partir do jogo e também como motivação. Dissemos que não seria fácil, que o processo seria longo para superar tais dificuldades, mas que como nas damas, juntos aprenderíamos a conviver com esse novo corpo, as regras do novo jogo. Reaprenderíamos a andar assim como aprendemos a jogar e assim iríamos aos poucos, caminhando em direção aos objetivos que Seu José definisse para si. Apenas a definição desses objetivos já me pareceu um passo imenso, dada a apatia em que ele se encontrava no primeiro encontro.

Ensinamos algumas massagens para reverter a aderência na cicatriz do coto; alongamentos, uma vez que ele passava a maior parte do tempo deitado ou sentado e o coto encontrava-se encurtado em posição fletida; orientamos fortalecimentos e também treinamos um pouco de marcha com muletas axilares. Foi evidentemente cansativo para ele, ainda mais após um período tão prolongado de inatividade, física e mental. Para finalizar orientamos algum tempo no portão para tomar sol e conversar com os vizinhos, atividade que ele fazia antes da amputação, e que ficasse mais ativo em casa, realizasse as refeições à mesa e fosse ao banheiro para suas necessidades.

Surgiu uma questão da vergonha em relação ao coto, de que as pessoas da rua o vissem, então trabalhamos um pouco e a partir das observações da esposa sobre outra pessoa do bairro que eram amputadas conseguimos com que ele se sentisse confortável com tais tarefas.

No terceiro encontro Seu José já nos recebeu muito melhor, mais ativo, menos apático e inclusive com uma aparência melhor. Não seguiu todas as nossas orientações, mas também não esperávamos que o fizesse. O parabenizamos e reforçamos em relação às que ele tinha feito e repactuamos e treinamos juntos as que não havia realizado. Demos um foco especial para o treino de marcha, ajustando a postura e orientamos quanto à melhora que ele observaria com o passar do tempo se treinasse diariamente. Demos atenção especial ao trajeto da cama na sala até o portão, para que ele pudesse realizar de forma independente e tivesse mais estímulos para a tarefa. Após o cansativo treino perguntamos se havia algo que ele gostaria de fazer, e ele nos contou que era ir para casa. Nos explicou que aquela era a casa de sua filha e que desde a amputação não ficava em casa por causa de um grande degrau que havia na entrada, que tornava o acesso a ele impossível. A casa era na mesma rua e combinamos de visitá-la com ele em nosso próximo encontro.

Com esforço e um pouco de ajuda, fomos com Seu José até sua casa. O degrau de entrada da casa era realmente alto e pensamos em possibilidades de acesso. Ali no momento ele entrou com uma tábua de madeira colocada como rampa e alguma ajuda. Dentro da casa outra dificuldade era uma longa escada que dava acesso aos quartos. Conversamos sobre descer e subir sentado, a necessidade apenas de alguém subir e descer as muletas para ele.

A supervisora da TO, que nos acompanhava nesse encontro, viu uma foto de família e perguntou sobre as pessoas na figura. Seu José foi nos contando sobre seus netos e se emocionou. A supervisora Camila direcionou a conversa para o que Seu José gostava, as coisas que o motivavam, como os netos, e a conversa foi cheia de fortes emoções. Como aquele seria nosso último encontro, pois logo o estágio teria fim, pactuamos de Seu José tentar ir andando com suas muletas até a unidade para suas consultas e manter o contato com a ACS e, caso não fosse possível, VDs continuariam a ser realizadas. O parabenizamos pelo avanço e esforço e dissemos para que se mantivesse focado nas motivações das quais tínhamos conversado.

Foi uma experiência muito forte, inclusive por me fazer perceber a força de atitudes e intervenções tão simples. Foi ali que aprendi na prática a potência que o vínculo, a escuta qualificada e a saúde ampliada têm para o cuidado. Foi nessa experiência também que aprendi a força, a potência e a beleza do trabalho interdisciplinar, em alguns momentos me pareceram até transdisciplinar, afinal de contas a fronteira foi tênue, sempre apoiado e espero que apoiando minha amiga Ester. Aprender com o outro, aprender e fazer junto, compartilhar e construir saberes e práticas foi muito rico, mudou e continua mudando minha maneira de cuidar até hoje, tanto no que diz respeito a Ester quanto no que diz respeito a Seu José, que o tempo todo fez e aprendeu junto com a gente, à sua maneira.

Desse encontro começou minha trajetória, e desses encontros ela tem sido feita desde então. Hoje, na residência multiprofissional em saúde da família, numa UBS da periferia da Zona Leste, revejo aquele momento em numerosas experiências e tento sempre me lembrar e aplicar tudo o que ela me ensinou.

REFERÊNCIAS BIBLIOGRÁFICAS

1. Júnior J et al. *Fisioterapia e Saúde Coletiva: reflexões, fundamentos e desafios*. São Paulo: Hucitec Editora; 2013.
2. Brasil, Cadernos de Atenção Básica: Diretrizes do NASF. Ministério da Saúde. Secretaria de Atenção à Saúde. Departamento de Atenção Básica. Saúde na escola / Ministério da Saúde, Secretaria de Atenção à Saúde, Departamento de Atenção Básica. – Brasília: Ministério da Saúde, 2009.
3. Gonçalves RMDA et al. Estudo do trabalho em Núcleos de Apoio à Saúde da Família (NASF), São Paulo, Brasil. *Rev Bras Saúde Ocup* 2015;40(131):59-74.
4. Brasil. Lei nº. 8.080, de 19 de setembro de 1990. Dispõe sobre as condições para a promoção, proteção e recuperação da saúde, a organização e o funcionamento dos serviços correspondentes, e dá outras providências. Diário Oficial da União, 20 set 1990.

QUANDO A ATENÇÃO ULTRAPASSA UM USUÁRIO

CAPÍTULO 23

Eduardo Cervi Canesso

Realizei meu curso de Graduação em Fisioterapia do ano de 2013 a 2018 na Universidade de São Paulo, dentro da Faculdade de Medicina, em que comportava os cursos de Fonoaudiologia, Fisioterapia, Terapia Ocupacional e Medicina. Sempre fui muito participativo em atividades relacionadas com representação discente, e isso possibilitou integrar-me com diversas esferas da Universidade e das relações humanas, fossem em discussões dentro do Centro Acadêmico, reuniões com diretoria ou greves.

Minha turma foi a primeira em ter como currículo base cinco anos de curso, e, com isso, quase mil horas de carga horária foram adicionadas, e, entre essas, o eixo de Saúde Coletiva foi fortalecido desde o primeiro ano, acompanhado de vivências em diferentes níveis de atenção, tanto no setor público quanto no privado. Essas experiências foram essenciais no meu processo de formação, uma vez que apresentaram as realidades e desafios das práticas em saúde.

Durante meu quarto ano tive a vivência mais completa da Atenção Primária à Saúde, nas disciplinas específicas da fisioterapia em atenção primária e políticas públicas. Além do período de práticas clínicas na Unidade Básica de Saúde (UBS). Nessa última, éramos inseridos dentro de equipes para observar e realizar as atividades que os fisioterapeutas desempenhavam, supervisionados por um fisioterapeuta que era contratado pela faculdade. Na UBS em que atuei, havia uma fisioterapeuta (30 h semanais na UBS) e outra contratada para integrar o NASF (20 h semanais divididas em duas unidades da região). Ambas foram contratadas no mesmo período, e, por isso, definiram suas atribuições dentro do contexto da UBS: a primeira realizava consultas individuais ambulatoriais dentro da UBS, participava das reuniões de equipes e de estratégias de prevenção e promoção de saúde que, neste caso, era um grupo de exercícios físicos; a segunda também participava das reuniões das equipes e das ações de prevenção e promoção de saúde, e realizava visitas domiciliares (VD).

As VDs fazem parte da ESF/NASF em que prioriza/realiza atendimentos a pessoas com redução da mobilidade ou dificuldade de acesso a sua UBS de referência. É uma estratégia importante, pois essa ação atende uma demanda que não era programada em modelos estratégicos de atenção anteriores à ESF.

Em reunião de equipe, uma Agente Comunitária de Saúde (ACS) compartilhou o caso de Eduardo (nome fictício), 27 anos, morador do território, que há um ano sofreu um acidente automobilístico em que dirigia um automóvel em uma rodovia e que se chocou contra uma mureta em alta velocidade. Ele não utilizava cinto de segurança e foi projetado para fora do automóvel, resultando em um trauma cranioencefálico. A ACS informou que Eduardo apresentava sua capacidade cognitiva preservada, conseguia conversar e manter o diálogo de forma lógica, mas que apresentava sequelas musculoesqueléticas, neurológicas e funcionais que resultaram na redução de mobilidade, fazendo com que ele permaneça em sua cama por todo o tempo e recebendo cuidados de sua mãe, Helena (nome fictício), 50 anos, diarista. Ao final, a ACS perguntou à equipe o que poderia ser feito para auxiliar o caso, uma vez que a locomoção deste paciente até a UBS era inviável. A fisioterapeuta do NASF se comprometeu em realizar uma VD na semana seguinte para avaliar e realizar orientações. Propusemos acompanhá-la em uma dupla de alunos como forma de agregar conhecimento. A ACS iria comunicar Helena e Eduardo sobre nossa visita na semana seguinte.

Para realizar a VD era necessária a presença da ACS que possuía conhecimento do território e é o intermédio entre a população e os profissionais de saúde, pois mora na área de abrangência da UBS. Sua atuação foi extremamente importante neste caso já que ela conhecia e tinha certo vínculo com Helena, facilitando nossa inserção no cuidado de Eduardo.

Fomos recebidos por Helena e pelo latido de festa de seus dois cachorros de estimação. Eduardo estava deitado em uma antiga cama hospitalar alocada na sala, contactuante, assistindo à televisão. Desde o acidente ele estava instalado neste cômodo. Na casa térrea viviam apenas os dois. Três quartos, sala, cozinha, um banheiro, uma área externa ampla com lavanderia. Helena tinha mais uma filha e um filho, ambos mais velhos que Eduardo, que moram próximo ao território. Por vezes o visitavam, principalmente nos finais de semana. Ocasionalmente Helena recebia sua neta de uns 2 anos, enquanto sua filha trabalhava. O pai de Eduardo cortou relações havia tempo e aparentemente não realiza nenhum auxílio, pois pouco se fala dele, então Helena realiza todos os cuidados da rotina de Eduardo e da casa, recebendo algumas ajudas dos irmãos.

Enquanto observamos a fisioterapeuta avaliar Eduardo, conversamos com Helena que nos contou sobre o acidente e os desdobramentos. Eduardo foi hospitalizado em situação de emergência e depois foi transferido a outro hospital secundário em que permaneceu cerca de um mês internado. Neste período, teve parte da calota craniana retirada que futuramente seria realocada ou projetada alguma prótese craniana para proteger o encéfalo. Ao receber alta, foi levado de ambulância a sua casa. Helena nos contou que ele foi simplesmente despejado na cama em que permanece hoje com as roupas do hospital, relatando situações de cuidado pouco humanizado. Após certo tempo, e com muito esforço, conseguiram atendimento em um serviço público em São Paulo, em que a pessoa é internada para receber cuidados intensivos de reabilitação, e tem direito a um acompanhante que também participa do programa, uma vez que a proposta seria deste dar seguimento às orientações em sua moradia após a alta. Este é um dos únicos equipamentos de saúde com esta proposta, que também possui atendimentos secundários ambulatoriais na área de "Fisioterapia Neurológica". Entretanto, esta internação tem um tempo de duração definido pela triagem da equipe que o avaliou, sendo que Eduardo permaneceu por 8 semanas, sem acompanhamento ambulatorial. Depois disso, Helena se tornou protagonista do cuidado de Eduardo. Parou de trabalhar como diarista e reorganizou sua rotina para oferecer cuidado diário para seu filho. Refeições balanceadas de três em três horas, cuidados com higiene, Helena colocava sozinha Eduardo, que devia ter o dobro de seu tamanho, em cadeira de banho para levar ao chuveiro que ela mesmo adaptou o nível para conseguir passar com as rodas. Cuidava dos cães, limpava a casa, lavava as roupas sozinha. De vez em quando rezava. Possuía várias figuras de santos no mesmo mobiliário que comportava a televisão. Eduardo sempre vestia um terço em seu braço. Ambos têm fé em Deus. As únicas vezes que saíam de casa era para consultas médicas, e apenas para isso.

Finalizou-se a avaliação e após algumas orientações retornamos a UBS. Conversamos com a fisioterapeuta e propusemos realizar VDs semanalmente com intuito de melhorar a mobilidade de Eduardo. Colocamos em pauta na reunião de equipe que ocorreu logo em seguida junto com a passagem do que se avaliou. A equipe colocou-se à disposição, principalmente a ACS da microárea de referência.

Começamos nossa atuação na semana seguinte. Nosso objetivo principal era fazer com que Eduardo realizasse as trocas posturais por exercícios e orientações, além de promover sua independência. Avaliamos logo nas primeiras semanas que Helena realizava muito esforço para executar as trocas posturais e transferências e que isso poderia ser otimizado com o esforço de Eduardo. Por muitas vezes durante o atendimento, ele parecia esperar ajuda para mover as pernas ou o corpo e, por isso, incentivamos cada vez mais que ele poderia realizar, sem auxílio, algumas das atividades. Começamos a treinar especificamente essas tarefas dando o mínimo suporte e com o passar das semanas ele conseguia permanecer sentado à beira da cama com apoio de um braço, e ficar em pé com suporte do terapeuta e conseguia sentar-se na poltrona com auxílio. Além disso, orientamos atividades e exercícios que Eduardo poderia realizar sozinho, sem auxílio de Helena. Os irmãos de Eduardo começaram a estar mais presentes no cuidado dele, visitando-o mais frequentemente durante a semana, auxiliando e incentivando Eduardo a ficar sentado à beira da cama, e seu irmão começou a colocá-lo em pé com o suporte que orientamos a Helena. Era claro que havíamos melhorado um pouco seu suporte de atenção. Sugerimos retornar Eduardo ao seu quarto que era mais espaçoso, confortável, com menos barulho da rua, menos luminosidade durante a noite e mais fresco, o que liberaria espaço na sala. A cada semana ficava mais claro que era necessário e benéfico tornar Eduardo o mais independente possível, uma vez que isso o motivava. Era evidente também como Helena estava tomada pelo cuidado do filho e como ela havia perdido sua liberdade, visto que não conseguia sair de casa para ir à farmácia ou mercado, relatando até que precisava ter realizado exames de rotina e coleta de sangue que estavam atrasados há mais de um ano e que gostaria de ir ao salão pintar e cortar o cabelo.

Muito havia mudado no caso. Começamos a avaliar nossa atuação, ponderando o que havíamos conseguido alcançar dentro dos nossos objetivos, como poderíamos evoluir e se havia novas metas a alcançar. Concluímos que nossa atuação realizando Visitas Domiciliares não era igual àquelas realizadas pelas fisioterapeutas da unidade. A frequência em que íamos atender Eduardo não era uma realidade nesta UBS ou em qualquer outra que conhecíamos ou que nossos colegas de turma estavam atuando. Constatamos que Eduardo necessitava de atendimentos ambulatoriais e especializados de Fisioterapia e com maior frequência de atenção em relação da que poderíamos oferecer. Referenciar ao nível de atenção secundário seria a solução, uma vez que nos aproximávamos do fim do nosso período de práticas clínicas nesta Unidade e que não haveria VDs com a mesma frequência que realizamos. Entretanto não havia serviços secundários de referência para aquela região de saúde e Helena tentava acompanhamento ambulatorial no serviço em que Eduardo foi internado para reabilitação, mas sem sucesso. Não havia saída e vislumbramos novas metas, desta vez colocando Helena como nosso centro de atenção, incentivando-a a realizar atividades que não envolvessem o cuidado do filho.

Discutimos o caso na reunião de equipe, e consensualmente os profissionais apoiaram nosso plano e viram que um atendimento com psicólogo seria positivo para Helena. Entretanto, não havia nenhum profissional relacionado com saúde mental nem na UBS, nem no NASF, muito menos equipamentos de saúde de nível secundários que pudessem atender a demanda. Havia apenas uma promessa de contratação de um psicólogo para o NASF que deveria atender uma demanda represada de um ano que antes era suprida por três psicólogos e um psiquiatra. Uma psicóloga foi contratada no NASF nas últimas semanas que estávamos realizando nossas atividades na unidade e foi notável como esse profissional é extremamente importante dentro da APS. Desde então, nas reuniões das duas equipes que participamos, todos os casos que eram expostos eram sempre relacionados com saúde mental, e a necessidade de intervenções da psicologia era evidente.

Prosseguimos com nosso objetivo de incentivar Helena a protagonizar sua saúde faltando três semanas para terminar nossas atividades na UBS. Encorajamos inicialmente a realização dos exames que estavam atrasados já que muitos poderiam ser executados na UBS que ficava a três quadras de sua casa e que poderíamos agendar uma consulta com o médico da equipe responsável pela microárea que ela morava. Estimulamos ela a sair de casa e ir ao cabeleireiro, farmácia, mercado, enfim, aonde quisesse ir. Ela foi convidada a participar do grupo de atividades físicas que ocorriam pela manhã em uma quadra próxima à UBS que permitiriao que ela praticasse exercícios e, mais importante, que se relacionasse com outras pessoas e conhecesse outras pessoas do bairro. Na última semana, conseguimos realizar um atendimento compartilhado com a psicóloga com Helena que foi extremamente positivo e haveria continuidade do processo terapêutico com essa profissional.

Com isso, terminamos nossas práticas na UBS. Um equipamento de saúde com uma lógica de atenção singular, que coordena cuidado e programa saúde além de patologia e sintomas. As restrições deste caso são relacionadas com limitações do serviço e suas atribuições. Eduardo se beneficiaria de atendimentos mais frequentes, algo que não era possível mesmo com duas fisioterapeutas na UBS, pois suprem uma demanda fluida do serviço. Além disso, é um caso que apresenta demanda ambulatorial de nível secundário, cujos equipamentos que poderiam receber este usuário são escassos, com filas colossais ou inexistentes na cidade de São Paulo. Portanto, cria-se uma incerteza na responsabilidade de cuidado, uma vez que não haja possibilidade de referenciar este usuário a um atendimento secundário e não há como a UBS suprir completamente a demanda de um usuário adscrito em sua área. O mesmo vale para Helena, que se beneficiaria de atendimentos por profissionais de saúde mental que, mesmo com a contratação via NASF neste caso, há um represamento de demanda antiga e nova em um território extenso e socialmente complexo.

BIBLIOGRAFIA

Brasil. Constituição (1988). Constituição da República Federativa do Brasil. 18. ed. Brasília, DF: Senado, 1988. Lei nº. 8.080, de 19 de setembro de 1990. Dispõe sobre as condições para a promoção, proteção e recuperação da saúde, a organização e o funcionamento dos serviços correspondentes e dá outras providências. Diário Oficial da União, 19 set. 1990a. Seção 1.

Ministério da Saúde (Brasil). Cadernos de Atenção Básica: Diretrizes do NASF. Secretaria de Atenção à Saúde. Departamento de Atenção Básica. Saúde na escola / Ministério da Saúde, Secretaria de Atenção à Saúde, Departamento de Atenção Básica. – Brasília: Ministério da Saúde; 2009.

Ministério da Saúde (Brasil). Gabinete do Ministro. Portaria nº. 2.436, de 21 de setembro de 2017. Aprova a Política Nacional de Atenção Básica, estabelecendo a revisão de diretrizes para a organização da Atenção Básica, no âmbito do Sistema Único de Saúde (SUS). Diário Oficial da União set de 2017.

Ministério da Saúde (Brasil). Secretaria de Atenção à Saúde. Departamento de Ações Programáticas Estratégicas. Política Nacional de Saúde da Pessoa Portadora de Deficiência, Brasília, Ed. Ministério da Saúde; 2007.

Morosini MVGC, Fonseca AF, De Lima LD. Política Nacional de Atenção Básica 2017: retrocessos e riscos para o Sistema Único de Saúde. Saúde em Debate, Rio de Janeiro, 2018.

VIVÊNCIA DA ATUAÇÃO FISIOTERAPÊUTICA NA APS NO CONTEXTO DA GRADUAÇÃO – OPORTUNIDADE DE PRATICAR O CUIDADO INTEGRAL

CAPÍTULO 24

Fernanda Devecchi Prado

Depois de sete longos semestres de teorias no curso de fisioterapia na USP-SP, sendo um deles um período de ambientação na Unidade Básica da Saúde (UBS) onde meu grupo faria as práticas clínicas, em que conhecemos a unidade, o território e a população, porém, ainda sem realizar qualquer intervenção, finalmente havia chegado o período de estágio supervisionado, hora de pôr em prática tudo que vi nas salas de aula, enredar a biomecânica às política públicas, dar sentido para tantas disciplinas teóricas cursadas até aquele momento e finalmente poder fazer materializar-se os princípios do SUS previstos na Lei 8.080[1] aprendidos em sala de aula e que até aquele momento pareciam inalcançáveis. E embora estivesse empolgada com o desafio de atender, a responsabilidade de assumir o papel de fisioterapeuta me assustava.

A UBS em questão localiza-se na zona Oeste da cidade de São Paulo. Na época, a unidade tinha apenas dois anos de funcionamento e ainda lidava com muitas questões referentes ao processo de construção daquele espaço, tanto nos aspectos sociais quanto na infraestrutura do local, o que acarretava algumas dificuldades para o desenvolvimento dos trabalhos da equipe que se deparava com desafios principalmente no campo da educação em saúde com a população e com a capacitação e aperfeiçoamento dos profissionais que atuavam na unidade seja na área de assistência, seja técnico-administrativa.

Somado a isso, quando chegamos lá, a unidade havia acabado de passar por uma mudança na organização social de saúde (OSS) responsável pela gestão de todas as UBS daquela região. Um processo bastante tumultuado e impactante para população, profissionais e estudantes da região que protagonizaram inúmeras formas de manifestações e organização políticas: reuniões com gestores, fóruns e oficinas temáticas e atos.

Dado todo este contexto, meu grupo, com algumas ideias de intervenção em diferentes frentes havia alguns dias, aguardava uma lista de pessoas que poderiam ser atendidas por nós, porém, em meio a tantos contratempos na unidade, não conseguimos a tal lista e mais uma vez não atendemos. Seria apenas mais um dia repetindo o ciclo expectativa-frustração por não atender ninguém, até que uma das médicas da unidade nos procurou para falar sobre uma senhora que estava em seu consultório com diagnóstico de ruptura do músculo supraespinhal esquerdo. Então, da conversa informal no corredor da unidade, veio o primeiro encaminhamento ao estágio da fisioterapia. Naquele mesmo dia conheci dona Rosa (nome fictício), a protagonista deste relato.

Primeiro dia de atendimento: ansiedade, nervosismo, frio na barriga, mas vamos lá! O momento mais aguardado da graduação havia chegado! Biomecânica e anatomia do ombro revisadas, artigos sobre critérios para reparo cirúrgico de ruptura de supraespinhal lidos, achei que estava tudo certo até que a preceptora do estágio pergunta: "já leu o prontuário?". Não. Embora agora me pareça óbvio que este é um importante passo para se preparar para um atendimento, naquele momento não cogitei ler o prontuário antes do atendimento. E foi justamente com a leitura do prontuário que entendi sua importância e como é diferente do prontuário que estava habituada a encontrar nas enfermarias.

O prontuário da UBS traz informações que vão muito além da condição clínica do paciente, abordando aspectos psicossociais que nos permite ter um panorama maior das condições em que se encontra o indivíduo e assim de certa forma nos preparamos melhor para exercer o cuidado da saúde daquela pessoa.

Agora sim, teoricamente tudo pronto para o atendimento. Durante nossa conversa, o que até então era "apenas" uma demanda musculoesquelética, logo mostrou toda a complexidade que a acompanhava. Dona Rosa disse ter mania de limpeza, motivo pelo qual os filhos não suportavam morar com ela e também causa de alguns desentendimentos no trabalho por limpar muitas vezes o mesmo objeto; no entanto, o que por alguns era visto como exagero e bajulação, para outros era dedicação e zelo pelo ambiente de trabalho, o que gerava muitos reforços positivos para este comportamento principalmente por parte dos colegas de outros setores que lhe elogiavam e davam presentes. Disse também que sempre foi ótima funcionária e que seu único problema foi com um antigo chefe que lhe disse que sua mania de limpeza era uma doença e que ela precisava procurar ajuda psicológica. Além de tudo isso, quando sugerimos algumas mudanças em seus hábitos no trabalho com objetivo de diminuir a sobrecarga no membro já lesionado, a paciente mostrou-se bastante metódica e resistente a mudanças. Somando tudo isso, foi possível perceber que qualquer orientação em relação a hábitos de vida e mudança na maneira de realizar algumas atividades seria bastante delicada e que sugerir acompanhamento psicológico seria algo praticamente impossível. E, assim, um caso que parecia puramente musculoesquelético revelou uma demanda psicológica fortíssima que, de alguma forma, dentro das atribuições da minha profissão e da minha atuação dentro de uma UBS, eu deveria manejar e à qual deveria sempre estar atenta.

Além disso, este era um caso em que a fisioterapia sozinha não alcançaria êxito, pois a sobrecarga biomecânica estava atrelada ao componente psicológico que desencadeia o comportamento repetitivo e era incentivado pelo componente social; no caso, todo o reforço positivo que recebia em seu ambiente de trabalho. Neste ponto, encontrei-me em um dilema, pois o aspecto psicológico não foi uma demanda trazida por dona Rosa, tratava-se de algo que eu havia identificado, mas que em sua opinião não era uma questão a ser resolvida; assim, como eu poderia abordar isso?

Acredito que há uma linha tênue que separa as necessidades de saúde, identificadas pelo profissional, das demandas trazidas pelos usuários. Gerir este conflito me parece um dilema mais recorrente no exercício do cuidado na atenção primária do que em outros níveis de assistência.

Na gestão deste conflito, dada minha inexperiência de graduanda, a atuação da preceptora foi fundamental, para que eu deixasse a insegurança e buscasse ajuda da psicóloga da unidade. Discutimos o caso e ela mostrou-se muito interessada no caso. Por causa da resistência de dona Rosa em aceitar ajuda psicológica, a psicóloga da unidade pensou na estratégia de realizar um atendimento compartilhado com a médica da equipe para tentar este primeiro contato: apresentar-se e conhecer dona Rosa. Até a última semana do estágio essa consulta multiprofissional não havia sido marcada, mas, pela empolgação da psicóloga com o caso, acredito realmente que tenha acontecido.

No último dia de atendimento conversei bastante com dona Rosa, mais do que nos outros dias. Por ser nosso último encontro, apostei que investir na conversa fazia mais sentido do que gastar todo o tempo da terapia numa intervenção física. E posso dizer que apostei certo! A forma como levamos a conversa fez dona Rosa falar sobre seu medo de ter que depender dos cuidados de alguém, pois ela sempre foi muito independente e gostava de ser assim. Perguntei o que ela poderia fazer para manter-se independente, ela respondeu prontamente "cuidando da minha saúde". Encontrei nessa resposta a oportunidade de introduzir a importância de cuidar da saúde mental também e sugeri que com a aposentadoria ela dedicasse mais tempo a cuidar de si, depois de tanto tempo dedicando-se a outras pessoas e ao serviço. Para minha surpresa, dona Rosa concordou que agora precisava realmente cuidar mais de si e concordou que cuidar da mente é um ponto importante para ter uma saúde melhor. Fiz a conduta planejada para o dia e finalizei encaminhando-a aos grupos de caminhada, relaxamento e práticas corporais que acontecem na unidade e, para minha surpresa, ela se empolgou e disse que participaria sim dos grupos. Em nosso último dia ela relatou que havia melhorado das dores no ombro e que havia gostado muito do nosso tempo juntas. Agradeceu muitas vezes e chorou. Agradeci muito por sua confiança em nosso trabalho e por todo aprendizado que ela me ofereceu.

Infelizmente o estágio terminou antes que o acompanhamento dela com a psicóloga começasse e eu não pude acompanhar os impactos dessa intervenção, mas pude entender na prática o impacto do princípio da integralidade para o cuidado da saúde e, que para garantir que essa integralidade aconteça, é fundamental que haja uma equipe multidisciplinar bem estruturada, tanto no quesito recursos humanos, quanto no aspecto da capacidade técnica e humanística dos componentes dessa equipe.

E por que ter a integralidade como norte da nossa atuação profissional?

Porque é isso que me permite enxergar o ser humano em sua complexidade e múltiplas facetas, e isto me mostra que existe uma diferença entre cuidar de uma ruptura de supraespinhal e cuidar de uma pessoa com ruptura de supraespinhal, e, quando minha prática profissional é orientada para o cuidado de pessoas e não de patologias, os resultados são melhores, pois "não temos como falar de cuidado sem considerarmos a relação que se estabelece no ato de cuidar (...), nem podemos cuidar de uma pessoa sem considerá-la integral em suas dimensões.".[2]

REFERÊNCIAS BIBLIOGRÁFICAS

1. Brasil. Lei nº 8.080, de 19 de setembro de 1990. Dispõe sobre as condições para promoção, proteção e recuperação da saúde, a organização e o funcionamento dos serviços correspondentes e dá outras providências. Diário Oficial da União 20 de setembro de 1990; Seção 1:18055
2. Viegas SMF, Penna CMM. The dimensions of the comprehensiveness on healthcare within the routine of the Family Health Strategy in the Jequitinhonha Valley, Minas Gerais, Brazil. *Interface* (Botucatu) 2015;19(55):1089-100.

ABRANGÊNCIA DA ATENÇÃO PRIMÁRIA À SAÚDE: INTERSETORIALIDADE, CORRESPONSABILIDADE E SUAS SOBREPOSIÇÕES

CAPÍTULO 25

Maria Carolina Carrer da Cunha

Em 1988, nascia no Brasil um dos mais admirados sistemas de saúde no mundo todo – o Sistema Único de Saúde (SUS). De mãos dadas com ele, veio para ficar a Atenção Primária à Saúde (APS).

Quando eu nasci, o SUS já existia e funcionava. Porém, eu só fui realmente entender o que ele era, a dimensão que tinha, a sua importância e suas particularidades quando consegui responder a uma das perguntas mais difíceis da vida – "o que eu quero ser quando crescer?".

Decidi que queria ser Fisioterapeuta.

Ao longo da graduação, fui conhecendo o SUS e entendendo melhor como ele se organizava. Logo percebi que ele era muito mais complexo do que eu pensava, e que sua organização parecia, de fato, um grande quebra-cabeça. Entendi que a Saúde Pública do Brasil se organizava em uma grande rede, a Rede de Atenção à Saúde (RAS), que colocava a APS no centro de toda essa espécie de teia. Logo, era a APS a responsável pelo cuidado longitudinal dos usuários do SUS – dela eles saíam, para ela eles iam, para ela eles voltavam, percorrendo caminhos únicos.

Devagar, e com muita vontade, fui apreciando cada conhecimento acerca da APS. Descobri quais modelos assistenciais existiam, descobri o matriciamento, descobri que os profissionais e os usuários tinham papel ativo no cuidado à saúde. Eram tantos detalhes, tanta complexidade nesse nível assistencial que se expandia para o resto da RAS, que fui ficando cada vez mais curiosa para ver como tudo aquilo funcionava na prática.

Enfim havia chegado a hora: a disciplina prática de Fisioterapia na Atenção Primária à Saúde. Ao longo de toda a graduação pude ter disciplinas práticas em que fiz visitas e conheci Unidades Básicas de Saúde (UBS) e outros equipamentos de saúde pertencentes a outros níveis de complexidade. Mas essa disciplina era diferente. Eu não iria somente ver, agora eu iria agir.

Eu e outros colegas de turma fomos, então, para o Centro de Saúde Escola Butantã (CSEB) para realizar a disciplina. Trata-se de uma unidade de ensino programática que conta com os alunos de graduação e pós-graduação da USP para comporem os serviços oferecidos à população. Chegando lá, tivemos uma reunião com uma das enfermeiras da unidade, que nos apresentou as diversas atuações que poderíamos desenvolver ali na unidade ou fora dali. Foram muitas propostas – grupo de diabetes, participação no centro de vigilância sanitária, atendimentos individuais, participação no Programa Saúde na Escola.

Depois de fazermos algumas reuniões no CSEB e outras entre alunos, docentes e supervisores que compunham a disciplina, foi definido que o trabalho desenvolvido pelo meu grupo seria no Programa Saúde na Escola (PSE). O PSE é uma política intersetorial das redes públicas de Saúde e Educação, e visa a promover saúde e educação para as crianças, adolescentes, jovens e adultos que estudam em escolas públicas. Na época existiam 13 escolas no território que o CSEB abrangia; porém, a unidade só dava conta de atender 3 dessas escolas. Uma das escolas atendidas pelo programa era a do Centro Educacional Unificado (CEU) Butantã, e foi para essa que decidimos ir. A faixa etária em que iríamos trabalhar era dos 4 aos 5 anos e 11 meses, ou seja, com as crianças da Escola Municipal de Educação Infantil (EMEI) do CEU.

Com isso definido, demos o primeiro passo necessário: realizar uma reunião com a diretora e a coordenadora pedagógica da EMEI do CEU Butantã. Chegando lá, me deparei com um espaço enorme, que eu nem imaginava existir. Tinha piscinas, quadras, pista de *skate*, parques, ginásio, sala de dança, sala de luta e uma infinidade de outras coisas que eu precisaria de muitas linhas para descrever. Após a reunião e após conhecer todo espaço do CEU Butantã, identificamos como queixas trazidas por parte da escola a falta de atuação dos educadores para exploração dos espaços do CEU, a contenção das crianças em pequenos espaços, resultando em maior número de machucados, o medo por parte dos educadores de que os pais os ameaçassem se as crianças se machucassem ou se sujassem, além da preocupação com a saúde e desenvolvimento das crianças. A escola já estava desenvolvendo um projeto de alimentação saudável, sendo o movimento e a atividade física infantil as principais preocupações para que, em conjunto com uma boa alimentação, as crianças não desenvolvessem obesidade e se tornassem sedentárias.

Tivemos a oportunidade de observar algumas turmas da EMEI e notamos que a maioria das educadoras mantinha os alunos no ambiente da sala de aula, mesmo em horários livres para brincadeiras, o que acabava causando desentendimento entre os alunos por falta de espaço, além da poluição sonora. Quando as professoras levavam os alunos aos parques, não havia nenhum tipo de atividade dirigida, sendo a maioria do tempo gasto com brincadeiras livres. Os espaços do CEU eram pouco explorados, principalmente pelo medo por parte das professoras.

Entendi, então, que integrar saúde e educação era muito mais complicado do que eu esperava, e que abordar o tema da atividade física no CEU não seria fácil. Eram inúmeras questões que se esbarravam e sobrepunham-se – o medo que as professoras sentiam, o sedentarismo das crianças, o desenvolvimento neuropsicomotor dos alunos, a sensibilização das famílias dos alunos, o brincar livre e o brincar direcionado entre outras. Afinal, o papel da APS ali não era somente ir até a escola, realizar atividade física com as crianças e ir embora. Era mais profundo. Era entender que o cuidado à saúde era focado nas crianças, mas não seria eficiente se não houvesse sensibilização, envolvimento, compreensão e ação dos professores, das famílias dos alunos, da diretora e coordenadora pedagógica também. Era criar uma corresponsabilidade entre os atores da saúde e da educação. Era preparar o terreno e colocar uma semente para que o cuidado à saúde continuasse após eu e meu grupo encerrarmos o semestre. Era pensar na sustentabilidade das ações.

Pensando nisso, desenvolvemos diversas ações. A primeira delas foi uma apresentação para pais, professores, alunos, diretora e coordenadora pedagógica da escola e outros profissionais da saúde do PSE, falando sobre desenvolvimento neuropsicomotor, a importância do brincar, a importância do cair e como as crianças poderiam se beneficiar da atividade física, tanto no aspecto motor, quanto cognitivo. Em seguida, fizemos ações focadas nas crianças – montamos circuitos e brincadeiras com diversas tarefas a serem cumpridas. As crianças tinham que pular, agachar, desviar de obstáculos, acertar bolas em alvos e realizar outras diversas atividades que trabalhavam importantes componentes da coordenação motora grossa. Durante a execução dessas ações com as crianças, pudemos identificar algumas que necessitavam de um olhar mais específico. Algumas não tinham diagnóstico fechado, mas apresentavam atraso no desenvolvimento neuropsicomotor, e outras apresentavam diagnósticos como síndrome de Down.

Após a identificação dessas crianças, percebemos que também era papel da APS dar um suporte maior ao cuidado à saúde desses indivíduos. Procuramos, então, as Unidades Básicas de Saúde de referência de cada uma delas. Fizemos reuniões com o CSEB, em que discutimos os casos das crianças e quais seriam as condutas a serem tomadas, como, por exemplo, (re)aproximação com a família e melhor investigação da história e criação de vínculo para que um acompanhamento pudesse ser feito. Fomos ainda mais a fundo e fizemos reuniões com o Centro de Formação e Acompanhamento à Inclusão (CEFAI), que é responsável por fazer acompanhamento dos alunos da educação especial por meio de visitas sistemáticas às escolas, avaliação pedagógica, formação dos profissionais das escolas e atendimentos familiares. Crianças com diagnósticos fechados e que apresentem necessidade podem ter direito a um Acompanhante de Vida Escolar (AVE), e o CEFAI é o órgão que avalia e que solicita a presença de um AVE. O CEFAI tornou-se uma ponte entre a saúde, a educação e a família das crianças, já que nós não tivemos contato diretamente com os responsáveis das crianças, e nosso tempo de ação era limitado no CEU Butantã.

Para finalizar a nossa ação na escola, fizemos uma reunião de encerramento com as professoras, com a diretora e coordenadora pedagógica da EMEI. Tiramos dúvidas, reiteramos os objetivos pretendidos com as atividades realizadas e deixamos algumas ideias de possíveis brincadeiras e circuitos para que elas pudessem dar continuidade a esse processo que estava apenas começando. Durante a reunião, pude perceber o quão sobrecarregadas essas educadoras estavam, principalmente as que tinham algum aluno com necessidades especiais dentro da sua turma. Uma das queixas apresentadas foi a dificuldade de conseguir AVE para as crianças e a falta de formação e orientação para lidarem com a pedagogia das crianças que necessitavam de uma maior atenção e maior dedicação de tempo para o aprendizado. Tais queixas levantadas na reunião foram levadas para o CEFAI posteriormente.

Ao fim dessa disciplina, refleti sobre tudo o que tinha se passado. A intersetorialidade era extremamente mais complexa do que parecia. Quantos atores da saúde e da educação tinham se envolvido? Quantos equipamentos de saúde tinham se mobilizado? Quantas construções coletivas tinham sido feitas? Quantos diferentes profissionais estavam trabalhando juntos em busca de um objetivo em comum? Quantas famílias foram impactadas com as nossas ações? Quantas questões relacionadas com a saúde foram levantadas, tanto no âmbito físico como psicológico? O quanto tudo isso seria levado para frente? Não tinha respostas exatas para essas perguntas. Só sabia que toda essa construção havia demandado tempo, esforço, deslocamentos, técnica, aplicação de conhecimentos, empatia, trocas. Apesar da complexidade, eu finalmente havia compreendido parte de um todo, e enxerguei o quanto a APS era necessária e o quanto os conhecimentos acerca dela eram essenciais para ser uma boa Fisioterapeuta.

E eu, que achava que não iria mais ter que responder a perguntas desse tipo, vi-me novamente pensando – "o que eu quero ser quando crescer?". A resposta veio de imediato: uma boa Fisioterapeuta.

BIBLIOGRAFIA

Ministério da Saúde (Brasil). Política Nacional de Atenção Básica. Brasília, DF; 2012. Disponível em: http://189.28.128.100/dab/docs/publicacoes/geral/pnab.pdf

Ministério da Saúde e Ministério da Educação (Brasil). Caderno do Gestor do PSE. Brasília, DF; 2015. Disponível em: ttp://bvsms.saude.gov.br/bvs/publicacoes/caderno_gestor_pse.pdf

ÍNDICE REMISSIVO

A
Ações Intersetoriais, 62
Acolhimento, 39
Administração, 50
Agentes Comunitários de Saúde, 12, 147
Análise Diagnóstica, 87
Apoio Matricial, 29, 76, 288
Aprendizagem, 142
    aprender a conhecer, 141
    aprender a conviver, 142
    aprender a fazer, 142
    aprender a ser, 142
Associação Brasileira de Ensino em Fisioterapia, 25
Atenção à Saúde, 50, 60, 61
    básica, 11, 22
    centrada no paciente, 77
    fisioterapêutica, 62, 63, 64
    primária, 3, 21, 273
        ações gerais, 75
        ações para as pessoas com deficiência, 117
        competências e responsabilidades, 47
        estruturação da, 10
        expectativas de aprendizagem, 28
        fisioterapia e, 13, 16
        organização da, 67
Atendimento Fisioterapêutico, 149
Atestados, 54
Atividades
    nas escolas, 90
    no centro comunitário de idosos, 267
Avaliação, 88
    educativa, 183
        diagnóstica, 183
        formativa, 184
        somativa, 185

C
Campo
    da saúde, 4
    e núcleo de saberes, 50
Centros Especializados em Reabilitação, 10
Ciclo Gravídico-Puerperal, 91
Classificação Internacional de Funcionalidade, 297
Clínica Ampliada, 34, 52, 77
Coluna, 93
Competência(s), 31, 48, 49
    comuns aos profissionais da área de saúde, 50
    cultural, 114
Comunicação, 50
Confidencialidade, 54
Conscientização, 149
Conselho Federal de Fisioterapia e Terapia Ocupacional, 16
Cooperação, 54
Coordenação
    administrativa, 113
    clínica, 113
    do cuidado, 112
Coordenadoria Nacional para Integração da Pessoa Portadora de Deficiência, 13
Corresponsabilização, 39
Cuidado(s)
    humanizado, 307
    integral, 321
    paliativos, 113
Currículo na Saúde Orientado por competência, 32
Curso, 132
Curso de Fisioterapia da Faculdade de Medicina da Universidade de São Paulo (FMUSP), 195, 197

D

Definição de Metas, 78
Descompartimentalização Disciplinar, 40
Desenvolvimento
  de ações
    de educação em saúde, 59
    de saúde no território, 58
  de grupos, 89
Diabetes, 91
Diagnóstico, 78
Direito à Saúde, 3
Diretrizes Curriculares Nacionais, 31, 41, 49
Divisão de Responsabilidades, 78
Docente no Processo de Ensino-Aprendizagem, 40
Doenças Crônicas não Transmissíveis, 110

E

Ecomapa, 79
Educação
  interprofissional, 52
  para vida, 64
  permanente, 43, 51, 169, 181, 243
  popular, 143, 169
Empreendedorismo, 64
Enfoque familiar, 114
Equipe(s)
  de atenção básica, 74
  de saúde bucal, 12
  de saúde da família, 12, 29, 30
  multiprofissionais de atenção domiciliar, 73
Estado da Arte, 144
Estratégia Intersetorial, 149
Evento, 132
Extensão Universitária, 129, 130, 131

F

Fisioterapeuta, 3
  na rede, 115
Fisioterapia, 26
  e o direito à saúde, 9
  e saúde coletiva, 259
  formação em, 32
  na saúde coletiva, 237
  período
    entre 1964 e 1983, 26
    entre 1983 e 2001, 26
    de 2002 até os dias atuais, 27
Funcionalidade, 265

G

Genograma, 78
Gerenciamento, 50
Gestão, 64
  do caso, 88
Grupos de Inclusão de Crianças
  com deficiência, 93

H

Hanseníase, 92
Hipertensão Arterial Sistêmica, 92

I

Idosos, 92
Impacto e Transformação Social, 137
Incapacidade, 265
Indicador(es)
  de adesão, 82
  em saúde, 81
Indissociabilidade Ensino-Pesquisa-Extensão, 135
Inovação, 64
Integração entre Ensino-Serviço-Comunidade, 41
Integralidade, 112
Interação Dialógica, 132, 133
Interdisciplinaridade, 51, 134
Internato Rural, 86, 281
Interprofissionalidade, 37, 51, 52, 134

L

Laudos, 54
Liderança, 50
Limites
  da atuação fisioterapêutica, 115
  da formação, 41
Longitudinalidade, 111, 241

M

Matriciamento, 76, 288
Matriz Curricular, 129
Medicinas Tradicionais, Complementares e
  Integrativas em Saúde, 94
Método de Ensino, 41
Metodologias Participativas de Atuação, 133
Modelo
  cartesiano, 23
  de atenção à saúde, 107
  flexerneriano, 24
Multidisciplinaridade, 51
Multiprofissionalidade, 51

N

Necessidades de saúde, 120
  casos agudos, 121
    graves, 121

casos crônicos
  agudizados, 121
  não agudizados, 120
Novo Modelo de Formação em Saúde no Brasil, 24
Núcleo
  de atuação, 49
  de saberes, 49
  do conhecimento, 49
Núcleo Ampliado de Saúde da Família e Atenção Básica, 14, 49, 69, 259
Núcleo de Apoio à Saúde da Família, 12

O

Organização Mundial da Saúde, 3
Orientação Comunitária, 114

P

Pacto pela Saúde, 12
Painel, 203
Paradigma Científico, 23
Pareceres, 54
Pensamento Crítico Reflexivo, 41
PET-Saúde, 136
Planejamento e Gestão de Serviços de Saúde, 54
Plano Nacional dos Direitos da Pessoa com Deficiência – Viver sem Limites, 10
Política Nacional de Atenção Básica, 12, 14
Política Nacional de Humanização, 12, 51, 77
Políticas Públicas, 3
Porta de Entrada, 110
Portfólio, 203
Prática(s)
  com base em evidências, 96
  corporais, 296
  integrativas e complementares, 94
  interprofissional colaborativa, 77
Prestação de Serviço, 132
Prevenção, 38, 113
  de quedas em idosos, 96
  ou controle de agravos, 123
Profissionais de Saúde Bucal, 12
Programa(s), 131
  e projetos de extensão, 134
Programa Academia da Saúde, 71
Programa de Agentes Comunitários de Saúde, 11
Programa de Reorientação da Formação do Profissional de Saúde (Pró-Saúde), 136
Programa Melhor em Casa, 73
Programa para Estratégia de Saúde da Família, 11
Programa Saúde da Família, 11
Programa Saúde na Escola, 90
Projeto, 131
Projeto de Extensão de Oficinas de Atividades, 138
Projeto de Extensão Quatro Varas, 138, 139
Projeto de Saúde do Território, 36
Projeto Terapêutico Singular, 35, 77
Promoção, 38, 113

R

Racionalidade em Saúde, 94
Reabilitação, 38, 113, 149
  com base na comunidade, 13, 30
Reavaliação, 78
Rede de Atenção à Saúde, 35, 105
  estrutura operacional, 107
  fisioterapeuta dentro da lógica, 108
Rede Integrada de Informações para a Saúde, 81
Reformas Curriculares, 32
Relatório(s), 54
  da 8ª Conferência Nacional de Saúde, 6
Residência Integrada Multiprofissional em Saúde Coletiva, 269
Resolução do CNS N 569/2018, 33
Responsabilidades e Limites, 105

S

Saúde, 265
  coletiva, 40
  conceito de, 3, 55
  da mulher da comunidade, 287
  funcional, 90
Serviços
  de atenção especializada, 119
  locais de saúde, 25
Sistema de Saúde, 4, 5
Sistema Único de Saúde, 3, 22
Supervisão do Plano de Cuidado, 83

T

Tecnologias, 54
  em saúde, 75
  leves, 76
Territorialização em Saúde, 53
Território para Direcionalidade do Trabalho, 35
Tomada de Decisão, 38, 50
Trabalho em Equipe, 37, 56, 57
Transformação Social, 151
Tratamento, 149

U

UNESP (Presidente Prudente), 237
Universidade Estadual de Londrina, 245
  estrutura do curso, 248
Universidade Estadual do Pará (UEPA), 161, 165
Universidade Federal de São Paulo, Campus
  baixada santista, 213, 291
  eixo trabalho em saúde, 217
  estrutura do curso, 213
  histórico do curso, 213
  princípios norteadores da área e conteúdos transversais, 224
  saúde do trabalhador e saúde coletiva, 219
Universidade Federal de Sergipe, Campus Lagarto, 177
  estrutura do curso, 178
  histórico, 177
Universidade Federal do Pará (UFPA), 163

V

Vínculo, 39
Visita(s)
  domiciliar, 12, 83, 84, 266
  técnicas, 206, 207